全国卫生职业院校规划教材
全国中等卫生职业教育示范教材

供护理、助产专业使用

外科护理

（第2版）

主　编　唐少兰　赖　青
副主编　杨建芬　林　坚　解国成
编　委　（按姓氏汉语拼音排序）

成燕明（华北煤炭医学院秦皇岛分院）
康　萍（龙岩卫生学校）
赖　青（长沙市卫生学校）
李　坤（连州卫生学校）
林　坚（红河州卫生学校）
刘　毅（红河州卫生学校）
刘雪萍（新兴中药学校）
马红蕊（济南市卫生学校）
牛子劲（武威市卫生学校）
佘金文（长沙市卫生学校）
唐少兰（新兴中药学校）
魏雪峰（朝阳市卫生学校）
吴慧琼（伊宁卫生学校）
解国成（廊坊市卫生学校）
杨建芬（桐乡市卫生学校）
张　德（四川省卫生学校）
张栊刈（临沧卫生学校）

科学出版社
北　京

内 容 简 介

本教材是全国中等卫生职业教育示范教材之一,内容分28章。教材以案例和教学内容相结合,通过案例模拟学习情境,使学生体会到面对护理对象时"想什么、做什么、怎么做、效果如何"的行动过程。教学内容与临床护理紧密结合,并通过链接、护考链接、考点、小结等,使学生自主学习,拓展思维和知识面。本着"够用"的原则,本教材突出了护理内容的精练性和实用性,注重能力培养,并与护士执业资格考试接轨,为学生参加执业资格考试奠定基础。课后配有自测题和实训指导供学生自学和课后检测,配套的PPT课件及自测题参考答案、大纲供教师课堂教学选用。

本教材适用于中等卫生职业学校护理、助产专业学生参考。

图书在版编目(CIP)数据

外科护理/唐少兰,赖青主编.—2版.—北京:科学出版社,2011.4

全国卫生职业院校规划教材·全国中等卫生职业教育示范教材

ISBN 978-7-03-030651-7

Ⅰ.外… Ⅱ.①唐… ②赖… Ⅲ.外科学:护理学-中等专业学校-教材 Ⅳ.R473.6

中国版本图书馆CIP数据核字(2011)第052363号

责任编辑:张 茵/责任校对:郭瑞芝

责任印制:刘士平/封面设计:范璧合

科学出版社 出版

北京东黄城根北街16号

邮政编码:100717

http://www.sciencep.com

北京天时彩色印刷有限公司 印刷

科学出版社发行 各地新华书店经销

*

2007年9月第 一 版 开本:787×1092 1/16

2011年4月第 二 版 印张:24 1/4

2014年6月第十三次印刷 字数:578 000

定价:49.00元

(如有印装质量问题,我社负责调换)

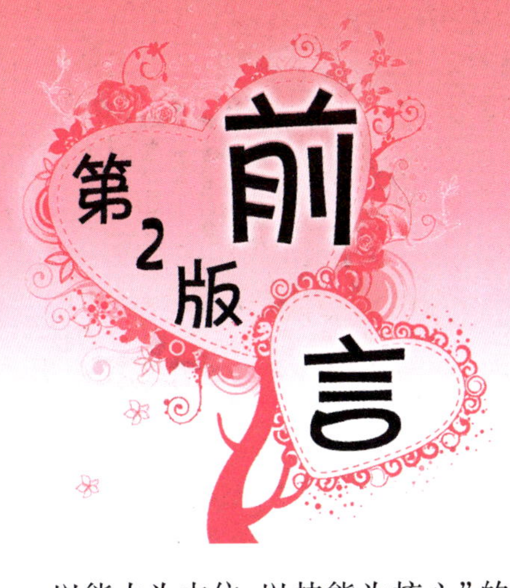

本教材编写认真贯彻国家新颁布的三年制护理、助产专业教学计划和外科护理教学大纲指导思想，充分体现新一轮教学计划的特色，突出“以就业为导向、以能力为本位、以技能为核心”的职业教育培养理念。本教材理论知识强调“必需、够用”，突出实用性，真正体现以学生为中心的教材编写理念，并充分体现了以护士岗位需要和护士执业标准为依据，以护理程序为主线，突出能力培养，注重运用护理程序进行整体护理能力的培养，贴近学生，服务岗位，可满足护士执业资格考试的需要。

本教材内容科学、实用，注重职业标准，体现专业特色。从护理岗位要求出发，按照护理程序的框架组织教学内容，采用“行动导向教学”的方法，通过案例模拟学习情境，使学生体会到面对护理对象时“想什么、做什么、怎么做、效果如何”的行动过程。本书在每一章正文内容之外增设链接、护考链接、考点、小结和自测题等，旨在增加学生的学习兴趣、拓展学生的思维和知识面，并与护士执业资格考试接轨；在书后附实训指导，并配套全部教学内容的 PPT 课件、自测题参考答案、教学大纲，便于学生学习和教师课堂教学参考。

全书共 28 章，其主要内容包括外科护理的基本理论、基本知识和基本技能。其中前 10 章为总论部分，第 11 至第 27 章为各论部分，第 28 章为皮肤病、性病的基本知识。

本教材在编写过程中，得到各位编者及相关单位领导的鼎力支持，教材中的理论知识和插图参考了国内多种版本的外科护理和外科学教材，在此一并表示衷心感谢！同时感谢李胜萍、蔺新民、刘功良、刘雪萍、卢森泉、蒲强民、阴俊、尹红、郁万福、张海燕、张辉、张萍、张伟、张永宏、赵鹏、周红兵老师为本教材第 1 版所作的贡献。由于编者水平有限，教材编写中可能存在不少缺点或错误，恳请广大师生和临床护理工作者提出宝贵意见，以促进本教材在今后的修订过程中日臻完善。

编　者

2010 年 12 月 28 日

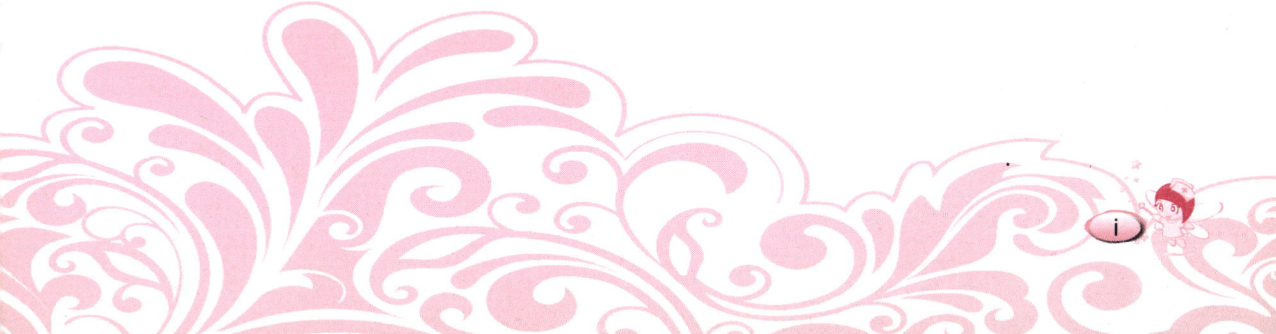

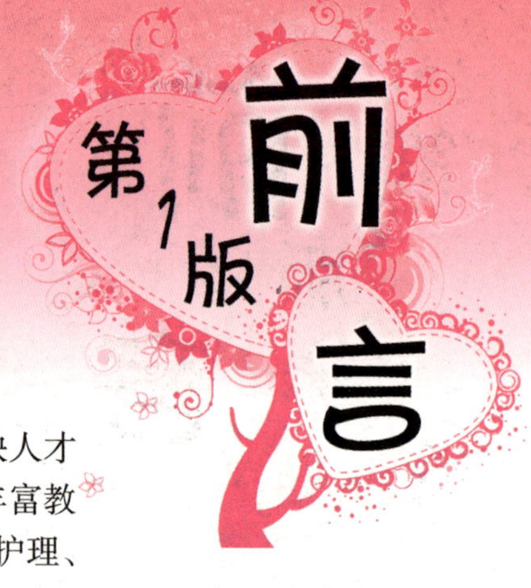

根据教育部和卫生部关于卫生职业教育技能型紧缺人才的培养要求，我们组织了在全国卫生职业教育一线有着丰富教学经验的教师编写了本教材，主要供全国中等卫生学校护理、助产等专业用。

本教材在编写中强调“以学生为中心”，坚持“贴近学生、贴近社会、贴近岗位”的基本原则，体现以“服务为宗旨、就业为导向、岗位需要为标准”的职教要求，参考了教育部颁发的中等职业教育护理专业教学指导方案、教学大纲及卫生部颁发的国家护士执业资格考试大纲等，涵盖护理专业技能型人才的培养目标。

全书共分30章，系统介绍了外科护理的基本知识、基本理论和基本技能。全书编写将临床医学知识与护理专业知识紧密结合，突出“以人为中心、以护理程序为基础”的系统化整体护理模式。在内容编排上，理论知识以够用、实用为度，以护理相关内容为重点，重视护理工作过程的规范性，保证技术及操作内容，并将护士执业资格考试的知识点融入教材编写中。教材坚持“以人为本”的原则，在现代护理观的指导下，结合新的护理模式，突出护理学专业特征和专业需要，并注重运用护理程序进行整体护理能力的培养。另外，教材适当增加了相关链接及案例，旨在增加学生的学习兴趣、拓展学生的思维和知识面；并配有课后目标检测题和实习指导，方便学生预习、复习，也便于其他读者学习参考。同时，本教材还配套电子课件，供教师课堂教学参考用。

本教材在编写与审定过程中，得到了科学出版社的大力支持，同时也得到了编者所在院校领导的无私帮助，在此一并表示衷心的感谢！

为了更加符合就业岗位的需要和学校教育教学的发展，本教材编写强化了与各种职业准入考试、岗位证书考试的接轨。主编和全体编写者虽然做了很多努力，但因时间紧迫、编者的能力和水平有限，错误和疏漏之处仍在所难免，恳请同仁们批评指正，以便修订、再版，使本教材日臻完善。

主　编

2007年6月

目录

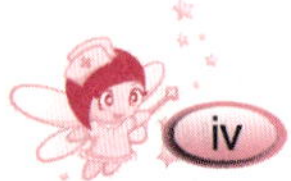

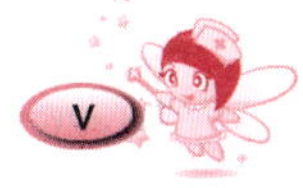

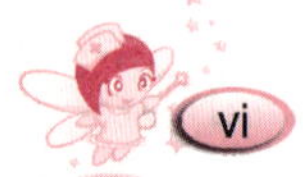

第1章　绪　论

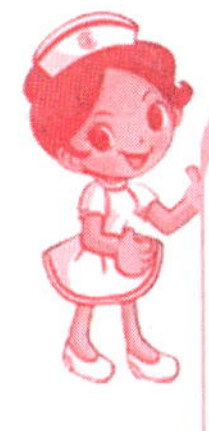

外科护理是阐述和研究如何对外科病人进行整体护理的一门临床护理学科。它涉及外科护理总论，普通外科护理，颅脑、胸部、泌尿、骨关节等系统疾病的护理和常见皮肤、性病护理，以及常用的外科护理操作技术，是针对外科疾病对病人进行身心整体护理的科学。护士只有明确学习目的，掌握外科护理必备的理论知识和技能，才能更好地帮助病人解决健康问题。

一、外科护理的性质与内容

护理作为医学科学的重要组成部分，是以自然科学和社会科学理论为基础，研究维护、促进、恢复人类健康的护理理论、知识、技能及其发展规律的综合应用科学。护理学既是一门独立的理论科学，又是综合的为人类健康事业服务的应用性学科。外科护理是护理学的一个重要组成部分，它包含了医学基础、外科学基础理论和操作技术、护理学基础、护理心理学、护理伦理学和社会学等人文学科的知识。

外科疾病分为创伤、感染、畸形、肿瘤和功能障碍五大类。这些疾病多以手术或手法处理作为主要治疗手段。因此，手术是外科疾病治疗的重要方法，而各种疾病的围手术期护理便成为外科护理中最重要的内容。外科护士应以人的健康为中心，根据不同病人的身体状况、社会、家庭、文化等方面的需求，运用护理程序对病人提供整体护理。外科护士的工作范畴包括向病人提供有关疾病预防、治疗、护理和康复的咨询指导；协助住院病人接受各种诊断性检查、各种手术或非手术治疗；评估并满足病人的基本需要；预防并发症、指导康复训练以预防残障；开展科学研究工作，促进护理理论和实践的发展等。

二、外科护理的发展

外科护理是护理学的一个分支，它与护理学一样经历了漫长、艰苦的发展历史。自有人类以来就有了护理，护理是人们谋求生存的本能和需要。远古人在与自然的搏斗中，经受了猛兽的伤害和恶劣自然环境的摧残，自我保护成为第一需要。如损伤后局部止血、肢体休息、使用热沙外敷疮面消除疼痛等。当人类社会发展至母系氏族时代，由于内部分工的不同，妇女负责管理氏族内部事务，采集野生植物，照顾老、弱、幼、病、残者，家庭的雏形由此产生。护理象征着母爱，初始的家庭或自我护理意识成为抚育生命成长的摇篮，它伴随着人类的存在和人类对自然的认识而发展。

外科护理的发展是在外科学和现代外科学的指导下逐步发展和完善的，它与外科学的发展是分不开的。现代外科学创建于 19 世纪 40 年代。佛罗伦斯·南丁格尔带领护理小组在克里米亚前线医院看护伤病员时，注重清洁、消毒、换药、包扎伤口、改善营养和伤员环境等措施，使伤病员死亡率从 50% 下降至 2.2%。南丁格尔的创造性劳动，证明了护理的永恒价值和科学意义，改变了人们对护理工作的看法。南丁格尔坚信护理是科学事业，护士必须接受严格的科学训练，只有品德高尚、具有献身精神的人才能胜任护理工作。1860年，南丁格尔在英国圣托马斯医院创办了世界上第一所护士学校，为近代科学护理事业打下了理论和实践基础，使护理成为一门专业的科学，同时使护理走上了正规、专业发展的道路，并推动了全世界护理学的发展。因此，现代护理学是以外科护理为先驱问世的。

现代医学的进步促进了外科学的发展，而外科学的发展对外科护理学提出了更高的要求。新中国成立以来，我国的医疗卫生事业取得了伟大的成就，外科学及外科护理水平有了很大提高，在救治大面积烧伤和断肢、断指再植技术等方面处于世界领先的地位；心血管外科、器官移植、显微外科等方面成绩斐然；微创手术、腹腔镜手术、介入疗法等方面发展也很快。这些成绩的取得离不开精湛的护理技术的支持。

随着医学模式由生物医学模式向生物-心理-社会模式的转变，护理学经历了以疾病为中心、以病人为中心和以人的健康为中心三个阶段，护理的目的已由疾病防治发展到全面的健康护理。系统化整体护理的实施，使外科护理又有了新的发展。从对病人的护理评估，确定病人的护理诊断，制订病人的护理计划、护理目标，实施护理措施到进行护理评价，无不体现了现代护理以人为本的理念。护士应通过对病人提供身、心方面的整体护理和个性化的健康教育，使病人真正得到系统全面的护理。

三、外科护士的素质要求

医学的发展、现代护理理念的更新、各学科知识的相互交叉极大地丰富了外科护理的内涵。因此，对外科护士的要求也越来越高，要扮演好现代外科护士的角色，必须具备以下素质。

(一) 职业道德素质

外科护士应具备高尚的职业道德、正确的人生观和价值观。热爱护理工作，有强烈的社会责任感和自尊感，不妄自菲薄，摒弃世俗偏见，自尊、自爱、自重、自强，治病救人，维持和保护生命，促进人类健康；要有高尚的道德情操和美好的精神境界，尊重病人、爱护病人；要有高度的责任心、严谨慎独的作风和无私奉献的精神，全心全意为人类的健康服务。

(二) 业务素质

外科护士要刻苦钻研业务技术，具有扎实的基础知识、基本理论、基本技能。技术上做到精益求精，特别要有严格的无菌观念、细致敏锐的观察能力、综合分析能力、准确的判断能力和应急处理能力。学会运用护理程序对护理对象提供整体护理。通过护理评估，能及时发现病人现有的和潜在的问题，并协同医生进行有效处理，为病人解决身心方面的健康问题。

(三) 身体和心理素质

外科工作负荷重、劳动强度大，具有节奏快、突击性强等特点，这就要求外科护士必须具备健康的体魄和饱满的精神状态，才能胜任紧张而繁重的护理工作。同时，护士要有健康的心理、乐观开朗的性格，要设身处地为病人着想，善于向病人和家属做好思想工作，以自己镇静、安详和关切的态度使病人产生安全感，减轻其思想负担，增强其战胜疾病和恢复健康的信心。

此外，外科护士还应具有良好的职业形象，做到举止端庄稳重、仪表文雅大方、衣着整洁美观、话语亲切真诚、动作轻盈敏捷等，这样才能在服务对象心目中树立起“白衣天使”的崇高形象。

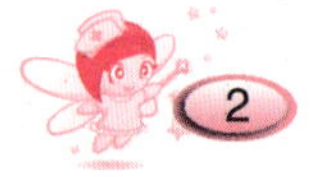

四、学习外科护理的方法

(一) 热爱专业,明确目的

学习外科护理的目的是掌握本专业的知识与技能,更好地为人类健康服务。只有热爱护理工作,明确学习目的,学习才有动力,才会全心地投入学习。同时,应全面提高自身的基本素质,热爱护理事业,具有爱心、耐心、细心和责任心,唯此才能产生强烈而持久的求知欲,自强不息地提高业务水平。

(二) 理论联系实践

医学本身就是一门实践性很强的学科,而外科护理学更是动手能力极强的学科。要学习好外科护理,就必须自觉地运用理论与实践相结合的原则,不仅要学习医学基础知识和外科护理的专业知识,还应将书本知识与外科护理临床实践有机结合。外科病人危急者居多,病情变化快,加之手术后其解剖关系和生理功能发生了变化,术前、术后的护理问题也随之发生改变,这必然要求护士具备一定的理论知识、敏锐的观察能力,及时发现问题,及早处理,以预防并发症的发生,促进病人早日康复。

(三) 以现代护理观指导专业学习

新的医学模式拓宽了护士的职能,护士不仅要帮助和护理病人,还需向病人及其家属提供健康教育和指导服务。护士的角色已由照顾者扩大到管理者、决策者、沟通者、健康教育者和研究者;护理的服务对象由病人扩大至健康人群;护理服务的场所由医院扩大至家庭、社区和社会;护理的服务期限涵盖了生命的全过程。护理是护士与病人之间的互动过程,护理的目的是增强病人的应对和适应能力,满足病人对健康的各种需要,使之达到最佳的健康状态。外科护士在护理实践中,应始终以人为本,以系统论和现代护理观为指导,运用护理程序对病人实施整体护理,帮助其解决健康问题。

随着医学科学技术的不断发展,新方法、新技术不断出现在外科护理工作领域,这要求外科护士必须不断学习,更新知识,才能紧跟时代发展的步伐和满足现代外科护理发展的需要。愿正在努力学习护理专业的青年一代能成长为优秀的白衣天使,为人类造福,为保护人民的健康而努力,为祖国的建设和昌盛作出贡献。

小　结

外科护理是阐述和研究如何对外科病人进行整体护理的一门临床护理学科。本章主要概述了外科护理的性质、内容和外科护理的发展,阐述了外科护士应具备良好的职业道德素质、业务素质、身体和心理素质三方面的素质要求,并提出了学习外科护理的方法:热爱专业、明确目的、理论联系实践和以现代护理观指导专业学习等。

(唐少兰)

第2章　体液平衡失调病人的护理

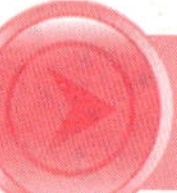

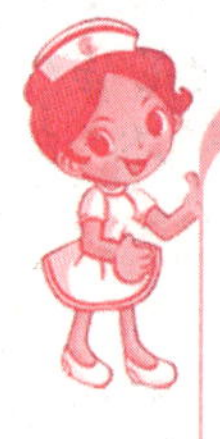

在临床中经常会遇到病人有不同性质、不同程度的水、电解质及酸碱平衡失调问题，许多外科疾病，如肠梗阻、严重的感染、损伤等，都可直接导致病人体液平衡失调的发生。而任何一种水、电解质及酸碱平衡失调的恶化都可导致病人死亡。从外科手术角度看，病人的内环境紊乱还严重影响其手术的耐受力、手术预后等。因此，水、电解质、酸碱平衡失调是外科病人治疗和护理中的重要内容之一，护士应正确认识和加以重视。

第1节　正常体液平衡

案例2-1

病人，男性，25岁。因腹泻从肠道丢失水分24小时约1000ml，24小时排出尿量1500ml，护士小王评估该病人24小时的失水量是2500ml。

问题：护士小王对病人的失水量评估正确吗？

一、水的平衡

（一）体液的组成与分布

正常成人男性体液含量约占体重的60%（女性55%），婴幼儿占70%~80%，14岁以后，儿童体液量占体重的比例已接近于成人。体液中细胞内液男性占体重的40%，女性占35%；细胞外液占体重的20%。细胞外液中组织间液占体重的15%，血浆占体重的5%。正常情况下，人体内体液分布比例相对恒定，保持着动态平衡。

（二）24小时液体出入量的平衡

人体每日水分的摄入与排出保持着动态平衡，正常成人每天水分出入的总量为2000~2500ml，其摄入与排出水分的途径及量见表2-1。肾脏是调节人体水分的最主要的器官，成人24小时尿量一般是1000~1500ml，每天至少排尿500ml才能排出全部代谢废物。另外，呼吸蒸发和皮肤表面蒸发为不显性失水，又称无形失水，即使在机体缺水、不进水、不活动情况下，无形失水也会照常进行。

考点：无形失水、内生水的量

表2-1　正常成人24小时水分出入量

每日摄入水量(ml)		每日排出水量(ml)	
饮水	1000~1500	尿	1000~1500
食物水	700	粪	150

续表

每日摄入水量(ml)		每日排出水量(ml)		
内生水(代谢水)	300	无形失水	呼吸蒸发	350
			皮肤蒸发	500
总入量	2000~2500	总出量		2000~2500

二、电解质平衡

(一) 钠的平衡

Na^+是细胞外液的主要阳离子,在维持细胞外液渗透压和容量中起决定性作用。血清Na^+正常值为135~145mmol/L,平均值为142mmol/L。正常成人每日需氯化钠5~9g,主要来源于饮食,尤其是食盐。钠主要由尿排出,少部分由汗液丢失。钠的代谢规律是多进多排、少进少排、不进几乎不排。

(二) 钾的平衡

K^+是细胞内液的主要阳离子,细胞外液中钾量较少,血清K^+正常值仅为3.5~5.5mmol/L。钾在维持神经-肌肉兴奋性、细胞代谢等方面起着很重要的生理作用。成人每日需钾2~3g,相当于10%氯化钾20~30ml,主要由饮食中摄取。钾主要由尿排出。钾的代谢规律是多进多排、少进少排、不进也排。

考点: 血钠、血钾的分布特点、正常值

三、酸碱平衡

人体在代谢过程中,不断产生酸性物质和碱性物质,使体液内H^+浓度经常发生变动。然而,机体具有维持酸碱平衡的功能,能通过缓冲系统、肺的呼吸和肾的调节作用,使血液内H^+浓度仅在较小范围内变动,维持血液的pH正常在7.35~7.45范围内。

(一) 血液的缓冲系统

血液的缓冲系统,最重要的是$H_2CO_3 \rightleftharpoons HCO_3^- + H^+$。当体液中的代谢性$H^+$过多时,反应向左移动,使$H^+$的浓度不致过高;当体液中的$H^+$减少时,反应向右移动,$H^+$的浓度得到部分恢复。$[HCO_3^-]/[H_2CO_3]$的比值正常为20:1。血液缓冲系统作用快,能应付急需,但最终还需要肺和肾将酸排出体外。

(二) 肺的呼吸作用

肺是排出体内挥发性酸(碳酸)的主要器官,对酸碱平衡的调节作用主要是通过肺将CO_2排出。当血液pH降低或$[H_2CO_3]$增高,使呼吸中枢的兴奋性增加,呼吸加深、加快,CO_2排出增多;反之,血液pH增高或$[H_2CO_3]$减少,则能抑制呼吸中枢的兴奋性,呼吸变浅、变慢,CO_2排出减少。这样使血液$[H_2CO_3]$能经常维持在一定的水平,即调节了血液的pH。

考点: 机体调节酸碱平衡的机制

(三) 肾的调节作用

肾在酸碱平衡调节系统中起最重要的作用,能排出固定性酸和过多的碱。机制为Na^+-H^+交换,排H^+;HCO_3^-重吸收;分泌NH_3^+与H^+结合成NH_4排出;尿的酸化而排出H^+。

此外,细胞本身在酸碱平衡调节中也起一定的缓冲作用。细胞内每进入1个H^+和2个

Na^+，可将3个K^+替换出。当细胞外液H^+增多（酸中毒）时，H^+进入细胞内，使K^+排出，故酸中毒时伴有高钾血症；相反，当细胞外液H^+减少（碱中毒）时，细胞内H^+排出，与细胞外K^+进行交换，故碱中毒时伴有低钾血症。

第2节 水和钠代谢失调病人的护理

案例2-2

病人，男性，38岁。既往有十二指肠溃疡病史。近日来出现呕吐，常于晚间或下午发生，量大，多为宿食，有酸臭味，不含胆汁。查体：上腹膨隆，可见胃形及蠕动波，振水音（+）。X线钡餐检查可见胃扩张，24小时后仍有钡剂存留。临床考虑瘢痕性幽门梗阻。

问题：1. 该病人大量呕吐、饮食受限，会出现何种体液失调？

2. 要给该病人补液，你知道要给他补多少、补哪种、怎么补液吗？

在细胞外液中，水和钠的关系非常密切，因此，缺水常与缺钠同时存在。根据水、钠缺失的比例不同，可分为：①高渗性脱水，又称为原发性脱水，指水、钠同时缺失，但缺水大于缺钠，血清钠高于150mmol/L，细胞外液呈高渗状态，细胞内液向细胞外液转移，细胞内、外液均减少。②低渗性脱水，又称为慢性脱水或继发性脱水，指水、钠同时缺失，但缺水小于缺钠，血清钠低于135mmol/L，细胞外液呈低渗状态，细胞外液向细胞内液转移，细胞内液增加而细胞外液进一步减少。③等渗性缺水，又称为急性脱水或混合性脱水，在外科临床上最为常见。水、钠成比例丧失，血清钠在135～145mmol/L，细胞外液渗透压保持正常，细胞外液迅速减少。

考点：临床上最常见的脱水类型

（一）护理评估

1. 健康史　了解病人有无导致缺水、缺钠的病史。三种不同类型缺水、缺钠的常见病因如下。

（1）高渗性脱水：①水摄入不足，见于因病情不能摄入（如食管癌晚期吞咽困难）、禁止摄入（如腹腔内手术后，胃肠蠕动功能未恢复而又未及时补液）。②水分丢失过多，如大量出汗、大面积开放性损伤经创面蒸发大量水分等。

考点：三种类型脱水的含义及病理生理特点

链接　汗液

汗液是由汗腺分泌的液体，由于外界气温升高或体内产热增加以及精神紧张等刺激引起。汗液的主要成分是水，所含的电解质有钠、钾、氯、尿素等，其中含钠值为10～40mmol/L，相对正常人体细胞外液来说为低渗液。大量出汗可致高渗性脱水。

（2）低渗性脱水：①氯化钠摄取不足。②胃肠液的持续丧失，如反复呕吐、长期胃肠减压、肠瘘等。③稀释性低血钠，如高渗性脱水只补水未补钠、等渗性脱水补水过多补钠不足等。

（3）等渗性脱水：见于各种原因导致的体液急性丢失，如大量呕吐、急性腹泻、急性肠梗阻、大面积烧伤早期、急性腹膜炎等。

2. 身心状况

（1）躯体表现

1）高渗性脱水：根据缺水程度、症状轻重分为三度（表2-2）。

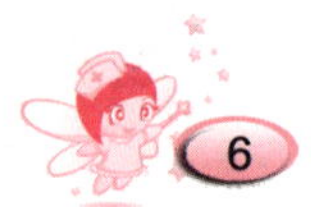

表 2-2 脱水程度的评估

脱水程度	临床表现	失水量(占体重%)
轻度	口渴为主	2~3
中度	极度口渴、尿少、尿比重高、皮肤弹性差、口唇干燥、眼眶凹陷、四肢无力、烦躁或精神委靡	4~6
重度	除上述症状外,出现狂躁、幻觉、谵妄、昏迷、血压下降,甚至休克	6以上

考点:高渗性脱水最早出现的临床表现

2)低渗性脱水:根据缺钠程度、症状轻重分为三度(表2-3)。

表 2-3 缺钠程度的评估

缺钠程度	临床表现	血清钠值(mmol/L)	缺 NaCl(g/kg体重)
轻度缺钠	疲乏、头晕、手足麻木、厌食、尿量正常或增多,尿比重低,尿中 Na^+、Cl^- 减少	130~135	0.5
中度缺钠	除上述症状外,有恶心、呕吐、直立性晕倒、尿量减少、尿中几乎不含 Na^+、Cl^-	120~130	0.5~0.75
重度缺钠	上述表现加重,少尿并有休克,或出现抽搐、昏迷等	<120	0.75~1.25

3)等渗性脱水:病人既有缺水的表现又有缺钠的表现,可表现为:①缺水:舌干燥、皮肤弹性差、眼窝内陷、尿少等。②缺钠:恶心、厌食、乏力等。③血容量下降:若短时间内体液丧失达体重的5%,即可出现脉搏细速、肢端湿冷、血压不稳或下降,导致休克。

考点:三种类型脱水与缺钠的表现及程度判定

(2)心理-社会状况:病人及家属针对病情,会出现不同程度的紧张、焦虑或恐惧等心理反应。应评估其心理承受能力和对治疗、预后的了解程度。

3. 辅助检查

(1)血常规检查:三种脱水均提示血液有浓缩,即红细胞计数、血红蛋白值、血细胞比容均增高。

(2)血清钠测定:高渗性脱水 >145mmol/L;低渗性脱水 <135mmol/L;等渗性脱水 135~145mmol/L。

(3)尿液检查:高渗性脱水尿比重高,尿钠增高;低渗性脱水尿比重低,尿钠减少;等渗性脱水尿比重增高,尿钠一般无明显降低。

4. 治疗要点与反应 无论哪种类型的缺水、缺钠均应积极治疗原发病,同时合理补液。

(1)高渗性脱水:轻度者饮水即可。不能饮水或中度以上者应首先静脉滴注5%葡萄糖溶液。为防止继发低渗性脱水,高渗状态缓解后应及时补给适量含钠液。

(2)低渗性脱水:针对细胞外液缺钠多于缺水和血容量不足的情况,采用含钠溶液或高渗盐水静脉滴注,以纠正体液的低渗状态和补充血容量。①轻、中度缺钠的病人,补给等渗含钠液。②重度缺钠的病人,如已出现休克,应首先补充血容量,静脉滴注晶体液,如平衡盐溶液和胶体液(血浆、中分子右旋糖酐等)。接着应用高渗盐水(一般为3% NaCl溶液),尽快纠正血钠过低,进一步恢复细胞外液量,以根据病情变化,决定是否需再补给高渗盐水或等渗盐水。

考点:纠正三种类型脱水与缺钠液体的选择

(3)等渗性脱水:针对细胞外液量的减少,一般用平衡盐溶液或等渗盐水尽快补充血容量。

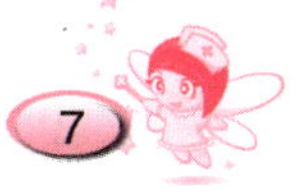

（二）护理诊断与医护合作性问题

1. 体液不足　与水、钠摄入不足或丢失过多有关。

2. 心排血量减少　与血容量不足有关。

3. 有受伤的危险　与意识障碍、血压下降有关。

4. 焦虑　与担心脱水、缺钠的预后有关。

5. 潜在并发症　失液性休克、脑水肿等。

（三）护理目标

病人维持正常体液；病人维持正常心排血量；病人无受伤；病人焦虑减轻或消失；病人无并发症发生，或发生并发症时能得到及时处理。

（四）护理措施

1. 一般护理　根据病情，注意指导病人休息和活动，避免受伤；对能进食的病人，根据其脱水类型指导其正确饮食；做好其口腔及皮肤护理。

2. 病情观察

（1）观察出入流量：准确记录24小时出、入液量，以供调整输液方案时参考。

（2）观察输液情况：保持输液通畅，观察局部有无肿胀、疼痛，按要求控制输液速度。

（3）观察治疗反应：①尿量：为主要观察指标，尿量在30ml/h以上，说明血容量基本得到补充。尿量宜维持在40～50ml/h。②生命体征是否平稳。③精神状态有无好转。④脱水征象是否改善。⑤中心静脉压（CVP）：正常值5～10cmH_2O。CVP＜5cmH_2O提示血容量不足，应快速扩容；CVP＞15cmH_2O且血压低，提示心功能不全，应减慢或停止输液，进行强心治疗。⑥注意复查血液、尿液，看检查结果是否恢复正常。⑦注意观察有无输液反应。大量输入生理盐水可引起高氯性酸中毒。

（4）监测心肺功能：若病人心率增快、颈静脉怒张、呼吸急促、咳粉红色泡沫样痰、两肺有湿啰音等，提示有心肺功能不全，应立即减慢或停止输液并及时报告医生。

3. 配合治疗护理

（1）配合医生积极处理原发病。

（2）正确实施液体疗法：液体疗法是通过补液来防治体液失衡的方法。做好体液疗法的护理，需明确补多少（补液总量）、补什么（液体种类）、怎么补（补液方法）等问题。

1）补液总量：原则是缺多少、补多少。补液总量包括生理需要液体量、已丧失液体量和继续丧失液体量三部分。①生理需要液体量即日需量，成人为2000～2500ml。②已丧失液体量，指从发病到入院累计丢失的体液量。可按脱水、缺钠的程度计算，如体重60kg、中度高渗性脱水的病人，其已丧失液体量为60kg×5%＝3kg（3000ml）；体重60kg、轻度低渗性脱水的病人，其失钠量为0.5g/kg×60kg＝30g。③继续丧失液体量，指治疗过程中继续丢失的体液量，如高热、出汗、气管切开、呕吐、腹泻、体液引流等。一般是计算前一个24小时的实际丢失量补给。体温每升高1℃，每日每千克体重皮肤蒸发水分增加3～5ml。出汗湿透一身衬衣裤，约丢失体液1000ml。气管切开的病人从呼吸道蒸发的水分比正常多2～3倍，为700～1000ml。

考点：发热、出汗、气管切开时体液的丢失量

第1个24小时补液量＝生理需要量＋1/2已丧失液体量

第2个24小时补液量＝生理需要量＋1/2已丧失液体量＋第1个24小时继续丧失液体量

第3个24小时补液量＝生理需要量＋第2个24小时继续丧失液体量

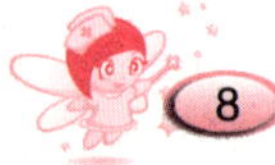

2）液体种类：原则是缺什么，补什么。①生理需要量：等渗盐溶液 500～1000ml，5%～10% 葡萄糖溶液 1500～2000ml。②已丧失液体量：具体液体的选用取决于脱水、缺钠的类型。高渗性脱水以补充水分为主（5% 葡萄糖溶液）；低渗性脱水以补充钠盐为主，轻、中度用等渗盐溶液（0.9% 氯化钠溶液、5% 葡萄糖氯化钠溶液、复方氯化钠溶液、平衡盐溶液等），重度可先少量应用高渗盐溶液（3% 氯化钠）；等渗性脱水以补充等渗盐溶液为主。③继续丧失液体量：遵循“同质”原则，按实际丢失液体的成分配置。

3）补液方法（如何补）：补液的原则是先盐后糖、先晶后胶、先快后慢、液种交替、尿畅补钾。尿畅指尿量达 30ml/h 或 500ml/d 以上。①除高渗性脱水外，一般先输入电解质溶液，然后补葡萄糖溶液。先补盐有利于稳定细胞外液渗透压，恢复细胞外液容量。②先输入一定量的晶体液以迅速扩容，改善血液浓缩，促进微循环血液灌注。输入胶体液之前，应先输入一些晶体液，使血液适当稀释。若先输入胶体液，则所产生的胶体渗透压可吸收水分入血，加重组织缺水；且在缺水的情况下输入胶体液，可使血液黏稠度增加，易形成血栓。③明显缺水、血容量不足者，可快速输液，达到及时纠正的目的。症状好转后，放慢补液速度，避免增加心肺负荷。对心肺功能不全、输入含钾溶液等情况必须减慢输液速度。④尿量在 30ml/h 以上方可考虑补钾。⑤液体量多时，各类液体要交替输入，以免在较长时间内单纯输入同种液体，造成人为的体液失衡。

考点：液种选择、补液原则

考点：补液疗法的实施

4. 心理护理　护士对病人出现的焦虑、恐惧等各种情绪应表示理解，帮助病人缓解压力，给予鼓励和支持，增强其战胜疾病的信心。

5. 健康指导

（1）对存在导致脱水、缺钠的因素和原发病，应及早诊治。

（2）对高温环境作业者、进行高强度体育活动者，出汗较多，要告之及时补充水分，最好饮用含盐饮料。

（五）护理评价

病人是否维持正常体液；病人是否维持正常心排血量；病人是否受伤；病人焦虑是否减轻或消失；病人有无并发症发生，或发生并发症时是否得到及时处理。

第3节　钾代谢失调病人的护理

一、低钾血症病人的护理

案例2-3

病人，男性，53 岁。恶心、呕吐，未进食 3 天，表现疲乏无力，表情淡漠，反应迟钝，心悸。

问题：1. 该病人存在哪些护理问题？

2. 护理的重点是什么？

低钾血症指血清钾浓度低于 3.5mmol/L。

（一）护理评估

1. 健康史　了解病人有无引起低钾血症的病因。引起低钾血症的常见原因有以下三种。

（1）钾摄入不足：长期禁食而未及时补钾或补钾不足。

(2) 钾排出过多：从肾途径排出或因严重呕吐、持续胃肠减压、肠瘘等从消化道丢失钾过多。

考点：低血钾的病因

(3) 钾向细胞内转移：见于病人碱中毒；大量输入葡萄糖、氨基酸溶液时。

2. 身心状况

(1) 躯体表现：大多与神经、肌肉兴奋性降低，骨骼肌、平滑肌、心肌失去正常的收缩能力有关。

1) 神经系统：病人表情淡漠、嗜睡甚至神志不清。

2) 运动系统：肌无力为最早表现，一般先是四肢软弱无力，继而延及躯干和呼吸肌。严重者可致软瘫、腱反射减弱或消失。

3) 消化系统：病人可有口苦、恶心、呕吐、腹胀和肠麻痹等。

4) 循环系统：病人主要表现为传导阻滞和节律异常。

5) 泌尿系统：严重低钾血症的病人有时可发生多尿，其原因是缺钾能阻碍抗利尿激素的作用，使肾脏失去尿浓缩的功能。

6) 碱中毒：血清钾过低时，K^+由细胞内移出，与细胞外 Na^+、H^+交换增加，细胞外 H^+浓度降低；而远曲肾小管排 K^+减少、排 H^+增多。结果发生碱中毒，病人出现碱中毒的症状和反常性酸性尿。

考点：低钾性碱中毒病人可出现反常性酸性尿

(2) 心理-社会状况：病人及家属针对病情，会出现不同程度的紧张、焦虑或恐惧等心理反应。应评估其心理承受能力和对治疗、预后的了解程度。

3. 辅助检查

(1) 实验室检查：血清钾浓度低于3.5mmol/L。

(2) 心电图检查：典型的心电图改变为早期出现T波降低、变宽、双向或倒置，随后出现ST段降低、Q—T间期延长和U波。

4. 治疗要点与反应　积极处理造成低钾血症的病因，减少或终止钾的继续丧失，同时补钾。

(二) 护理诊断与医护合作性问题

1. 有受伤的危险　与肌无力、意识改变有关。
2. 气体交换受损　与呼吸肌无力有关。
3. 舒适的改变　与胃肠道反应有关。
4. 心排血量减少　与心肌收缩无力、心律失常有关。
5. 潜在的并发症　心律不齐、心搏骤停。

(三) 护理目标

病人无意外受伤发生；病人气体交换正常，呼吸平稳；病人胃肠道反应减轻或消失；病人心排血量恢复正常；病人未发生严重并发症，或发生并发症时能得到及时处理。

(四) 护理措施

1. 一般护理　病人卧床休息。鼓励其进食含钾高的食物，如新鲜水果、蔬菜、蛋、奶、肉类等，同时增加营养。

2. 病情观察　严密观察病人呼吸、脉搏、血压、尿量，及时作血清钾测定和心电图检查，尤其应注意防止其循环功能衰竭或心室颤动的发生。

3. 配合治疗护理

(1) 控制病因:如止吐、止泻,防止钾的继续丢失。在病情允许时,尽早恢复病人饮食。

(2) 及时补钾:病人补钾盐,以口服最安全,常选用10%氯化钾溶液,每次10ml,每日3次。不能口服者可经静脉滴注,静脉补钾必须遵循如下原则:

1) 浓度不过高:静脉滴注的液体中,氯化钾液体浓度不可超过0.3%。即10%葡萄糖溶液1000ml加入10%氯化钾溶液不能超过30ml。

2) 滴速不过快:成人静脉滴注钾盐液体速度一般不超过60滴/分,输入钾量应控制在20mmol/h以下。

3) 总量控制:补钾量可根据血钾浓度降低的程度来计算,一般禁食病人无其他额外损失时,每天补充10%氯化钾30ml为宜。严重缺钾者(血钾多在3mmol/L以下),每日补氯化钾总量不宜超过8g。

4) 尿少不补钾:尿量达到30ml/h以上或500ml/d以上时,方可补钾。

5) 禁止静脉推注:严禁直接经静脉推注,以免引起血钾突然升高,导致心搏骤停。

考点:补钾的原则

4. 心理护理 加强与病人沟通,缓解其心理压力,减轻其焦虑情绪,增强其战胜疾病的信心。

5. 健康指导

(1) 长时间禁食、胃肠减压、反复呕吐、腹泻的病人,应及时补钾。

(2) 对因疾病需用利尿剂的病人,指导其正确使用利尿剂,最好排钾利尿剂与潴钾利尿剂联合应用,单纯应用排钾利尿剂时注意补钾。

(五) 护理评价

病人是否无意外受伤发生;病人气体交换是否正常,呼吸是否平稳;病人胃肠道反应是否减轻或消失;病人心排血量是否恢复正常;病人是否有发生严重并发症,或发生并发症时能否得到及时处理。

二、高钾血症病人的护理

高钾血症指血清钾浓度高于5.5mmol/L。

(一) 护理评估

1. 健康史 了解病人有无高钾血症的病因。导致高钾血症的常见原因如下。

(1) 钾摄入过多:见于补钾过量、过快,含钾液浓度过高,大量输入库存血等。

(2) 钾排出减少:主要见于肾衰竭、长期应用保钾利尿剂等。

(3) 细胞内钾向细胞外转移:见于酸中毒、组织损伤、溶血等。

2. 身心状况

(1) 躯体表现

1) 手足麻木,四肢极度疲乏,软弱无力,腱反射消失,严重者出现软瘫及呼吸困难。多有神志淡漠或恍惚。

2) 血钾过高的刺激作用使微循环血管收缩,皮肤苍白、湿冷,血压发生变化(早期可升高,晚期下降)。

3）心搏徐缓和心律不齐，甚至发生舒张期心搏骤停。

（2）心理-社会状况：由于病人疲乏无力，生活不能自理，有孤独无助感；因心动过缓或心律不齐而有恐惧感。

3. 辅助检查

（1）实验室检查：血清钾浓度高于5.5mmol/L。

（2）心电图检查：典型的心电图改变为早期出现T波高尖、Q—T间期延长，随后出现QRS波增宽、P—R间期延长。

4. 治疗要点与反应　积极处理造成高钾血症的病因，同时降低血清钾浓度。

（二）护理诊断及医护合作性问题

1. 有受伤的危险　与肌无力、意识改变有关。

2. 气体交换受损　与呼吸肌无力有关。

3. 潜在并发症　呼吸困难或窒息、心律不齐或心脏停搏。

（三）护理目标

病人无发生意外受伤；病人气体交换正常，呼吸平稳；病人未发生并发症，或发生并发症时得到及时处理。

（四）护理措施

1. 一般护理　病人卧床休息，禁食含钾量多的食物。

2. 病情观察　严密观察病人的呼吸、脉搏、血压、尿量、神志，监测心电图变化，防止发生心律失常、心搏骤停等。

3. 配合治疗护理

（1）积极配合医生处理原发病。

（2）降低血清钾浓度。

1）禁钾：停用一切含钾药物，如青霉素钾盐。不输库存血。

2）转钾：将钾转入细胞内。常用方法：①碱化细胞外液：静脉滴注5%碳酸氢钠溶液，使钾转入细胞内，并可增加肾小管排钾。②促使糖原合成，使钾随糖原转入细胞内。用10%葡萄糖溶液500ml或25%葡萄糖溶液200ml + 胰岛素10U静脉滴注（5g葡萄糖 + 1U胰岛素），每3～4小时可重复使用；促使蛋白质合成，给予复方氨基酸静脉滴注，肌内注射苯丙酸诺龙10mg。

3）排钾：①应用阳离子交换树脂聚磺苯乙烯口服，每次15g，每日4次，可从消化道带走大量钾离子。②最有效的方法是透析疗法（腹膜透析或血液透析）。

（3）抗心律失常：用10%葡萄糖酸钙20ml加等量5%葡萄糖溶液，稀释后缓慢静脉注射，Ca^{2+}可以拮抗K^{+}对心肌的抑制作用。

4. 心理护理　加强与病人沟通，缓解其心理压力，减轻其焦虑情绪，增强其战胜疾病的信心。

5. 健康教育　严重损伤、大量输入库存血、肾功能不全或长期应用保钾利尿剂的病人，应注意监测血清钾浓度，防止高钾血症的发生。不输入血型不符和已发生溶血的血液。

（五）护理评价

病人是否发生意外受伤；病人气体交换是否正常，呼吸是否平稳；病人是否发生并发症，或发生并发症时能否得到及时处理。

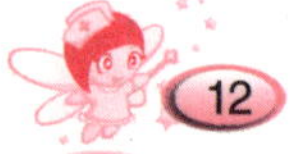

第 4 节 酸碱平衡失调病人的护理

当病人机体内酸、碱物质超过负荷，或是其机体调节酸碱平衡功能发生障碍时，则酸碱平衡状态遭到破坏，引起不同形式的酸碱失调。pH < 7.35 称为酸中毒，pH > 7.45 称为碱中毒。源于[HCO_3^-]减少或增加的，分别称为代谢性酸中毒和代谢性碱中毒。源于[H_2CO_3]增加或减少的，分别称为呼吸性酸中毒和呼吸性碱中毒。有时可同时存在两种以上的原发性酸碱失调，即为混合性酸碱平衡失调。临床以代谢性酸中毒最常见。

考点：临床上最常见酸碱平衡失调的类型

一、代谢性酸中毒病人的护理

(一) 护理评估

1. 健康史 了解病人有无引起代谢性酸中毒的病因。引起代谢性酸中毒的主要原因如下。

(1) 碱性物质丢失过多：主要见于腹泻、胆瘘、胰瘘、肠瘘等引起的消化液的丢失。

(2) 酸性物质过多：①酸性物质产生过多：休克、严重感染、损伤、发热等机体产酸增加。②摄入过多的酸：为某些治疗需要，应用氯化铵、盐酸等。

(3) 酸性物质排出减少：肾功能不全。

考点：代谢性酸中毒的病因

2. 身心状况

(1) 躯体表现：轻者可无明显症状，重者可有乏力、眩晕、嗜睡甚至昏迷。最典型的表现是呼吸加深、加快，呼吸的频率可达每分钟 40 ~ 50 次；呼出的气体可有酮味；病人面色潮红、口唇樱红色。心率加快，血压常偏低。

(2) 心理状况：病人及家属常有焦虑和恐惧。护士应评估病人及家属对病情的认知度、心理反应度和承受能力，做好相应指导和护理。

考点：代谢性酸中毒的典型表现

3. 辅助检查

(1) 血气分析：血液 pH 和[HCO_3^-]明显下降。

(2) 血清 K^+ 的测定：有助于判断病情。

4. 治疗要点与反应

(1) 消除引起代谢性酸中毒的病因为首要措施。

(2) 纠正代谢性酸中毒：首选的碱性药物是5% 碳酸氢钠溶液，也可用 11.2% 的乳酸钠，但对缺氧或肝功能不全者不宜应用。碱性液用量根据临床表现及 CO_2CP 计算。

考点：纠正代谢性酸中毒的首选药物

(二) 护理诊断与医护合作性问题

1. 活动无耐力 与肌无力、腱反射减弱有关。
2. 知识缺乏 对代谢性酸中毒认识不足。
3. 潜在并发症 高钾血症、休克。

(三) 护理目标

病人恢复正常体力；病人对代谢性酸中毒方面的知识了解，能积极配合治疗；病人未发生严重并发症，或并发症能及时发现并处理。

(四) 护理措施

1. 一般护理 协助病人采取适当的体位，移去环境中的危险品，减少意外伤害的可能。

2. 病情观察　密切观察水、电解质、酸碱失衡的动态变化，注意心血管功能及脑功能的改变。及时做血气分析。

3. 配合治疗护理

(1) 消除或控制导致代谢性酸中毒的危险因素：如纠正病人高热、腹泻、脱水、休克，积极改善其肾功能；保证其足够热量供应，减少脂肪分解而生成过多酮体。

(2) 及时补液：代谢性酸中毒常有脱水表现。轻度代谢性酸中毒(HCO_3^- 在 16mmol/L 以上)经补液纠正脱水后，酸中毒多可好转。

(3) 使用碱性溶液：对病情较重者，须遵医嘱及时补充碱性溶液。最常用的是5%碳酸氢钠溶液。碳酸氢钠离解为 Na^+ 和 HCO_3^-，输入人体后，HCO_3^- 直接中和体内 H^+，使酸中毒得以改善。静脉滴注时应注意以下几点。

1) 5%碳酸氢钠溶液宜单独缓慢滴入，不加入其他药物，首次用量一般宜在2~4小时滴完。

考点：静脉滴注碳酸氢钠的注意事项

2) 补给5%碳酸氢钠溶液时，应从病人补液总量中扣除等量等渗盐水，以免补钠过多。

3) 酸中毒时血 Ca^{2+} 增多，血 K^+ 亦趋增多，故常掩盖低钙血症或低钾血症。在补充碳酸氢钠后应注意观察病人，以免其发生缺钙或缺钾症状。

4. 心理护理　加强与病人沟通，缓解其心理压力，减轻其焦虑情绪，增强战胜疾病的信心。

5. 健康指导　高度重视易导致代谢性酸中毒的原发疾病的治疗。病人发生腹泻、高热等，应及时就诊。

(五) 护理评价

病人是否恢复正常体力；病人对代谢性酸中毒方面的知识是否有了解，能否积极配合治疗；病人是否发生并发症，或并发症能否及时发现并处理。

二、代谢性碱中毒病人的护理

(一) 护理评估

1. 健康史　评估病人有无导致代谢性碱中毒的因素。常见病因如下。

(1) 酸性物质丢失过多：如幽门梗阻、急性胃扩张、持续胃肠减压等，使胃液大量丢失。同时因 Cl^- 丢失，使细胞外液另一阴离子 HCO_3^- 增高，形成低氯性碱中毒。

(2) 碱性物质摄入过多：常因补碱过量，使酸中毒转变成更难处理的碱中毒。

(3) 低钾血症：细胞外液缺 K^+，细胞内 K^+ 与细胞外 H^+ 的互换转移以及肾的 H^+-Na^+ 交换加强，可导致低钾性碱中毒。

2. 身心状况

(1) 躯体表现

1) 碱中毒抑制呼吸中枢，病人呼吸浅而慢。

2) 病人可伴低钾血症表现。

3) 碱中毒使血离子化钙(Ca^{2+})减少，病人可表现手足抽搐，腱反射亢进。

4) 脑细胞代谢活动障碍，病人可有头晕、嗜睡、谵妄或昏迷。

5) 缺钾性碱中毒时因肾 H^+-Na^+ 交换占优势，病人可出现反常性酸性尿。

(2) 心理-社会状况：病人容易激动，烦躁不安。

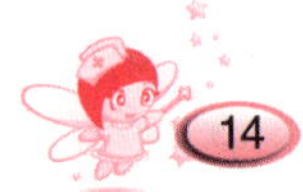

3. 辅助检查 血 pH 和 HCO_3^- 增高，因呼吸抑制而代偿性 $PaCO_2$ 稍上升。血清钾浓度可下降。

4. 治疗要点与反应 去除病因，严重者用稀释的盐酸溶液或盐酸精氨酸溶液纠正碱中毒。

(二) 护理诊断及医护合作性问题

1. 低效性呼吸型态 与呼吸效力减低有关。

2. 潜在并发症 低钾血症。

(三) 护理目标

病人的呼吸功能恢复正常；病人未发生并发症，或并发症能及时发现并处理。

(四) 护理措施

1. 一般护理 鼓励病人进食含钾和含钙丰富的食物；对于手足抽搐造成生活自理困难者，适当给予协助；同时加强病人呼吸道的护理。

2. 病情观察 观察病人意识方面的异常表现、抽搐情况。监测血气分析及血清电解质浓度改变，尤其是血清钾和血清钙。

3. 配合治疗护理

(1) 去除病因：积极配合医生消除引起病人代谢性碱中毒的因素。

(2) 遵医嘱及时纠正代谢性碱中毒：对病情较轻的病人，一般补 0.9% 氯化钠溶液和适量氯化钾后，病情多可改善。因为生理盐水中 Cl^- 含量较多，有利于纠正低氯性碱中毒；补钾后有利于纠正缺钾性碱中毒。对病情较重的病人（HCO_3^- 45 ~ 50mmol/L，pH > 7.65），给口服氯化铵 1 ~ 2g，每日 3 次。不能口服者可给 0.1 ~ 0.2mmol/L 的稀盐酸溶液，缓慢中心静脉滴注。

(3) 对症处理：有手足抽搐者，遵医嘱给 10% 葡萄糖酸钙溶液 20ml，缓慢静脉推注。

4. 心理护理 护士应理解病人的紧张、烦躁情绪，并予以鼓励，让病人说出内心的感受，增强其对护士的信任和战胜疾病的信心。

5. 健康教育 高度重视易导致代谢性碱中毒原发疾病的治疗。

(五) 护理评价

病人的呼吸功能是否恢复正常；病人是否发生并发症，或并发症能否及时发现并处理。

三、呼吸性酸中毒病人的护理

呼吸性酸中毒指病人肺泡通气及换气功能减弱，不能充分排出体内生成的 CO_2，以致血液的 PCO_2 增高而引起的高碳酸血症。

1. 呼吸性酸中毒根据病因可分为两类 第一类为急性、暂时性高碳酸血症，见于全麻过深、镇静剂过量、喉痉挛、支气管痉挛、心搏骤停、气胸、急性肺水肿、呼吸机使用不当等。第二类为慢性持久性高碳酸血症，见于慢性阻塞性肺部疾病。

2. 呼吸性酸中毒病人可有胸闷、气促、呼吸困难、头痛、发绀 随着酸中毒的加重，可出现血压下降、谵妄甚至昏迷等。血气分析显示：急性呼吸性酸中毒时，血液 pH 明显下降，PCO_2 增高，[HCO_3^-] 正常。慢性呼吸性酸中毒，血液 pH 下降不明显，PCO_2 增高，[HCO_3^-] 也有增高。

3. 呼吸性酸中毒的护理要点　处理原发病和改善通气功能。实施气管插管或气管切开并使用呼吸机。如因呼吸机使用不当引起的呼吸性酸中毒,应及时调整呼吸机的频率、压力或容量。对第二类呼吸性酸中毒的病人,一般可采用控制感染、扩张小支气管、促进排痰等措施。

四、呼吸性碱中毒病人的护理

1. 概念　呼吸性碱中毒指肺泡通气过度,体内生成的 CO_2 排出过多,以致血 PCO_2 降低而引起的低碳酸血症。

2. 病因　引起呼吸性碱中毒的原因很多,凡是引起过度换气的因素均可导致,如癔症、高热、中枢神经系统疾病、创伤、感染、低氧血症、呼吸机辅助通气过度等。

由于 PCO_2 降低,呼吸中枢受抑制,大多数呼吸性碱中毒病人呼吸由深快转为浅慢或不规则;因缺氧可有头痛、头晕及精神症状;因血清钙降低可出现手足及口周麻木、肌肉震颤、抽搐。

3. 实验室检查　血液 pH 升高,PCO_2 和[HCO_3^-]降低。

4. 护理要点　积极配合医生处理原发病;指导病人用纸袋、长纸筒罩住口鼻呼吸,以增加呼吸道无效腔,减少 CO_2 的排出,也可给病人吸入含 5% CO_2 的氧气,提高血 PCO_2;对因呼吸机使用不当造成的过度换气,应调整呼吸机的频率、压力或容量;手足麻木者注意给其补钙。

小　结

机体在正常情况下,体液分布比例相对恒定,保持着动态平衡。一旦因创伤、感染、手术等因素的影响,即可导致体液平衡的失调。体液失衡包括水钠失衡、钾代谢失衡和酸碱平衡的失调。水钠失衡分为等渗性脱水、高渗性脱水和低渗性脱水,以等渗性脱水最为常见。其表现既有缺水的表现(口渴、舌干燥、皮肤弹性差、眼窝内陷、尿少等),又有缺钠的表现(恶心、厌食、乏力等)。钾代谢失调包括低钾血症和高钾血症两类,以前者多见。补钾时要严格遵循口服最安全,静脉补钾浓度不过高、速度不过快、总量控制、尿畅补钾、禁忌静脉注射的原则。酸碱平衡的失调包括代谢性酸碱中毒、呼吸性酸碱中毒和混合性酸碱中毒三类。临床上以代谢性酸中毒最为常见,治疗时首选5% 碳酸氢钠溶液。对体液失衡的病人均应制订正确的补液计划,明确其补液总量、液体种类、补液方法,并注意随时观察病情变化,以便及时发现和纠正。

自测题

A_1/A_2 型题

1. 正常成人 24 小时的液体平衡哪项是错误的
   A. 总入量 2000~2500ml
   B. 总出量 2000~2500ml
   C. 总尿量 1000~1500ml
   D. 皮肤蒸发 500ml
   E. 呼吸排出 500ml
2. 正常成人每日不显性失水为
   A. 200ml　B. 400ml
   C. 850ml　D. 1000ml
   E. 1500ml
3. 细胞外液中主要的阳离子是
   A. 钠离子　B. 钾离子
   C. 钙离子　D. 镁离子
   E. 铁离子
4. 机体调节酸碱平衡最主要的途径是
   A. 细胞本身的缓冲作用
   B. 血液缓冲系统

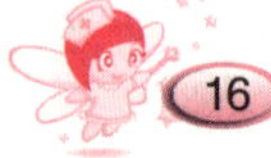

C. 肺调节
D. 肾调节
E. 神经-内分泌调节

5. 下列哪项是导致高渗性脱水的病因
A. 急性肠梗阻 B. 剧烈呕吐
C. 大面积烧伤早期 D. 高热
E. 急性腹泻

6. 高渗性脱水,应首先补充
A. 0.9%氯化钠溶液 B. 5%葡萄糖溶液
C. 平衡盐溶液 D. 右旋糖酐
E. 5%碳酸氢钠溶液

7. 低渗性脱水的病理生理改变哪项是错误的
A. 缺钠多于缺水
B. 细胞外液低渗
C. 细胞外液丢失为主
D. 细胞水肿
E. 细胞脱水

8. 纠正低渗性脱水应首先输入
A. 5%葡萄糖溶液
B. 10%葡萄糖溶液
C. 0.9%氯化钠溶液
D. 10%氯化钾溶液
E. 10%葡萄糖酸钙溶液

9. 反映液体是否补足最简单有效的指标是
A. 神志 B. 中心静脉压
C. 血压 D. 皮肤弹性
E. 尿量

10. 下列哪项不是导致低血钾的病因
A. 禁食 B. 持续胃肠减压
C. 呕吐 D. 大量输入葡萄糖溶液
E. 代谢性酸中毒

11. 下列药液中不能直接静脉推注的是
A. 5%葡萄糖溶液
B. 10%葡萄糖酸钙溶液
C. 10%氯化钾溶液
D. 0.9%氯化钠溶液
E. 5%碳酸氢钠溶液

12. 将10%氯化钾溶液30ml稀释于5%葡萄糖溶液中,下列哪份稀释液最合适
A. 200ml B. 400ml
C. 600ml D. 800ml
E. 1000ml

13. 纠正代谢性酸中毒首选
A. 5%葡萄糖溶液 B. 0.9%氯化钠溶液
C. 林格液 D. 5%碳酸氢钠溶液
E. 平衡盐溶液

14. 病人,女性,22岁。因反复呕吐来院治疗。化验:血清钠浓度为125mmol/L。初步考虑为
A. 轻度缺钠 B. 中度缺钠
C. 重度缺钠 D. 高渗性脱水
E. 等渗性脱水

15. 病人,男性,25岁。患急性肠梗阻,表现口渴、尿少、皮肤弹性差、眼窝内陷、脉搏细速。评估其脱水性质及程度为
A. 轻度/低渗性脱水
B. 中度/低渗性脱水
C. 中度/高渗性脱水
D. 中度/等渗性脱水
E. 重度/高渗性脱水

16. 病人,男性,30岁。体重60kg,评估为中度高渗性脱水,其第1个24小时补液量为
A. 2000ml B. 3000ml
C. 4000ml D. 4500ml
E. 5000ml

17. 病人,男性,18岁。体重60kg,体温持续39℃,晚间用退热药后,大汗淋漓,湿透全身衬衣裤,估计以上两项额外失水量为
A. 500ml± B. 800ml±
C. 1000ml± D. 1600ml±
E. 2000ml±

18. 病人,女性,20岁。血pH7.30,血清[HCO_3^-]浓度为18mmol/L。提示存在
A. 代谢性酸中毒 B. 代谢性碱中毒
C. 呼吸性酸中毒 D. 呼吸性碱中毒
E. 混合性酸碱平衡失调

A_3/A_4 型题

(19、20题共用题干)

病人,女性,19岁。因频繁呕吐、腹泻而出现口渴、尿少、头晕、乏力。查体:呼吸深而快,30次/分,BP 90/60mmHg(1mmHg = 0.133kPa),P 100次/分。表情淡漠,口唇黏膜干燥、樱桃红色,眼窝下陷,皮肤弹性差。化验:血清钠浓度140mmol/L,血清钾浓度3.3mmol/L,血pH7.30,血清HCO_3^-浓度为15mmol/L。心电图:T波低平,出现U波。

19. 考虑该病人可能出现的液体紊乱是
A. 低钾血症+等渗性脱水+代谢性碱中毒

B. 低钾血症 + 等渗性脱水 + 代谢性酸中毒
C. 低钾血症 + 高渗性脱水 + 代谢性酸中毒
D. 低钾血症 + 低渗性脱水 + 呼吸性酸中毒
E. 低钾血症 + 低渗性脱水 + 代谢性酸中毒

20. 该病人的护理措施是
A. 应补给葡萄糖溶液
B. 应补给生理盐水
C. 应先纠正脱水，再给予碳酸氢钠溶液和氯化钾溶液
D. 应给予葡萄糖溶液、碳酸氢钠溶液及氯化钾溶液
E. 应给予葡萄糖溶液、生理盐水和葡萄糖酸钙

（解国成）

第3章 休克病人的护理

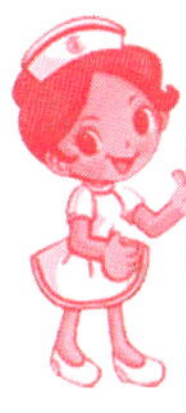

生活中各种严重的创伤、疾病等都可以引起休克。休克是一种危急的临床综合征，病人通常是发病急骤、病情严重，需要立即进行紧急处理。若不及时采取有效妥善的急救措施和护理，可随时危及病人的生命。护士应正确认识休克，掌握休克的急救和护理，以提高抢救的成功率。

案例3-1

病人，男性，18岁。因车祸发生左小腿严重外伤、血管出血，倒在地上痛苦呻吟，面色苍白。下班路过的张兰见状立即上前询问，并告诉伤者："我是护士，请你不要紧张，我帮你叫救护车"，并立即帮伤者检查伤情，测得P 120次/分，R 28次/分。此时，救护车还没到。护士一方面迅速、熟练地协助伤者平卧，包扎伤口，止血，一方面不断地安慰病人……救护车到了，医护人员马上给伤者吸氧、补液并迅速送到医院救治……病人转危为安。

问题：1. 病人发生了什么状况？

2. 护士做得对吗？如果是你会怎么做？

一、概　　述

休克指机体受到强烈致病因素侵袭后，导致有效循环血量锐减、组织灌注不足、细胞代谢紊乱和内脏器官功能受损的一种危急的临床综合征。有效循环血量指在心血管系统中运行的血液量，占全身血容量的80%～90%。维持有效循环血量取决于三个条件：一是充足的血容量；二是有效的心搏出量；三是适宜的周围血管张力。任何原因使三者之一发生改变，均可引起病人休克。

考点：休克的分类，低血容量性休克的类型

根据病因不同，休克可分为低血容量性休克（包括创伤性休克、失血性休克和失液性休克）、感染性休克、心源性休克、神经源性休克和过敏性休克五类。外科休克多为大量失血失液、严重创伤和感染所致，故外科临床工作中以低血容量性休克和感染性休克最为常见。

二、护理评估

（一）健康史

1. 了解病人有无外伤大出血病史，有无肠梗阻、严重腹泻、大面积烧伤渗液等大量失液病史；是否存在严重的局部感染或脓毒血症。发病后是否进行过补液等治疗。

2. 病人既往身体状况如何　是否伴有糖尿病、严重低蛋白血症及慢性肝肾疾病等。

（二）身心状况

案例3-2

病人，女性，50岁。因创伤导致失血700ml，表现为精神兴奋、烦躁、脸色苍白，BP 100/80mmHg，P 100次/分。

问题：该病人处于休克的哪一期？

考点：休克代偿期最典型的表现

1. 躯体表现　根据休克的病理和临床特征以及病人的身体状况，临床上一般将休克分为二期，即休克代偿期和休克抑制期；三度，即轻、中、重三度。轻度称为休克代偿期，中、重度称为休克抑制期（表3-1）。

表3-1　休克的躯体表现

分期	程度	神志	皮肤黏膜		P	BP	T	R	尿量	其他	估计出血失血量
			色泽	温度							
休克代偿期	轻度	神志清楚，伴有痛苦表情，精神兴奋	开始苍白	正常，发凉	<100次/分，尚有力	收缩压正常或稍升高，舒张压升高，脉压缩小<30mmHg	正常	增快	正常		<20%（<800ml）
休克抑制期	中度	神志尚清楚，表情淡漠，反应迟钝	苍白或发绀	发冷	100～200次/分，较弱	收缩压70～90mmHg，脉压更小<20mmHg	偏低	浅促	尿少	水电解质紊乱、酸碱平衡失调	20%～40%（800～1600ml）
	重度	意识模糊，甚至昏迷	显著苍白，肢端青紫或花斑状	厥冷（肢端更明显）	速而细弱，或摸不清	收缩压<70mmHg或测不到	偏低	微弱或不规则	少尿或无尿	水电解质紊乱、酸碱平衡失调、DIC、MODS	>40%（>1600ml）

2. 心理-社会状况　评估病人及家属对疾病的情绪反应、心理承受能力及对治疗和预后的了解程度。休克病人起病急、进展快，抢救时使用的监测治疗仪器较多，易使病人及家属产生病情危重和面临死亡的感受，出现不同程度的紧张、焦虑或恐惧心理。

（三）辅助检查

1. 血、尿和粪常规检查　红细胞计数、血红蛋白值可提示失血情况；血细胞比容增高表示血浆丢失；白细胞计数和中性粒细胞比例增高提示感染存在。尿比重增高常提示血容量不足。黑便或便隐血试验阳性表明消化道出血。

2. 动脉血气分析　有助于了解有无酸碱失衡。动脉血二氧化碳分压（$PaCO_2$）正常值为36～44mmHg（4.8～5.9kPa）。休克时，肺过度换气可致$PaCO_2$低于正常，换气不足则$PaCO_2$明显升高。若超过55mmHg（6.0～7.3kPa）而通气良好，提示严重肺功能不全。$PaCO_2$高于60mmHg（8.0kPa），吸入纯氧后仍无改善，应考虑有急性呼吸窘迫综合征（ARDS）存在。

3. 动脉血乳酸盐测定　反映细胞缺氧程度，正常值为1.0～1.5mmol/L，休克时间越长，血流灌注障碍越严重，动脉血乳酸盐浓度也越高，提示病情严重、预后不良。

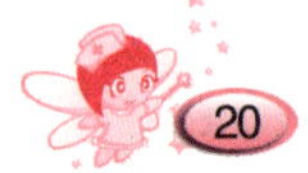

考点：中心静脉压的正常值、检查意义

4. 血清电解质测定 测定血钾、钠、氯等可了解体液代谢或酸碱平衡失调的程度。

5. 血小板计数、纤维蛋白原、凝血酶原时间测定 血小板 $<80\times10^9/L$、纤维蛋白原 $<1.5g/L$，凝血酶原时间较正常延长3秒以上时应考虑DIC。

6. 中心静脉压(CVP) 代表右心房或胸腔段静脉内的压力，其变化可反映血容量和右心功能。正常值为 $5\sim10cmH_2O$（$0.49\sim0.98kPa$）。$<5cmH_2O$（0.49kPa）表示血容量不足；$>15cmH_2O$（1.47kPa）提示心功能不全；$>20cmH_2O$（1.96kPa）提示充血性心力衰竭。

7. 肺毛细血管楔压(PCWP) 反映肺静脉、左心房和左心室的功能状态。正常值为 $6\sim15mmHg$（$0.8\sim2.0kPa$）。低于正常提示血容量不足，高于正常提示左心压力增高。$>30mmHg$（4.0kPa）提示有肺水肿。

(四) 治疗要点与反应

休克的治疗应针对导致休克的原因和不同的发展阶段特点采取相应的治疗措施。其治疗要点主要包括尽快恢复有效循环血量；积极处理原发疾病；纠正酸碱代谢紊乱；保护重要脏器功能，预防MODS等。

三、护理诊断与医护合作性问题

1. 体液不足 与大量失血、失液有关。
2. 组织灌流量不足 与大量失血、失液引起循环血量不足所致的心、肺、脑、肾及外周组织血流减少有关。
3. 气体交换受损 与有效循环血量锐减、缺氧和呼吸改变有关。
4. 体温过低或过高 与体表灌注减少或细菌感染有关。
5. 焦虑 与病情危重、担心预后等因素有关。
6. 潜在并发症 损伤、感染、压疮、MODS等。

四、护理目标

病人能维持充足的血容量；病人组织灌流得到改善，重要器官功能恢复；病人呼吸平稳；病人体温恢复正常；病人自诉焦虑减轻或消除，情绪稳定；病人无并发症发生，或发生并发症时得到及时发现和处理。

案例3-3

病人，女性，33岁。因脾破裂导致失血性休克，急诊入院行脾切除术。术后送回病房时发现病人烦躁不安，面色苍白，R 26次/分，P 120次/分，BP 90/70mmHg。

问题：1. 该病人最可能发生了什么情况？
2. 存在哪些主要的护理诊断？
3. 如何护理？

五、护理措施

(一) 急救护理

1. 保持呼吸道通畅 解开领扣，解除气道压迫，使头部仰伸，清除呼吸道分泌物或异物。

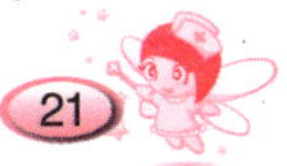

用鼻导管或面罩给氧，必要时行气管插管或气管切开，给予呼吸机辅助呼吸。

2. 安置体位　急救病人可取平卧位，或临时安置病人于头和躯干抬高20°~30°、下肢抬高15°~20°的中凹卧位，有利于增加回心血量及减轻呼吸困难。

3. 快速扩充血容量　休克病人应快速建立两条静脉通道，一条通过大静脉插管快速输液，同时可兼做中心静脉压测定；另一条从周围浅静脉输入药物，如血管活性药物等。

4. 处理创伤、出血　对创伤的病人，应做好包扎、固定、制动和止血。常用的止血方法为局部压迫法和结扎带结扎止血法；必要时使用抗休克裤止血，在控制腹部和下肢出血的同时，还可促使血液回流，改善重要脏器的血供。

5. 其他措施　如镇静、止痛、保暖等。

（二）一般护理

考点：休克病人的卧位

1. 体位　取平卧位或中凹位，首选为休克体位——中凹位。

2. 做好基础护理　病情许可时，定时为病人翻身、拍背，按摩受压部位的皮肤，及时更换床单和衣物，保持皮肤干燥，预防压疮发生。

3. 吸氧并保持呼吸道通畅　为改善细胞缺氧，病人应常规吸氧，氧流量6~8L/分。同时保持呼吸道通畅，昏迷病人头应偏向一侧或置入通气管，以免舌后坠或呕吐物误吸；有气道分泌物时应及时清除，防止肺部感染的发生。

考点：休克时禁忌使用热水袋保暖

4. 保持正常体温　休克时病人体温降低，应予以保暖，室温以20℃左右为宜。保暖时禁忌使用热水袋、电热毯等直接进行体表加温，以防皮肤血管扩张和增加局部组织的耗氧量而致心、脑、肺、肾等重要器官的血流灌注进一步减少，同时可避免烫伤。感染性休克病人高热时应予以物理降温，也可用4℃等渗盐水灌肠，必要时结合药物降温。

5. 防止损伤和感染　休克时病人的检查和操作繁多，如穿刺、插管、导尿等而增加了损伤和感染的机会，故须严格无菌技术操作，操作要轻柔，减少损伤和感染的可能，可遵医嘱合理、正确应用有效抗生素。对烦躁或神志不清的病人，应加床旁护栏以防坠床，必要时以约束带适当固定肢体。

（三）病情观察

1. 神志　反映脑组织血液灌注和全身循环状况。休克病人神志由兴奋转为抑制状态，表示脑缺氧加重病情恶化，经治疗病人神志转清、反应灵敏、对答自如，提示脑循环改善。

2. 生命体征　每15~30分钟测体温、脉搏、呼吸、血压1次，随时观察病人病情的变化。

（1）血压：若病人收缩压<90mmHg、脉压<20mmHg，是休克存在的表现；血压回升、脉压增大是休克好转的征兆。

（2）脉率：其变化常先于血压的变化。休克早期脉率增快；休克加重时脉搏细弱，甚至摸不到。当血压还较低，但脉率已恢复且肢体温暖者，常表示休克趋向好转。可用脉率÷收缩压（mmHg）计算休克指数，指数为0.5多提示无休克，>1.0提示有休克，>2.0为重度休克。

（3）呼吸：包括观察呼吸的频率、节律、深度及氧疗效果。呼吸浅快不规则、咳嗽及咳血性泡沫痰，需警惕心力衰竭、肺水肿的发生。呼吸高于30次/分或低于8次/分提示病情危重。

（4）体温：休克病人常有体温偏低，感染性休克病人可有高热。若体温突然升高至40℃以上或突然降到36℃以下提示病情危重。

3. 皮肤色泽和温度　反映末梢循环血液灌流情况。休克病人皮肤黏膜由苍白转为发绀，表示休克加重；发绀并出现皮下瘀点、瘀斑，则提示可能发生DIC；若发绀程度减轻逐渐转为

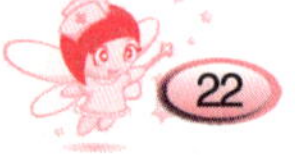

红润，肢体皮肤干燥温暖，说明末梢循环改善。

4. 尿量及尿比重　是反映肾血流灌注情况的重要指标之一，间接提示全身血容量充足与否，是观察休克病情变化最简便有效的指标。在排除高渗利尿、尿崩、尿路损伤等情况后，尿量大于30ml/h时，表明休克好转。若尿量持续少于25ml/h，尿比重增高，表明肾血管收缩或血容量不足。

考点：观察休克病情变化最简便有效的指标

5. 辅助动态监测　定时监测血、尿、粪常规、血电解质、肝肾功能、血气分析、CVP、PCWP等检查，了解休克状态和治疗效果。

（四）配合治疗护理

1. 扩充血容量的护理

（1）扩充血容量：是治疗休克的最基本措施，首选平衡盐溶液，因其既有扩充血容量、降低血液黏稠度的作用，又能缓解酸中毒。但不宜用乳酸钠林格溶液，以免加重体内乳酸的蓄积。先快速输入平衡盐溶液、等渗盐水等晶体液以增加回心血量和心每搏输出量，然后输入全血、血浆、白蛋白等胶体液以减少晶体液渗出血管外。

考点：抗休克的最基本措施，首选液体

（2）合理补液：根据血压及CVP监测情况调整输液速度（表3-2）。

表3-2　CVP与输液的关系

CVP	BP	原　因	处理原则
低	低	血容量严重不足	充分补液
低	正常	血容量不足	适当补液
高	低	心功能不全或血容量相对过多	给强心药，减慢输液
高	正常	容量血管过度收缩	舒张血管
正常	低	心功能不全或血容量不足	补液试验*

* 补液试验：取等渗盐水250ml，在5～10分钟内经静脉滴入，若血压不变而CVP升高3～5cmH_2O，提示心功能不全；若血压升高而CVP不变，则提示血容量不足。

考点：CVP与输液的关系

（3）记录出入量：准确记录输入液体的种类、数量、时间、速度等，并详细记录24小时出入量，作为治疗的依据。

2. 应用血管活性药物的护理　休克病人常用血管活性药物缓解周围血管舒缩功能的紊乱，改善组织灌注，维持重要脏器的血供。护士应遵照医嘱给药并注意以下几点。

（1）血管扩张药：必须在补足血容量的基础上使用，否则可使有效循环血量减少，血压进一步下降。

（2）血管收缩药：静脉滴注时切忌漏到皮下，防止造成局部组织坏死。若不慎致药液外漏应立即拔针，并迅速用普鲁卡因或扩血管药局部封闭以解除血管痉挛。

（3）强心药：心功能不全者，遵医嘱给予强心药物如毛花苷C等治疗。用药时注意观察心律变化及药物的不良反应，并注意监测血压的变化，及时调整输液速度。

3. 纠正代谢紊乱的护理　病人休克时由于微循环严重灌流不足，组织无氧代谢产生较多酸性物质而发生代谢性酸中毒。纠正酸中毒的首选药物为5%碳酸氢钠溶液。首次可于1小时内静脉滴入100　～200ml，以后随时参照pH及动脉血气分析结果，决定是否继续应用。用药时注意滴速要缓慢，首次用量一般宜在2～4小时滴完。溶液不必稀释，宜单独滴入，不加进其他药物。

4. 维护重要脏器功能的护理

（1）应用糖皮质激素和能量合剂：有利于改善病人心脏功能，可选用氢化可的松200～500mg/d或地塞米松30～60mg/d，疗程1～3日为宜；能量合剂可选用三磷腺苷、辅酶A、细胞色素*c*等。

（2）抗凝血药物：可防止弥散性血管内凝血，常用肝素抗凝，但需避免过量使用，以防发生自发性出血。

（3）利尿剂：有利于维护肾功能，适用于休克伴尿少的病人，常用呋塞米、依他尼酸等。

5. 配合医生处理原发疾病　处理原发疾病为抗休克的根本措施。应针对休克病因，积极配合医生采取有效措施处理原发疾病。如对大出血引起的休克，应在积极抗休克的同时迅速准备手术止血。对严重感染引起的休克，则应尽快恢复有效循环血量，当休克好转后，迅速处理原发感染病灶等。

考点：抗休克的根本措施

（五）心理护理

护士应保持镇静的态度，充分理解病人焦虑不安的心情，关心、安慰病人，给予耐心细致的护理，以减轻病人及家属的焦虑。病情严重者，各项操作应轻柔，尽量减少病人的痛苦。

（六）健康指导

1. 加强休克的预防　对容易发生休克的疾病，应采取有效措施防止休克的发生。如对创伤病人要及时止痛、止血及包扎固定；对失血、失液较多者宜尽早扩充血容量；对严重感染者，按医嘱应用抗生素并尽快控制感染等。

2. 积极处理休克　对已发生休克者，应积极配合医生做好各种抢救措施，加强监测与护理，使休克得以及时纠正。

六、护理评价

病人是否维持充足的血容量；病人组织灌流是否得到改善，重要器官功能是否恢复；病人呼吸是否平稳；病人体温是否恢复正常；病人自诉焦虑是否减轻或消除，情绪是否稳定；病人有无并发症发生，或发生并发症时是否得到及时发现和处理。

小结

休克指机体受到强烈致病因素侵袭后，导致有效循环血量锐减，机体代偿失调所引起的一种危急的临床综合征。外科临床工作中以低血容量性休克和感染性休克最常见。各类休克共同的病理生理基础是有效循环血量锐减和组织灌注不足，以及由此导致的微循环、代谢的改变及内脏器官的继发损害。临床上主要表现为神志烦躁或淡漠、脸色苍白或发绀、四肢湿冷、脉搏快弱、血压下降、尿量减少以及发生酸中毒和电解质紊乱等症状，严重者可发生DIC和MODS。在护理休克病人时主要采取快速恢复有效循环血量、维护重要脏器功能、防治并发症、密切观察病情变化以及做好一般护理和心理护理等措施。

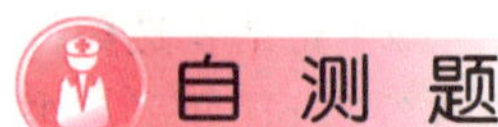

A_1/A_2 型题

1. 观察休克病情变化最简便有效的指标是
   A. 生命体征　B. 神志　C. 尿量　D. 皮肤色泽
   E. 中心静脉压

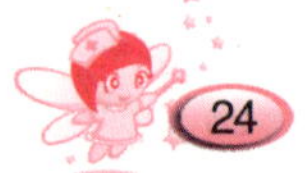

2. 纠正休克引起的严重酸中毒，首选药物是
   A. 11.2%乳酸钠溶液
   B. 5%碳酸氢钠溶液
   C. 1.25%碳酸氢钠溶液
   D. 稀盐酸
   E. 平衡盐液
3. 休克早期的临床表现下列错误的是
   A. 精神兴奋、烦躁
   B. 皮肤湿冷、苍白或发绀
   C. 血压不变
   D. 呼吸增快
   E. 尿量减少
4. 关于休克护理，下列哪项不妥
   A. 平卧位　　B. 吸氧
   C. 测血压、脉搏　　D. 观察尿量
   E. 用热水袋保暖
5. 病人，男性 42 岁，感染性休克，监测 CVP 18cmH$_2$O，BP 80/60mmHg，尿量 20ml/h，应如何处理
   A. 按原速输液，加利尿剂
   B. 减慢输液
   C. 加速输液
   D. 减慢输液，给强心剂
   E. 维持原状
6. 病人，女性，56 岁。因烧伤引起神志淡漠、面色苍白、皮肤湿冷，P 110 次/分，R 40 次/分，BP 60/40mmHg，尿量 10ml/h，化验[HCO_3^-] 18mmol/L，该病人的护理措施不包括
   A. 止痛　　B. 扩容
   C. 应用肝素　　D. 纠正酸中毒
   E. 使用血管活性药物

A_3/A_4 型题

（7～9 题共用题干）

病人，男性，30 岁，胸腹背部大面积烧伤 8 小时。查体：BP 68/50mmHg，P 121 次/分，CVP 2.5cmH$_2$O，尿量 15ml/h，诊断为烧伤并发休克。

7. 该病人的休克，属于
   A. 感染性休克　　B. 失血性休克
   C. 创伤性休克　　D. 失液性休克
   E. 心源性休克
8. 应立即为病人采取的治疗措施是
   A. 扩充血容量　　B. 应用强心药
   C. 纠正酸中毒　　D. 给予糖皮质激素
   E. 使用血管活性药物
9. 对该病人的护理措施不正确的是
   A. 快速补液　　B. 安置半卧位
   C. 观察生命体征　　D. 记录尿量
   E. 适当保暖

（唐少兰）

第4章 麻醉病人的护理

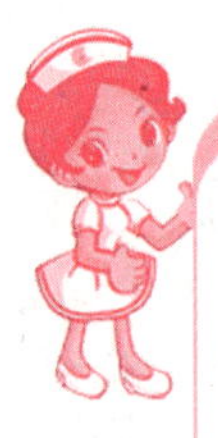

在现代麻醉没有诞生以前，所有的外科手术都是极其简单粗糙的，而且充满了痛苦。人类早期曾采用吸食鸦片、酒精等方法进行简单的手术。1846 年 10 月 16 日，美国医生 Morton 在麻省总医院进行了世界上第一例乙醚麻醉的演示，获得了成功，揭开了现代麻醉学的辉煌开端。麻醉的药物和方法对机体的生理功能有不同程度的扰乱，有时会发生意外，甚至会危及生命。护士要认真做好麻醉前准备、麻醉中观察和麻醉后护理，才能确保病人的安全和取得满意的麻醉效果。

第 1 节 麻醉前病人的护理

案例4-1

病人，男性，48 岁。因右侧阴囊反复出现包块，诊断为右侧腹股沟斜疝。定于入院后第 3 天早上 8 点进行疝修补术。

问题：1. 病人麻醉前胃肠道准备的要求有哪些？

2. 病人麻醉前应该使用哪些药物？

一、概 述

(一) 麻醉的概念及任务

麻醉是通过药物或其他方法使病人整体或局部暂时失去感觉，以达到无痛的目的，为手术治疗或者其他医疗检查治疗提供条件的方法。其基本任务是消除病人手术过程中的疼痛和不适感，使其局部肌肉松弛，为手术创造一个良好的环境。理想的麻醉要求做到安全、无痛、精神安定和适当的肌肉松弛。

(二) 麻醉的分类

考点：局部麻醉及全身麻醉的概念、分类

麻醉主要分为局部麻醉和全身麻醉两大类。全身麻醉是临床麻醉中使用的主要方法，能满足全身各部位手术需要。全身麻醉分为吸入麻醉、静脉麻醉和复合麻醉。局部麻醉分为表面麻醉、局部浸润麻醉、区域阻滞麻醉、神经阻滞麻醉和椎管内麻醉。椎管内麻醉又分为蛛网膜下隙阻滞麻醉（腰麻）和硬脊膜外腔阻滞麻醉（硬膜外麻）。

二、麻醉前病人的护理

麻醉前的护理工作，是确保病人麻醉中安全，减少术中及术后并发症的基础工作。麻醉前应尽力改善病人的营养状态，尽力改善病人的全身状况，纠正生理功能的紊乱，治疗潜在的

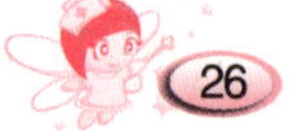

内科疾病,使重要器官功能处于较良好的生理状态,为麻醉创造条件。

(一) 护理评估

1. 健康史　了解病人的病情、诊断;询问病人有无药物过敏史、吸烟饮酒史;有无麻醉手术史;是否使用过抗高血压药、降糖药、镇静药、激素类药,使用的时间及剂量。

2. 身心状况

(1) 身体状况:评估病人重要脏器(心、肺、肾、脑、肝等)的功能有无障碍;牙齿有无缺少或松动,有无义齿;有无脊柱畸形、椎间盘突出,腰部皮肤有无感染病灶等;有无麻醉药过敏史,有无静脉炎;有无凝血异常。

(2) 心理-社会状况:评估病人对疾病及手术、麻醉方式的认知程度;是否有恐惧、紧张、焦虑等情绪改变。

3. 辅助检查　评估病人常规实验室检查有无异常,如三大常规、肝肾功能、凝血功能;了解心电图、胸部X线检查及与疾病相关的特殊检查有无异常。

(二) 护理诊断与医护合作性问题

1. 焦虑/恐惧　与对麻醉和手术的安全性、术后疼痛的担心有关。

2. 知识缺乏　缺乏配合麻醉前护理工作的知识。

3. 营养失调:低于机体需要量　与疾病所致摄入不足或机体代谢增强有关。

(三) 护理目标

病人焦虑、恐惧减轻或消失;病人能复述配合麻醉前护理工作的内容和方法;病人营养状况改善,对手术的耐受能力得到提高。

(四) 护理措施

1. 心理护理　把麻醉方法、麻醉基本要求、配合麻醉的注意事项向病人作耐心、细致、恰当的解释,消除病人的焦虑、紧张与恐惧情绪,以取得病人的理解、信任与合作。过度紧张者遵医嘱给予镇静药物。

2. 改善病人的身体状况　根据身体状况的评估及辅助检查,尽可能地纠正或改善重要脏器的功能障碍及水电解质失调,增加病人对麻醉和手术的耐受性。重点要纠正低蛋白血症、脱水、电解质及酸碱失衡;改善和控制心衰、高血压、糖尿病、肺部感染、严重贫血等。

3. 胃肠道准备　择期手术病人麻醉前应常规禁食、禁饮。以防病人在麻醉及手术过程中因呕吐而发生误吸导致窒息或吸入性肺炎,同时也利于术后胃肠道功能恢复。成人手术麻醉前应常规禁食8~12小时,禁饮4~6小时;小儿常规禁食4~8小时,禁饮2~3小时。消化道手术者需常规放置胃管。急症病人应考虑选择清醒气管插管麻醉,能主动控制呼吸道,避免误吸。

考点: 麻醉前胃肠道准备的常规要求

4. 麻醉前其他准备　皮肤准备、配血准备、药物过敏试验、手术日准备等。

5. 麻醉前用药

(1) 目的:消除病人紧张、焦虑、恐惧情绪,使病人保持平衡的情绪顺利配合麻醉与手术;提高病人的疼痛阈值,增强麻醉的镇痛效果,减少麻醉药的用量及毒性反应;抑制唾液及气道腺体的分泌,保持呼吸道通畅;对抗副交感神经(迷走神经)反射,避免因副交感神经反射而引起血压下降、心动过缓、心收缩力减弱甚至心跳停止。

(2) 常用药物:主要有镇静安定药、催眠药、麻醉性镇痛药、抗胆碱药、抗组胺药等。一般在麻醉前30~60分钟肌内注射给药。

1）催眠药：具有镇静、催眠、抗惊厥、预防及治疗局麻药中毒的作用。主要是巴比妥类药，其代表药为苯巴比妥钠（鲁米那），成人常用剂量为0.1g。适于各种麻醉前用药。

2）镇静安定药：具有镇静、催眠、抗焦虑及抗惊厥作用，有一定预防局麻药中毒的作用。常用地西泮，成人口服或肌内注射5～10mg，适于各种麻醉前用药。

3）麻醉性镇痛药：兼有镇痛及镇静作用，可增加麻醉效果、减少麻醉药用量和减少牵拉内脏反应。常用药物有：哌替啶，成人50～100mg，肌内注射；吗啡5～10mg，皮下注射。此类药特别是吗啡可抑制呼吸中枢，孕妇临产、呼吸功能障碍者禁用，老人、小儿慎用。

4）抗胆碱药：主要作用是抑制气道腺体分泌及对抗副交感神经反射。常用药物及成人剂量为阿托品0.3～0.5mg或东莨菪碱0.3mg，术前30分钟肌内或皮下注射。此类药物可扩张瞳孔，禁用于青光眼。有阿托品使用禁忌，如甲状腺功能亢进、心动过速、高热、心脏病病人，可以改用东莨菪碱。

考点：麻醉前用药的种类及目的

5）抗组胺药：如异丙嗪等，与哌替啶、阿托品于术前配合使用，可以拮抗或阻止组胺释放，解除平滑肌收缩与痉挛、降低皮肤黏膜血管通透性。

（五）护理评价

病人焦虑、恐惧的情绪是否减轻或消失；病人能否复述配合麻醉前护理工作的内容和方法；病人营养状况是否改善，对手术的耐受力是否得到提高。

第2节　全身麻醉病人的护理

案例4-2

病人，男性，60岁。因咳嗽、咳痰、痰中带血1个月，诊断为肺癌。定于入院后第8天进行肺癌根治术。病人有长期吸烟史。

问题：1. 病人应选择何种麻醉较为合适？

2. 麻醉中重点观察的指标有哪些？

3. 该病人麻醉后较易出现哪些并发症？

一、概　　述

麻醉药经呼吸、静脉或肌肉进入血循环，使中枢神经产生暂时性、可逆性抑制的麻醉方法，称为全身麻醉。全身麻醉时意识消失、镇痛完善、肌肉松弛、无时间限制，能满足不同病人、不同部位的手术需要。

（一）吸入麻醉

1. 概念及特点　把气体或挥发性液体麻醉药经呼吸道吸入而产生全身麻醉作用的方法，称为吸入麻醉（又称吸入全麻）。由于在麻醉过程中能较好地保持呼吸道通畅，较容易调节麻醉深度，故吸入麻醉在全身麻醉中是最安全、应用最广泛的麻醉。

考点：吸入麻醉的特点

2. 常用的吸入麻醉药　氧化亚氮、恩氟烷、异氟烷、七氟烷、地氟烷等。部分药物对呼吸道有刺激性及易燃易爆特性。

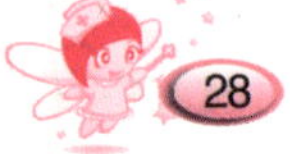

3. 麻醉方法　最常用的是气管内插管后密闭式吸入麻醉，即通过麻醉机把吸入麻醉药经气管内插管吸入肺内，经血循环到达中枢而产生麻醉。

链接

气管内插管

气管内插管是将特制的气管导管通过口腔或鼻腔插入病人的气管内，是危重病人急救和吸入全麻的必要技术。插管前应首先进行麻醉诱导，然后进行气管内插管、连接麻醉呼吸机，用麻醉呼吸机来调节进入肺内的全麻药及氧气深度，以维持适当的麻醉深度(图4-1)。

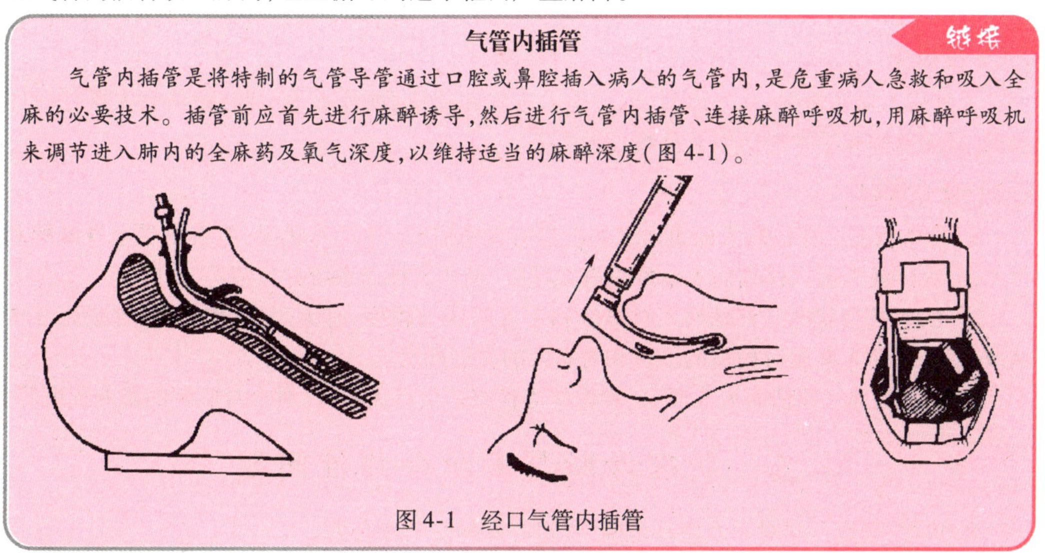

图4-1　经口气管内插管

(二) 静脉麻醉

1. 概念及特点　通过静脉注入麻醉药，使病人产生全身麻醉的方法称静脉麻醉(又称静脉全麻)。其特点为操作简单、诱导迅速、对呼吸道无刺激、无环境污染，但无肌松作用，易引起循环、呼吸抑制。静脉麻醉主要用于吸入麻醉前的诱导或单纯用于小型手术及小儿基础麻醉。

2. 常用麻醉药

(1) 硫喷妥钠：是一种超短效的巴比妥类药物，效果佳，适用于全身麻醉诱导及短小手术。

(2) 氯胺酮：属分离麻醉药，产生意识与痛觉的分离现象，临床用于体表小手术及全身麻醉的诱导。

(3) 依托咪酯：是一种短效催眠药，无镇痛作用。主要用于年老体弱危重病人的麻醉诱导。

考点：静脉麻醉药的作用特点及适用范围

(4) 丙泊酚：临床主要用于全身麻醉的诱导与维持，适用于小儿和颅脑手术的麻醉。

(5) 芬太尼：为强效阿片类镇痛药。与其他吗啡类药物相比毒性要低，镇痛作用强，但对呼吸抑制作用比较明显。用于麻醉诱导、吸入麻醉的辅助。

3. 麻醉方法　先麻醉诱导后气管插管、连接麻醉呼吸机后分次或持续给予静脉麻醉药，维持适当的麻醉深度。

(三) 复合麻醉

复合麻醉又称平衡麻醉，常可以多种药物或方法合理组合使用，可最大限度地满足麻醉和手术需要。根据用药途径又可分为全静脉麻醉和静吸复合麻醉(静脉麻醉与吸入麻醉)。

二、护理评估

(一) 健康史

了解病人发病情况、临床诊断、拟行手术方式和部位、预计手术时间;评估病人既往身体状况,有无麻醉和手术经历以及药物过敏史等。

(二) 身心状况

1. 身体状况　评估病人的重要脏器功能有无障碍、全身营养状况;能否耐受全身麻醉和手术;有无体液失衡。评估病人麻醉后有无呼吸、循环及神经系统并发症等。

2. 心理-社会状况　评估病人对麻醉和手术的认知程度;有无恐惧、焦虑、精神紧张等情绪改变;了解病人家属对病情的了解和对病人的支持程度。

3. 辅助检查　评估病人实验室、影像学等检查结果有无异常、对全身麻醉的影响程度等。

三、护理诊断与医护合作性问题

1. 焦虑/恐惧　与对手术室环境陌生,担心麻醉安全性有关。
2. 疼痛　与手术创伤和麻醉药物作用消失有关。
3. 知识缺乏　缺乏有关麻醉方面的知识。
4. 有受伤的可能　与病人麻醉后未完全清醒或感觉未完全恢复有关。
5. 潜在并发症　窒息、麻醉意外、呼吸道梗阻、心搏骤停、坠积性肺炎等。

四、护理目标

病人能自述焦虑、恐惧情绪减轻或消失;病人疼痛缓解或减轻,舒适感增加;病人了解并能复述有关麻醉方面的知识;病人未发生意外伤害;病人无并发症发生,或发生并发症被及时发现和处理。

五、护理措施

(一) 一般护理

1. 体位　全麻后尤其是未完全清醒的病人应取去枕平卧头转向一侧的体位,以保持呼吸道通畅,防止呕吐误吸引起窒息。病人完全清醒后,如无禁忌,取半坐位。

2. 吸氧并保持呼吸道通畅　全麻病人应吸氧至血氧饱和度在自主呼吸下达到正常为止。同时保持呼吸道通畅,有气道分泌物和呕吐物应及时清除。

3. 防止意外伤害　在病人清醒前,应有专人护理,防止病人躁动坠床致意外伤害。

4. 生命体征监测　全麻病人未清醒前,每15~30分钟测1次血压、脉搏、呼吸直至稳定。同时观察意识、皮肤色泽和末梢循环情况。

考点:全麻后病人的体位

5. 饮食　非消化道手术病人如无呕吐、腹胀,可在麻醉清醒后4~6小时开始少量饮水,次日开始进食。

(二) 病情观察

1. 呼吸系统　主要观察呼吸频率、节律、深浅等。浅而快的呼吸是呼吸功能不全的表现,

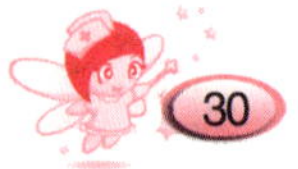

可引起低氧血症，可能的原因是麻醉过浅；浅而慢的呼吸，可能因麻醉过深抑制呼吸中枢；呼吸困难常因呼吸道梗阻引起。

2. 循环系统 主要的观察内容是血压、心率、心律、脉压等。麻醉过程中若病人血压下降、脉搏加快、脉压减小，常提示病人有休克征兆。血压下降明显时，应减浅麻醉、补充血容量、减少内脏牵拉。心动过缓时给予阿托品；频发房性早搏可给予β受体阻滞剂或洋地黄；室性早搏可给予利多卡因；心室颤动应立即进行电除颤，并按心肺复苏处理。一旦发生心脏停搏，即刻行人工呼吸、心脏按压。

3. 其他 包括病人的意识状态、体温、末梢循环、尿量、瞳孔变化等。

(三) 并发症的观察和护理

1. 呼吸系统并发症

(1) 呼吸道阻塞

1)呕吐与误吸：麻醉前未禁饮食、胃扩张、肠梗阻、上消化道出血等病人易发生呕吐及误吸，某些全麻药物对胃肠或对呕吐中枢的刺激也会引起呕吐。呕吐物吸入气管，可造成窒息而立即致死。即使吸入物不多，亦可引起吸入性肺炎。

2)舌后坠：麻醉后病人下颌肌肉松弛，舌根后坠，使上呼吸道不完全梗阻而产生鼾声。

3)呼吸道分泌物增多：麻醉药物的刺激、术前未用抗胆碱药或用量较小、术前呼吸道感染等原因，均可使呼吸道分泌物增多并积存于咽喉部、气管或支气管内，从而导致病人呼吸困难，发绀，喉及胸部有干、湿啰音。

4)喉痉挛：刺激性麻醉药，或麻醉变浅，或有异物触及喉头均可诱发喉痉挛。喉痉挛时病人吸气困难、发绀，喉部发出高调哮鸣音。

(2) 呼吸抑制：麻醉过浅或过深都会使呼吸节律及深度变化，可能导致肺通气量不足。尤其麻醉过深，可致呼吸衰弱甚至呼吸停止。

(3) 肺炎及肺不张：多因呼吸道阻塞、机体抵抗力降低所致。

2. 循环系统并发症

(1) 低血压：常见原因有麻醉过深、术中术后血容量不足和手术牵拉脏器使迷走神经兴奋致反射性低血压等。应及时调整麻醉深浅，补充血容量，有效止血、暂停内脏牵拉，使用升压药等。

(2) 高血压：是全麻中最常见的并发症。可遵医嘱使用降压药。

(3) 心律失常：常与麻醉过浅、血容量降低、手术刺激、内脏牵拉致迷走神经反射等有关。麻醉过浅常同时出现窦性心动过速与高血压；低血容量时出现心动过速伴低血压；手术牵拉内脏时因迷走神经反射导致心动过缓伴低血压；心肺疾病病人常出现频发的房性期前收缩。对频发室性期前收缩以及心室颤动者，应予药物治疗同时电击除颤。

(4) 心脏停搏：是全身麻醉中最严重的并发症。其原因复杂，多在心脏原有器质性疾病、血容量严重不足、电解质失衡的情况下发生。一旦发生，应迅速进行复苏抢救。

3. 中枢神经系统并发症

(1) 高热、抽搐和惊厥：一旦发生，应积极物理降温，头部加冰帽防止脑水肿，出现抽搐，应立即吸氧，保持呼吸道通畅，静脉注射小剂量镇静药。

(2) 苏醒延迟或不醒：与全麻药过量、麻醉时间过长；术前有肝、肾功能不全或明显贫血，麻醉药物降解和排泄的速度较慢；长时间的低血压或缺氧等有关。若病人迟迟不醒，反射未见恢复，伴有躁动不安或瞳孔散大等征象，应考虑中枢神经系统有缺氧性损害。

考点：全麻病人常见的并发症。

此外，在麻醉变浅、即将苏醒时，病人常出现躁动不安和幻觉，易发生坠床、撕抓伤口等意外损伤。如见病人眼球活动，睫毛反射恢复，瞳孔稍大，呼吸加快，甚至有呻吟、躁动，是即将苏醒的表现，应提高警惕。

（四）缓解切口疼痛

根据术前评估，综合考虑病人的年龄、体重、精神状态、体质、重要脏器功能、手术部位和范围，因人而异，选择合适的术后镇痛方法，减轻病人术后的痛苦，预防术后并发症。目前临床上较普遍采用的是病人自控镇痛法（PCA）。

（五）心理护理

针对病人引起的焦虑、恐惧情绪的原因，对病人及家属作耐心、细致、恰当的解释，以取得病人及家属的理解、信任与合作。

（六）健康教育

对术后仍存在严重疼痛、需带自控镇痛泵出院的病人，教会其对镇痛泵的自我管理和护理。若出现镇痛泵脱落、断裂或阻塞情况应及时就诊处理。

六、护理评价

病人是否自述焦虑、恐惧情绪减轻或消失；病人疼痛是否缓解或减轻，舒适感是否增加；病人是否了解并能复述有关麻醉方面的知识；病人是否发生意外伤害；病人有否并发症发生，或发生的并发症是否被及时发现和处理。

第3节　椎管内麻醉病人的护理

一、概　　述

将局麻药选择性地注入椎管内的某一腔隙，使相应部分脊神经的传导功能发生可逆性阻滞的麻醉方法，称椎管内麻醉。根据局麻药注入椎管内腔隙的不同，分为蛛网膜下隙阻滞麻醉（腰麻）和硬脊膜外腔阻滞麻醉（图4-2，图4-3）。

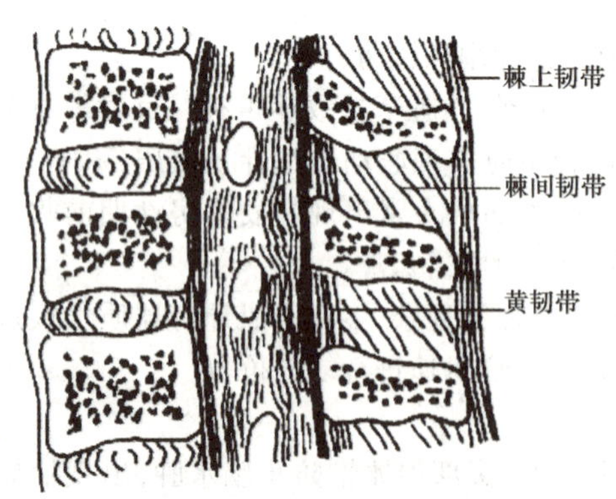

图4-2　脊椎穿刺层次纵剖面

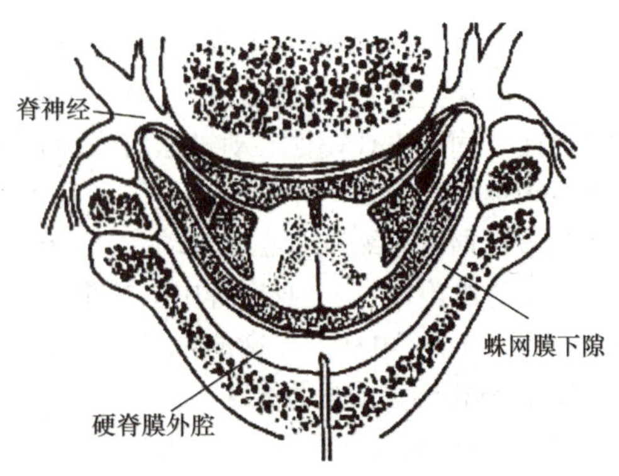

图4-3　脊椎穿刺层次横断面

（一）蛛网膜下隙阻滞麻醉

蛛网膜下隙阻滞麻醉又称腰麻，是将局麻药注入蛛网膜下隙，作用于脊髓表面及脊神经

根，阻滞部分脊神经传导的麻醉方法。采用坐位穿刺，仅阻滞3、4、5骶神经，使麻醉范围只限于肛门会阴区者，称为鞍麻。

1. 适应证　主要适用于2～3小时内的下腹、盆腔、下肢及肛门会阴部手术。

2. 禁忌证　①中枢神经病变及颅高压者。②休克。③脓毒症、穿刺部位皮肤有感染。④腰部畸形或腰椎结核。⑤急性心衰及冠心病发作。⑥不能合作者，如小儿及精神病人。

考点：腰麻的适应证、禁忌证

3. 常用药物　普鲁卡因用于简单、短时手术，丁卡因、丁哌卡因用于时间较长手术。

（二）硬脊膜外腔阻滞麻醉

将局麻药注入硬脊膜外腔，阻滞脊神经的传导，使其支配的躯体的某一节段产生麻醉的方法，简称硬膜外麻醉。有单次法及连续法，临床上常用连续法，即在硬膜外腔穿刺成功后，置入导管，可连续注药。连续硬膜外麻醉具有安全性高、适用范围广、麻醉时间长的优点，但穿刺技术要求较高。

1. 适应证　适用于除头部以外的任何部位手术，但最适用于横膈以下各种腹部、腰部和下肢手术，不受时间限制。

2. 禁忌证　与腰麻基本相同，但对于低血压者仍然可以应用。

3. 常用药物

（1）1.5%～2%利多卡因：最大用量400mg，可维持1～1.5小时。

（2）0.5%～0.75%丁哌卡因：最大用量150mg，可维持2～3小时。

（3）0.75%罗哌卡因：常用量150mg，可维持2～3小时。

二、护理评估

（一）健康史

了解麻醉前准备情况，是否接受了麻醉前用药、有无发热、咳嗽、麻醉部位皮肤感染等情况。了解有无麻醉手术史、药物过敏史。

（二）身心状况

1. 身体状况　评估病人重要脏器功能状况；严重病理状态如休克、严重贫血、严重的高血压、冠心病、心力衰竭等是否纠正或改善；穿刺部位有无畸形、皮肤有无感染病灶；有无呼吸、循环及神经系统并发症。

2. 心理-社会状况　了解病人有无恐惧、焦虑、紧张等情绪改变；观察病人精神紧张、焦虑和恐惧的程度。

3. 辅助检查　评估病人常规实验室检查及重要脏器检查是否正常；了解心电图、胸透和相关特殊检查有无异常，对椎管内麻醉有无影响及影响程度等。

三、护理诊断与医护合作性问题

1. 焦虑/恐惧　与面临麻醉风险和手术室的陌生环境有关。

2. 疼痛　与手术创伤和麻醉药作用消失有关。

3. 潜在并发症　呼吸抑制、血压下降、头痛、尿潴留、全脊髓麻醉和神经损伤等。

四、护理目标

病人焦虑、恐惧情绪减轻;病人疼痛缓解或减轻,舒适感增加;病人无并发症发生,或发生后能及时发现并得到有效处理。

五、护理措施

(一)一般护理

1. 麻醉前　禁食、禁饮同术前准备;局麻药过敏试验;检查脊柱有无畸形及穿刺部位有无皮肤感染。

2. 麻醉后

考点:病人腰麻后体位、目的

(1)体位:腰麻病人术后,应去枕平卧6~8小时,可预防腰麻后头痛的发生。硬膜外麻醉术后,应取平卧位4~6小时(不强调去枕)。

(2)吸氧:对呼吸抑制和血压下降病人可常规吸氧,改善病人缺氧症状。

(二)病情观察

监测和记录病人的生命体征、意识状态,注意病人尿量、各种引流管、肢体感觉和运动情况,并注意观察有无呼吸困难、血压下降、恶心呕吐及头痛等并发症。

(三)常见并发症的护理

1. 蛛网膜下隙阻滞麻醉

考点:腰麻后最常见的并发症、原因

(1)头痛:最常见。多在术后2~7天内出现。主要因脑脊液从硬脊膜和蛛网膜穿刺孔处流至硬脊膜外腔,导致颅内压下降、脑血管扩张而引起血管性头痛。特点是抬头和坐立时加剧,平卧后减轻或消失,以枕、额部痛明显。多数病人3~4天内缓解,重者可持续一至数周。应予病人平卧休息,减少活动,静脉补液,服止痛剂或地西泮。严重者可于硬膜外腔内注入生理盐水或5%葡萄糖溶液。

(2)尿潴留:主要因支配膀胱的神经对局麻药较敏感、功能恢复慢、术后疼痛致不敢排尿和病人不习惯床上排尿等所致。护理时注意术前加强适应性训练,术后疼痛要及时有效处理。出现尿潴留时可给予下腹热敷、按摩、声音诱导等,必要时导尿。

(3)低血压:主要是麻醉区血管扩张,引起回心血量下降、心排血量减少;交感神经阻滞过度引起迷走神经兴奋性增高所致。麻醉平面越高,程度越严重。可快速补充等渗盐水200~300ml扩充血容量,必要时可给麻黄碱等提升血压。

(4)呼吸抑制:与麻醉平面过高,导致肋间肌麻痹有关。病人出现胸闷气促、吸气无力、胸式呼吸弱、口唇发绀。可根据呼吸抑制的程度采用吸氧或面罩辅助呼吸,出现呼吸停止时应立即气管插管、人工呼吸。

2. 硬脊膜外腔阻滞麻醉

考点:全脊髓麻醉的预防

(1)全脊髓麻醉:是最危险的并发症。主要是因穿刺针或导管误入蛛网膜下隙,将大量局麻药误注入蛛网膜下隙而导致的脊髓及全部脊神经阻滞现象。病人可在注药后数分钟内出现呼吸困难、血压下降、意识模糊,继而呼吸停止,若处理不及时,会迅速出现心搏骤停,应立即对病人进行心肺复苏。预防及护理措施包括注药前应回抽无脑脊液后方可注药;先给试验剂量3~5ml,观察5~10分钟,确定未误入蛛网膜下隙才能继续注药;麻醉过程中密切观察

病人的呼吸、血压及意识改变。

(2) 局麻药毒性反应:毒性反应一旦出现应立即停用局麻药,积极对症处理(详见本章第5节)。

(3) 其他:穿刺部位感染、血肿、导管折断等。多与无菌操作不严、穿刺部位有感染和操作粗暴等有关。应积极抗感染并及早行椎板切开引流。

(四) 缓解切口疼痛

参见全身麻醉护理相关内容。

(五) 心理护理

在访视和日常护理过程中关心病人,对病人提出的顾虑和问题给予耐心细致的解释,鼓励病人树立战胜困难的信心。

(六) 健康教育

部分腰麻后头痛病人长时间未能缓解时,告诉无须过分焦虑,注意休息后能自行缓解。

六、护理评价

病人能说出应对焦虑恐惧情绪的措施;病人术后疼痛是否缓解,舒适感是否增加;病人是否发生并发症,或并发症发生后是否及时发现并得到有效处理。

第4节 局部麻醉病人的护理

一、概述

麻醉剂作用于周围神经系统,使相应区域的痛觉消失,运动出现障碍,但病人意识清醒,称为局部麻醉。局部麻醉对重要器官的功能干扰轻,并发症少,简便经济。适用于表浅局限的中小型手术,如四肢清创术、小包块切除、包皮环切术、拔甲术等。

(一) 常用局麻药

常用局麻药分为酯类及酰胺类。酯类常用的有普鲁卡因、丁卡因。酰胺类常用的有利多卡因、丁哌卡因及罗哌卡因。

(二) 常用的局麻方法

1. 表面麻醉　将渗透性能强的局麻药与局部黏膜接触,穿透黏膜作用于神经末梢而产生局部麻醉作用,称为表面麻醉。表面麻醉适用于眼、耳鼻喉、气管、尿道等部位的浅表手术或内镜检查术,常用药物为1%~2%的丁卡因或2%~4%的利多卡因。因眼结膜眼角膜组织柔嫩,滴眼需用0.5%~1%丁卡因。

2. 局部浸润麻醉　沿手术切口线分层注射局麻药,阻滞组织中的神经末梢,称为局部浸润麻醉。适用于体表手术、内镜手术和介入性检查的麻醉。常用药物为0.5%普鲁卡因或0.25%~0.5%利多卡因。操作时需注意:①分层加压注射。②尽量使用最低有效浓度,避免药量超限。③每次注射前一定要回抽无血才能注射。④如无禁忌,血管丰富区域均需加入肾上腺素以收缩血管,延长作用时间。

3. 区域阻滞麻醉　围绕手术区四周和底部注射局麻药,以阻滞进入手术区的神经干和神经末梢,称为区域阻滞麻醉。其主要优点在于避免穿刺病理组织,手术区域解剖结构清晰。适用于体表小包块切除手术。用药同局部浸润麻醉。

考点:常用局麻方法及首选麻醉药

4. 神经及神经丛阻滞麻醉　将局麻药注射至神经干、丛、节周围,暂时地阻滞相应神经的传导功能,使其支配区域产生麻醉的方法。常用的有颈丛神经阻滞、臂丛神经阻滞、肋间神经阻滞、指(趾)神经干阻滞等麻醉。最常用的局麻药是1%~2%利多卡因。

二、局部麻醉病人的护理

(一)一般护理

局麻药对机体影响小,一般无须特殊护理。门诊手术者若术中用药多、手术时间长,应于术后休息片刻,经观察无异常后方可离院,并告知病人如有不适即刻就诊。

(二)局麻不良反应护理

1. 毒性反应　局麻药吸收入血后,血药浓度超过一定阈值时即可发生全身毒性反应。当使用小剂量局麻药后即出现毒性反应症状者,称为高敏反应。

(1)常见原因:①一次用量过大,浓度过高。②误注入血管内。③注药区域血管丰富,吸收过快。④病人体质虚弱,耐受力下降。⑤药物间相互影响使其毒性增高。

(2)毒性反应的表现:主要为中枢神经系统及心血管系统的反应。①中枢神经系统反应:轻者常有嗜睡、眩晕、多语、唇舌麻木、寒战、耳鸣、惊恐不定、定向障碍、躁动等症状。如及时停药,多数可自行缓解。重者可出现意识不清、面部和四肢的肌肉震颤、抽搐或惊厥,最终呼吸肌痉挛、缺氧导致呼吸、心跳停止而致死。②心血管系统反应:为对心脏和外周血管的直接抑制作用。抑制心肌收缩力,使心排血量减少,血压下降;房室传导阻滞甚至心搏骤停。丁哌卡因的心脏毒性大,室性心律失常和致命性心室颤动也时有发生,孕妇更为敏感。罗哌卡因的心血管毒性明显低于丁哌卡因。

(3)预防措施:①麻醉前用巴比妥类、地西泮、抗组胺类药物,可预防或减轻毒性反应。②限量使用,一次用量普鲁卡因不超过1g,利多卡因不超过0.4g,丁卡因不超过0.1g。③注药前均须回抽,以防注入血管。④在每100ml局麻药中加入0.1%肾上腺素0.3ml,可减慢局麻药的吸收,减少毒性反应的发生,并能延长麻醉时间。但不能用于指(趾)、阴茎神经阻滞,因其动脉为末梢血管,肾上腺素引起血管痉挛,可使其缺血而发生坏死。高血压、心脏病、老年病人忌用肾上腺素。

(4)配合治疗护理:发生毒性反应后,应立即停止使用局麻药,吸入氧气。轻者可肌内注射或静脉注射地西泮0.1mg/kg或咪达唑仑。发生抽搐或惊厥,给予硫喷妥钠(1~2mg/kg)静脉缓慢注射;若抽搐仍不能制止,可给予琥珀酰胆碱1mg/kg后行气管插管、人工呼吸。出现低血压,可用麻黄碱或间羟胺等药物维持血压稳定;心动过缓则静脉注射阿托品。一旦呼吸、心跳停止,应立即进行心肺复苏。

2. 过敏反应　过敏反应即变态反应。指使用少量局麻药后,病人出现荨麻疹、血管神经性水肿、喉头水肿、支气管痉挛、低血压等,严重者可出现休克而死亡。临床上酯类局麻药过敏者较多,酰胺类少见。凡属过敏体质或可疑对酯类局麻药过敏者,可选用酰胺类局麻药。

过敏反应一旦发生,应立即停止用局麻药,保持呼吸道通畅,吸氧,维持循环稳定。紧急情况可使用血管活性药,同时应用糖皮质激素及抗组胺药。

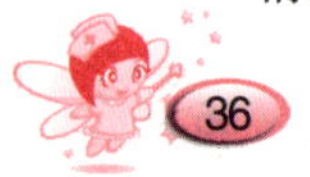

小 结

麻醉是应用药物或其他方法，使病人在手术时痛觉暂时消失，为手术创造良好条件的技术，要求对病人做到安全、无痛、精神安定和适当的肌肉松弛。常用的麻醉方法有全身麻醉、椎管内麻醉和局部麻醉，它们是手术必不可少的组成部分，但是麻醉药物却对机体的生理功能有不同程度的干扰，有时还会发生意外，甚至危及生命。因此，为提高麻醉和手术过程中病人生命的安全性，护士必须认真做好麻醉前准备、麻醉中配合和麻醉后护理。

自 测 题

A_1/A_2 型题

1. 麻醉前禁食、禁饮最主要目的是
   A. 利于术中操作　B. 防止术后便秘
   C. 防止术后腹胀　D. 防止术后尿潴留
   E. 防止术中呕吐误吸
2. 全麻病人完全清醒的标志是
   A. 眼球活动　B. 呼吸加快
   C. 呻吟，转动　D. 睫毛反射恢复
   E. 正确回答问题
3. 维持全麻病人的呼吸功能，下列不妥的是
   A. 舌后坠应托起下颌
   B. 抽吸咽喉分泌物
   C. 喉痉挛立即作人工呼吸
   D. 牵拉内脏呕吐时应暂停手术
   E. 呕吐时应放低头部并转向一侧
4. 护理全麻未清醒病人时，一般多少分钟测一次血压、呼吸、脉搏
   A. 1～5 分钟　B. 5～10 分钟
   C. 10～15 分钟　D. 15～30 分钟
   E. 30～60 分钟
5. 病人，女性，23 岁。拟行阑尾切除术，在腰麻开始后不久，收缩压从麻醉前 100mmHg 下降至 88mmHg，应从静脉输液加入下列何种药物
   A. 间羟胺　B. 麻黄碱
   C. 肾上腺素　D. 多巴胺
   E. 去甲肾上腺素
6. 用 1% 普鲁卡因作局部浸润麻醉，一次用量不宜超过
   A. 10ml　B. 40ml
   C. 60ml　D. 80ml
   E. 100ml
7. 下列哪项不是麻醉的目的
   A. 消除疼痛　B. 使肌肉松弛
   C. 预防术后感染　D. 配合手术
   E. 保证病人术中安全
8. 引起局麻药毒性反应的原因，错误的是
   A. 药液浓度过高　B. 一次用药量过大
   C. 病人耐受力低　D. 药液注入血管
   E. 麻醉部位血供较差

A_3/A_4 型题

（9～11 题共用题干）

病人，男性，45 岁，腰麻下行膀胱部分切除术。

9. 术后病人最常见的并发症是
   A. 呕吐　B. 呼吸困难
   C. 腹痛　D. 尿潴留
   E. 头痛
10. 该病人在腰麻注入局麻药后，先感胸闷，继而心慌，烦躁，恶心、呕吐，血压下降，随后呼吸困难，首先考虑为
    A. 中毒反应　B. 过敏反应
    C. 注药过快　D. 剂量过大
    E. 平面过高
11. 为预防腰麻术后头痛，该病人应采取的措施是
    A. 保持环境安静
    B. 减少术中输液量
    C. 术后垫枕平卧 4 小时
    D. 术后去枕平卧 6～8 小时
    E. 做好麻醉前心理准备

（林　坚）

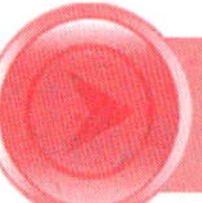

第5章 多器官功能障碍综合征病人的护理

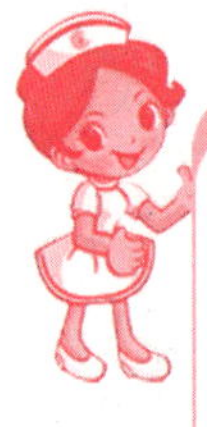

严重的创伤、重症感染、休克、大手术等均可引起多器官功能障碍综合征。受累器官包括心、肺、肝、肾、胃肠、中枢神经系统、血液及免疫系统等，以肺为第一个损害的器官。多器官功能障碍综合征病情危重，治疗困难，若不及时采取有效措施进行急救和护理，随时会危及病人的生命，死亡率极高。作为护理工作者应对多器官功能障碍综合征病人给予足够重视，熟练掌握多器官功能障碍综合征的急救和护理知识，提高抢救的成功率。

案例5-1

病人，男性，25岁。因车祸挤压伤急诊入院。第二天病人主诉头痛，头晕，呼吸费力，24小时尿量300ml，PaO_2 55mmHg，$PaCO_2$ 50mmHg。

问题：1. 考虑病人可能发生了什么状况？

2. 发生的病因是什么？如何配合医生处理？

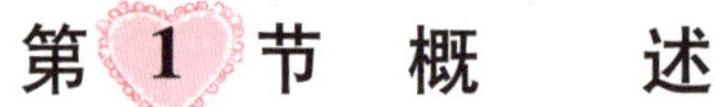

第1节 概 述

多器官功能障碍综合征(MODS)指在急性疾病过程中，有两个或者两个以上器官或系统同时或者序贯性发生功能障碍。如急性呼吸窘迫综合征(ARDS)、急性肾功能衰竭、血液系统功能衰竭、中枢神经系统功能衰竭、急性肝功能衰竭、应激性溃疡等。多器官功能障碍病理上发生连锁反应，最先受累的器官是肺，其次为肾、肝、心脏等器官功能衰竭。所以在器官功能障碍阶段应积极采取有效措施进行治疗，避免器官功能衰竭，以挽救病人生命。

(一) 病因

1. 严重创伤　如挤压综合征、大面积烧伤、大手术术后等。
2. 缺血　如失血性休克、感染性休克。
3. 严重全身性感染　如脓毒血症、急性出血坏死性胰腺炎等。
4. 呼吸、心搏骤停复苏后　如溺水、电击等。
5. 其他　溶血反应、药物中毒、器官移植排异反应。

考点：多系统器官功能衰竭最先受累的器官

(二) 临床表现

MODS可分为两种类型。

1. 一期速发型　指原发的急性疾病24小时后发生两个以上器官的功能障碍。
2. 二期迟发型　指在一个器官发生功能障碍之后，继而发生多个器官的功能障碍。如由

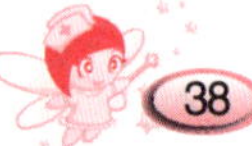

于严重的呼吸系统疾病，首先发生呼吸功能衰竭，继而发生心力衰竭和肾衰竭。

（三）预防与治疗

多系统器官衰竭的病死率很高，所以积极主动的预防工作十分重要。无论是在某些严重疾病发生 MODS 前，还是已经出现了一个器官的功能障碍将有发生 MODS 的可能，均应及时采取有效措施对病人进行预防。

1. 检查与评估　对危重症病人及时进行全面的检查，评估各器官、系统功能状况。严密监测相关器官、系统功能的变化。

2. 积极治疗原发病　预防原发病造成器官、系统功能衰竭，若已经出现了一个器官或系统功能障碍，应迅速改善其功能，阻断病理连锁反应。如急性梗阻性化脓性胆管炎病人，应在积极准备的条件下尽早行胆道减压引流术。

3. 迅速改善全身状况　纠正水、电解质和酸碱平衡失调，进行营养支持。

4. 防治感染　在严重创伤、休克等情况下继发感染，感染性疾病可致 MODS。及时引流脓肿；选用有效的广谱抗生素，必要时依据细菌培养和药物敏感试验结果联合应用抗生素。

5. 保护肠黏膜　严重创伤、缺血、休克时应及早采取措施保护胃黏膜，防止出现应激性溃疡。

第 2 节　急性呼吸窘迫综合征病人的护理

急性呼吸窘迫综合征（ARDS）指因肺内或肺外的严重病变继发的一种以进行性呼吸困难和难以纠正的低氧血症为特征的急性呼吸功能衰竭，又称成人呼吸窘迫综合征。因与新生儿肺泡换气功能不全引起的急性呼吸窘迫综合征的病因和发病机制不尽相同，故冠以“成人”，加以区别。

一、概　述

引起急性呼吸窘迫综合征常见的病因如下。

1. 损伤　如肺挫伤、大面积烧伤、颅脑外伤、大手术或心肺复苏后。

2. 严重感染　严重感染特别是革兰染色阴性杆菌所致的感染，如急性梗阻性化脓性胆管炎、腹腔脓肿、感染性休克等。

3. 严重病变　如出血坏死性胰腺炎、急性肾衰竭、急性肝衰竭、弥散性血管内凝血（DIC）等均可引起 ARDS。

二、护理评估

（一）健康史

了解病人原发病史，如创伤的部位、程度、累及器官等。

（二）身心状况

1. 躯体表现　评估病人的呼吸状况，有无呼吸困难的征象，包括呼吸的频率、深度、节律，肺部听诊等。根据 ARDS 的病理和临床特征以及病人的身体状况，临床上一般将 ARDS 分为三期，即初期、进展期、末期。

(1) 初期:病人呼吸困难,有呼吸窘迫感。肺部听诊无啰音。一般吸氧不能缓解。

(2) 进展期:病人有明显的呼吸困难、发绀,意识障碍,体温升高。肺部听诊有啰音。此期行气管插管并以机械通气支持,才能缓解缺氧症状。

(3) 末期:病人呈深度昏迷,心律失常,心搏停止,呼吸衰竭。

2. 心理-社会状况　评估病人及家属有无焦虑、恐惧等表现。

(三) 辅助检查

1. 动脉血气分析　$PaO_2 < 60mmHg$,初期 $PaCO_2 < 35mmHg$,后期 $PaCO_2 > 50mmHg$,氧合指数(动脉氧分压/吸入氧的浓度)$PaO_2/FiO_2 < 300$。

2. X 线片检查　双肺可见广泛斑片状阴影,晚期可见双肺大片致密阴影。

(四) 治疗要点与反应

应针对造成急性呼吸窘迫综合征的原因和不同发展阶段的特点采取相应的治疗措施。其治疗要点主要包括维持通气/血流的正常;维护循环功能稳定;防治感染;积极控制原发病;增强机体抵抗力等。

三、护理诊断与医护合作性问题

1. 心排血量减少　与正压通气使回心血流减少有关。
2. 低效呼吸型态　与肺顺应性下降有关。
3. 清理呼吸道无效　与人工控制呼吸和排痰困难有关。
4. 有感染的危险　与抵抗力差、各种管道有关。
5. 焦虑/恐惧　与病情危重、ICU 环境、不能进行语言沟通等有关。

四、护理目标

病人保持水、电解质与酸碱平衡,维持有效的循环功能;病人配合人工气道和呼吸机的护理,呼吸平稳;病人保持呼吸道通畅;病人无感染发生;病人焦虑、恐惧感减轻或消除,情绪稳定。

五、护理措施

(一) 一般护理

1. 体位与饮食　协助病人取半坐卧位或头高卧位,以改善病人的呼吸。病人如不能进食,应经静脉或胃管提供足够的营养。

2. 保持呼吸道通畅　及时抽吸呼吸道的分泌物。每 2 小时变动一次体位,并叩击背部。对能够合作的病人鼓励咳嗽、深呼吸,以促进分泌物的排出。

考点: 急性呼吸窘迫综合征病人安置的卧位

3. 防止损伤　对烦躁或神志不清的病人,应在床旁加护栏以防坠床,必要时以约束带适当固定肢体。同时注意保持病人床单清洁、平整、干燥,定时翻身、拍背,按摩受压部位皮肤,以防皮肤发生压疮。

4. 注意观察使用呼吸机的并发症,如肺泡破裂、颅内高压、氧中毒等。

(二) 病情观察

1. 呼吸状况　每小时评估病人的呼吸频率、深度,有无咳嗽、痰鸣音、发绀等。

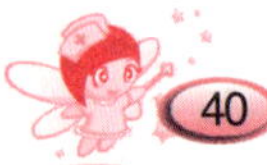

2. 循环功能 持续监测病人心率、血压、尿量和中心静脉压,维持正常的血容量和组织灌流量,维持血压在100mmHg以上。

(三) 配合治疗护理

1. 人工气道 常用的人工气道有气管内插管和气管切开两种。①经常查看人工气道有无脱落。②气管切开管或气管插管的气囊压力应维持在20cmH_2O,压力过低会影响呼吸机的使用效果,压力过高会影响气管黏膜的血液循环而造成气管软化、坏死。③气道湿化,病人在机械通气期间要防止分泌物黏稠及形成痰痂。吸入温热的气体可以减轻气道黏膜的刺激,以防止纤毛运动功能减弱,造成分泌物排出障碍,要求湿度98%~99%,温度31~33℃。

2. 防治感染 监护病房要严格遵守无菌操作。气管切开部位每日更换无菌敷料,定期更换内套管、气管插管要定期更换位置,每日消毒呼吸机的管道和接触呼吸道的部位,定期更换。分泌物有变化时及时送检做细菌培养及药物敏感试验。

3. 营养支持 经胃肠道或静脉提供充足、均衡的营养,包括各种营养素、维生素与电解质。

(四) 心理护理

病情严重程度会给病人及家属带来很大的心理压力,ICU的环境和各种治疗也给病人造成刺激,人工气道又导致了病人语言沟通障碍。病人会出现种种心理问题,护士应用熟练的技术、精细的操作与关心体贴的态度赢得病人的信任与合作。

(五) 健康指导

1. 加强急性呼吸窘迫综合征的预防 对容易诱发发生急性呼吸窘迫综合征的疾病,应积极采取有效措施预防急性呼吸窘迫综合征的发生。如对严重创伤病人要及时止痛、止血及包扎固定;对失血、失液较多者宜尽早扩充血容量;对严重感染者,按医嘱及时应用抗生素等。

2. 对已发生急性呼吸窘迫综合征者,护士应积极配合医生做好各种抢救措施,加强对病人的监测与护理,使急性呼吸窘迫综合征及早得到纠正。

六、护理评价

病人是否保持水、电解质与酸碱平衡,是否维持有效的循环功能;病人是否配合人工气道和呼吸机的护理,呼吸是否平稳;病人是否保持呼吸道通畅;病人有无感染发生;病人焦虑、恐惧感是否减轻或消除,情绪是否稳定。

第3节 急性肾衰竭病人的护理

案例5-2

病人,男性,38岁。元旦聚餐过量饮酒后突发急性出血坏死性胰腺炎。入院治疗过程中病情加重。体格检查:腹胀,黄疸,R 32次/分。实验室检查:白细胞:20×10^9/L,淀粉酶700U/L,$PaO_2$52.5mmHg,血肌酐180μmol/L,24小时尿量300ml。

问题:1. 你认为该病人发生何种脏器衰竭?

2. 病人主要存在哪些护理问题?如何护理?

急性肾衰竭(ARF)是由各种原因引起的急性肾损害,导致体内水、电解质、酸碱平衡紊乱和氮质血症等一系列临床综合征。主要临床表现为少尿或无尿、氮质血症、高钾血症和代谢性酸中毒。

一、概　　述

引起急性肾衰竭的原因如下。

1. 肾前性　最常见。主要由于失血、失液、休克等造成有效循环血量减少,肾脏血流灌注不足,肾小球滤过率降低引起少尿,继而由于持续性肾缺血造成急性肾小管坏死导致急性肾功能衰竭。常见于创伤、大出血、休克等。

2. 肾性

(1) 肾小管坏死(ATN):如氨基苷类抗生素(庆大霉素、卡那霉素、链霉素)、重金属(汞、铅、砷)、生物毒素(蛇毒、蕈毒)、有机溶剂(四氯化碳、乙二醇、苯、酚)。

(2) 肾小球坏死:大出血、休克、大面积烧伤、严重感染,也可以见于急性肾小球肾炎、急性肾盂肾炎等。

考点:急性肾功能衰竭最常见病因

(3) 肾小管堵塞:最常见的原因为挤压伤。大量肌肉组织坏死产生肌球蛋白堵塞了肾小管。

3. 肾后性　由于肾以下尿路阻塞、尿液排出困难,导致肾小球压力过高,造成肾实质受损,如输尿管结石、肿瘤、前列腺增生等。

二、护理评估

(一) 健康史

评估病人有无创伤、大出血、休克等原因导致肾脏血液灌流不足或肾小球坏死;有无使用或者服用氨基苷类抗生素、重金属、生物毒素导致的肾小管坏死;有无挤压伤、溶血产生的血红蛋白导致肾小管堵塞;有无输尿管结石、肿瘤、前列腺增生等导致的尿路阻塞。

(二) 身心状况

1. 躯体表现　ARF临床上以少尿型占多数,典型的ARF病程分少尿期、多尿期、恢复期三个阶段。

(1) 少尿或无尿期:一般为7~14日,持续时间长则预后较差。主要表现为以下几种情形。

1) 尿量与质的变化:尿量突然减少,成人24小时尿量少于400ml称为少尿,尿量24小时少于100ml称为无尿。尿比重相对低而固定,一般在1.010~1.014,尿中有蛋白、红细胞和粗大的颗粒管型。

2) 水中毒:由于排尿减少,体内水分蓄积导致水中毒,可继发高血压、心力衰竭、脑水肿、肺水肿等。

3) 电解质紊乱:因为人体绝大部分钾离子经肾脏排出体外,在ARF少尿或无尿期产生的高钾血症,是少尿期死亡的主要原因,常出现在发病后的1~2天。可表现心律失常、Q—T间期缩短、高尖型T波,血钾高于7mmol/L可产生心搏骤停。

> **链接　急性肾衰竭少尿或无尿期典型临床表现口诀**
>
> “三高、三低、三中毒、一倾向”。“三高”:高钾血症、高镁血症和高磷血症;“三低”:低钙血症、低氯血症和低钠血症;“三中毒”:水中毒、酸中毒和尿毒症;“一倾向”:出血倾向。

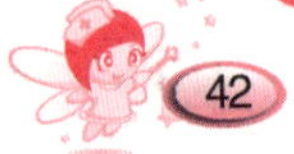

4）氮质血症：由于体内蛋白质代谢产物不能从肾脏排出，血中尿素氮和肌酐增高，产生呕吐、腹泻、烦躁、头晕、意识障碍。

5）出血倾向：由于血小板功能障碍、毛细血管脆性增加，导致出血倾向，出现皮肤黏膜出血、鼻出血、牙龈出血、胃肠道出血，甚至引起 DIC。

考点：急性肾衰竭病人少尿或无尿期死亡的主要原因

（2）多尿期：少尿期过后，当每日尿量增加到400ml 时，即为进入多尿期。此期肾小球滤过率功能的恢复快于肾小管的重吸收和浓缩功能的恢复，尿量逐渐增加，3～5 日后可增加到每日 3000ml 以上，尿量恢复越快愈后越好。此期肾小管球滤过功能尚未完全恢复，尿毒症仍未能改善，长时间多尿也可能造成脱水、低钾和低钠。由于机体抵抗力下降，此期极易并发感染。

（3）恢复期：一般在发病后 5 周进入恢复期。此期尿量逐渐转为正常，但肾小管浓缩功能要缓慢恢复，接近正常要半年到一年的时间。

2. 心理-社会状况　病人及家属有无心情紧张、焦虑或恐惧等表现。

（三）辅助检查

尿量、尿比重、尿常规分析、肾功能测定等。

（四）治疗要点与反应

急性肾衰竭的治疗应针对造成肾衰竭的原因和不同发展阶段的特点采取相应的治疗措施。其治疗要点主要包括少尿期应积极治疗原发病或诱发因素，纠正血容量不足、抗休克及有效的抗感染等；饮食控制；控制液体入量；纠正电解质平衡紊乱与酸中毒；如血尿素氮高于 25mmol/L 则应采用透析疗法。多尿期前 1～2 天仍按少尿期的治疗原则处理。尿量明显增多后要特别注意水及电解质的监测，尤其是钾的平衡；适当补给葡萄糖、平衡液并给予足够的热量及维生素，适当增加蛋白质。恢复期避免使用肾毒性药物，防止高蛋白摄入，逐渐增加活动量。

护考链接

病人，男性，28 岁。路上行走时被机动车撞击造成右大腿骨折、大量出血，2 小时后被路过行人发现送往医院。入院检查：神志不清，发绀，感觉迟钝，测得 P 120 次/分，R 26 次/分，BP 75/45mmHg，尿量 < 16ml/h。实验室检查：血钾 5.6mmol/L，血肌酐 > 182.0μmol/L，尿比重持续在 1.012。

1. 该病人处于休克的哪期？
   A. 休克早期　B. 休克期　C. 休克晚期　D. 濒死期　E. 系统器官衰竭期
2. 该病人已发生
   A. 呼吸衰竭　B. 急性肾衰竭　C. 肝功能衰竭　D. 血液系统功能衰竭　E. 多系统器官功能衰竭
3. 该病人最主要的抢救措施是
   A. 吸氧　B. 抗感染　C. 扩充血容量　D. 透析疗法　E. 降温

点评：①根据该病人出现神志不清，发绀，感觉迟钝，脉搏细速、血压下降，呼吸急促应考虑休克期。②根据该病人处于休克期，血钾、血肌酐高于正常，尿量减少应考虑急性肾衰竭。③该病人因持续休克而发生急性肾衰竭，所以扩充血容量是最主要的抢救措施。

三、护理诊断与医护合作性问题

1. 恐惧　与原发病、病情危重和周围环境有关。
2. 营养失调：低于机体需要量　与原发病和营养受限有关。

3. 有感染的危险　与原发创伤和抗生素使用受限制有关。

4. 潜在并发症　ARDS、出血等。

四、护理目标

病人焦虑、恐惧减轻；病人恢复营养和水、电解质、酸碱平衡正常；病人感染得到及时控制；病人无并发症发生，或发生并发症能及时发现和处理。

五、护理措施

(一) 一般护理

病人卧床休息，减少活动。

(二) 病情观察

密切观察病人的神志、生命体征等变化。

(三) 配合治疗护理

1. 少尿期　此期病程进展迅速，病情复杂多变，应密切监护。

(1) 控制蛋白：饮食含适量的蛋白质和充足热量，注意补充维生素。

(2) 监测肾功能：留置尿管，准确记录每小时和每一天的尿量，留置尿液测量尿比重。监测尿素氮、肌酐、血钾、血钠的情况。

考点：少尿期补液的原则

(3) 严格控制入水量：记录尿、粪便、汗液、引流液等排水量，遵照“量出为入，宁少勿多”的原则，每日体重减轻0.5kg为宜，防止入液量过多导致心功能不全、肺水肿和脑水肿。

(4) 禁止钾的摄入：禁止服用含钾药品和食物，不输库存血，纠正代谢性酸中毒。

(5) 防治感染：ARF部分病人原有感染疾病，另外由于机体抵抗力低下可能继发肺部、泌尿系统、引流管等感染。留置引流管的病人，护理时应严格遵守无菌操作原则；根据医嘱选用敏感的抗生素，避免应用有肾毒性的药物。

(6) 观察出血：监测出、凝血时间，观察泌尿、生殖、消化系统有无出血的表现。

(7) 透析疗法：血液透析作用是以“人工肾”来尽量取代已失去的肾脏功能，在尿毒症危重阶段可以起到迅速缓解症状维持生命的作用。护理人员应向病人及家属介绍血液透析有关知识和注意事项，减轻尿毒症病人恐惧心理，透析后压迫穿刺部位10～15分钟。

2. 多尿期

(1) 一般护理：监护病人的精神状态，鼓励其树立早日康复的信心。

(2) 维护水、电解质平衡：严密记录每日液体出入量，监测血电解质的变化，及时调整补液的内容和剂量，鼓励病人进食，24小时的补液量应为显性失液量及不显性失液量之和减去内生水量。避免应用对肾脏有影响的药品。

(3) 提高免疫力：增加营养支持，提高病人的机体抵抗力，因此阶段是感染的多发期，要严格无菌操作，防止交叉感染。

3. 恢复期　对病人做好康复指导和健康教育，增加营养，提高其机体免疫力。此期间病人机体抵抗力在逐渐恢复，应使其避免接触对肾有刺激的化学物品及药品，定期复查尿常规及肾功能。

(四) 心理护理

对早期病人，护士应充分理解病人焦虑不安的心情，关心、安慰病人，给予耐心细致的护

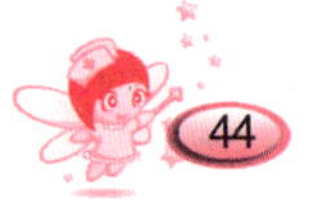

理。病情严重者，护士护理时的各项操作应轻柔，尽量减少病人的痛苦。

（五）健康指导

1. 加强急性肾衰竭的预防　对容易引起急性肾衰竭的疾病，应积极采取有效措施预防急性肾衰竭的发生。如对失血、失液较多者宜尽早扩充血容量，避免使用强烈的缩血管药物；对严重感染者，按医嘱及时应用抗生素，但应避免使用对肾有毒副作用的药物。

2. 对已发生急性肾衰竭者　护士应积极配合医生做好各种抢救措施，加强对病人的监测与护理，使其急性肾衰竭及早得到纠正。

六、护理评价

病人焦虑或恐惧情绪是否减轻；病人的营养和水、电解质、酸碱平衡是否恢复正常；病人有否发生感染；病人有否并发症发生，或发生并发症能否得到及时发现和处理。

小　结

在急性疾病过程中，有两个或者两个以上器官或系统同时或者序贯性发生功能障碍，称为多器官功能障碍综合征。本章主要介绍了急性呼吸窘迫综合征和急性肾衰竭。ARDS指因肺内或肺外的严重病变继发的一种以进行性呼吸困难和难以纠正的低氧血症为特征的急性呼吸功能衰竭，又称成人呼吸窘迫综合征。对容易发生急性呼吸窘迫综合征的疾病，应积极采取有效的措施预防。ARF是由各种原因引起的急性肾损害导致体内水、电解质、酸碱平衡紊乱和氮质血症等一系列临床综合征。主要临床表现为少尿或无尿、氮质血症、高钾血症和代谢性酸中毒。在护理MODS病人时主要采取有效措施控制原发疾病、维护重要脏器功能、防治并发症、密切观察病情变化以及做好一般护理和心理护理。

自测题

A_1/A_2 型题

1. MODS多数情况下，首先受累的器官是
   A. 肺　B. 肝
   C. 肾　D. 胃肠
   E. 脑
2. 急性呼吸窘迫综合征人工气道的护理正确的是
   A. 气管插管的气囊压力应维持大于20cmH_2O
   B. 吸入温热的气体可以造成分泌物排出障碍
   C. 气道湿化湿度50%～60%
   D. 温度31～33℃
   E. 吸痰时插入吸痰管，直到吸净
3. 急性肾衰竭病人少尿或无尿期电解质失调，以下哪项危害最为严重
   A. 低血钠　B. 高血钾
   C. 低血钙　D. 高血磷
   E. 高血镁
4. 引起肾前性急性肾衰竭的原因是
   A. 低血容量性休克　B. 药物中毒
   C. 严重挤压伤　D. 双输尿管结石
   E. 蛇咬伤
5. 引起肾后性急性肾衰竭的原因是
   A. 感染性休克　B. 严重脱水
   C. 严重挤压伤　D. 双输尿管结石
   E. 大面积烧伤
6. 急性呼吸窘迫综合征护理，下列哪项不妥
   A. 俯卧位　B. 吸氧
   C. 吸二氧化碳　D. 防治感染
   E. 防止损伤
7. 以下哪项不属MODS的高危因素
   A. 创伤与大手术　B. 坏死性胰腺炎
   C. 脓毒血症　D. 心搏骤停复苏后
   E. 慢性胃病
8. 诊断急性肾衰竭有意义的检查结果是
   A. 高磷血症　B. 血肌酐升高

C. 低钙血症　　D. 代谢性酸中毒
E. 低钠血症

A_3/A_4 型题

（9～11 题共用题干）

病人，男性，50 岁。车祸致双下肢广泛软组织挫伤。入院查体：HR 106 次/分，BP 112/64mmHg，急诊手术清创。

9. 术中的最佳输液原则是
A. 扩容以纠酸　　B. 扩容，碱化尿液
C. 输血　　D. 输血浆代用品
E. 输葡萄糖溶液

10. 术后第 2 日病人尿量减少至 25ml/h 以下，经补液后不见好转，为进一步明确诊断，下列哪一项检查最有价值
A. X 线拍片　　B. 血尿素氮、肌酐检查
C. 血生化检查　　D. 动脉血气分析
E. 尿常规及细菌培养

11. 此时最先需要采取的治疗措施是
A. 吗啡镇痛　　B. 扩容补碱
C. 使用利尿剂　　D. 严格控制补液量
E. 用大剂量抗生素控制感染

（成燕明）

第6章　心肺脑复苏病人的护理

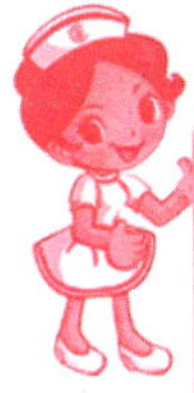

世界上有什么比人的生命更重要呢？然而，生活中各种意外事故、灾难、疾病，无不威胁着人们的健康和生命，严重的可导致心跳、呼吸骤停。心跳、呼吸骤停是临床上最紧急的危重症，如不及时采取有效的急救措施，病人可迅速死亡。护士应正确认识心肺脑复苏对维护生命的重要意义，掌握心肺脑复苏的急救技术和复苏后护理，赢得抢救时间，提高复苏成功率。

案例6-1

病人，男性，32岁，建筑工人。施工中不慎触电，工友发现后，迅速切断了电源，但病人已呼之不应，面色青灰。工友立即拨打"120"。10分钟后救护车来了，抢救立即开始，医护人员迅速对病人施行了人工呼吸和心脏按压……但抢救还是失败了。

问题：1. 这个年轻的生命真的非得离开这个美丽的世界吗？

2. 导致抢救失败的最主要原因可能是什么？

第1节　概　　述

使心跳、呼吸骤停的病人迅速恢复循环、呼吸和脑功能所采取的抢救措施，称为复苏，或称心肺脑复苏（CPCR）。

一、心跳、呼吸骤停的原因

1. 意外事故　如溺水、电（雷）击、各种严重创伤等，以创伤最为常见。

2. 心脑血管疾病　如冠状动脉硬化性心脏病（冠心病）、急性心肌炎、心瓣膜病、主动脉病变、脑出血、脑血管栓塞等。冠心病是成人猝死的主要原因。

3. 麻醉及手术意外、心导管检查　如麻醉方法不当、麻醉药过量、手术时大出血或过度牵拉内脏引起迷走神经反射、硬膜外麻醉的并发症（全脊髓麻醉）等。

考点：心跳、呼吸骤停的原因

4. 水、电解质、酸碱平衡严重紊乱　如血钾过高或过低、严重酸中毒等。

5. 药物中毒或过敏。

二、心跳、呼吸骤停的类型

根据心脏活动情况和心电图表现，心搏骤停可分为三种类型。

1. 心室颤动　简称室颤。心室肌发生快速、无规则、不协调的颤动，是心搏骤停最常见的类型。心电图表现为QRS波群消失，代之以大小不等、形态各异的心室颤动波，频率为200～400次/分。

2. 心脏停搏　又称心脏静止，心电图呈一直线。

3. 心电－机械分离　心脏有电节律性活动，但无有效的机械功能，仅有微弱、缓慢、不规则的室性自搏。心电图上间断出现宽大畸形、振幅较低的 QRS 波群，频率多为 20～30 次/分。

上述三种类型心搏骤停的临床表现基本相同，仅在开胸直视或心电图检查时才能鉴别。其病理特点相同：心脏丧失有效的泵血功能，血液循环停止。

考点：临床死亡期的时限

心搏骤停后，呼吸紧随之停止（呼吸停止后，在很短时间内亦会使心跳停止）。心跳、呼吸骤停后 4～6 分钟内，机体生命器官的细胞还没有发生不可逆的病理变化，称为临床死亡期，如及时采取正确有效的复苏措施，尚有恢复的可能。超过这一时限后，大脑将发生不可逆的缺血缺氧性病理损害。因此，要求在心跳、呼吸骤停后 4～6 分钟内进行心肺复苏，避免脑细胞死亡。

三、心跳、呼吸骤停的临床表现及判断方法

1. 意识突然消失　可轻拍病人肩膀并大声呼叫病人，以判断意识是否存在。

2. 大动脉搏动消失　触摸颈动脉，在喉结旁开两横指（2～3cm）、胸锁乳突肌前缘的凹陷处。

3. 呼吸动作消失　在保持呼吸道通畅的同时，以耳靠近病人的口鼻，通过“一听、二看、三感觉”判断有无呼吸：听有无呼吸声，看胸廓有无起伏，感觉有无呼吸气流。

4. 其他　心音消失、血压测不到、瞳孔散大、反射消失、面色苍白或发绀等体征。

考点：心跳、呼吸骤停的诊断依据

诊断心跳、呼吸骤停的主要依据为“三消失”：意识突然消失、大动脉搏动消失、呼吸动作消失。对意识突然消失的病人，应迅速抢救，切不可因反复评估脉搏、呼吸，测量血压，听心音，观察瞳孔变化，作心电图检查等而延误抢救时机。

第 2 节　心肺脑复苏

案例6-2

一位成年男子走在街上，突然以手抱胸，呻吟一声并立即倒下，失去意识。

问题：1. 该男子可能发生了什么情况？

2. 该如何急救？

心肺脑复苏（CPCR）分为：基础生命支持（basic life support，BLS），又称初期复苏、现场急救；进一步生命支持（advanced life support，ALS），又称二期复苏、药物及器械复苏；延续（持续）生命支持（prolonged life support，PLS），即复苏后处理。

考点：心肺脑复苏分期

心肺脑复苏成功与否，关键是争取时间。如果能在 4 分钟内进行初期复苏，8 分钟内进行二期复苏，则成功率可达 40%。如果 8 分钟内未予复苏，则几乎无存活的可能。

链接

心肺复苏术之父

彼得·沙发（Peter Safar，1924－2003），捷克裔奥地利人，美国医生。他与詹姆斯·埃兰医生（James Elam）共同创造了由仰头举颏法开放气道、口对口人工呼吸和徒手胸外心脏按压组成的心肺复苏术（CPR）。1957 年，彼得·沙发编写的《急救 ABC》出版，为普及 CPR 奠定了基础。美国心脏协会采纳了其 ABC 步骤急救培训法，并于 1973 年公布了 CPR 标准。CPR 是 20 世纪 60 年代以来全球最为推崇和普及的急救技术，已经使无数人重获生命。2010 年 10 月 18 日，美国心脏协会（AHA）公布的最新心肺复苏（CPR）指南，重新安排了 CPR 传统的三个步骤，从原来的 A-B-C 改为 C-A-B。这一改变适用于成人、儿童和婴儿，但不包括新生儿。

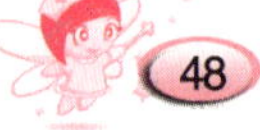

一、基础生命支持（BLS）

基本生命支持(BLS)是心脏骤停后抢救生命的基础，成人 BLS 主要包括对突发心脏骤停立即确认、启动急救反应系统、及早实施高质量的 CPR 以及迅速除颤。目的是迅速建立有效的人工呼吸和人工循环，向心、脑及全身重要器官供氧。

BLS 的主要措施是 CPR，即对心跳、呼吸骤停病人就地采取心脏按压和人工呼吸。实施抢救前，救护者应迅速判定病人是否心脏停搏，要求在 5 ~ 10 秒内完成。一旦确定，立即将病人的头、肩、躯干作为一个整体翻转成仰卧位，双臂置于躯干两侧。如病人在软床上，应在其身下垫硬木板，或在硬质平地上进行复苏抢救。同时紧急呼救，呼喊附近其他人参与急救，或帮助拨打急救电话。

CPR 包括 CAB 三个步骤：C 是人工循环(circulation)，A 是开放气道(airway)，B 是人工呼吸(breathing)。

考点： 初期复苏 CAB 步骤

(一) C——人工循环

人工循环是用人工的方法促使血液在血管内流动，使人工呼吸后带有新鲜空气的血液流向全身器官。

1. 胸外心脏按压　是心脏复苏最基本的方法，是现场抢救时最实用而有效的方法。

(1) 病人体位：仰卧于硬质平板上，下肢稍抬高以利静脉回流。

(2) 按压部位：胸骨中下 1/3 处(定位：两乳头连线中点，或胸骨下切迹上方 2 横指处)。小儿按压部位在胸骨中点处。

(3) 按压方法：抢救者位于病人一侧。将左手掌根置于按压部位，右手掌重叠于左手背上，两手手指交叉互扣，指尖翘起，双臂伸直，用上身的力量垂直下压，使胸骨下陷成人至少 5cm，儿童、婴儿按压幅度至少为胸部前后径的三分之一(儿童大约为 5cm，婴儿大约为 4cm)，按压频率至少 100 次/分，掌根不要抬离胸壁，按压与放松的时间基本相等，保证每次按压后胸廓回弹，尽可能减少胸外按压的中断(图 6-1)。按压时心脏排血，放松时心脏充盈，形成人工循环(图 6-2)。

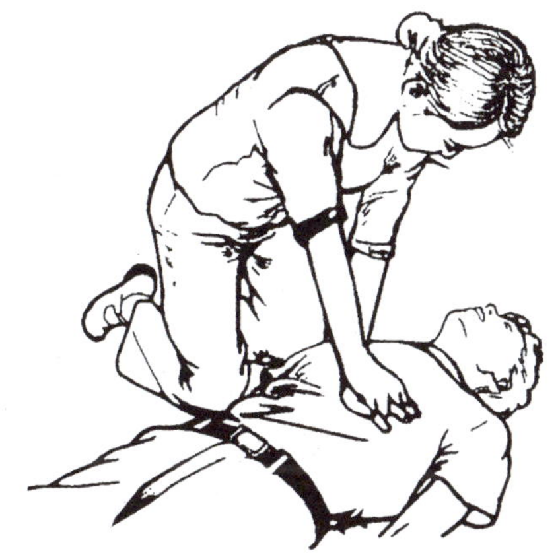

图 6-1　人工胸外心脏按压

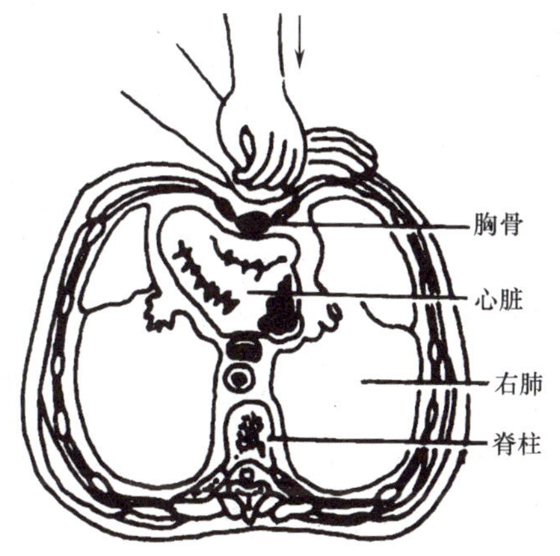

图 6-2　压迫胸骨使心脏排血

考点：胸外心脏按压部位、力度、频率

(4) 按压有效标志：能触摸到大动脉的搏动。

2. 胸内心脏按压　胸部严重创伤（如肋骨骨折、张力性气胸、心包填塞等）、胸廓畸形、胸腹部手术中病人心搏骤停时，由于不能作胸外心脏按压，需紧急切开胸壁，将手伸入胸腔直接挤压心脏。

(二) A——开放气道

考点：CPR首要和关键步骤

病人意识丧失后，舌根后坠可堵塞声门，颈椎弯曲可阻塞气道，口腔及呼吸道异物、分泌物可造成气道梗阻。在人工呼吸前，必须确保气道通畅。

首先，松解病人的衣领及裤带，清除口腔异物、分泌物。然后，按下述方法打开气道。

1. 仰头举颏法　救护者一手置于病人前额，手掌后压使其头后仰，另一手的手指放在颏部下方，将颏部向前抬起，头后仰（图6-3）。

2. 仰头抬颈法　救护者一手托抬病人颈部，另一手以小鱼际下按前额，使其头后仰（图6-4）。

考点：头后仰是通气的最佳位置

3. 托下颌法　施救者两手同时将病人左右下颌角托起，使其头后仰（图6-5）。疑有颈部损伤者，常仅托举下颌而不抬颈，以避免损伤脊髓。

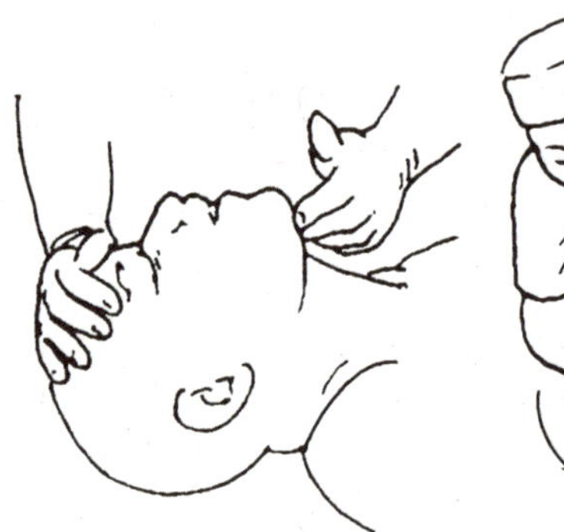

图6-3　仰头举颏法

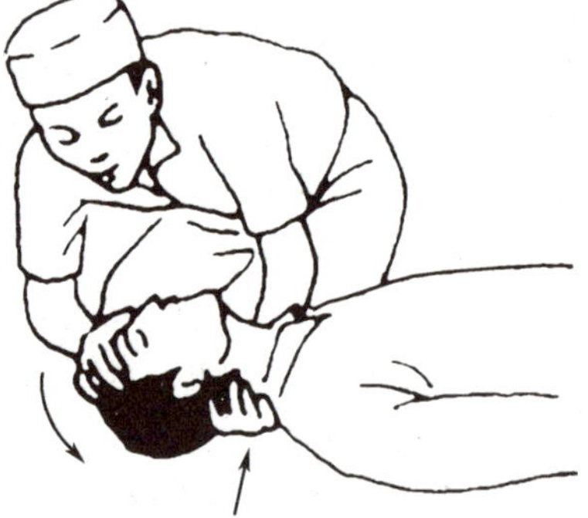

图6-4　仰头抬颈法

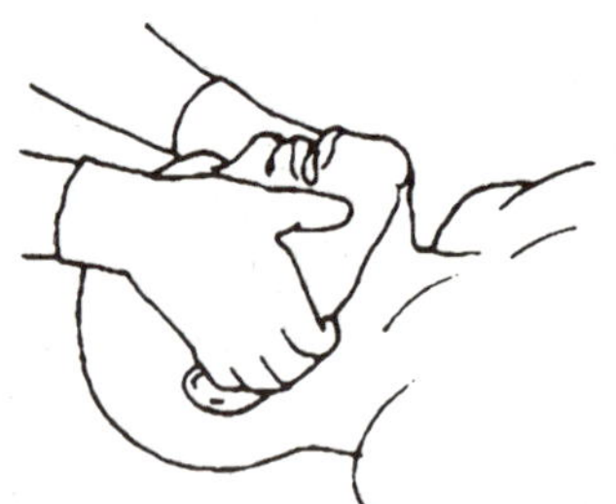

图6-5　托下颌法

(三) B——人工呼吸

用人工的方法，借外力来推动肺、膈、胸廓的活动，使气体被动进出肺，以保证机体氧的供给和二氧化碳的排出，维持一定的氧分压。

考点：现场急救最简单、及时、有效的人工呼吸法

1. 口对口人工呼吸　是最简单、及时、有效的人工呼吸法。

抢救者一手将病人的鼻孔捏闭，另一手托下颌并使病人的口唇张开，深吸一口气后双唇紧贴病人口部，连续吹气2次，每次吹气持续1秒钟，吹气频率8～10次/分。同时眼睛斜视病人胸廓，看到胸廓抬起方为有效；吹气间隔时，抢救者稍抬头并侧头换气，同时放开病人鼻孔，病人胸廓弹性回缩（图6-6）。

考点：吹气有效标志、频率

2. 口对鼻或口对口鼻人工呼吸　对于口周外伤或张口困难病人，用口对鼻吹气。吹气时要使病人口闭合，呼气时放开。抢救婴幼儿可用口对口鼻人工呼吸。

3. 口咽通气管的应用　将“S”形口咽管沿病人舌面插入咽部，口咽管的腭部压紧病人口唇，勿漏气。术者捏闭病人鼻孔，吸气后经管的另一端将气吹入（图6-7）。

如有条件，尽早改用气囊呼吸器或人工呼吸机来维持呼吸。

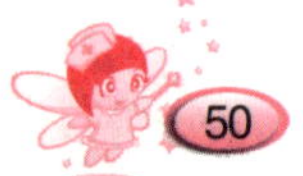

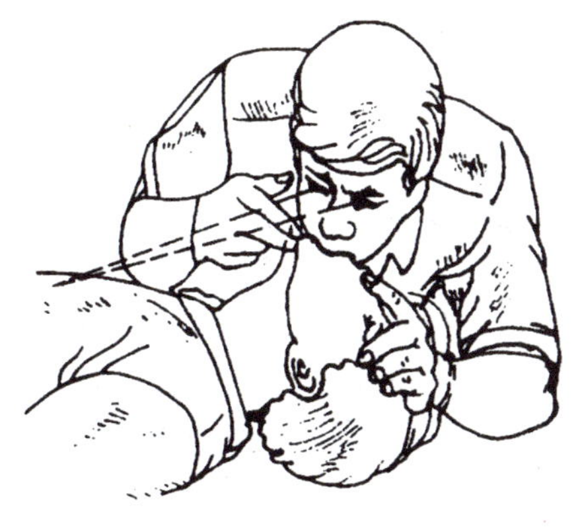
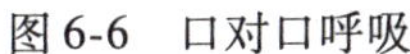

图6-6 口对口呼吸

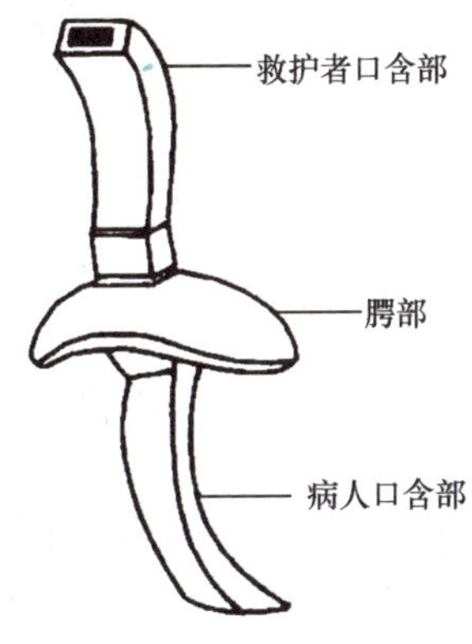

图6-7 口咽通气管

(四) 注意事项

1. 心搏骤停病人早期85% ~90%是室颤,治疗室颤最有效的方法是早用自动体外除颤(AED)。CPR与AED的早期有效配合使用,是抢救心跳、呼吸骤停猝死病人的最有效手段。电击除颤时不得接触病人和病床,防止触电。每次电击除颤后,立即从心脏按压开始CPR。

2. 按压5个循环或2分钟后再次评估脉搏、呼吸。如有呼吸而无脉搏,继续心脏按压;如有脉搏无呼吸,继续人工呼吸;如仍无脉搏、呼吸,重复上述步骤。

3. 心脏按压与人工呼吸比 成人30:2;儿童与婴儿单人操作时为30:2,两人操作时为15:2。

4. 操作用力要规律、均匀、适度,不可用力过猛,以免引起肋骨或胸骨骨折、血胸、气胸等并发症。

5. 复苏操作不可轻易间断,在基础生命支持的同时,尽早给予进一步生命支持和延续生命支持。

考点:心脏按压与人工呼吸比例

(五) 复苏有效的标志

抢救过程中要密切观察病人的病情变化。复苏有效的标志为:大动脉出现搏动,收缩压在60mmHg以上,瞳孔由大变小,发绀减退,自主呼吸恢复。

考点:复苏有效标志

护考链接

病人,女性,18岁。因溺水,救起时神志不清,呼吸停止,口唇发绀。

1. CPR的首要步骤是
A. 心脏按压 B. 人工呼吸 C. 叩击心前区 D. 保持呼吸道通畅 E. 心脏除颤

2. 如何判断是否心脏停搏
A. 听心音 B. 测血压 C. 摸颈动脉搏动 D. 摸桡动脉搏动 E. 心电图检查

3. 心脏按压与人工呼吸的比例是
A. 5:1 B. 10:1 C. 15:1 D. 15:2 E. 30:2

点评：①不论何种原因导致病人突然意识丧失，抢救的首要环节都是心脏按压。②颈动脉粗，离心脏近，搏动宏大有力，位置暴露，易于触摸，是判断心脏停搏和评估心脏复苏效果最便捷、有效的方法。③2010 国际 CPR 指南：按压与通气 5 个循环为周期，成人按压通气比 30:2。

二、进一步生命支持（ALS）

在初期复苏的基础上，应用辅助设备和药物，建立和维持有效的通气和血液循环，识别、治疗心律失常；建立有效的静脉通路，改善并保持心肺功能及治疗原发病。初期复苏与二期复苏不能截然分开，如有条件或在医院抢救，一开始就应迅速做好准备，尽早应用抢救药物及器械。

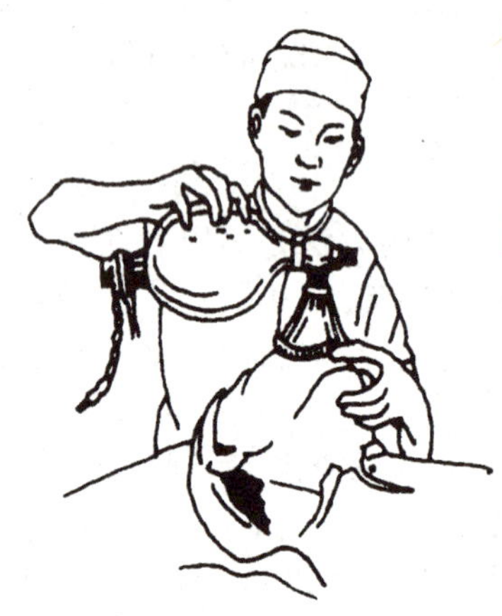

图 6-8　简易气囊呼吸器

（一）继续保持呼吸道通畅

根据病人情况和医院条件，选择口咽通气管、鼻咽通气管、气管内插管、环甲膜穿刺，必要时可施行气管切开术。

（二）进一步呼吸支持

开始吸纯氧，常用以下方法。

1. 简易气囊呼吸器　由带三通活瓣的弹性皮囊、面罩、衔接管组成。应用时将面罩紧扣于病人的口鼻部，挤压气囊，将空气压入肺内。气囊由于本身弹性作用，放松后随即复原。病人肺内气体排出后，经气囊上活瓣排入大气。气囊可接氧气管供氧（图 6-8）。

2. 人工呼吸机　可自动控制人工呼吸并调节呼吸频率、通气量、通气压力等，是进行长时间人工呼吸的理想设备。

（三）复苏药物的应用

1. 用药目的　激发心脏复搏并增强心肌收缩力；防治心律失常；纠正酸中毒；补充血容量；防治脑水肿。

2. 给药途径　首选静脉给药，其次是气管内给药，最后才考虑心内注射。

（1）静脉给药：应及早建立静脉通路。中心静脉置管或肘静脉以上穿刺是主要的给药途径。

（2）气管内给药：适用于气管内插管的病人。将肾上腺素、阿托品、利多卡因等，以生理盐水或蒸馏水稀释后，用细导管经气管导管远端注入，并接正压通气，以便药物弥散，快速吸收。

考点：首选给药途径

（3）心内注射：用 10ml 附有细长针头的注射器，在第 4 肋间胸骨左缘 1.5～2cm 处（成人），垂直刺入右心室，抽得心腔内回血，然后注入药液。心内注射因有损伤冠状血管、心肌、肺的可能，且注射时必须暂停心脏按压，还可能将药物误注入心肌内，故一般不主张使用。

3. 心脏复苏药物

（1）肾上腺素：是心脏复苏的首选药物。能增强心传导系统的自律性和心肌收缩力，增快心率，提高血压，并可使心室颤动由细颤转为粗颤，使电除颤易于生效。常用剂量为 1mg，静脉或气管内给药，必要时每 5 分钟重复一次。

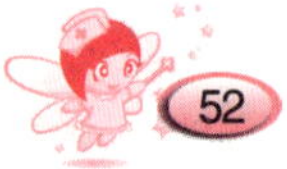

(2) 阿托品:解除迷走神经对心脏的抑制作用,提高窦房结的兴奋性,促进房室传导,对心动过缓有较好疗效。常用剂量为0.5～1mg,静脉给药,必要时每5分钟可重复一次。

(3) 利多卡因:是抗心律失常的首选药物。能抑制心室的异位激动,有治疗心室颤动的作用。用量为1～1.5mg/kg体重,静脉注射,必要时可重复给药。

考点:心脏复苏、抗心律失常首选药物

4. 其他用药及输液

(1) 碳酸氢钠:是纠正代谢性酸中毒的首选药物。用量为0.5～1mmol/kg体重(5%碳酸氢钠100ml＝60mmol)。一般5%碳酸氢钠以15ml/min左右的速度静脉输注为宜。在用碳酸氢钠的同时,应进行有效通气,以免二氧化碳蓄积。

链接　"心脏新三联"与"呼吸三联"

临床抢救心搏骤停病人常用"心脏新三联",包括肾上腺素1mg、阿托品1mg、利多卡因100mg,常静脉注射,可反复使用。抢救呼吸衰竭常用"呼吸三联",其组成为尼可刹米0.375mg、洛贝林3mg、二甲弗林8mg,静脉给药。

(2) 呼吸兴奋剂:洛贝林(山梗菜碱)、二甲弗林(回苏灵)、咖啡因、哌甲酯(利他林)等,用量视情况而定,采用静脉给药。上述药物在心跳未恢复前不宜应用,因中枢神经系统处于严重缺氧状态,用呼吸兴奋剂可能加速中枢衰竭。

(3) 输液治疗:维持体液平衡和循环血容量,纠正酸碱失衡,维持机体内环境稳定。

考点:纠正代谢性酸中毒首选药物

(四) 心电图监测与电击除颤

1. 心电图监测　应尽早应用,以明确心脏停搏的类型和心律失常的情况,指导复苏药物的应用。

2. 心脏电击除颤　成人绝大部分心搏骤停是由心室颤动所致,而电除颤是目前治疗心室颤动最有效的手段。如发现病人有心室颤动,应以除颤器除颤。把一个电极放在心尖区,另一个电极放在第二肋间胸骨右缘处,进行放电(造成电击),使心肌活动暂时停止,然后由窦房结或房室结传下冲动,恢复心律。成人除颤电击能量用200～400 J(一般第1次200J,若不成功,隔30秒后重复,第2次用300J,第3次用360J),然后进行放电。三次电除颤无效改用其他方法除颤。

电击除颤时应注意,电极板应涂好导电糊或包上盐水纱布,以免局部烧伤。放电时不得接触病人和病床,防止触电。

考点:电除颤意义、电击能量

三、持续生命支持(PLS)

持续生命支持的重点是脑复苏及复苏后疾病的防治。

(一) 脑复苏

防治心跳、呼吸骤停后缺氧性脑损伤的工作称为脑复苏。心跳、呼吸骤停引起脑损害的基本病理改变是脑缺氧和脑水肿。防治脑水肿是脑复苏的关键,应尽早施行综合治疗措施。

考点:心跳、呼吸骤停脑损伤基本病理改变

1. 低温　低温可降低脑代谢,减少耗氧量,使大脑对缺氧的耐受力增强。体温每降低1℃可使氧耗率下降5%～6%。可采用人工低温冬眠疗法,降温前先用降温辅助药物氯丙嗪类、地西泮、硫喷妥钠或巴比妥类药;然后戴冰帽重点对脑部降温,再在颈侧、腋窝、腹股沟等处置冰袋,使体温降至肛温32～34℃、肌张力松弛、呼吸平稳为准。低温冬眠期间严密监测病人生命体征,不宜翻身、移动病人。人工低温冬眠需持续至神志恢复。复温时先撤除冰袋冰帽,待体温恢复后再停用辅助降温药。

考点:降温标准,降温、复温步骤

2. 脱水　在维持血压的基础上,应用脱水剂以减轻脑水肿。可用20%甘露醇、25%山梨

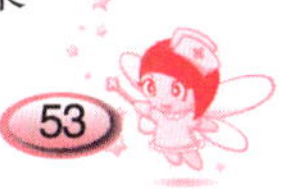

考点：脱水首选药物和用法

醇、50%葡萄糖溶液、呋塞米等。首选20%甘露醇溶液200～250ml，在15～30分钟内快速静脉滴入，根据需要每6小时重复使用。脱水治疗时要密切观察病人血压、中心静脉压、尿量变化，注意有无低血钾、血容量不足等征象，发现情况应及时处理。

3. 糖皮质激素　可降低毛细血管通透性，稳定溶酶体膜，对减轻脑水肿、保护脑功能有肯定疗效。常用氢化可的松、地塞米松。

4. 镇静止痉　脑损伤的病人常有肢体抽搐，会增加耗氧量，可用冬眠Ⅰ号（哌替啶100mg、异丙嗪50mg、氯丙嗪50mg）。冬眠Ⅰ号也作降温辅助用药。

5. 改善脑细胞代谢药物　可选用脑活素、能量合剂等药物。

6. 高压氧治疗　将病人置于202.6～303.9kPa（2～3个大气压）的高压氧舱内，可提高血氧弥散，有利于脑细胞功能恢复。

（二）其他治疗

心搏恢复后，针对不同情况使用血管活性药及强心药，调整输液速度，维持血压、中心静脉压、心率的稳定。加强呼吸管理，动态监测血气分析，给氧和有效的人工通气，注意防止肺部并发症。监测血液生化及尿量变化，防治肝、肾功能衰竭。纠正酸中毒和水、电解质紊乱，加强支持疗法，维持体液平衡。积极治疗原发病。

第3节　心肺脑复苏病人的护理

案例6-3

病人，男性，63岁，因冠心病住院治疗。早上排便后突然不省人事，心跳、呼吸骤停。立即进行CPR、心脏新三联、电除颤、气管插管等抢救，10分钟后病人心跳、自主呼吸相继出现，随后意识有反应。1小时后，意识模糊，面色苍白，R 24次/分，P 102次/分，BP 90/62mmHg，T 35.1℃。

问题：1. 病人是否已经脱离了危险？

2. 注意预防哪些并发症？

病人复苏后，仍处于危险中，组织脏器功能可出现不同程度损害，心跳、呼吸可能再度停止，原发病需要及早治疗，各种并发症极易发生。因此，必须按危重病人特别监护，安排专人护理。

一、护理评估

（一）健康史

重点评估病人心跳、呼吸骤停的病因、抢救经过。了解病人有无心脑血管疾病、呼吸系统疾病、糖尿病、肝肾功能不全、严重创伤、中毒、过敏等疾病史，了解其治疗用药史等。

（二）身体状况

评估病人意识与精神、瞳孔、生命体征、中心静脉压、皮肤颜色与温度、尿量等变化，有无意识障碍、呼吸困难、心律失常、肾功能不全、继发感染等情况发生。

（三）心理-社会状况

突然而来的危重病变、经济问题、对预后的重重顾虑等，使病人和家属均承受极大的心理

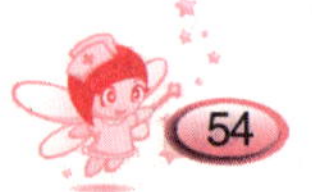

压力。病人身处监护室,使用多种监护仪器和治疗手段,易使家属和病人产生面临死亡的感受,出现较严重的紧张、恐惧、悲观等心理。

(四) 辅助检查

1. 实验室检查　血常规检查,了解病人血液稀释或浓缩程度、有无感染等情况发生;动脉血气分析,了解其肺功能和酸碱平衡失调情况;血尿素氮、尿比重测定,了解其肾功能;血生化、电解质测定,了解其肝肾功能、心肌功能、体液电解质平衡等情况。

2. 心电图监测及心电监护　及早发现、诊断、处理各类心律失常。

3. 中心静脉压监测　了解病人右心功能和血容量,指导用药和输液。

4. 其他　根据原发病,做好其他必要的辅助检查。

二、护理诊断和医护合作性问题

1. 组织灌流量改变　与心功能受损、心排血量减少、血管阻力变化有关。

2. 气体交换受损　与血液灌流不足、肺水肿、肺不张、组织缺氧有关。

3. 恐惧与悲哀　与病情危重、担心预后等因素有关。

4. 潜在并发症　急性肾衰竭、感染、压疮、MODS 等。

三、护理目标

病人组织灌注改善,重要器官功能恢复;病人维持正常呼吸;病人情绪稳定,不良心理减轻或消除;病人无并发症发生,或并发症发生时得到及时处理。

四、护理措施

(一) 一般护理

1. 安置病人在重症监护室,专人护理　绝对卧床休息,保持环境安静,限制探视。意识障碍者,取平卧位,头偏向一侧。血压平稳后,取头高 10°~30°卧位,以利其静脉血回流。

2. 增加营养摄入　对恢复期病人要注意营养供给,必要时采用全胃肠外营养(TPN),待胃肠功能恢复后可鼻饲或进食。

3. 预防感染和损伤　复苏后病人常规使用抗生素,预防肺部感染。勤翻身、拍背,痰黏稠时给予雾化吸入,保持呼吸道通畅;对气管插管、气管切开、机械通气的病人,要严格做好气管导管、呼吸机管道和吸痰用物的消毒灭菌处理,操作过程中严格执行无菌要求。对留置导尿管病人要预防泌尿系统感染,定时更换引流管,每天更换引流袋,做好尿道外口、会阴部清洁消毒护理。做好口腔和皮肤的护理。

(二) 病情监测

1. 生命体征　应用心电监护仪,持续监测病人体温、呼吸、脉搏、血压以及中心静脉压等,直至其病情稳定。定时为其进行心电图检查。

2. 组织灌流情况　观察病人神志、瞳孔,反映脑组织血液灌流和脑功能恢复情况;观察其尿量,反映肾血流灌注情况;观察病人皮肤、口唇的颜色、四肢的温度和湿度等,判断其外周组织灌流情况。

3. 辅助实验室检查　动态监测病人血尿便常规、血气分析、血电解质、肝肾功能等变化,了解其机体状况和脏器功能，指导治疗。

4. 并发症 监测病人有无心力衰竭、气胸、肺部感染、泌尿系统感染、急性肾衰竭、酸中毒、电解质紊乱、压疮、导管并发症等发生。

（三）治疗配合护理

1. 维持良好的呼吸功能 ①保持呼吸道通畅，常规吸氧。注意湿化气道，及时清除呼吸道分泌物，定时翻身、拍背，适时应用抗生素。②应用人工呼吸机者，要调试好模式与参数，进行血气监测，控制吸氧浓度和通气量、通气压力，观察有无导管阻塞、衔接松脱、皮下气肿、通气过度或通气不足等现象。

2. 维持稳定的循环功能 ①复苏后血压过低，需注意观察是否血容量不足，有无酸中毒或水、电解质失调及心律失常，警惕心跳、呼吸骤停的再次发生。②根据医嘱正确使用血管活性药物、强心药物等，调整输液速度，防止发生心力衰竭等并发症。

3. 维持合适的体温 ①低温冬眠治疗者，降温、复温过程须缓慢平稳地进行，持续监测其体温，并注意观察血压和脉搏的变化，避免寒战、冻伤、肺部感染等并发症。②复苏后，病人常因循环灌流不足，出现体温过低，需要保暖，应提高室温或加盖棉被，不要作任何形式的局部体表加温。③对中枢性发热、继发感染性发热的病人，须采用降温措施，做好发热病人的护理。

4. 防治肾衰竭 最有效的措施是维持循环稳定，保证肾的灌流量。纠正酸中毒、适当使用肾血管扩张药（如小量多巴胺）、利尿剂，保护肾功能。避免使用引起病人肾血管收缩和损害肾功能的药物。

5. 纠正酸中毒和电解质紊乱 酸中毒是病人复苏后循环、呼吸功能不稳定，发生心律失常、低血压的重要因素，也是脑复苏失败的重要原因。呼吸性酸中毒，主要通过改善通气纠正。代谢性酸中毒，主要应用碳酸氢钠碱性药物纠正。同时纠正电解质紊乱，保护肾排酸保碱的功能。

6. 原发病处理 对引起病人心跳、呼吸骤停的原发疾病，要积极治疗和护理，这是稳定病情、促进恢复的根本因素。

（四）心理护理

护士要亲切温和，工作认真。病情许可时，护士可鼓励病人说出自己的担忧，并有针对性地给予解释；向病人耐心介绍监护室环境、监护治疗的必要性，消除其紧张情绪；向其家属宣教复苏的基本知识和要求，以取得各方面的积极配合。

（五）健康指导

1. 增强病人安全意识和自身保护，防止意外事故发生。

2. 积极治疗心脑血管等疾病，定时到医院检查，在医生的指导下规范治疗，如有不适及时就诊。

五、护理评价

病人组织灌注是否改善，重要器官功能是否恢复；病人是否维持正常呼吸；病人情绪是否稳定，不良心理是否减轻或消除；病人有无并发症发生，或并发症发生时是否得到及时处理。

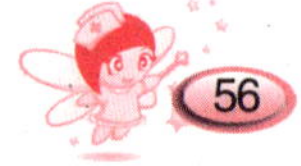

小 结

CPCR是使心跳、呼吸骤停的病人迅速恢复循环、呼吸和脑功能所采取的抢救措施。心跳、呼吸骤停的诊断依据是意识突然丧失、大动脉搏动消失、呼吸停止。CPCR分三期:BLS、ALS、PLS,三期不能截然分开。初期复苏包括CAB三个步骤,提供基础生命支持。二期复苏是应用辅助设备和药物进一步给予生命支持。后期复苏的重点是脑复苏和复苏后处理,防治脑缺氧、脑水肿是脑复苏的关键。在复苏后病人护理中,要加强监测,维持病人呼吸、循环功能稳定,维护其脏器功能,防治并发症。

自 测 题

A_1/A_2 型题

1. 病人,张某,无意识和呼吸,以下哪项是确保呼吸道通畅的位置
   A. 头后仰颈项过伸
   B. 去枕平卧位
   C. 平卧位,头偏向一侧
   D. 头低足高位
   E. 侧卧位
2. 一般情况下,心跳、呼吸骤停病人大脑缺血、缺氧耐受时间是
   A. 2~3分钟　B. 2~5分钟
   C. 3~5分钟　D. 4~6分钟
   E. 5~10分钟
3. 心肺复苏开始前的判断与呼救应在
   A. 5~10秒内完成
   B. 30秒内完成
   C. 1~2分钟内完成
   D. 3~4分钟内完成
   E. 5~10分钟内完成
4. 口对口人工呼吸时正确的是
   A. 头部抬起
   B. 吹气要看到胸廓抬起
   C. 呼气时捏闭鼻孔
   D. 连续吹气5次
   E. 每次吹气持续2秒以上
5. 成人心肺复苏人工呼吸的频率是
   A. 8~10次/分　B. 10~12次/分
   C. 12~16次/分　D. 16~18次/分
   E. 18~20次/分
6. 成人胸外心脏按压的正确位置是
   A. 剑突　B. 心前区
   C. 心尖部　D. 胸骨左缘
   E. 胸骨下段
7. 对心跳、呼吸骤停的婴幼儿实施心脏按压时,下压深度是
   A. 1~2cm　B. 2~3cm
   C. 3~4cm　D. 4~5cm
   E. 5cm及以上
8. 心搏骤停后最容易发生的继发性病理变化是
   A. 肺水肿　B. 急性肾衰竭
   C. 脑缺氧性损伤　D. 心肌缺氧性损伤
   E. 急性重型肝炎
9. 复苏有效的标志不包括
   A. 收缩压60mmHg以上
   B. 舒张压60mmHg以上
   C. 大动脉出现搏动
   D. 瞳孔缩小
   E. 自主呼吸恢复
10. 心肺复苏时首选的给药途径是
   A. 舌下　B. 皮下
   C. 静脉　D. 气管内
   E. 心内

A_3/A_4 型题

(11~13题共用题干)

病人,女性,22岁。1周前曾患感冒,现因胸闷、心慌住院,诊断为急性心肌炎。在心电图检查时,病人突然出现心室颤动、心搏停止、意识消失。

11. 对该病人室颤的最佳抢救措施是
   A. 心前区叩击　B. 心脏按压
   C. 人工呼吸　D. 电击除颤
   E. 药物除颤
12. 复苏后,对该病人处理的重点是
   A. 维持血容量　B. 应用各种复苏药物

C. 保护脑细胞　　D. 机械呼吸

E. 稳定循环

13. 对该病人脑复苏采用人工低温冬眠疗法,下述叙述错误的是

A. 不宜翻身和移动体位

B. 体温不低于32℃

C. 保持水、电解质平衡

D. 严密观察其生命体征

E. 复温时先停冬眠,后撤降温

（杨建芬）

第7章 外科围手术期病人的护理

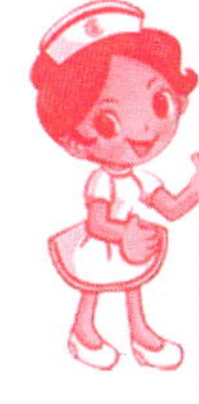

手术是外科治疗的一项主要措施,但对人体来说是一种创伤,会出现不同的代谢紊乱和脏器功能改变或障碍,同时手术对病人还会产生心理上的负担。围手术期指术前、术中、术后三个连续的时期,护理的主要任务是全面评估病人的生理、心理状态,提高病人对手术的耐受力,减轻其焦虑程度,将手术的危险性降至最低程度,避免或减少并发症的发生,促进病人早日康复。

第1节 手术前护理工作

案例7–1

病人,男性,68岁。因前列腺增生症入院,拟行手术治疗。入院时查体:病人精神十分紧张,表情痛苦,T 36.9℃,P 70次/分,R 16次/分,BP 148/88mmHg,既往有高血压史,现自述不能自行排尿。

问题:1. 该病人术前应做哪些准备?

2. 如何做好病人的心理护理?

一、概述

手术前期指从病人决定手术治疗到将病人送至手术室为止,此段时期的工作称为手术前护理,时间可从十几分钟到数十天。按照手术的期限性,手术可分为择期手术、限期手术和急症手术三类。①择期手术:可在充分的术前准备后选择合适的时机进行手术,如一般的良性肿瘤切除术。②限期手术:手术时间虽然可以选择,但有一定时限,应在尽可能短的时间内做好术前准备,如各种恶性肿瘤根治术。③急症手术:需在最短时间内进行必要准备后迅速实施的手术,如外伤性肠破裂等。完善的术前准备是手术成功的重要条件。手术前护理的重点是全面评估病人的身心状况,做好必要的术前准备,进行健康指导,纠正病人的生理、心理问题,提高病人对手术和麻醉的耐受能力,将手术的危险性降低至最低限度。

考点:具体疾病手术所属的类型

二、护理评估

(一)健康史

了解病人的一般情况、现病史和既往健康状况。详细了解各系统疾病史、药物过敏史、手术史、家族史、遗传史、女性病人月经史和生育史等,尤其是既往有无高血压、糖尿病、心脏及肝肾疾病,初步判断病人的手术耐受性。

(二) 身心状况

1. 躯体表现

(1) 年龄:中青年、儿童对手术的耐受力较好,婴幼儿和老年人对手术的耐受力较差、危险大。婴幼儿术前应重点评估其生命体征、体重和出入液量的变化;老年人应全面评估其身体各系统功能。

(2) 营养状况:病人的营养状况与手术的成功关系密切,营养不良的病人抵抗力低,容易发生感染、伤口愈合障碍等。

(3) 重要器官功能:①循环系统:评估病人的脉搏、血压、心率以及四肢末梢循环,如皮肤色泽、温度及有无水肿,了解其有无高血压、冠心病、贫血或低血容量等增加手术危险性的因素。②呼吸系统:评估病人的胸廓外形、呼吸状态及呼吸困难、咳嗽、咳痰、胸痛、哮喘、发绀等异常情况,了解有无如肺炎、肺结核、支气管扩张、哮喘、肺气肿等增加手术危险性的因素。③泌尿系统:评估病人排尿和尿液情况及有无排尿困难、遗尿、尿频、尿失禁等,了解其有无肾功能不全、前列腺增生、急性肾炎等增加手术危险性的因素。④血液系统:了解病人有无牙龈出血、皮下紫癜或外伤后出血不止等增加手术危险性的因素。⑤其他:了解病人有无其他增加手术危险性的因素,如肝硬化、腹水、甲状腺功能亢进、糖尿病、肾上腺皮质功能不全、营养不良及电解质紊乱等。

2. 心理-社会状况　手术对病人而言虽能解除病痛,但是创伤的经历易令其产生不良的心理反应,如焦虑、恐惧、抑郁或情绪激动等,这可削弱病人对手术和麻醉的耐受力,影响伤口的愈合和手术效果。同时还要评估其家庭经济状况、家庭成员对其住院的反应和态度,综合识别并判断病人的心理状态,以便及时为其提供有效的心理护理。

(三) 辅助检查

了解病人血、尿、大便三大常规和血生化各项实验室检查结果,了解 X 线、B 超、CT 及 MRI 等影像学检查结果,以及心电图、内镜检查报告和其他特殊检查的结果,以帮助判断病情、预后及完善术前检查。

三、护理诊断与医护合作问题

1. 焦虑/恐惧　与不适应住院环境、接受麻醉和手术、担心预后及住院费用高等有关。

2. 知识缺乏　缺乏与手术、麻醉相关的知识及术前准备知识。

3. 体液不足　与疾病所致体液丢失、液体量摄入不足或体液在体内分布转移等有关。

四、护理目标

病人情绪平稳,能配合各项检查和治疗;病人获得有关疾病和手术前后配合的知识;病人体液得以维持平衡,无水、电解质和酸碱平衡紊乱,机体处于接受手术的最佳状态。

五、护理措施

(一) 一般护理

1. 饮食和休息　根据病情进行饮食指导,鼓励病人摄入营养丰富、易消化的食物,必要时加强营养。督促病人活动与休息相结合,减少明显的体力消耗,注意保证病房安静,以保证病

人的睡眠时间。

2. 呼吸系统的准备　是为了控制呼吸道炎症，预防围手术期肺部感染等并发症。吸烟病人术前 2 周停止吸烟，防止呼吸道分泌物过多，影响呼吸道通畅。指导病人学会并练习深呼吸、有效咳嗽排痰等方法。指导胸部手术者进行腹式呼吸的训练，腹部手术者进行胸式呼吸的训练。有肺部感染的病人使用抗生素，指导体位引流，待控制感染后再考虑安排手术。痰液黏稠者应用抗生素及糜蛋白酶、地塞米松雾化吸入。

考点: 病人术前 2 周戒烟

3. 消化系统的准备　非胃肠道手术病人术前一般不限制饮食种类，胃肠道手术病人术前 1 ~ 2 天进食流质饮食，手术日晨常规放置胃管。病人术前 12 小时开始禁食、术前 4 小时开始禁饮水，以防麻醉或术中呕吐引起窒息或吸入性肺炎。幽门梗阻病人手术前 3 日每晚以 0.9% 氯化钠溶液或高渗盐水洗胃，以减轻胃黏膜充血水肿。大肠手术前 3 日开始做好充分的肠道准备后方可手术（详见本书第 17 章第 3 节大肠癌病人的护理）。

考点: 择期手术病人禁饮食时间、目的

考点: 幽门梗阻病人术前准备

4. 手术区皮肤准备　是预防切口感染的重要环节。术前 1 日协助病人剪短指甲、理发、沐浴及更衣。术前 24 小时内做好手术区皮肤准备，剃除或剪去毛发、清除皮肤的污垢。备皮时注意遮挡和保暖，动作轻巧，防止损伤表皮和增加感染的可能性。

（1）皮肤准备范围

1）颅脑手术：剃除整个头颈部毛发，保留眉毛。术前 3 日剃除头发、每日洗头 1 次（急症手术例外）。术前 2 小时剃净头发，用肥皂水洗头，戴清洁帽子（图 7-1）。

2）颈部手术：自下唇下缘至乳头连线，两侧到斜方肌前缘，剃除下颌胡须（图 7-2）。

3）乳房手术：自锁骨上窝至脐平面，前至健侧锁骨中线，后过腋后线，包括患侧上臂、肩和腋窝（图 7-3）。

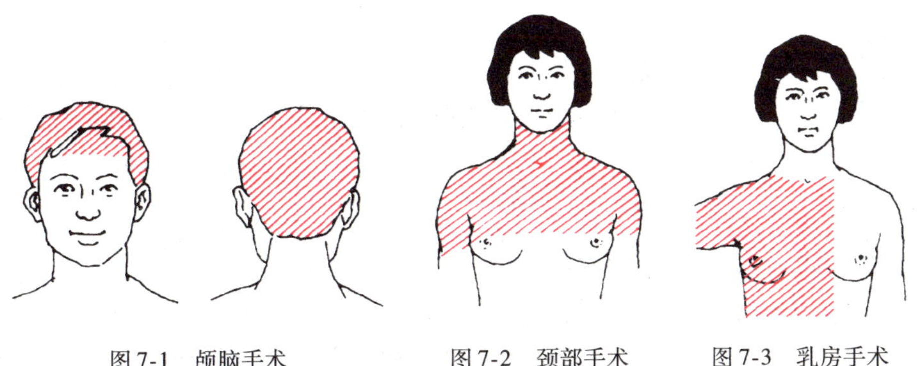

图 7-1　颅脑手术　　图 7-2　颈部手术　　图 7-3　乳房手术

4）胸部手术：自锁骨上窝水平面至脐孔水平面，前面超过对侧锁骨中线，后面超过对侧肩胛下角，包括患侧上臂、肩及腋窝，剃除胸毛和腋毛（图 7-4）。

5）腹部手术：上腹部手术自乳头连线至耻骨联合，两侧到腋后线，剃净阴毛，清洁脐孔（图 7-5）。下腹部手术上平剑突，下至股部上 1/3 前、内侧，包括外阴部，两侧至腋后线（图 7-6）。

6）肾区手术：自乳头连线至耻骨联合，前后均过正中线，剃净阴毛，清洁脐孔（图 7-7）。

7）会阴部及肛门部手术：自髂前上棘连线至大腿上 1/3 的前、内、后侧，包括会阴及臀部，剃除阴毛（图 7-8）。

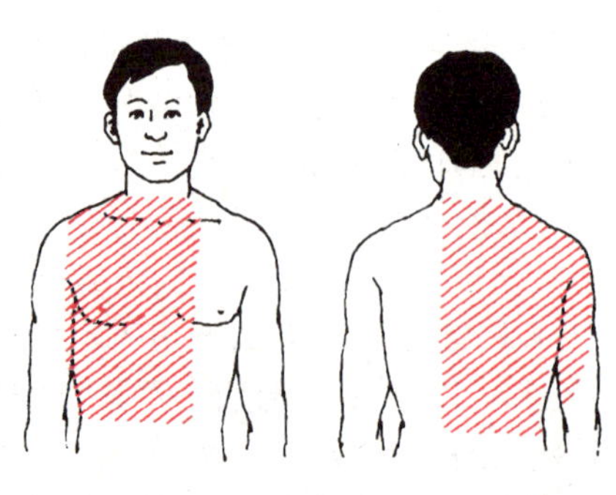

图 7-4 胸部手术

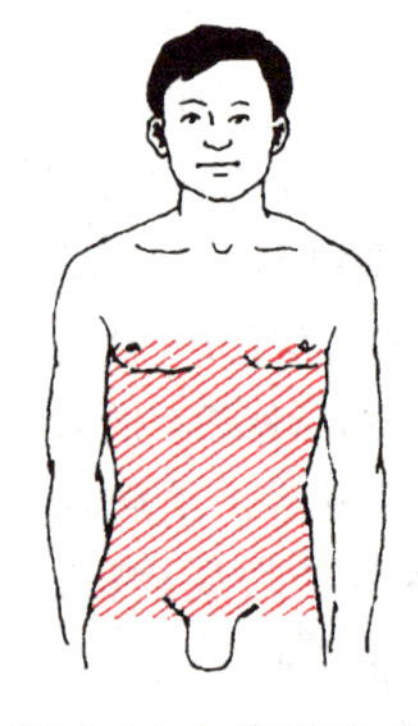

图 7-5 上腹部手术

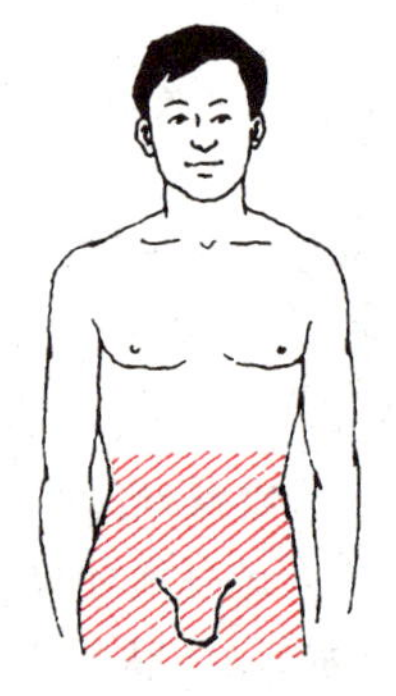

图 7-6 下腹部手术

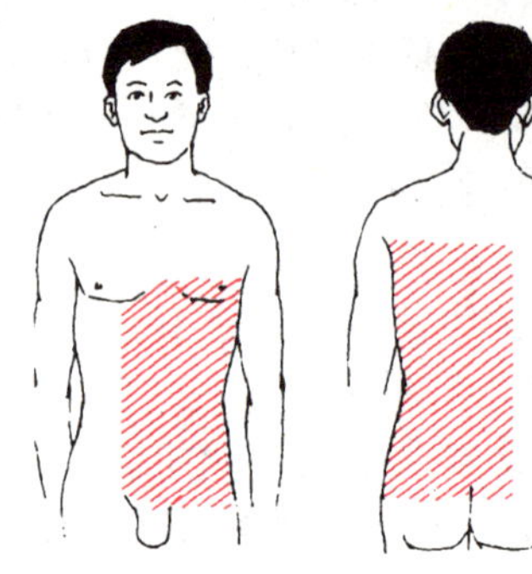

图 7-7 肾区手术

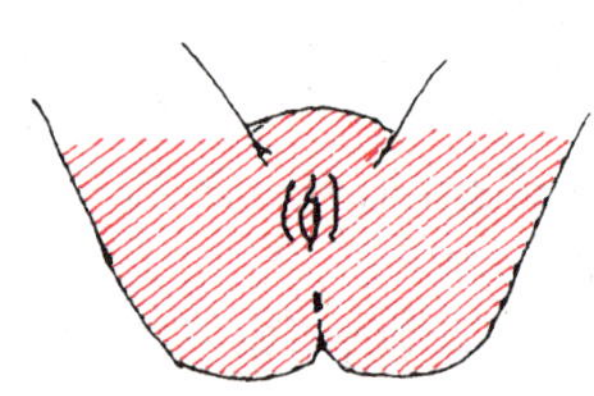

图 7-8 会阴部及肛门部手术

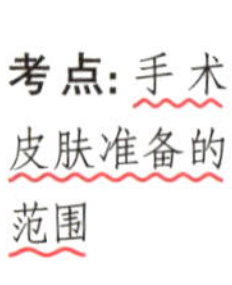

考点: 手术皮肤准备的范围

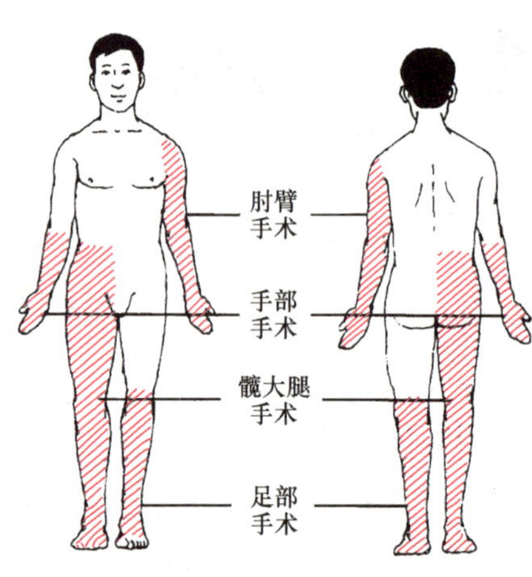

图 7-9 四肢手术

8）四肢手术：原则是以切口为中心，上、下各超过20cm。一般要超过远、近端关节，修剪指（趾）甲。上臂手术应剃除腋毛，大腿手术应剃除阴毛（图 7-9）。

9）骨科无菌手术，手术前 3 日开始准备皮肤。即术前第 3 日当天用肥皂水洗净，70% 乙醇溶液消毒，无菌巾包扎；术前第 2 日再作消毒与包扎；术前 1 日剃净毛发，继续清洗、消毒、包扎；手术日晨重新消毒包扎。

（2）用物准备：治疗盘内有剃毛刀架及刀片、纱布、橡胶单及治疗巾、毛巾、汽油、棉签、手电筒、弯盘，治疗碗内盛肥皂水及软毛刷，脸盆盛热水。骨科手术备皮另备 70% 乙醇溶液、无菌巾、绷带。

（3）操作步骤：①向病人做好解释工作，将其接至治疗室，如在病房床前备皮需用屏风遮挡。②橡胶单及治疗巾以保护床单，暴露备皮部位。③软毛刷蘸肥皂水涂局部，一手用纱布绷紧皮肤，另一手持剃毛刀分区剃尽毛发。④剃毕用手电筒照射，仔细检查毛发是否剃净及有无刮破皮肤。⑤毛巾浸热水洗净局部皮肤及肥皂液。⑥备皮完毕，整理用物，妥善安置病人。

5. 其他 常规进行药物过敏试验和做好配血等工作。

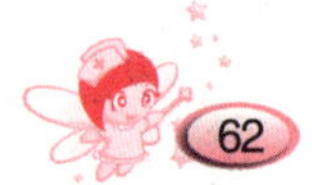

6. 手术日晨准备

(1) 认真检查、确定各项术前常规准备工作的落实情况。

(2) 测量体温、脉搏、呼吸、血压,若发现病人体温升高或女性病人月经来潮等情况,应通知医生延期手术。

(3) 胃肠道及上腹部手术者应放置胃管。

(4) 进入手术室前嘱病人排尽尿液;下腹部、盆腔内手术或手术时间持续4小时以上者,应予以留置导尿管并妥善固定。

(5) 遵医嘱于术前半小时给予术前用药。

(6) 取下活动的义齿、发夹、眼镜、手表、首饰和其他贵重物品,给予妥善保管。

(7) 备好手术需要的物品,如病历、X线片、CT片、MRI片、药品等,随同病人带入手术室。

(8) 与手术室接诊人员仔细核对病人、手术部位及名称等,做好交接。

考点: 病人体温升高或月经来潮延期手术

(二) 急症手术病人的准备

病人按常规作皮肤准备,配血,做药物过敏试验及麻醉前准备。一般急诊手术病人手术前要"四禁",即禁饮食,禁服泻药,禁灌肠,未明确诊断前禁用止痛剂。危重病人不宜作复杂的特殊检查。

考点: 急症手术病人"四禁"

(三) 配合治疗护理

1. 加强营养　营养不良的病人,创伤修复和切口愈合的能力及防御能力均下降,易并发感染等并发症,术前应尽可能予以纠正。血浆白蛋白值在30~35g/L的病人,根据病情制订富含蛋白质、能量和维生素的饮食计划;若低于30g/L,则应在短期内通过输入血浆或人体白蛋白制剂等纠正低蛋白血症。对不能进食或经口摄入不足的营养不良病人,可给予肠内、外营养支持以有效改善病人的营养状况,提高对手术的耐受力。

2. 心血管疾病　可直接影响病人对手术的耐受力,故对伴有心血管疾病者应经内科治疗控制原发病,加强对心脏功能的监护。血压过高的病人术前应选用合适的降压药物使血压平稳在一定水平,但并不要求降至正常后才做手术,一般用药将血压控制在180/100mmHg以下即可;血压在160/100mmHg以下者不必做特殊准备。急性心肌梗死病人发病后6个月内不宜施行择期手术,6个月以上无心绞痛发作者可在严格监护下手术。心力衰竭病人应在病情控制3~4周后再考虑手术。

3. 肝疾病　肝功能损害较严重的病人常存在贫血、低蛋白血症和凝血功能障碍等,术前必须经严格准备改善肝功能,提高手术耐受力。

4. 肾疾病　麻醉、手术创伤都会加重肾的负担,术前准备应最大限度地改善肾功能,如需要透析,应在计划24小时内进行。合理控制饮食中蛋白质和盐的摄入量,禁用肾毒性药物,注意维持水、电解质及酸碱平衡,定期监测肾功能。

5. 糖尿病　病人手术耐受力低下,伤口愈合能力和抗感染能力都很差。手术前应控制血糖于5.6~11.2mmol/L,尿糖(+)~(++)。手术宜安排在当日晨尽早进行,以缩短手术前禁食时间,避免发生酮症酸中毒。糖尿病病人在手术中应根据血糖监测结果,静脉滴注胰岛素控制血糖。

（四）心理护理

和蔼亲切的态度、周到礼貌的语言，可使病人感受到关心和尊重，产生信任，是做好心理护理的基础。

1. 向病人介绍病区环境及主管医师和护士，使病人尽快熟悉住院环境。
2. 介绍病人结识同类手术康复者，使病人通过后者体会成功的经验。
3. 多与病人及其家属沟通，了解引起焦虑、恐惧的原因，尽量满足其合理要求。
4. 指导病人运用合适的放松方法，如深呼吸、散步、听音乐及放松疗法等进行自我调整。
5. 做好病情介绍，说明手术必要性和麻醉的安全性，消除病人的顾虑，树立其战胜疾病的信心。

（五）健康指导

1. 告知病人有关疾病的知识，手术和麻醉的相关知识，使之理解手术的必要性，掌握术前准备的具体内容。
2. 指导病人术前加强营养，注意休息和适当活动，提高其抗感染能力。
3. 教会病人自行调整卧位和床上翻身的方法，以适应术后体位的变化。
4. 戒烟，早晚刷牙、饭后漱口，保持口腔卫生；注意保暖，预防上呼吸道感染。
5. 指导病人做术前各种训练，包括呼吸功能锻炼、床上活动、床上使用便盆等。

六、护理评价

病人的心态是否平稳，能否配合各项检查、治疗和术前准备；病人能否说出所患疾病的病因、主要表现和预防知识；病人的体液平衡是否得以维持，各主要器官功能状态，机体是否处于接受手术的最佳状态。

第2节 手术室护理工作

案例7-2

病人，男性，18岁。因急性阑尾炎入院进行手术治疗，病人自诉腹部疼痛。查体：T 37.2℃，P 80次/分，R 18次/分，BP 128/80mmHg。经过各种术前准备后，外科护士已将病人送进手术室并和手术室护士进行了交接。

问题：1. 手术护士和巡回护士各应做好哪些护理工作？
2. 手术护士应如何配合医生台上手术？

手术室护理工作是医院护理工作的重要组成部分，具有业务面广、技术性高、无菌操作严格等特点，主要任务是保证手术过程的顺利进行，保证病人手术的安全。因此，手术室护士不仅要具有爱岗敬业的思想素质和娴熟、严谨的业务素质，更要有敏捷、灵活、稳重、谦和的心理素质、健康的体魄和科学的管理能力，才能默契地配合手术医师，保证手术的顺利进行。

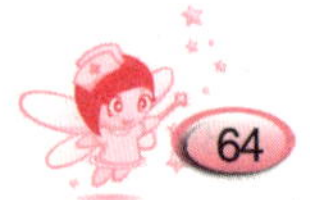

一、手术室的设置与管理

(一) 手术室的设置

1. 手术室的位置　手术室应安排在医院内环境幽静、较少污染的地段,一般位于建筑物的较高层,方向以东西延展最好,主要手术间应建在北侧,光线稳定,可避免阳光的直接照射。手术室应靠近相关手术治疗类科室,以方便接送病人。有直接的通道和通信联系设备,病人和工作人员应由各自通道进入手术室。周围道路设立安静标志。手术室内走廊宽度不少于2.5m,便于工作人员、无菌器械、敷料的进出和平车运送病人。

2. 手术室的分区　按功能流程和洁净程度将手术室分为三个区域,即非限制区、半限制区和限制区,为保持环境洁净,三个区域必须严格区分或隔离,之间设立明显标志。

(1) 非限制区(污染区):设在最外侧,包括办公室、会议室、值班室、更衣室、医护人员休息室、标本室、污物室、资料室、电视教学室、手术病人家属等候室等。

(2) 半限制区(清洁区):是非限制区进入限制区的过渡性区域,设在中间。包括器械室、敷料室、洗涤室、消毒灭菌室、手术间外走廊、麻醉恢复室、石膏室等。

(3) 限制区(无菌区):限制区要求最为严格,应设在内侧。包括手术间、洗手间、手术间内走廊、无菌物品间、药品室和麻醉准备室等。

3. 手术室的配置　手术间数与外科床位数的比例一般为1:20~25。手术间的面积应根据综合手术室和专科手术室而定,普通手术间为30~40平方米,特殊手术间(如需体外循环的手术)面积可达60平方米。手术室内温度恒定在22~25℃,相对湿度50%~60%为宜。手术间的设置力求简洁,只放置必需的器具和物品,各种物品应有固定的放置地点,手术间的基本配备包括多功能手术床、大小器械桌、升降台、麻醉机、无影灯、药品柜、敷料柜、读片灯、吸引器、输液轨、踏脚凳、各种扶托及固定病人的物品。各种管道、挂钩、电源和电线都应以隐蔽方式安装在墙内或天花板上,最大限度地减少地面物品。现代手术室有中心供氧、中心负压吸引和中心压缩空气等装备设施,配备各种监护仪、X线摄影和显微外科装置等,有电视录像装置或参观台供教学、参观之用。

(二) 手术室的管理

手术室的工作人员集中且流动量较大,工作繁重而又复杂。所以必须加强手术室的管理,建立健全各项规章制度,确保手术顺利进行,杜绝差错与事故,保证重危病人及意外事故的抢救,保障手术室的无菌环境。

1. 手术室一般规则

(1) 手术室内保持肃静,严禁吸烟,不得随便走动。

(2) 除手术室人员和参加当日手术者外,与手术无关人员不得擅自进入手术室。患有上呼吸道感染、急慢性皮肤感染性疾病者,不可进入手术室,更不能参加手术。

(3) 凡进入手术室的人员必须更换手术室的清洁鞋帽、衣裤和口罩。外出时更换外出衣服和鞋。

(4) 严格执行无菌技术操作,所有工作人员都应相互监督。无菌手术与有菌手术严格分开,若在同一手术间内接台,则先安排无菌手术,后做污染或感染手术。

(5) 手术室工作人员应坚守岗位,随时准备接收急诊手术病人。

(6) 手术室内备齐急救物品,择期手术提前一天准备好手术器械和用品。

2. 手术室参观制度

(1) 参观者必须经有关部门同意，经手术室护士长安排，按指定手术间、时间进行参观。有条件者最好安排在教室观看闭路电视。

(2) 根据手术间的面积严格限定参观人数(40 平方米手术间不超过 6 人，25～30 平方米手术间不超过 4 人)。

(3) 参观者应遵守手术室管理规则，接受医护人员的指导，参观者应立于手术人员身后，不可距手术人员过近，避免污染。

3. 接送病人制度

(1) 接送病人要严格查对科别、姓名、性别、年龄、病室号、病床号、住院号、诊断、手术名称及部位、麻醉方法等，核对无误后送病人于指定手术间的手术台上。

(2) 接送病人一律用手术室专用平车。外科科室的平车只送至手术室非清洁区，由手术室专用平车将病人接送出入手术室，并注意安全。

(3) 病人进入手术室后需戴清洁帽、换鞋等。巡回护士需核查术前准备是否完善，检查病历、特殊用药、CT 和(或)X 线片等是否带齐。

(4) 手术结束后，待生命体征平稳、病情允许时将病人送回到病房，并与病房护士交接术后注意事项，输液、输血情况，病历及随带物品等手续。

4. 手术间清洁消毒制度

(1) 每天手术结束后，采用湿式打扫法将手术台、器械台、托盘、无影灯、输液架、脚凳、吸引器、门窗各处的污迹清洗干净，拖净地板，所使用的清洁工具一般应选用不掉纤维织物的材料制作，清扫工具应固定使用。

(2) 手术室应每天进行空气消毒，可用紫外线消毒 30～60 分钟。

(3) 每周末彻底大扫除一次，对吊顶和墙壁等进行擦拭清洁，打扫后密闭门窗进行空气熏蒸消毒。

(4) 每月做一次空气洁净度和生物微粒监测。

(5) 特殊感染手术后，按有关规定和方法随即进行消毒处理。如地面及房间物品的擦拭用 2000mg/L 有效氯消毒液进行消毒。手术室空气可用 3g/m^3 过氧乙酸熏蒸消毒，密闭 30 分钟。

二、常用手术器械和物品的准备与使用

(一) 布类物品

手术室的布类物品包括手术衣和各种手术单。应选择质地细柔且厚实的棉布，颜色以深绿色或深蓝色为宜。

1. 手术衣　分为普通和全遮盖两种，有大、中、小三号。用于遮盖手术人员未经消毒的衣着和手臂，穿上后能遮至膝下；手术衣前襟至腰部处应双层，以防手术时被血水浸透；袖口制成松紧口，便于手套腕部盖于袖口上；折叠时衣面向里，领子在最外侧，取用时不致污染无菌面。

2. 手术单　有大单、中单、手术巾、各部位手术单以及各种包布等，均有各自的规格尺寸和一定的折叠方法。

所有布类物品均需经高压蒸汽灭菌后方可供手术使用。棉布包灭菌后保存时间，夏季为

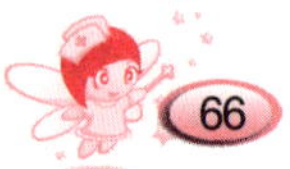

7天，冬季为10～14天（潮湿多雨季节应适当缩短天数），过期应重新灭菌。现在临床上使用无纺布制成并经灭菌处理的一次性手术衣和手术单，免去了清洗、折叠、消毒所需的人力、物力和时间，但不能完全替代布类物品。

（二）手术敷料

手术敷料包括吸水性强的脱脂纱布类和脱脂棉花类，用于术中止血、拭血及压迫、包扎等，有不同规格及制作方法。

1. 纱布类　纱布类敷料包括不同大小尺寸的纱布垫、纱布块、纱布球及纱布条。

2. 棉花类　常用的有棉垫、带线棉片、棉球及棉签。

各种敷料经加工制作后包成小包或存放于敷料罐内，经高压蒸汽灭菌后供手术时用。对于感染性手术，尤其是特异性感染手术用过的敷料不可乱丢，要用大塑料袋集中包起，袋外注明“特异感染”，送室外指定处焚烧。

（三）常用器械名称及用途

外科手术器械是完成手术操作所必需的工具，分基本手术器械和专科手术器械两大类。专科手术器械为某一专科需要而特制的器械。基本手术器械为任何手术的基本工具，常用的基本手术器械有刀、剪、钳、镊、拉钩、缝针和吸引器头等。

1. 刀刃类　有手术刀和手术剪、剥离器、骨凿和骨剪等。

（1）手术刀用于手术组织切割（图7-10）：使用时，用持针钳夹持刀片前端，安装于刀柄上，使用后需用持针钳夹持刀片尾端背部，稍用力提刀片向前推即可取下。传递手术刀时，传递者左手握持刀片与刀柄衔接处背侧，刀锋向上，将刀柄尾端送于操作者右手中。

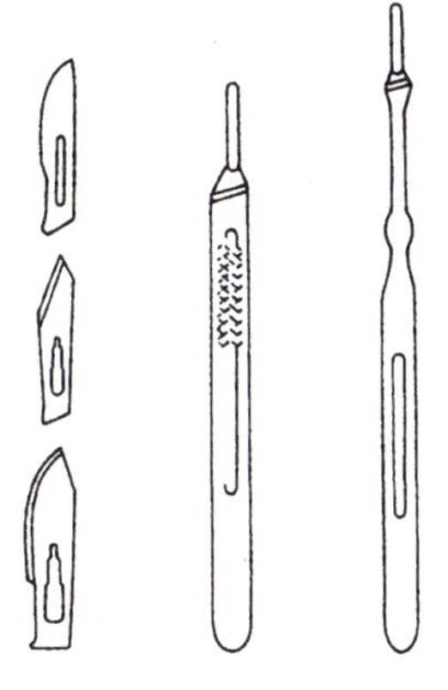

图7-10　手术刀片和刀柄

（2）手术剪有组织剪和线剪（图7-11）：组织剪有直、弯两种，头圆而窄，柄较长，分别用于浅、深部组织的剪开、分离与解剖。线剪是直剪，头宽而刃端较尖或一侧尖头一侧圆头，用以剪断缝线、引流物和敷料等。使用时组织剪和线剪不可混用。传递方法为传递者握持手术剪的中部，弯剪应将弯头向上，然后将剪柄尾端递给操作者。

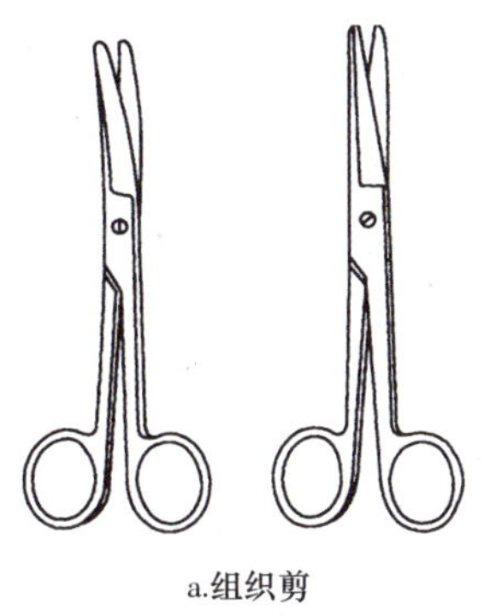

a.组织剪

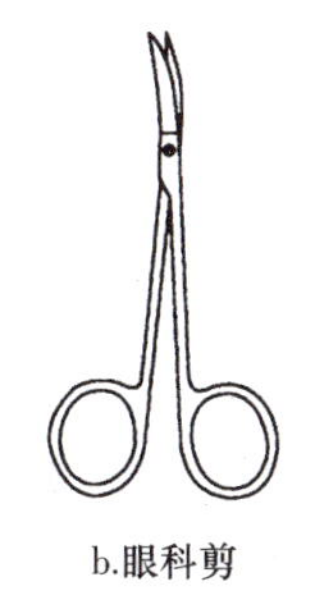

b.眼科剪

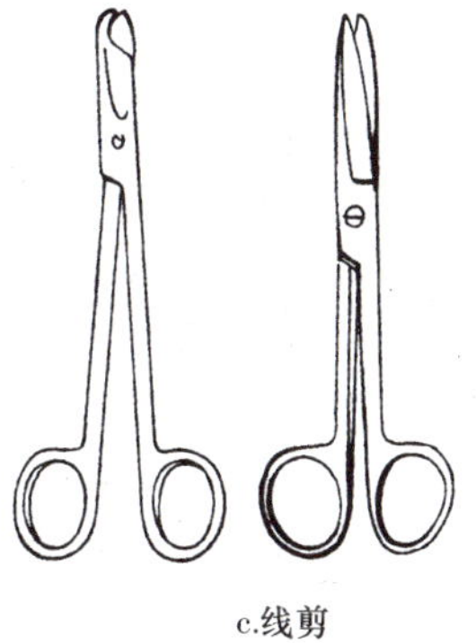

c.线剪

图7-11　手术剪

2. 钳镊类(图 7-12)

(1) 血管钳:又称止血钳。主要用于止血、分离组织、夹持组织等,按皮下止血、深部止血的用途分直、弯血管钳两类,同时各有大、中、小号及有齿、无齿等不同型号,有齿直钳用于钳夹较厚而易滑脱的组织,固定牢固。正确传递方法同手术剪传递法。

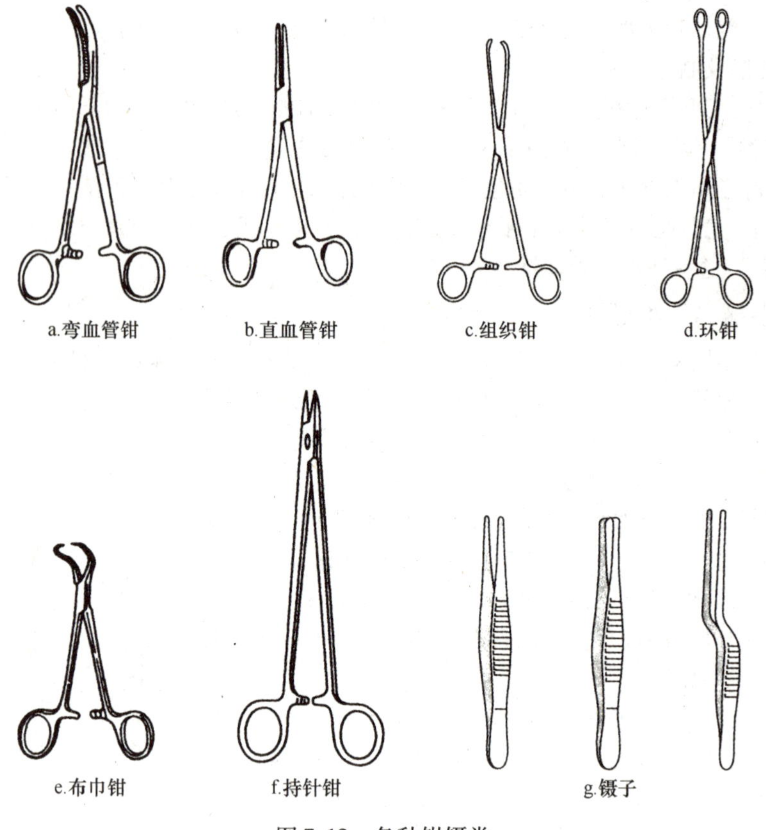

图 7-12　各种钳镊类

(2) 持针钳:又称持针器。特点是头端粗短而直,咬合力强,咬合面有纵横交错的沟槽,用于夹持缝针缝合各种组织以及持钳打结的操作。缝合时应以持针钳的尖端夹持缝针的中、后 1/3 交界处。应根据缝针型号大小而选用大、中、小号持针钳。传递方法为传递者握持针器的中部,然后将持针器尾端递给操作者。

(3) 组织钳:又称鼠齿钳或 Allis 钳。特点是头端有一排细齿,夹持组织后不易滑落且组织损伤较小。正确传递方法同手术剪传递法。

(4) 卵圆钳:又称海绵钳或环钳。分有齿和无齿两种,前者用于夹持敷料,作皮肤消毒用,或用以夹持传递器械、纱布、引流管等(作为持物钳使用)。后者用于夹持及牵引组织如胃、肠、子宫等。正确的传递方法同手术剪传递法。

(5) 布巾钳:用于固定手术野的无菌巾。正确传递方法同手术剪传递法。

(6) 手术镊:用于夹持组织或物品,分有钩和无钩两种,长度不等。有钩镊前端有钩齿,用于夹持较韧厚的组织,如皮肤、筋膜、肌腱等。无钩镊用于夹持较脆弱的组织,如黏膜、肠壁、血管、神经等。正确执镊方法是以拇指相对示指和中指捏持,不应满把握持。

3. 牵拉类　有各种形状、大小的拉钩和胸、腹腔牵开器(图 7-13),用于扩开组织和脏器、

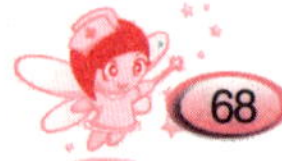

暴露深部手术野，以便手术操作。如直角拉钩用于牵开腹壁；“S”形拉钩用于牵引腹腔脏器；爪形拉钩用于牵开皮肤、肌肉；自动牵开器用于暴露胸、腹腔。

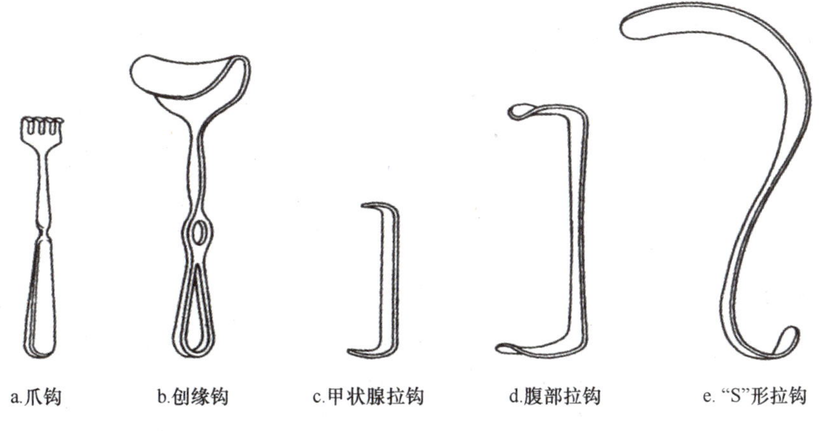

图 7-13 各类拉钩

4. 特殊器械

(1) 内镜类：有膀胱镜、腹腔镜、胸腔镜、纤维支气管镜和关节镜等。

(2) 吻合器类：有食管、胃、直肠和血管等吻合器。

(3) 其他类：包括高频电刀、电锯、电钻、激光刀、取皮机、显微外科器械等。

5. 探针和吸引类　有胆道探条、尿道探子和各种探针，用于空腔、窦道探查及扩大腔隙等。吸引器头是吸除积液积脓、清理手术野时不可缺少的器械。

6. 缝针　常用有三角形缝针、圆形缝针、无创伤缝针等。三角形缝针用于缝合皮肤或韧带等坚韧组织；圆形缝针对组织的损伤小，用于缝合血管、神经、脏器和肌肉等软组织；无创伤缝针是将单股缝线完整地嵌入针内，从针到线粗细一致，对组织造成的损伤小，适用于缝合血管、神经、角膜等组织。以上各类缝针均有弯、直两种，大小、粗细各异，可根据待缝合的组织选择适当的种类。

(四) 缝线类

用于缝合各类组织和脏器以促进伤口愈合，也用来结扎缝合血管以止血。缝线分为不可吸收和可吸收两类，缝线的粗细以号码标明，常用有 1～10 号线，号码越大表示线越粗。细线则以 0 表明，0 数越多、线越细。选用时尽可能选择细且拉力大、对组织反应小的缝线。

(五) 引流物

外科引流指将人体组织间或体腔中积聚的脓、血或其他液体通过引流物导流于体外的技术。常用的引流物有以下几种。

1. 引流管　有各种型号的橡胶、硅胶类制品，应用广泛。包括普通引流管、双腔(或三腔)引流套管、T 形引流管及蕈状引流管等，用途各异。普通的单腔引流管可用于创腔引流；双腔(或三腔)引流套管多用于腹腔脓肿和胃、肠、胆或胰瘘等的引流；T 形引流管用于胆道减压和胆总管引流；蕈状引流管用于膀胱及胆囊的引流。此类引流管可按橡胶类物品灭菌或高压蒸汽灭菌处理。

2. 乳胶片引流条　一般用于浅部切口和小量渗液的引流。

3. 纱布引流条　包括盐水纱条、凡士林纱条及浸有抗生素的纱条等，用于浅表部位或感染创口的引流。

4. 烟卷式引流条　将乳胶片卷曲黏合成圆筒状，其中充填网格纱布卷，高压灭菌后备用。常用于腹腔内较短时间的引流。

三、手术室护士分工与职责

手术是集体智慧和劳动的集中体现，各人员既要分工明确，还要相互协作才能保证手术安全顺利完成。每台手术的人员配备包括手术医师、麻醉师、护士和其他工勤人员等。手术中护士一般分为器械护士和巡回护士。

（一）器械护士

器械护士又称为洗手护士或手术护士，主要职责是管理好器械台，负责手术全过程中所需器械、物品和敷料的供给，主动而默契地配合手术医师完成手术。其工作内容包括以下几个方面。

1. 术前一天访视病人，了解病情和病人的需求，根据手术种类和范围准备手术器械和敷料。

2. 术前15～20分钟刷手、穿无菌手术衣和戴无菌手套；铺好无菌器械台，检查各种器械和敷料等物品是否齐全完好，并将器械排列整齐；协助医师做手术区皮肤消毒和铺手术单。

3. 术前和术中在体腔关闭前与巡回护士共同准确清点各种器械、辅料和缝针等的数目，核实后登记，以防止这些物品遗留于病人体内。

4. 手术过程中向手术医师传递器械、辅料和缝针等手术用物，做到主动迅速、准确无误，传递器械时一般应以柄部轻击手术者伸出的手掌。

5. 保持手术野、器械托盘及器械桌的整洁干燥和无菌物品的无菌状态。器械用毕后及时取回擦净，做到快递、快收，分类排放整齐，监督手术人员的无菌操作。

6. 保留手术中采集的各种标本，妥善放于器械台角上。

7. 协助医师处理、包扎伤口，固定好各种引流物。

8. 术后清洗与整理手术器械，并协助整理手术间。

（二）巡回护士

巡回护士是手术间内的负责护士，主要任务是在台下负责手术全过程中物品、器械、布类和敷料的准备和供给，完成输液、输血及手术台上特殊物品、药品的供给，与相关科室联系等。其工作内容包括以下几个方面。

1. 术前物品准备　检查手术间内各种药物、物品是否备齐，电源、吸引装置和供氧系统等固定设备是否安全有效，仪器工作是否正常，调节好适宜的室温及光线，创造最佳的手术环境及条件。

2. 接收核对病人　按手术通知单仔细核对床号、姓名、性别、年龄、住院号、手术名称、手术部位、术前用药、手术同意书；接收随病人带至手术室的病历、X线片和药品等；检查病人术前准备情况；核对病人血型、交叉配血试验结果，做好输血准备；给病人戴好帽子，为病人开通静脉并输液。

3. 安置手术体位　根据麻醉要求安置病人体位。麻醉后，再按照手术要求摆放体位，正确固定，确保病人舒适安全。

4. 协助手术准备　帮助手术人员穿手术衣，安排各类人员就位。暴露病人手术区、协助

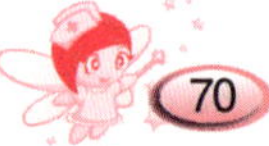

手术者消毒。调整好照明光源、接好电刀、电凝及吸引器等。

5. 清点核对 于术前和术中关闭体腔前，与器械护士共同清点各种器械、辅料和缝针等的数目，以防遗留在病人体内。

6. 术中的配合 手术过程中应注意手术进展情况，密切观察病人病情变化，保证输血、输液径路通畅。紧急情况下执行口头医嘱时要复述一遍。用过的各种药物安瓿、储血袋应保留在指定位置，待手术后处理。

7. 术中巡视 根据手术需要及时补充不足的物品，监督手术人员严格执行无菌操作，若见违反，及时予以纠正。负责外界联络，如和病理科人员或放射科人员的联系等。

8. 术后工作 手术完毕，协助手术者包扎伤口和妥善固定各种引流管道，并注意病人的保暖。向护送人员清点病人携带的物品。整理手术间，物归原处，进行日常的清扫和空气消毒等。

考点: 器械护士和巡回护士的共同职责

四、手术室护理技术

(一) 手术室无菌原则

1. 明确无菌区域 手术人员一经洗手，手臂即不准接触未经消毒的物品。穿戴好无菌手术衣和无菌手套后，背部、腰部以下和肩部以上均应视为有菌区，不能再用手触摸。手术人员的手臂应肘部内收，靠近身体，既不可高举过肩，也不可下垂过腰或交叉放于腋下。手术台边缘以下视为有菌区，布单不可接触，凡下坠超过手术台边缘以下的器械、敷料等一概不可再取回使用。无菌桌仅桌缘平面以上属无菌，参加手术人员不得扶持无菌桌的边缘。

考点: 手术人员穿戴好无菌手术衣和无菌手套后哪些部位是有菌区域

2. 保持无菌状态 无菌区内所有物品都必须是灭菌的。手术中若手套破损或接触到有菌物品，应立即更换无菌手套，前臂或肘部若受污染应立即更换手术衣或加套无菌袖套。无菌区的布单若被浸湿即失去无菌隔离作用，应加盖干的无菌巾或更换新的无菌单。

考点: 无菌区域污染后的处理方法

3. 保护皮肤切口 切开皮肤前，一般先用无菌聚乙烯薄膜覆盖，再经薄膜切开皮肤。切开皮肤和皮下脂肪层后，边缘应以大纱布垫或手术巾遮盖并固定，仅显露手术野。凡与皮肤接触的刀片和器械不应再用，延长切口或缝合前再用75%乙醇溶液消毒皮肤一次。手术中途因故暂停时，切口应用无菌巾覆盖。

4. 正确传递物品 手术者或助手需要器械时应由器械护士从器械升降台侧正面方向递给，不可在手术人员背后或头顶方向传递器械及手术用品。

5. 正确调换位置 手术过程中，手术人员须面向无菌区，并在规定区域内活动，同侧手术人员如需调换位置时，应先退后一步，转过身背对背地转至另一位置。

6. 污染手术处理 进行胃肠道、呼吸道或宫颈等污染手术时，切开空腔脏器前，先用纱布垫保护周围组织，并随时吸除外流的内容物，被污染的器械和其他物品一般不再使用，应放在专放污染器械的盘内，避免与其他器械接触。完成全部污染步骤后，手术人员应用灭菌用水冲洗或更换无菌手套。

7. 减少空气污染 手术进行时门窗应关闭，尽量减少人员走动。不使用电扇，室内空调机风口也不能吹向手术台。手术过程中保持安静，不高声说话嬉笑，避免不必要的谈话。咳嗽、打喷嚏时须将头转离无菌区。请他人擦汗时，头应转向一侧。口罩若潮湿，应更换。限制参观手术者，参观者不可过于靠近手术人员或站得过高，也不可在室内频繁走动。

(二) 手术人员的准备

手术人员的无菌准备是避免病人伤口感染，确保手术成功的必要条件之一。手术进行前，手术人员应进行手臂洗刷消毒，穿无菌手术衣，戴无菌手套，防止细菌污染手术切口。

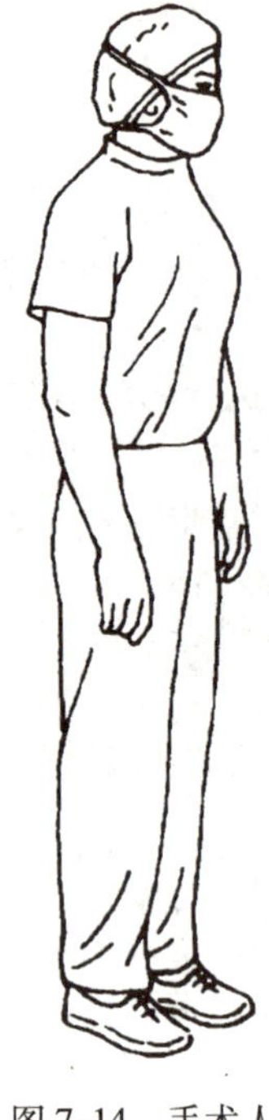
图 7-14　手术人员更衣后情况

考点：外科洗手的方法

1. 更衣　手术人员进入手术室要换穿手术室专用鞋和洗手衣，洗手服上衣扎入裤中；戴上专用手术帽和口罩，要求遮盖住全部头发及口鼻（图 7-14）；将自己的指甲剪平，并除去甲缘下积垢。

2. 消毒手臂　通过机械性洗刷及化学消毒的方法，尽可能除去双手及前臂的细菌，简称为外科洗手。传统的常规外科洗手方法是肥皂水刷手法，但目前已逐渐被消毒剂洗手法所代替。

（1）肥皂水刷手法：①先将双手及前臂用肥皂和清水洗净。②用消毒毛刷蘸取消毒肥皂液刷洗双手及手臂，从指尖到肘上 10cm。分三个区域（指尖到手腕、手腕至肘、肘至上臂）依次刷洗，每一区域的左、右侧手臂交替进行。刷手时尤应注意甲缘、甲沟及指蹼等处。刷完一遍，指尖朝上肘向下，用清水冲洗手臂上的肥皂水。然后，另换一消毒毛刷，同法进行第二、三遍刷洗，共约 10 分钟。③手臂用折成三角形的无菌小毛巾从指尖至肘部擦干，每侧手臂用一面，擦过肘部的毛巾不可再擦手部，以免污染。④将双手及前臂浸泡在 75% 乙醇溶液桶内 5 分钟，浸泡范围至肘上 6cm 处。若有乙醇过敏，可改用 1:1000苯扎溴铵溶液浸泡。⑤浸泡消毒后，保持拱手姿势待干，双手不得下垂，不能接触未经消毒的物品。否则需重新浸泡消毒。

（2）聚维酮碘刷手法：①按传统肥皂水刷手法刷洗双手、前臂至肘上 10cm，约 3 分钟。清水冲净，用无菌毛巾擦干。②用浸透 0.5% 聚维酮碘的纱布，从一侧手指尖向上涂擦直至肘上 6cm 处，同法涂擦另一侧手臂，注意涂满，时间为 3 分钟。换纱布再擦一遍。保持拱手姿势，自然干燥。目前应用的消毒液品种还有很多，如碘尔康、活力碘等，使用方法基本相同。

（3）灭菌王刷手法：①按普通洗手法用肥皂水洗净双手、前臂至肘上 10cm，用清水彻底冲净。②用消毒毛刷蘸灭菌王 3～5ml 刷手、前臂至肘上 10cm，为时 3 分钟，流水冲净，用无菌毛巾擦干。③用吸足灭菌王的纱布涂擦一遍，从手指尖到肘上 6cm 处，自然待干。

3. 穿无菌手术衣（图 7-15）

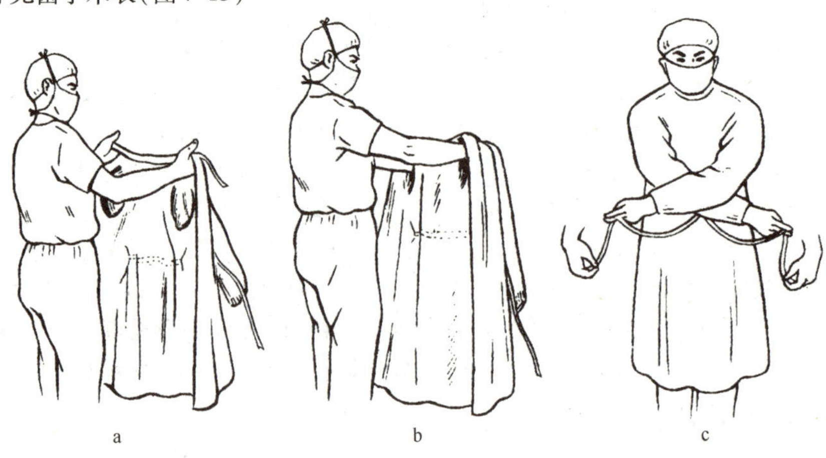

图 7-15　穿无菌手术衣

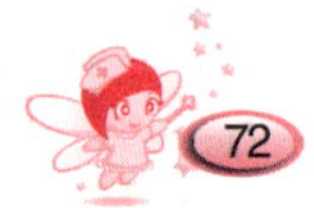

（1）进入手术间，拿取折叠好的无菌手术衣，认清衣服的上下和正反面，选择较宽敞处站立，两手提住衣领两角，衣袖向前将手术衣展开，使手术衣的内侧面面对自己。注意勿使手术衣触碰到其他物品或地面。

（2）将手术衣向上轻轻抛起，双手顺势插入袖中，两臂前伸，不可高举过肩，也不可向左右侧撒开，以免碰触污染。

（3）巡回护士在穿衣者背后抓住衣领内面，协助将袖口后拉，露出双手，并系住衣领后带。

（4）穿衣者身体略向前倾，双臂交叉用手指提起腰带递向后方，由背后的巡回护士接住并系好腰带。穿好手术衣后，双手保持在腰以上、胸前及视线范围内，并注意双手不能触摸衣服外面或其他物品。

4. 戴无菌手套

（1）用无菌滑石粉涂擦手背、手掌及指间，使之光滑（一次性无菌手套已涂有滑石粉，可省略此步骤）。

（2）捏住手套口的向外翻折部分（即手套的内面），取出手套，分清左、右手侧。

（3）一手捏住并显露手套口，将另一手插入手套内，戴上手套，注意未戴手套的手不可触及手套的外面（无菌面）。用已戴上手套的手指插入另一手套口翻折部的内面（即手套的外面），帮助另一手插入手套并戴上。

（4）分别将左、右手套的翻折部翻回，并盖住手术衣的袖口。翻盖时注意已戴手套的手只能接触手套的外面（无菌面）。

（5）由巡回护士持无菌生理盐水冲净手套外面的滑石粉。

5. 穿全遮盖式手术衣及戴手套　目前许多医院已使用全遮盖式手术衣（又称遮背式手术衣），它有三对系带：领口一对系带；左襟背部与右襟内侧腋下各一系带组成一对；右襟宽大，能包裹术者背部，其上一系带与左腰部前方的腰带组成一对。

（1）同传统方法穿上无菌手术衣，双手向前伸出袖口外，巡回护士协助提拉系好两对系带，即领口的一对系带和左襟背部与右襟内侧腋下的一对系带。

（2）按常规戴好无菌手套。

（3）术者解开腰间活结（由包裹术者背部的右襟带子与左腰带结成）。

（4）由巡回护士用无菌持物钳夹取右襟上的带子，由术者后面绕到前面或术者旋转身体，使手术衣右襟遮盖背部左襟，将带子交术者与左腰带一起系结于左腰部前。

6. 连台手术　无菌性手术完毕，如果手套未破，在需连续施行另一手术时，可按下列顺序更换手套和手术衣：先由巡回护士解开腰带及领口系带，再自后背向前反转手术衣，使衣里外翻，注意保护手臂及洗手衣裤不被手术衣外面所污染，脱下手术衣。然后用戴手套的手抓取另一手的手套外面翻转脱下，用已脱手套的拇指伸入另一手套的里面翻转脱下，注意保护手不被手套外面污染，最后脱去手套。用70%乙醇溶液泡手5分钟，或用0.5%聚维酮碘擦手和前臂3分钟，再穿上无菌手术衣，戴上无菌手套，即可进行下一台手术。若前一台手术为污染手术，则连台手术前应重新洗手。

考点：连台手术脱手术衣和手套的顺序

（三）无菌桌的准备

无菌桌（器械桌）应根据手术的性质、范围进行大小选择。无菌桌的准备由巡回护士和器械护士联合完成。

巡回护士准备好器械桌，将手术包、敷料包放于桌上，用手打开包布（双层），注意只能接触包布的外面，由里向外展开各角，手臂不可跨越无菌区。用无菌持物钳打开第二层包布，先对侧

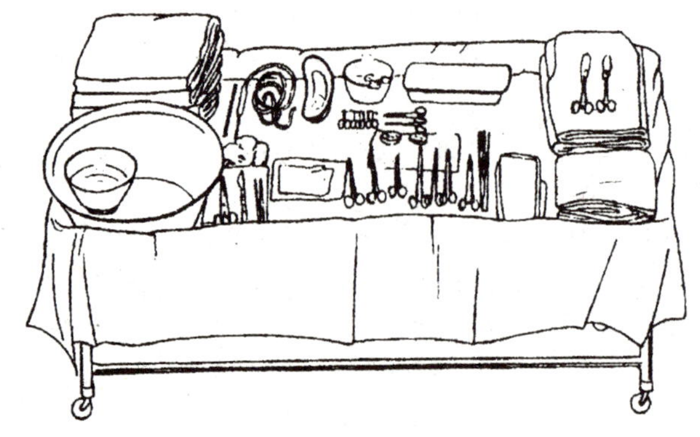

图 7-16　无菌桌的布置

后近侧。器械护士刷洗完手后，用手打开第三层包布。铺在台面上的无菌巾共 6 层，无菌单应下垂至少 30cm。器械护士穿好无菌手术衣和戴好无菌手套后，将器械按使用先后分类，顺序从左向右摆于器械桌上，一般顺序为血管钳、刀、剪、镊、拉钩、深部钳和备用器械。海绵钳及吸引器皮管放于拉钩上（图 7-16）。放置在无菌桌内的物品不能伸于桌缘以外。如果无菌桌单被水浸湿则认为已被污染，应立即加盖无菌单。若为备用无菌桌（连台手术），应该用双层无菌巾盖好，有效期为 4 小时。

五、病人手术时的安全护理要点

（一）一般准备

一般根据麻醉方法和准备工作的复杂程度决定到达手术室的具体时间。全身麻醉或椎管内麻醉的病人应在术前 30～45 分钟到达，低温麻醉的病人需提前 1 小时到达手术室。手术室护士应热情接待病人，按手术安排表仔细核实病人，确保手术部位准确无误，点收所带药品，认真作好三查七对和麻醉前的准备工作。同时加强对手术病人的心理准备，减轻其焦虑、恐惧等心理反应，以配合手术的顺利进行。

（二）手术体位的安置

手术体位的安置要求：①保证病人安全舒适，病人肢体和托垫必须摆放平稳，不能悬空，骨隆突处要垫衬垫，以免压迫性损伤。②按手术要求充分暴露手术野。③维持正常的呼吸、循环功能，在胸、腹下面放置软垫时，垫与垫之间要留一定空间。④避免压迫神经、血管。⑤便于麻醉和病情监测。

1. 仰卧位　仰卧位是最常见的体位。适用于颌面部、颈部、前胸壁、腹部、骨盆及下肢手术等。病人仰卧，头部垫软枕，两臂用中单固定在体侧，手掌面向下，膝部用较宽固定带固定，膝下放一软枕，足跟部用软垫保护。手术床的头端放置麻醉架，病人口鼻部外露，以利观察呼吸及病情变化，足端放置升降器械台，距离病人身体约 20cm 高度（图 7-17）。乳房手术时，将病人手术侧靠近手术床边，肩胛下垫以卷折的中单，上臂外展置于臂托上；对侧上肢仍用中单固定于体侧（图 7-18）。甲状腺等颈前部手术时，将手术床上部抬高 10°～20°，头板放下60°～70°，使颈部过伸，呈垂头仰卧位，颈后垫以卷枕，头部两侧用沙袋固定（图 7-19）。

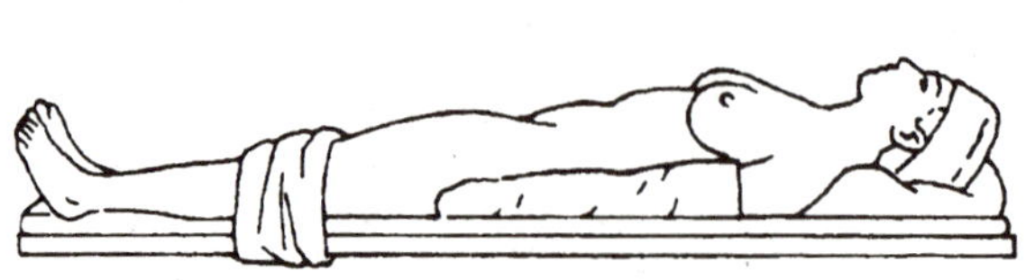

图 7-17　仰卧位

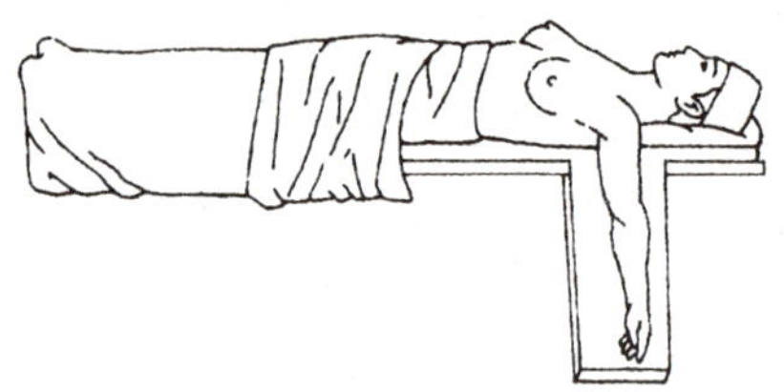

图 7-18　乳房手术仰卧位

2. 侧卧位　适用于胸部、肾手术。胸部手术时，病人侧卧 90°，背部、胸部、腋下各垫一软枕，使手术野暴露，两手固定在托手架上，上面下肢屈曲 90°，下面下肢伸直，两下肢间垫以软枕，用固定带约束髋部及膝部（图 7-20）。肾手术时，病人健侧侧卧 90°，肾区对准手术床腰桥架，腰部垫软枕，摇起手术床桥架，适当摇低手术床的头尾部，使腰部抬高，便于暴露手术野，上面下肢部手术卧位伸直，下面下肢屈曲 90°，两下肢间用软枕垫平，用固定带约束臀部及膝部（图 7-21）。

3. 俯卧位　用于脊柱及其他背部手术。病人俯卧于手术床上，头侧向一边，双肘稍屈曲置于头旁。胸部、耻骨下垫以软枕，使腹肌放松，足背下垫小枕（图 7-22）。颈椎部手术时，头面部应置于头架上，口鼻部位于空隙处，稍低于手术床面。腰椎手术时，在病人胸腹部垫一弧形拱桥，足端摇低，使腰椎间隙拉开，便于暴露手术野。

考点：常用手术体位的安置

4. 膀胱截石位　适用于会阴部、尿道和肛门部手术。病人仰卧，臀部位于手术床尾部摇折处，必要时垫一小枕，两腿套上袜套，分别置于两侧搁脚架上，腘窝部垫以软枕，用固定带固定（图 7-23）。

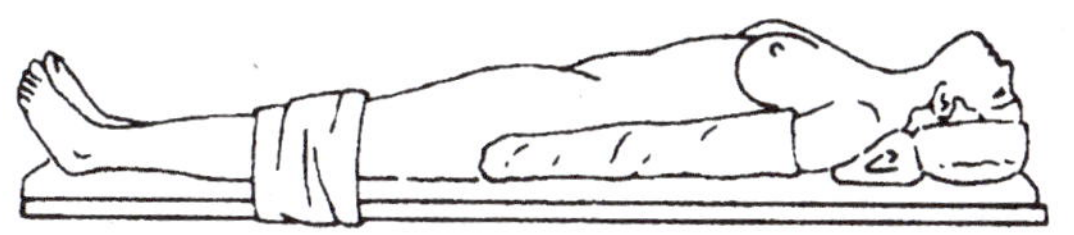

图 7-19　颈部手术仰卧位

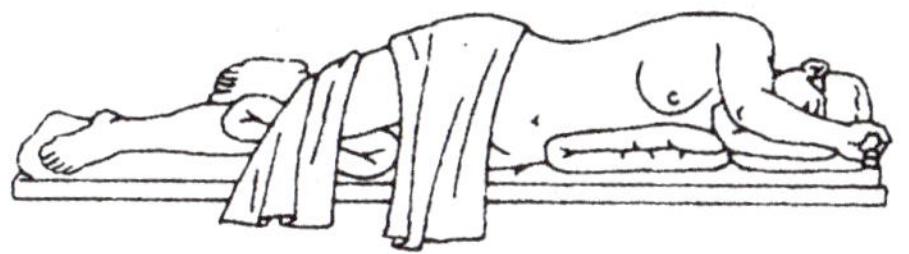

图 7-20　胸部手术侧卧位

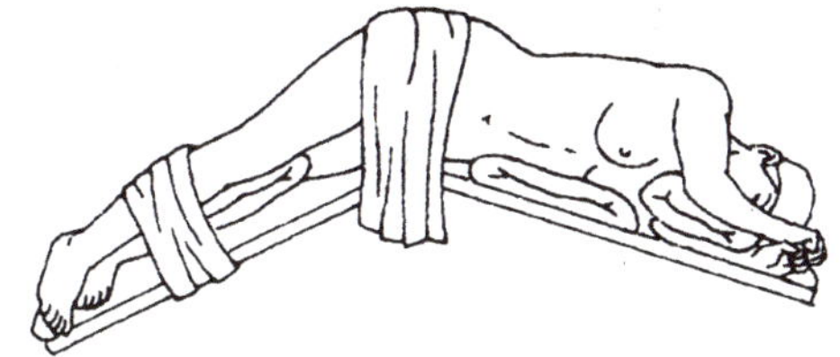

图 7-21　肾手术侧卧位

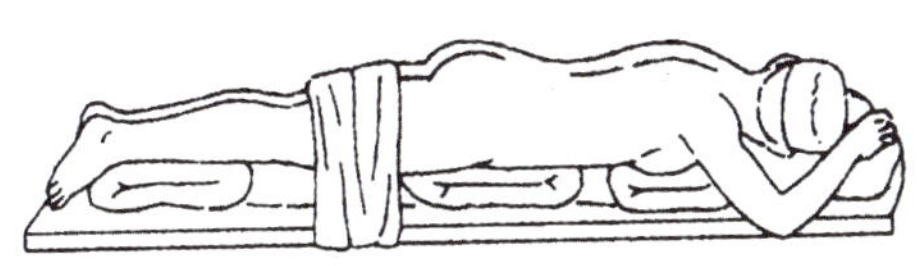

图 7-22　俯卧位

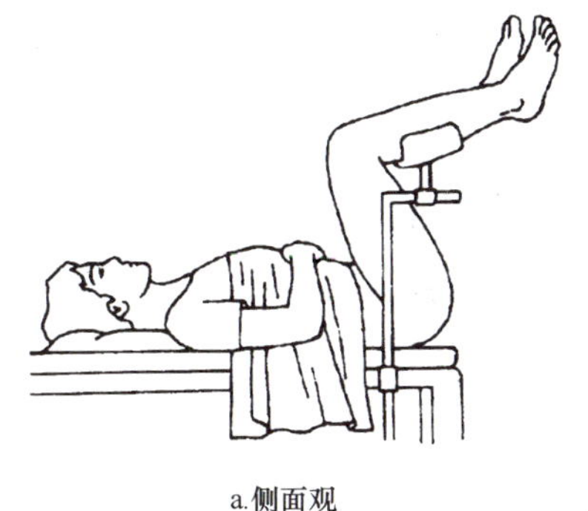

a.侧面观

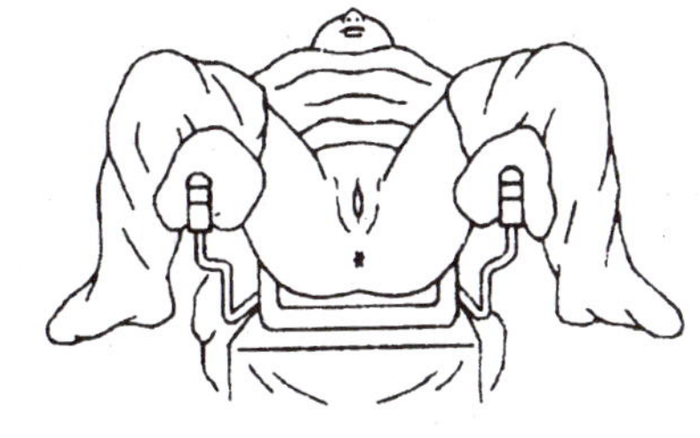

b.正面观

图 7-23　膀胱截石位

（三）手术区皮肤消毒

安置好手术体位后，巡回护士协助手术医师进行手术切口及周围皮肤消毒。先检查手术区皮肤的清洁程度、有无破损及感染，若皮肤表面有较多油脂或胶布粘贴的残迹，先用汽油或松节油拭去，然后用浸透0.5%聚维酮碘的纱球或棉球涂擦一遍，换消毒钳再消毒两次。病人手术区皮肤消毒的范围要包括手术切口周围15～20cm的区域。手术区消毒的原则是自清洁处逐渐向污染处涂擦，已接触污染部位的药液纱球不可再返擦清洁处。若是感染手术或会阴部手术则应自外向内涂擦。

皮肤消毒一般由第一助手完成，故其手臂消毒后暂不穿手术衣，待消毒、铺巾完毕后，用0.5%聚维酮碘涂擦双手，再穿无菌手术衣及戴无菌手套。

（四）手术区铺单法

手术区皮肤消毒后，由第一助手和器械护士铺盖无菌手术布单。铺单原则是除手术区外，手术区周围要求有4～6层无菌布单覆盖，外周最少2层。以腹部手术为例，铺单方法为先用4块无菌巾遮盖切口周围，每块无菌巾折边1/4，顺序依次是（病人）足侧方向→头侧方向→（铺巾者）对侧→近侧。用布巾钳夹住无菌巾的四个交角处，现临床多用无菌塑料薄膜粘贴。切口的上、下方再各铺一块无菌中单。最后铺有孔洞的剖腹大单，短端铺向头部盖住麻醉架、长端铺向下肢盖住器械托盘，两侧和足端应下垂于手术床边下30cm（图7-24）。

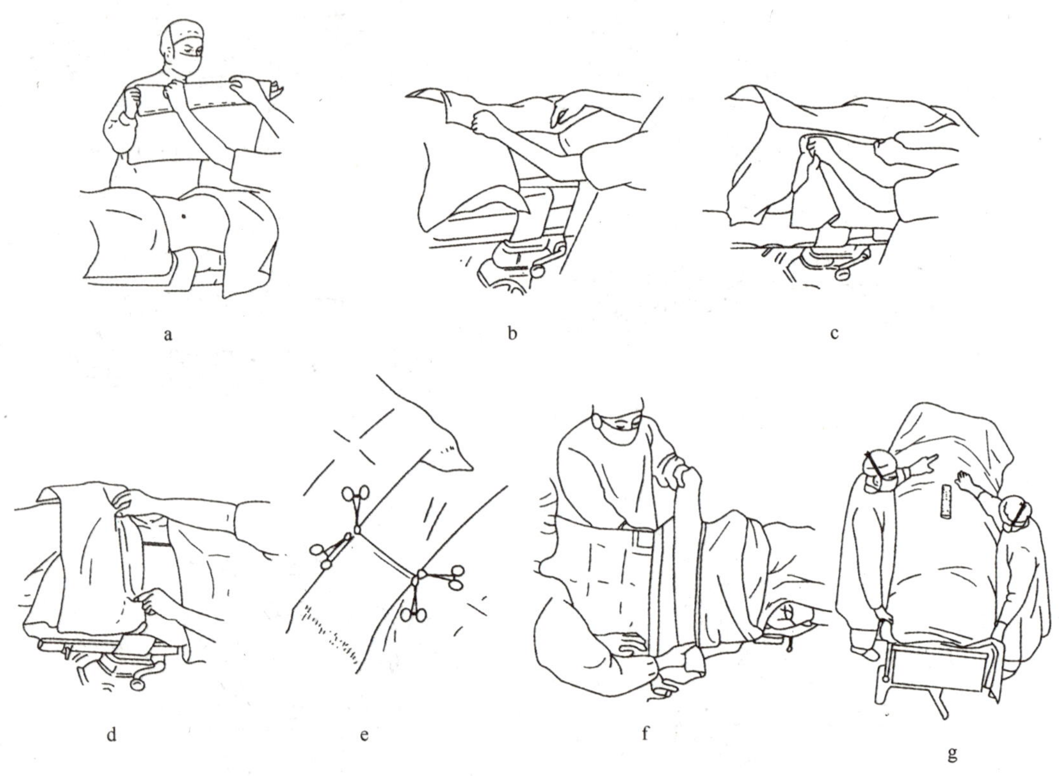

图7-24　腹部手术铺单法

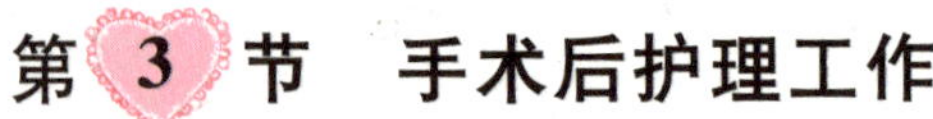

第3节　手术后护理工作

一、概　　述

手术后护理指病人从手术完毕回到病室直至康复出院阶段的护理工作。这段时间由于

手术创伤导致病人抵抗力下降，术后禁食、切口疼痛和应激反应等加重了病人的生理和心理负担，不仅影响伤口愈合和康复过程，而且可导致多种并发症的发生。手术后护理的重点在于密切观察病情，帮助病人避免或缓解不适，积极防治并发症，促进病人尽快全面康复，给予其适当的健康指导。

二、护理评估

（一）健康史

了解麻醉类型、手术情况，术中出血量及输血补液量情况，生命体征是否平稳等。判断手术创伤对机体的影响。

（二）身心状况

1. 躯体表现

（1）生命体征：手术后评估病人体温变化，脉搏的频率、节律、强度，呼吸节律、频率、深浅，血压是否正常。同时注意其神志情况。

（2）肢体功能：了解病人感知觉恢复情况和四肢活动度、皮肤的温度和色泽。

（3）切口和引流管状况：评估切口有无渗血、渗液、感染及敷料包扎情况。评估引流管是否通畅，引流液的量和颜色、性状等。

（4）疼痛等不适：了解病人有无切口疼痛、恶心呕吐、腹胀、呃逆、尿潴留等术后不适，观察和评估其不适的种类和程度。

（5）术后并发症：评估病人有无术后出血、切口感染、切口裂开、深静脉血栓形成等并发症的发生及其相关因素。

2. 心理-社会状况　手术后是病人心理反应比较集中、强烈的阶段，询问术后病人和家属对手术的认识和看法，了解病人术后的心理感受，有无紧张、焦虑不安、恐惧、悲观、猜疑或敏感等心理反应。如病人担心不良的病理检查结果、预后差或危及生命；截肢、乳房切除或结肠造口等造成失去部分肢体或身体外观改变，对今后生活、工作及社交带来的不利影响；术后出现的各种不适如切口疼痛、尿潴留或呃逆等；术后身体恢复缓慢及发生并发症。

（三）辅助检查

了解病人术后血常规、生化检查结果，尤其注意其血清电解质水平的变化。

三、护理诊断与医护合作问题

1. 疼痛　与手术创伤、留置各类导管有关。

2. 营养失调：低于机体需要量　与术后禁食、创伤后机体代谢率增高和分解代谢旺盛有关。

3. 活动无耐力　与手术创伤所致乏力、倦怠有关。

4. 知识缺乏　缺乏术后康复、锻炼和保健知识。

5. 焦虑　与术后不适、预后差及住院费用等有关。

6. 潜在并发症　术后出血、切口感染、切口裂开、肺炎、泌尿系统感染等。

四、护理目标

病人疼痛减轻,得到较好休息;病人术后营养状况得以维持或改善;病人活动耐力增加,逐步增加活动量;病人能复述有关术后康复知识;病人情绪稳定,能主动配合术后治疗和护理;病人术后并发症得以预防或及时发现和治疗,术后恢复顺利。

五、护理措施

(一)一般护理

1. 交接病人　与麻醉师和手术室护士做好床边交接。搬动病人时动作轻稳,注意保护其头部及各引流管和输液管道。检查静脉输液是否通畅,正确连接各引流装置,调节负压。遵医嘱给予吸氧。同时注意保暖。

2. 安置体位　手术后先根据麻醉方法安置体位,详见麻醉病人的护理。待麻醉反应消失,病情平稳后,可根据手术部位及治疗要求安置合适体位。

(1) 颅脑手术:无休克或昏迷的病人可取15°~30°头高脚低斜坡卧位。

考点:手术后的卧位要求

(2) 颈、胸手术:病人多采用高半坐卧位。

(3) 腹部手术:多采用低半坐卧位或斜坡卧位。

(4) 脊柱或臀部手术:病人可取俯卧位或仰卧位。

3. 饮食和营养　病人开始饮食的时间应根据手术部位、麻醉种类和肠蠕动恢复情况决定。非腹部手术后,局部麻醉和无任何不适者术后即可按需进食;蛛网膜下隙麻醉和硬脊膜外腔麻醉者术后6小时可根据需要适当进食;全身麻醉者应待完全清醒,无恶心、呕吐后方可进食,先给予流质饮食,以后视情况改为半流或普食;全麻大手术后也可在手术次日进食。腹部手术尤其是胃肠道手术后需禁食1~3天,待肠道功能恢复、肛门排气后,开始进少量流质,逐步递增至全量流质,至第5~6天进食半流质,第7~9天可过渡到软食,术后10~12天开始普食。在保证一定能量的基础上,可选择高蛋白和富含维生素C的食物,以刺激消化液分泌和肠蠕动。当病人不能进食或进食不足时,应由静脉供给充足的水、电解质和营养素,必要时早期提供肠内和肠外营养支持,以免严重的负氮平衡影响机体修复。

考点:胃肠道手术,肛门排气后开始进食

4. 休息和活动　病人手术后刚回病房时,应保持病室安静,保证其安静休息。病情稳定后,原则上鼓励病人早期床上活动,或争取在短期内下床活动。早期活动有许多作用,如有助于增加肺活量、改善全身血液循环、预防深静脉血栓形成、促进肠功能恢复和减少尿潴留的发生。指导病人床上活动,做深呼吸运动、四肢主动活动、自行翻身和坐起。向病人解释早期下床活动的重要性,督促其根据耐受程度逐步增加活动量。大部分病人术后24~48小时内可试行下床活动,先坐在床沿上,作深呼吸和咳嗽,再在床旁站立,并稍作走动,然后逐步增加活动范围、次数和时间。凡是休克、心力衰竭、严重感染、出血等重症病人和极度虚弱的病人,以及施行某种有特殊固定、有制动要求手术的病人,均不应过早离床活动。

考点:术后活动的原则和作用

5. 切口护理　手术后注意观察病人的切口有无出血和渗液,切口及周围皮肤有无红肿,观察切口愈合情况,以便及时发现切口感染、切口裂开等异常。保持切口敷料清洁干燥,并注

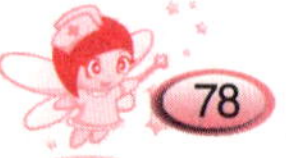

意观察术后切口包扎是否限制了病人胸、腹部呼吸运动或肢端血液循环。对烦躁、昏迷病人及不合作患儿，可适当使用约束带，防止敷料脱落。若伤口疼痛明显，有红肿、渗液多等异常应及时通知医生，采取理疗、抗感染、换药等早期处理。

6. 引流管护理　引流管类型较多，分别置于切口、体腔(如胸、腹腔)和空腔脏器内(如胃肠减压管、导尿管)。护理时注意：①妥善固定引流管，以防滑入体腔或脱出。②定时检查管道有无堵塞或扭曲，保持引流通畅。③每天更换引流接管及引流瓶1次，应注意无菌操作。④观察并记录引流液的量和性状变化，根据引流量和病情决定拔除时间。此外，要熟悉不同引流管的拔管指征，便于进行宣教。一般切口胶片引流在术后1～2日拔除，烟卷引流大都在术后4～7日拔除。作为预防性引流渗血用的腹腔引流物若引流液甚少，可于术后1～2日拔除；如作为预防性引流渗漏用，则需保留至所预防的并发症可能发生的时间后再拔除，一般为术后5～7日。

考点：引流管的拔管时间

(二) 病情观察

全身麻醉的大手术或可能发生出血者，必须密切观察，每15～30分钟监测生命体征1次，至病情稳定后改为1～2小时测1次，有条件者可使用床边的心电监护仪连续监测。中小型手术的病人，手术当日每小时测量脉搏、呼吸和血压1次，至生命体征平稳，然后改为2～4小时1次，并做好观察和记录。注意病人呼吸的频率和深度，有无切口、胸腹腔及胃肠道出血和休克的早期表现，若病人出现脉搏变快弱、脉压变小、血压下降、呼吸急促、每小时尿量小于50ml等症状，应及时报告医师并协同处理。

考点：大手术后监测生命体征的时间

(三) 配合治疗护理

1. 术后不适的护理

(1) 发热：是术后病人最常见的症状。由于手术创伤的反应，术后病人的体温可略升高，变化幅度在0.5～1℃，一般不超过38℃，称为外科热或吸收热，于术后2～3日体温逐渐恢复正常，属正常生理现象，无须特殊治疗。如体温持续上升或恢复正常后又升高则应警惕切口、肺部及泌尿道感染以及其他并发症。对于发热病人，除了物理降温或应用退热药物对症处理外，还应寻找原因并作针对性治疗。

考点：外科热

(2) 切口疼痛：麻醉作用消失后，病人往往因切口疼痛而感觉不舒适。切口疼痛在术后24小时内最剧烈，2～3日后逐渐减轻。剧烈疼痛可影响各器官的正常生理功能和休息，需给予相应的处理和护理：①遵医嘱给予病人口服镇静、止痛类药物，必要时肌内注射哌替啶等，可有效控制切口疼痛。②大手术后1～2日内，病人可持续使用自控镇痛泵进行止痛。③安置舒适体位，有利于减轻疼痛，指导病人在咳嗽、翻身时用手按扶切口部位，减少对切口的张力性刺激。④配合心理疏导，指导病人运用正确的非药物方法，如按摩、放松或听音乐等方式，分散其注意力，减轻对疼痛的敏感性。

(3) 恶心、呕吐：术后早期的恶心、呕吐常常是麻醉反应所致，待麻醉作用消失后即可自然停止。病人呕吐时，将其头偏向一侧，并及时清除呕吐物。若腹部手术后反复呕吐，有可能是急性胃扩张或肠梗阻所致。若持续性呕吐，则应查明原因，进行相应处理。部分病人需给予镇静、止吐药物以减轻其症状。

(4) 腹胀：术后早期腹胀常是由于胃肠道蠕动受抑制，肠腔内积气无法排出所致。随着胃肠功能恢复、肛门排气后症状自可缓解。若手术后数日仍未排气，腹胀并伴有肠鸣音消失，则可考虑为腹膜炎或其他原因(低钾血症等)所致的肠麻痹。如腹胀伴有阵发性绞痛，肠鸣音亢进,可考虑是早期肠粘连或其他原因(如腹内疝等)所引起的机械性肠梗阻,经非手术治疗不能改善者,则需做好再次手术的准备。

(5) 呃逆:术后呃逆可能是神经中枢或膈肌直接受刺激引起。术后早期发生者,可压迫眶上缘,抽吸胃内积气、积液,给予镇静或解痉药物等措施改善症状。上腹部术后病人若出现顽固性呃逆,则要警惕膈下积液或感染的可能,作超声检查即可明确病因。

(6) 尿潴留:多发生在腹部和肛门会阴部手术后,尤其是老年病人。常见原因为全身麻醉或椎管内麻醉后排尿反射受抑制,切口疼痛引起膀胱括约肌痉挛,以及病人不习惯床上排尿,老年人前列腺增生使尿道梗阻等。对术后6~8小时尚未排尿或虽排尿但尿量少、次数频繁者,应在其耻骨上区叩诊检查,若发现明显浊音区、明确有尿潴留时,则应先稳定病人情绪,采用下腹部热敷、轻柔按摩膀胱区及听流水声等多种方法诱导排尿,若无禁忌,可协助病人坐位或立起排尿。亦可根据医嘱用药物解除切口疼痛或用卡巴胆碱等促使膀胱壁肌肉收缩,以使病人自行排尿。上述措施无效时则应考虑在严格无菌技术下为病人导尿。

考点: 术后尿潴留的处理措施

2. 术后并发症的护理

(1) 术后出血:发生的原因有术中止血不完善或创面渗血、原先痉挛的小动脉断端舒张、结扎线脱落或凝血机制障碍等。术后出血常于手术后24~48小时内发生。可发生在手术切口、中空性器官及体腔内。若覆盖切口的敷料被血液渗湿、疑有手术切口出血时,应打开敷料检查切口以明确出血情况和原因。有引流管者,可见血性引流液流出。未放置引流管者,可通过密切的临床观察,评估有无低血容量性休克的早期表现,如烦躁、脉率持续增快、脉压减小和尿量少等。护理:①伤口出血及时更换切口敷料加压包扎。②体腔内出血需及时通知医生,出血量少时,全身使用止血剂即可止血;出血量大时,应加快输液,同时可输血或血浆,扩充血容量,并做好再次手术止血的术前准备。

考点: 术后出血的时间和表现

(2) 切口感染:引起切口感染的原因有创口内留有无效腔、血肿、异物或局部组织血供不良,合并有贫血、糖尿病、营养不良或肥胖等。常发生于术后3~5日,病人自述切口疼痛加重或减轻后又加重,局部出现红、肿、压痛或有波动感;伴体温升高、脉率加快及白细胞计数增高等全身表现。护理:①感染早期予以局部热敷或理疗,遵医嘱使用有效的抗生素,促使炎症消散吸收。②明显感染或脓肿形成时,应拆除局部缝线,清理切口并放置凡士林油纱条(布)以引流分泌物,定期更换敷料,争取二期愈合。必要时取分泌物作细菌培养和药物敏感试验。

考点: 切口感染发生的时间和表现

(3) 切口裂开:导致切口裂开的原因有营养不良、组织愈合能力低下、切口张力大、缝合不当、切口感染及腹内压突然增高,如剧烈咳嗽、呕吐或严重腹胀等。常发生于术后1周左右或拆除皮肤缝线后24小时内,多见于腹部和关节部位切口。切口裂开分为全层裂开和部分裂开两种。往往发生在病人突然腹部用力或有切口的关节伸屈幅度较大时,通常自觉切口疼痛和突然松开,随即有淡红色液体自切口溢出,浸湿敷料。腹部切口全层裂开者可见有内脏脱出。护理:①立即嘱病人平卧位休息,并安慰和稳定其情绪,使其保持镇静。②嘱病人禁食,必要时应用胃肠减压。③用无菌生理盐水纱布覆盖切口,并用腹带轻轻包扎。④若有内脏脱出,切勿盲目回纳,以免造成腹腔内感染。应通知医师,将病人送手术室处理和重新缝合。

考点: 切口裂开后正确的处理方法

(4) 肺炎和肺不张:容易发生于老年人,胸、腹部大手术者,长期吸烟病人,已存在急、慢性呼吸道感染者,术后呼吸运动受限、呼吸道分泌物积聚及排出不畅等。肺不张病人有术后早期发热、呼吸和心率增快的表现,颈部气管可能向患侧偏移;胸部体检有局限性湿性啰音和

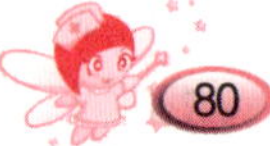

呼吸音减弱等；胸部X线检查呈现典型的肺不张征象。继发感染时体温明显升高，白细胞计数和中性粒细胞数增加。护理：①术后即鼓励病人做深呼吸运动，协助其多翻身、拍背，促进其气道内分泌物排出，尽快解除气道阻塞。②教会病人保护切口和进行有效咳嗽。③痰液黏稠不易咳出者，嘱病人每日摄入充足的水分，将抗生素或糜蛋白酶经超声雾化吸入的方法稀释痰液，每日2～3次。④全身或局部应用抗生素治疗。

（5）泌尿系统感染：诱发感染的原因有尿潴留、长期留置导尿管和反复多次导尿等。急性膀胱炎的主要表现为尿频、尿急、尿痛，有时还有排尿困难。一般无全身症状，尿液检查有较多红细胞和脓细胞。急性肾盂肾炎多见于女性，主要表现为畏寒发热，肾区疼痛，白细胞计数增高，中段尿镜检见大量白细胞和细菌。护理：①鼓励病人多饮水，保持排尿通畅。②根据尿培养和药物敏感试验结果选用有效抗生素控制感染。③留置导尿管者，应严格遵守无菌技术，避免继发感染。

（6）深静脉血栓形成：多见于下肢深静脉。常发生于术后长期卧床、活动减少的老年病人或肥胖者。开始时病人自感腓肠肌疼痛和紧束，继之下肢出现凹陷性水肿，沿静脉走行有触痛，可扪及索状变硬的静脉。护理：①遵医嘱静脉输入低分子右旋糖酐和复方丹参溶液，以降低血液黏滞度，改善微循环。②局部严禁按摩，以防血栓脱落引起栓塞，同时监测凝血功能。③发病3天以内者，溶栓治疗可用尿激酶8万单位/次，溶于低分子右旋糖酐500ml中，静脉滴注，2次/日，连续应用1周。

考点：深静脉血栓局部严禁按摩

（四）心理护理

加强对术后病人的巡视，进行耐心细致的沟通交流，明确病人所处的心理状态，给予适当的解释和安慰。指导病人正确面对疾病和预后。告知有关继续治疗和随访等方面的知识，提高病人对疾病的认识，从而逐步接受术后躯体的变化，调整好心态，配合治疗和护理。

（五）健康指导

1. 根据病人不同的心理状态给予指导，教会病人自我调节、自我控制，以保持良好的心态、乐观的情绪。

2. 恢复期病人合理摄入均衡饮食，注意休息，劳逸结合。活动量从小到大，一般出院后2～4周仅能从事一般性工作和活动。

3. 切口局部拆线后可用无菌纱布覆盖1～2日，以保护局部皮肤。若带有开放性伤口出院者，应将其到门诊换药的时间、次数向病人及其家属交代清楚。

4. 术后继续药物治疗者，应遵医嘱按时、按量服用。

5. 病人术后1～3个月门诊随访一次，以评估和了解其康复情况。

六、护理评价

病人术后疼痛有无减轻，能否得到较好休息；病人术后营养状况有无改善；病人术后活动情况如何，活动耐力有无增加；病人能否复述有关术后康复知识，能否配合治疗和护理；病人情绪是否稳定，能否配合术后治疗和护理；病人有无术后并发症发生，或并发症发生时是否得到及时发现和治疗。

小结

围手术期包括手术前期、手术中期和手术后期三个阶段。每个阶段的护理工作都起着至关重要的作用。手术前的护理是全面评估病人的身心状况，做好心理护理，改善营养状况，并且做好常规术前准备，如呼吸道、胃肠道和皮肤准备及手术日晨工作，提高病人对手术和麻醉的耐受能力，使手术的危险性降低至最低限度。器械护士和巡回护士配合手术严格遵守无菌原则，物品准备及无菌处理、手术人员的准备、病人的准备等。手术后护理的重点在于密切观察病情，安置合适卧位，指导饮食和活动，遵医嘱输液，帮助病人缓解切口疼痛、恶心、呕吐、腹胀、尿潴留等不适，积极防治术后并发症，促进病人尽快全面康复，给予适当的健康指导。

自测题

A_1/A_2 型题

1. 避免手术切口感染的术前重要措施是
   A. 进高蛋白饮食　B. 入院后更换衣服
   C. 备皮　D. 勿使病人感冒
   E. 术前应用抗生素
2. 胃肠道手术前的准备下列哪项是错误的
   A. 术前禁食 12 小时，禁水 4～6 小时
   B. 结肠手术 3 日前口服肠道不吸收的抗生素和维生素 K
   C. 术前 1 日可口服缓泻剂
   D. 幽门梗阻病人术前 2～3 日每晚洗胃
   E. 急症手术前必须灌肠
3. 上腹部术前皮肤准备的范围是
   A. 自剑突至外阴部及大腿上 1/3 前内侧，两侧至腋后线
   B. 自乳头至耻骨联合平面，两侧至腋中线，剃除阴毛，清洁脐孔
   C. 自乳头至耻骨联合平面，两侧至腋后线，剃除阴毛，清洁脐孔
   D. 自乳头至耻骨联合平面，两侧至腋前线，剃除阴毛，清洁脐孔
   E. 自乳头至耻骨联合平面，前后超正中线，剃除阴毛，清洁脐孔
4. 手术日晨的准备工作错误的一项是
   A. 给予麻醉前用药
   B. 女性病人要注意有无月经来潮
   C. 有活动假牙要取下
   D. 各种手术均要灌肠
   E. 嘱病人排尿
5. 下列有关肥皂刷手法步骤的描述，正确的是
   A. 浸泡乙醇溶液后应擦干手臂
   B. 范围应从手指尖到肘上 5cm
   C. 浸泡 75% 乙醇溶液范围应到肘上 3cm
   D. 浸泡在乙醇溶液桶内的时间为 5 分钟
   E. 冲水时应将手指及肘均朝下，以利于冲净
6. 手术人员穿无菌手术衣和戴无菌手套后，能够用手接触的无菌区域是
   A. 背部　B. 肩部以上部位
   C. 前胸部　D. 腰部以下部位
   E. 手术台边缘以下的布单
7. 有关手术进行中的无菌概念，错误的是
   A. 刷手后，手臂不准接触未经消毒之物品
   B. 不可在手术人员背后传递器械手术用品
   C. 术中发现手套破损或接触到有菌的地方，应更换手套
   D. 坠落到无菌巾或手术台边以外的器械物品不可拾回再用
   E. 穿无菌衣和戴无菌手套后，双手可接触无菌衣的任何部分
8. 手术室巡回护士和器械护士共同清点各种器械、敷料的时间是
   A. 手术进行中
   B. 手术前和缝合切口前
   C. 手术前和术中
   D. 手术前和手术完毕后
   E. 手术前、术中关体腔前
9. 手术过程中，器械护士在传递手术器械中错误的一项操作是
   A. 将器械柄轻击手术者手掌
   B. 在传递手术刀时，应刀刃向上，器械护士持刀柄中央
   C. 将手术刀锋端传递给手术者

D. 弯钳、弯剪之类应将弯曲部向上
E. 弯针应以持针器夹住中后 1/3 交界处

10. 病人孙先生,因患内痔,拟接受会阴部手术,其体位应安置于
A. 俯卧位　　B. 半坐位
C. 平卧位　　D. 截石位
E. 左侧卧位

11. 张护士在配合手术过程中不慎被缝针刺破手套,正确的做法是
A. 中止手术
B. 用 1% 聚维酮碘溶液擦拭
C. 直接更换手套
D. 用 75% 乙醇溶液消毒
E. 重新洗手换手套

12. 术后外科热发生的时间为
A. 术后当日　　B. 术后 2 ~3 日内
C. 术后 3 ~4 日后　　D. 术后 5 ~6 日内
E. 术后 1 周

13. 预防术后肺不张和肺炎最主要的护理是
A. 应用大剂量抗生素
B. 定时翻身拍背协助作有效咳嗽
C. 作雾化吸入
D. 给予祛痰剂
E. 吸氧

14. 有关术后早期活动以下哪项有错
A. 早期活动即指早期下床活动
B. 促进呼吸预防肺部并发症
C. 增进食欲促进胃肠蠕动
D. 促进全身代谢功能
E. 防止静脉血栓形成

15. 腹部手术后 1 周,病人大便时腹压增加,随后突然腹痛,伤口敷料被淡红色渗液浸湿,此时应考虑
A. 切口感染
B. 切口裂开
C. 腹腔内继发性出血
D. 切口血肿
E. 肠破裂

A_3/A_4 型题

(16、17 题共用题干)

病人,女性,61 岁。股骨骨折手术后卧床 2 周,出现右小腿疼痛、紧束感并逐渐出现水肿。

16. 应考虑到此病人发生的术后并发症可能是
A. 关节炎　　B. 肌肉萎缩
C. 水电解质紊乱　　D. 切口感染
E. 下肢深静脉血栓形成

17. 在护理此病人时,应禁止
A. 理疗　　B. 抬高患肢
C. 热敷　　D. 按摩患肢
E. 应用抗生素

(马红蕊)

第8章　外科感染病人的护理

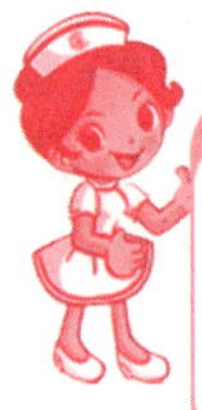

无论是在战争年代，还是在和平时期，病人的外科感染发生率均较高，尤其在外科领域中最为常见，占所有外科疾病总数的1/3～1/2。外科感染若不及时预防和治疗，轻者可引起组织细胞坏死、化脓，严重者可致残，甚至并发脓毒症而危及病人的生命。护士应充分认识外科感染的严重性，指导病人及时预防和治疗外科感染。

第1节　概　　述

案例8-1

病人，女性，15岁。因上唇疖挤压后并发颅内感染，出现寒战、高热、头痛、昏迷等症状。

问题：1. 该病人属于非特异性感染还是特异性感染？

2. 致病原因是什么？

考点：外科感染的定义和特点

外科感染一般指需要手术治疗的感染性疾病和发生在创伤或手术治疗的感染。外科感染的特点是：①感染多数与创伤或手术有关。②感染多数为几种细菌引起的混合感染。③感染的局部症状和体征明显而突出。④易引起组织坏死、化脓，组织结构被破坏。⑤一般药物不能控制，常需要手术或换药处理。

一、病因与分类

（一）病因

考点：各种致病菌及其脓液的特点

导致外科感染的致病菌很多，其中最常见的致病菌及其特点见表8-1。

表8-1　化脓性感染常见致病菌及脓液特点

致病菌	寄居部位	脓液特点	常见疾病
金黄色葡萄球菌	鼻、咽部黏膜，皮肤及其附属腺体	黏稠、黄色、无臭，感染易局限，可发生转移脓肿	疖、痈、急性蜂窝组织炎、甲沟炎
乙型溶血性链球菌	大多寄生于口、鼻、咽部	稀薄、淡红色、量多，感染易扩散	急性蜂窝组织炎、丹毒、急性淋巴管(结)炎
大肠埃希菌	寄居在肠道	浓液，单独致病力弱，易与厌氧菌混合感染	阑尾脓肿、急性胆囊炎等
铜绿假单胞菌	常存在于肠腔	淡绿、甜腥，对大多数抗生素不敏感	大面积烧伤创面感染
拟杆菌	常存在于口腔、肠腔	恶臭，厌氧菌，常与其他细菌混合感染	急性腹膜炎、大面积烧伤感染

(二) 分类

1. 按致病菌种类和感染性质分类

(1) 非特异性感染:又称化脓性感染或一般感染,占外科感染的大多数,是由常见的化脓性致病菌引起,如疖、痈、急性阑尾炎、急性淋巴结炎、急性腹膜炎等。常见的化脓性致病菌有金黄色葡萄球菌、乙型溶血性链球菌、大肠埃希菌、变形杆菌、铜绿假单胞菌等。感染的特点是一菌多病或多菌一病。有化脓性感染的共同特征,即红、肿、热、痛和功能障碍。

(2) 特异性感染:指由一些特殊的病原菌引起的、具有一定临床特征的感染,如结核病、破伤风、气性坏疽等。其特点是一种细菌仅导致一种疾病发生。其病理过程、临床表现、防治措施各有特点。

2. 按病程分类

(1) 急性感染:病变以急性炎症为主,病程在3周以内的感染。

(2) 慢性感染:病程超过2个月的感染。

(3) 亚急性感染:病程介于3周与2个月之间的感染。

3. 按感染发生的情况分类　可分为原发性感染、继发性感染、混合感染,二重感染,条件性感染和院内感染等。

考点: 外科感染的分类

二、发病机制与转归

当病人机体的免疫力下降或致病菌数量多、毒性强时,致病菌通过各种创伤或肉眼不能察觉的微小伤口进入人体组织,导致炎症反应发生。吞噬作用是人体最重要的防御功能,主要通过血液中的中性粒细胞、单核细胞和分布于肝、脾、肺和淋巴结等器官内的单核-吞噬细胞系统来完成。如果吞噬作用能很快将入侵的细菌消灭,则炎症停止发展,组织逐渐修复,可无明显的感染症状出现。如果入侵的细菌量大,毒性强,则炎症反应剧烈,出现红、肿、热、痛等临床感染的表现。

外科感染的转归有3种结局:①炎症局限、吸收或形成脓肿。②转为慢性感染。③感染扩散。

考点: 外科感染的结局

第2节　浅表软组织和手部化脓性感染病人的护理

一、浅表软组织和常见手部化脓性感染

(一) 疖

疖是单个毛囊及其所属皮脂腺的急性化脓性感染。常扩展到皮下组织,致病菌多为金黄色葡萄球菌。疖的发生与皮肤擦伤、皮肤不洁、环境温度较高和机体抗感染能力下降等因素有关。常发生于毛囊和皮脂腺丰富的部位,如头、面、颈部、背部、腋部及会阴部等。多个疖同时或反复发生在身体各部,称为疖病。多见于营养不良的小儿或糖尿病病人。

考点: 面部"危险三角区"的疖易引起化脓性海绵状静脉窦炎

1. 临床表现　初起局部皮肤出现红、肿、痛的小结节,以后逐渐增大呈锥形隆起。数日后,结节中央因组织坏死可变软,出现黄白色小脓栓(图8-1)。脓栓破溃后,脓液流出,炎症逐渐消退而痊愈。

疖一般无明显全身感染中毒症状。发生于面部"危险三角区"内的疖(上唇疖和鼻疖),

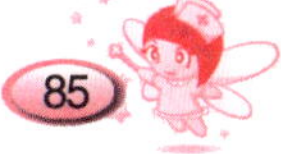

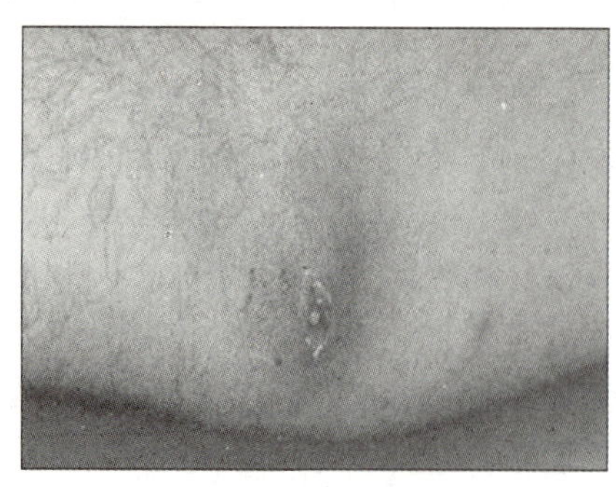

图8-1　疖

如被挤压或处理不当时，感染容易沿内眦静脉和眼静脉进入颅内的海绵状静脉窦，引起化脓性海绵状静脉窦炎。表现为眼部及周围组织红肿疼痛、寒战、高热、头痛和昏迷，甚至危及病人的生命。

2. 处理原则　疖早期可以采用热敷或超短波、红外线等物理疗法，或外敷鱼石脂软膏或中草药，促使炎症结节消退。已形成脓头时，应避免挤压，以免引起感染扩散，可在其顶部涂聚维酮碘或苯酚。有脓肿形成时，应及时切开引流。面部疖或有全身症状的疖和疖病，需用足量的抗生素控制感染，并注意休息，适当补充维生素，加强营养支持。

(二) 痈

考点：疖和痈的区别

痈是多个相邻的毛囊及其所属皮脂腺或汗腺的急性化脓性感染，或由多个疖融合而成。痈的发生与皮肤不洁、局部擦伤和机体抵抗力低下有关。致病菌多为金黄色葡萄球菌，多见于免疫功能低下的老年人和糖尿病病人。常发生在皮肤韧厚的项部和背部。感染一般从一个毛囊底部开始，然后沿皮下深筋膜向四周扩散，再向上侵及周围的毛囊群而形成多个"脓头"的痈。

1. 临床表现　早期局部呈现一片红肿浸润区，略隆起，质地坚韧，界限不清，在中央部的表面有多个脓栓，破溃后呈蜂窝状(图8-2)。随后，中央病变破溃后形成"火山口"样的蜂窝状溃疡，同时伴有区域淋巴结肿大和疼痛。病人多伴有明显的全身症状，如寒战、发热、头痛、食欲不振和周身不适等。痈易引起全身化脓性感染，甚至危及病人生命。发生在唇部的痈称为唇痈，唇痈易引起口唇极度肿胀，张口困难，严重者容易并发颅内感染(海绵状静脉窦炎)而危及生命。

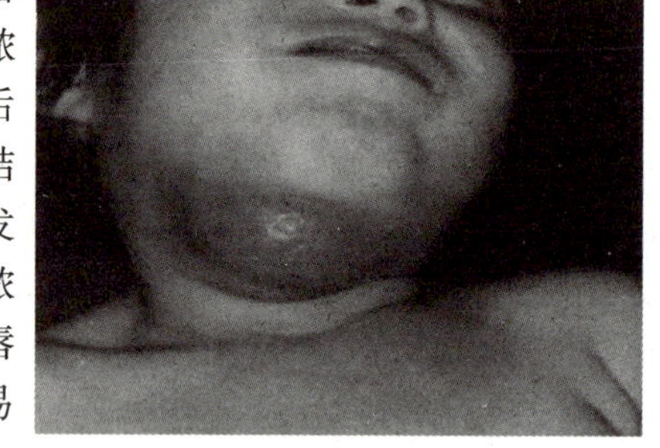

图8-2　痈

2. 处理原则　卧床休息，加强营养，及时给予足量和有效的广谱抗生素以控制感染，有糖尿病者应控制血糖。局部的早期治疗与疖相同。如红肿范围大、中央部坏死组织多或全身症状严重，常需手术治疗，手术一般用"+"或"++"字形切口，切口长度要超越炎症范围少许，深达筋膜，清除坏死组织，伤口内用盐水纱布或聚维酮碘纱布填塞止血，并每天换药。皮肤缺损较多的，可待肉芽组织生长后植皮。一般唇痈不宜手术，可外敷药物，待自行愈合。

(三) 急性蜂窝组织炎

考点：急性蜂窝组织炎的致病菌

急性蜂窝组织炎指发生在皮下、筋膜下、肌间隙或深部疏松结缔组织的急性弥漫性化脓性感染。致病菌主要是溶血性链球菌，其次为金黄葡萄球菌及大肠埃希菌或其他类型链球菌，也可为厌氧菌。常因皮肤和软组织损伤后感染引起，也可由局部化脓性感染灶直接扩散或经淋巴、血液播散而致。由于致病菌产生的溶血素、透明质酸酶和链激酶等的作用，加之受感染的组织较疏松，感染扩展迅速，不易局限，且与周围正常组织无明显界限。

1. 临床表现　常因致病菌的种类和毒力、病人全身状况、感染原因、感染部位及深浅不同而各异。表浅急性蜂窝组织炎，局部红肿、疼痛、边界不清并向四周蔓延，中央部位常因缺血

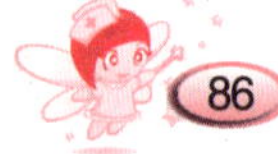

而发生坏死，若病变部位的组织疏松则疼痛较轻。深部组织的急性蜂窝组织炎，局部红肿多不明显，但有局部组织水肿和深压痛；多伴有寒战、高热、头痛、乏力、食欲不振、白细胞计数升高等全身症状。一些特殊部位，如口底、颌下及颈部等处的急性蜂窝组织炎，可致喉头水肿和压迫气管，引起呼吸困难，甚至窒息。

2. 处理原则　早期中、西药局部湿热敷、理疗，局部制动、休息，抬高患肢，全身应用有效抗生素。如已形成脓肿，应及时切开引流。口底、颌下及颈部等处的急性蜂窝组织炎，应尽早行切开减压手术，以防喉头水肿和气管压迫的发生。

（四）丹毒

丹毒是由β-溶血性链球菌引起的皮肤及其网状淋巴管的急性炎症，好发于下肢和面部。致病菌为β-溶血性链球菌。常因皮肤损伤、足癣、鼻窦炎、口腔溃疡等皮肤黏膜破损而引起，其特点是起病急、蔓延快、不化脓、易传染和易反复等。

考点：丹毒的致病菌及传染性

考点：丹毒的临床特点

1. 临床表现　起病急，发病开始便有寒战、发热、头痛、全身不适等全身症状。局部皮肤鲜红，稍隆起、中央淡，周围深，边界清楚（图 8-3）。手指轻压褪色，除去压力后很快恢复鲜红。局部有烧灼样疼痛，有的出现张力性水疱，邻近淋巴结常肿大，触痛，一般不化脓。如下肢丹毒反复发作，可引起下肢淋巴管堵塞，导致淋巴性水肿，甚至发展为象皮肿。

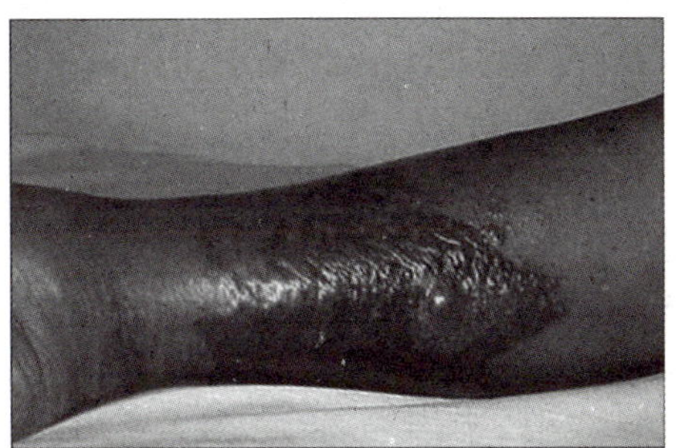

图 8-3　丹毒

2. 处理原则　病人应休息，抬高患肢。局部用50% 硫酸镁溶液湿热敷，全身应用青霉素等抗感染。本病有接触传染性，需床边隔离，接触病人后必须洗手消毒；凡与病变处接触的敷料、衣褥等均应消毒灭菌，以防医源性传染。及时治疗引起丹毒的相关疾病，如皮肤损伤、足癣、鼻窦炎、口腔溃疡等，以防复发。

（五）急性淋巴管炎和淋巴结炎

急性淋巴管炎指致病菌经破损的皮肤、黏膜，或其他感染病灶侵入皮下结缔组织层淋巴管，引起淋巴管及其周围组织的急性炎症。若急性淋巴管炎波及其所属淋巴结时，可引起急性淋巴结炎。两者病因相同，致病菌多为乙型溶血性链球菌和金黄色葡萄球菌，可来自口咽部炎症、足癣、皮肤损伤以及各种皮肤、皮下化脓性感染灶。

1. 临床表现　急性淋巴管炎分深、浅两种。浅层淋巴管炎常在原发病灶的近侧出现一条或多条红线，硬而有压痛；深层淋巴管炎无红线，但患肢肿胀，有压痛。两者均有畏寒、发热、头痛、乏力、食欲不振等全身症状。急性淋巴结炎初期表现为局部淋巴结肿大、疼痛和压痛，与周围组织分界清楚，表面皮肤正常。若病情发展时，可引起淋巴结周围炎，局部出现红、肿、热、痛，甚至形成脓肿。全身症状多较明显。

2. 处理原则　积极治疗原发感染病灶；应卧床休息，制动并抬高患肢局部热敷、理疗或外敷药物等；及时应用有效的抗生素，以促进炎症消退；一旦形成脓肿，应及早切开引流。

（六）脓肿

脓肿是急性感染后，组织或器官的病变组织发生坏死、液化后形成局限性脓液积聚，并有一完整的脓壁者，称为脓肿。致病菌大多为金黄色葡萄球菌。脓肿常继发于各种化脓性感染，如急性蜂窝组织炎、急性淋巴结炎及疖、痈等，或经血液循环或淋巴播散而致，少数可发生于软组织损伤后的感染。

1. 临床表现　脓肿分为深浅两种。浅表脓肿局部隆起，有红、肿、热、痛等典型表现，与正常组织分界较清，压之剧痛，有波动感；深部脓肿局部红肿和波动感多不明显，但局部有疼痛和压痛。在压痛最明显处，用粗针穿刺，抽出脓液，即可确诊。小而浅的脓肿，多无明显的全身表现；大而深的脓肿，常出现明显的全身表现，如发热、头痛、乏力、食欲不振和白细胞计数升高等。B超有助于脓肿的诊断。对穿刺或切开引流所得的脓液，需常规作细菌培养和药物敏感试验，指导正确选用有效的抗生素。

考点：深浅脓肿的特点，如何确诊

2. 处理原则　脓肿一经确诊，应及时切开引流。切口应足够大，位置要低，同时安放引流，以利于充分引流。手术后每天换药，直到脓腔消失，创口愈合。

考点：脓肿的处理原则

(七) 甲沟炎

甲沟炎是甲沟或其周围组织的化脓性感染。多因甲沟周围的轻微刺伤、过度修剪指甲或撕扯皮肤倒刺等损伤后引起，致病菌主要为金黄色葡萄球菌。

考点：引起甲沟炎的致病菌

1. 临床表现　早期指甲一侧甲沟皮肤出现红、肿、痛，一般无全身症状，部分可自行或经治疗后消散，部分感染可逐渐蔓延至整个指甲周围组织而引起化脓，形成半环形脓肿；晚期感染可波及甲下，形成甲下脓肿，则疼痛剧烈，可使指甲与甲床分离。如处理不及时或不当，可发展为慢性甲沟炎或慢性指骨骨髓炎(图8-4)。

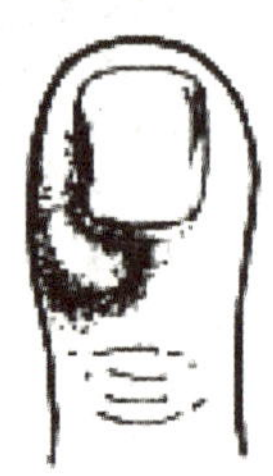
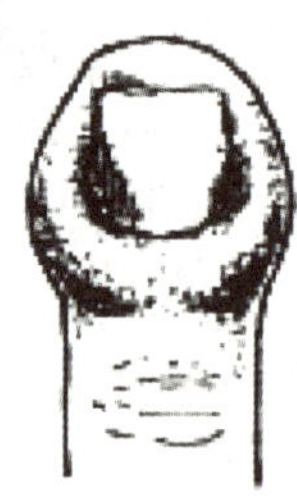
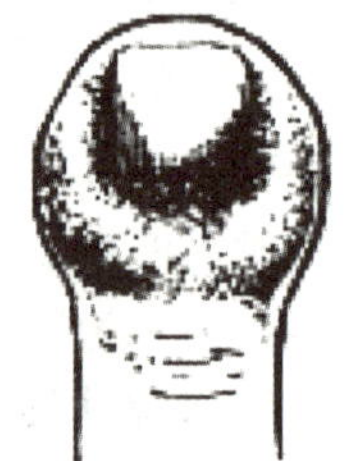

图8-4　甲沟炎

2. 处理原则　早期可用热敷、理疗、药物外敷，促使病灶消退或局限，适当应用抗生素。形成脓肿者，可行甲沟纵向切开引流术。如为甲下积脓，则应行拔甲术。

(八) 脓性指头炎

脓性指头炎指手指末节掌面皮下组织的急性化脓性感染。多因手指刺伤引起。致病菌多为金黄色葡萄球菌。

1. 临床表现　起病初患指尖有针刺样疼痛，以后组织肿胀、张力增高，疼痛加剧。当指动脉受压时，疼痛转为搏动性跳痛，患肢下垂时疼痛加剧，剧痛常使病人坐卧不安，彻夜难眠。一般指头红肿不明显，但张力较高，轻触指尖即引起剧痛。多伴有发热、不适等全身症状。晚期大部分组织缺血坏死，神经末梢由于受压缺血而麻痹，疼痛反而减轻，但这并不表示病情好转。若治疗不及时，常可引起指骨缺血性坏死，形成慢性骨髓炎。

考点：脓性指头炎治疗不及时的后果

图8-5　脓性指头炎切口

2. 处理原则　注意休息，加强营养，抬高患肢，局部理疗，外敷药物，全身应用有效的抗生素。如治疗无明显好转或出现搏动性跳痛时，应及早切开减压引流(图8-5)，减轻指端压力，不可等

考点：脓性指头炎应在什么情况下切开减压引流

待波动感出现才手术，以免发生末节指骨缺血坏死。

二、浅表化脓性感染病人的护理

(一) 护理评估

1. 健康史

(1) 一般情况：病人的年龄、性别、发育、营养状况、工作和生活环境，以及个人卫生习惯等。

(2) 感染发生的情况：病人有无皮肤黏膜受损、组织器官创伤，有无局部感染病灶等引起化脓性感染发生的因素。

(3) 既往史：病人既往有无免疫缺陷、营养不良、贫血、慢性疾病（癌症、糖尿病）及慢性传染病等易患化脓性感染的疾病及既往有无化脓性感染病史。

(4) 用药及治疗情况：近期有无使用糖皮质激素、化疗药物及放射治疗等使机体抵抗力下降的因素。

2. 身心状况

(1) 躯体表现

1) 局部表现：化脓性感染一般具有感染共同特征，即局部出现红、肿、热、痛、功能障碍。若处理不及时或不当，可引起组织坏死、化脓，形成脓肿。

2) 全身表现：与病人感染程度有关。感染轻者可无全身表现。感染较重者可出现发热、头痛、乏力、周身不适、食欲减退等，白细胞计数增加及核左移。严重感染者可引起脓毒症、感染性休克和多器官功能衰竭而导致死亡。

(2) 心理-社会状况：化脓性感染往往起病急、病情重、发展快，加上发热、疼痛、功能障碍等，病人易出现失眠、哭泣、烦躁、焦虑、恐惧等心理反应。

3. 辅助检查

(1) 血常规检查：白细胞计数和中性粒细胞比例常增高。

(2) 血液、脓液细菌培养：可确诊致病菌及指导选用有效的抗生素。必要时，应做厌氧菌培养。

(3) 其他检查：检测血浆蛋白、尿糖、空腹血糖，以了解病人有无营养不良、低蛋白血症和糖尿病等慢性疾病。

4. 治疗要点与反应　治疗原则是消除感染的病因，去除脓液和坏死组织，加强全身支持治疗，增强机体的抗感染和修复能力。较轻或范围较小的浅部感染，可局部热敷、理疗、外敷药物等；感染较重、范围较大或感染较深者，应给予有效的抗生素并加强支持治疗。脓肿形成者，应及时切开引流。

(二) 护理诊断与医护合作性问题

1. 体温过高　与感染后毒素及坏死组织的吸收有关。

2. 疼痛　与感染有关。

3. 焦虑/恐惧　与疼痛不适、病情恶化、病人对治疗丧失信心有关。

4. 营养失调：低于机体需要量　与营养摄入不足及高代谢状态有关。

5. 潜在并发症　感染性休克、呼吸困难或窒息、化脓性海绵窦炎等。

（三）护理目标

病人体温恢复正常；病人疼痛减轻或消失；病人情绪稳定，恐惧和焦虑症状减轻或消失；病人营养状况逐渐恢复正常，机体抗感染能力增强；病人发生并发症的可能性和危险性减少或消除。

（四）护理措施

1. 一般护理

（1）休息与饮食：保证病人充足的休息，给予高蛋白、高热量、高维生素、易消化饮食。

（2）加强基础护理：对生活不能自理的病人，应做好口腔和皮肤等的护理。

（3）对症护理：发热病人要绝对卧床休息，体温过高者，可予以物理或药物降温；体温过低者，应注意保暖；疼痛剧烈者，遵医嘱给予镇静、止痛药。

2. 病情观察　定时观察和监测病人意识、生命体征及血常规检查结果。重点观察局部感染病灶的变化，警惕有无颅内感染、转移性脓肿、感染性休克的发生。

3. 配合治疗护理

（1）局部疗法的护理

1）局部制动和休息：能减轻疼痛和肿胀，有利于炎症局限化。肢体感染时，可抬高患肢，必要时加以固定，以利于静脉、淋巴的回流和减少局部充血，从而减轻肢体肿胀和疼痛。

2）药物外敷：早期局部可外敷鱼石脂软膏、金黄膏，或用25%～50%硫酸镁溶液湿热敷等，这些药物可促进局部血液循环，有利于炎症的消退和局限化。有伤口或创面感染者，应给予局部清洁和换药。

3）物理疗法：炎症早期，可予以局部热敷、红外线、超短波等物理治疗，以改善局部血液循环，促进炎症吸收、消退或局限。

4）切开引流后的护理：化脓病灶如已行切开引流，应注意伤口敷料是否湿透，有无出血，并及时更换敷料，保持敷料清洁固定。注意观察切口的引流情况。

（2）全身疗法的护理

1）支持疗法的护理：加强病人的营养摄入，必要时遵医嘱补液，维持水、电解质及酸碱平衡。对于严重感染的病人，遵医嘱给予病人少量多次输新鲜血，以增强机体抗感染能力。

2）使用抗生素治疗的护理：应充分了解抗生素的性质、使用方法、药物的配伍禁忌等，合理应用有效抗生素，并注意观察药物的不良反应。

链接　**沉痛的教训**

国内一家著名的大医院曾竭尽全力抢救过一位25岁的男性感染病人，但最终死于严重感染。经尸体解剖发现病人体内存在大量超级耐药菌，而目前使用的抗生素对它不起作用，最终病人因严重感染无药可治而死亡。病人为什么会感染超级耐药菌呢？原来病人因工作的原因经常在外面吃饭，常担心饭的卫生状况，故每次饭后都要吃抗生素，结果10个月后的某一天，病人身上突然长了许多脓疱，并伴有高热、咳嗽、咳脓痰、神志不清等而入院治疗，但最终还是没有挽救年轻的生命。大多数专家和学者一致认为：导致该病人超级耐药菌产生的根本原因是长期、大量、不合理使用抗生素导致普通细菌发生变异而迅速产生耐药性，而由超级耐药菌引起的感染，抗生素无法杀灭或控制它，导致病人因无药可用而死亡。

4. 心理护理　向病人及家属介绍外科感染疾病的有关预防知识及治疗方法，针对病人的情绪和心理变化，采取相应的护理措施，同时关心、体贴、安慰和鼓励病人，帮助病人树立战胜疾病的信心，积极配合治疗和护理。

5. 健康指导　指导病人注意个人卫生，保持皮肤清洁；加强营养，坚持锻炼，增强机体免疫力；及时正确处理创伤，预防感染发生。积极治疗足癣、糖尿病、营养不良等慢性疾病。

(五) 护理评价

病人体温是否逐渐恢复正常；病人疼痛是否减轻或消失；病人的机体营养是否恢复正常；病人焦虑、恐惧心理是否减轻或消除；病人有否并发症发生，或并发症是否能及时发现和处理。

第3节　全身化脓性感染病人的护理

一、概　　述

全身化脓性感染病原菌侵入人体血液循环，并在体内生长繁殖或产生毒素而引起的严重的全身感染症状或中毒症状，通常指脓毒症和菌血症。脓毒症指伴有因感染引起的全身性炎症反应，如体温、循环、呼吸等明显改变的外科感染的统称。血液培养检出病原菌者称为菌血症。菌血症是脓毒症中的一种。

(一) 病因

致病菌数量多、毒力强和(或)机体抵抗力低下是引起全身化脓性感染主要的病因。通常继发于严重创伤后的感染、各种化脓性感染和长期深静脉留置导管感染，如大面积烧伤创面感染、开放性骨折、急性弥漫性腹膜炎、严重胆道感染、体内慢性长期置管和不适当地应用抗生素等。

(二) 分类

根据引起全身化脓性感染致病菌的不同，可分为：①革兰阴性杆菌脓毒症。②革兰阳性球菌脓毒症。③厌氧菌脓毒症。④真菌性脓毒症。

二、护理评估

(一) 健康史

评估病人年龄、营养状况和各种化脓性感染灶的感染部位、性质及程度。了解病人有无严重创伤、营养不良、贫血及慢性消耗性疾病，是否长期体内留置导管，长期使用抗生素、免疫抑制剂、激素及化疗药物等。了解引起全身化脓性感染常见的致病菌等。

(二) 身心状况

1. 躯体表现　全身化脓性感染发病特点是起病急、病情重、发展快。

(1) 共性表现：①全身症状：有寒战、高热(体温可高达41℃)或体温不升、头痛、头晕、面色苍白或潮红、出冷汗。②消化道症状：可有食欲减退、恶心、呕吐、腹胀、腹泻。③呼吸和循环系统症状：呼吸急促或困难，心率增快，脉搏细速。严重者可出现感染性休克、多器官功能衰竭。④神经系统症状：神志淡漠或烦躁不安、谵妄或昏迷。⑤其他：代谢紊乱、不同程度的代谢性酸中毒和肝肾损害,可有肝、脾肿大,严重者有黄疸、皮下出血或瘀斑等。⑥可有原发感染病灶的表现。

(2)个性表现:①菌血症:起病急骤,在突然的寒战后出现40~41℃的高热,呈稽留热型;皮肤、眼结膜和黏膜常出现瘀斑、瘀点及出血点;血液细菌培养常为阳性;一般不出现转移性脓肿。②脓毒症:寒战、高热呈阵发性;间歇期间体温可正常,故呈弛张热型;病程多呈亚急性或慢性;寒战、高热时采血送细菌培养可为阳性;可发生转移性脓肿。

2. 心理-社会状况　全身化脓性感染由于起病急、病情重、发展快,多数病人和家属常有焦虑和恐惧等心理反应,有的病人甚至会产生悲观、失望情绪,失去治疗信心。

(三)辅助检查

1. 血常规检查　白细胞计数显著增高,常达(20~30)$\times 10^9$/L以上或降低,可有明显的核左移,出现中毒颗粒。

2. 尿常规检查　部分病人尿中可出现蛋白、血细胞、管型和酮体等。

3. 血培养　寒战、高热时血液细菌培养为阳性。血培养阳性是确诊全身化脓性感染的重要依据。

4. 血生化检查　可有水、电解质和酸碱平衡紊乱;肝、肾功能可有不同程度的受损。

5. 其他　可进行B超、X线、CT等检查,以帮助了解感染病灶部位及范围,有无转移性脓肿。

(四)治疗要点与反应

早期及时应用足量有效抗生素控制感染;及时正确处理原发感染病灶;加强全身支持治疗,增强病人抗感染能力;对症治疗,预防并发症。

三、护理诊断与医护合作性问题

1. 焦虑/恐惧　与发病突然、病情严重等有关。
2. 体温过高　与致病菌毒素及坏死组织吸收入血有关。
3. 疼痛　与感染病灶有关。
4. 营养失调:低于机体需要量　与病人营养摄入减少,分解代谢增加有关。
5. 潜在并发症　感染性休克、多器官功能衰竭。

四、护理目标

病人焦虑、恐惧程度减轻或缓解;病人体温恢复正常;病人疼痛减轻或消失;病人机体营养状况有所改善,抗感染能力增强;病人未出现并发症,或出现并发症能及时发现和处理。

五、护理措施

(一)一般护理

1. 卧床休息　提供一个安静、舒适的环境,保证病人充分休息和睡眠。

2. 加强基础护理　做好口腔、皮肤等生活护理,保持皮肤清洁干燥,预防褥疮。

3. 饮食与营养　给予病人高蛋白、高热量、高维生素、易消化的饮食,不能进食者,可给予静脉补液、鼻饲或TPN来提供足够的营养。

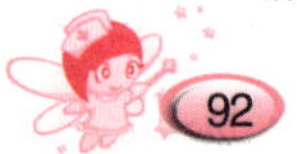

(二) 病情观察

严密观察病人的神志,密切监测病人生命体征的变化。如病人突然出现寒战、高热,一般情况迅速恶化,要警惕有脓毒血症的可能;如病人出现神志淡漠、嗜睡、血压下降,甚至出现消化道出血,常提示有感染性休克的存在。如发现异常,护士应立即报告医生并配合处理。

(三) 配合治疗护理

1. 抗感染治疗的护理 遵医嘱,及时、准确应用大量有效抗生素控制感染。

2. 氧疗的护理 保持呼吸道通畅,吸氧,以提高组织器官氧浓度。

3. 支持治疗的护理 纠正水、电解质和酸碱平衡紊乱。必要时给病人少量多次输入新鲜血液或蛋白。

4. 处理原发感染病灶的护理 积极配合医生处理原发感染病灶。行脓肿切开引流者,应保持引流的通畅。观察切口渗出情况,及时更换敷料,保持局部清洁、干燥。

5. 及时做血培养 在病人寒战、高热发作时,协助医生采血作血细菌或霉菌培养,以利于确定致病菌,为治疗提供重要依据。

考点: 血培养应在什么时候做

6. 对症护理 疼痛剧烈者,可遵医嘱给予镇痛剂。高热病人,应给予物理降温或按医嘱应用药物降温,以降低机体代谢消耗。

(四) 心理护理

全身化脓性感染的病人,由于病情较重,护士应关心和体贴病人。针对病人的顾虑,做好耐心细致的解释和安慰工作,帮助病人树立战胜疾病的信心,积极主动地配合治疗和护理。

(五) 健康指导

指导病人平时注意个人日常卫生,保持皮肤清洁,加强饮食卫生,避免肠源性感染;及时治疗引起病人全身抵抗力下降的相关疾病;指导病人坚持锻炼,加强营养,增强机体抗感染能力;指导病人注意劳动保护,避免创伤。若发生创伤者,应及时正确处理,预防感染。

六、护 理 评 价

病人的焦虑、恐惧是否减轻或消失;病人的体温是否恢复正常;病人疼痛是否减轻或消失;病人机体营养状况是否有所改善;病人是否发生并发症,发生后是否得到及时发现和有效处理。

第 4 节 破伤风病人的护理

案例8-2

病人,男性,30岁,农民工。自诉10天前在工地上右足不慎被生锈的铁钉刺伤,未能引起足够的重视,没有及时正确处理伤口。2天前病人开始出现张口不便,继而张口困难,牙关紧闭,1天前出现四肢阵发性抽搐入院治疗。临床诊断为破伤风。

问题: 1. 该病人主要的护理诊断有哪些?

2. 护理的重点工作在哪些方面?

3. 此疾病可以预防吗? 如何预防?

一、概　述

特异性感染指由一些特殊的病菌、真菌等引起的感染，如结核杆菌、破伤风梭菌、产气荚膜梭菌。破伤风指破伤风梭菌侵入人体伤口后，生长繁殖，产生毒素所引起的一种急性特异性感染。

（一）病因

破伤风梭菌为革兰阳性厌氧芽孢梭菌，广泛存在于泥土及人畜的粪便中。其菌体易被杀灭，但芽孢的抵抗能力强，需煮沸 30 分钟或高压蒸汽灭菌 10 分钟才可将其杀灭。破伤风梭菌及其毒素只有通过破损的皮肤和黏膜侵入机体，在缺氧环境下才能生长繁殖，产生大量毒素而致病。破伤风梭菌污染伤口后并非一定发病，局部伤口的厌氧环境是导致发病的主要因素。若伤口窄而深、局部缺血、坏死组织多、异物残留、引流不畅，并混有其他需氧细菌感染而造成伤口缺氧时，才利于破伤风梭菌的生长繁殖而发生破伤风。此外，带有泥土的锈钉、木刺的刺伤、严重污染的擦伤、新生儿脐带处理不当、孕产妇不洁的流产或分娩等均可诱发破伤风。

考点：破伤风发生的条件

（二）病理生理

考点：引起破伤风症状的主要毒素是什么

破伤风梭菌产生的外毒素有痉挛毒素和溶血毒素两种。痉挛毒素是引起破伤风症状的主要毒素，其对神经有特殊的亲和力，可引起特征性的全身横纹肌紧张性收缩或阵发性痉挛；溶血毒素引起局部组织坏死和心肌损害，并能影响交感神经而引起大汗、血压升高及心率加快等。

二、护理评估

（一）健康史

询问病人有无开放性损伤史，了解伤口污染程度、深度、开口大小及伤口处理情况。了解病人近期有无人工流产、产后感染或新生儿脐带是否严格消毒等病史。

（二）身心状况

1. 躯体表现

（1）潜伏期：破伤风的潜伏期一般为 6 ~ 10 天，最短 24 小时，最长的可达数月。新生儿破伤风一般在断脐后 7 天左右发生，故俗称“七日风”。一般潜伏期越短，症状越严重，预后越差。

（2）前驱期：病人症状表现不典型，主要表现为全身乏力、头痛、头晕、烦躁不安、打呵欠、咀嚼肌紧张和酸胀等。一般持续 12 ~ 24 小时。

（3）发作期：典型的表现是在肌肉紧张性收缩的基础上，出现阵发性痉挛。最先受累及的肌群是咀嚼肌，随后依次为面部表情肌、颈项肌、背腹肌、四肢肌，最后是膈肌。开始症状是咀嚼不便，典型症状是张口困难、牙关紧闭、苦笑面容、颈项强直、角弓反张、板状腹、上肢屈曲、下肢挺直、屈膝、屈肘、半握拳等姿态。最后膈肌和肋间肌受影响而出现呼吸困难或窒息。在肌肉持续紧张性收缩的基础上，任何轻微的刺激，如声响、光线、震动、触摸或饮水等，均可诱发阵发性痉挛和抽搐。

考点：破伤风最先侵及的肌群

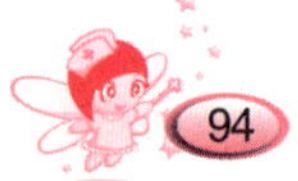

痉挛发作时，病人大汗淋漓、口吐白沫、口唇发绀、呼吸急促、流涎、磨牙、头频频后仰、手足抽搐不止。每次发作持续数秒至数分钟不等，间歇期长短不一。发作时病人神志清醒，表情十分痛苦。发作频繁者，常提示病人病情严重。病程一般为3～4周。痉挛发作通常在3天内达高锋，5～7天保持稳定，10天后痉挛发作次数逐渐减少，程度减轻，1～2周后消失。恢复期间还可出现一些症状，如幻觉、言语、行为错乱等，但多数能自行恢复。

考点：破伤风的典型表现

（4）并发症：强烈的肌肉痉挛可造成肌肉断裂、骨折、舌咬伤、坠床等。膀胱括约肌痉挛可引起尿潴留。膈肌和呼吸肌痉挛可致呼吸困难或窒息。肌痉挛、大量出汗及饮水不足可致水、电解质和酸碱平衡失调，严重者可导致心力衰竭。破伤风病人死亡的主要原因是窒息、心力衰竭、肺部感染和营养障碍等并发症。

考点：破伤风病人死亡的主要原因

2. 心理-社会状况　破伤风发病突然，起病急，病情重，病人无心理准备，且反复阵发性肌肉痉挛发作常使病人感到极度痛苦，加之肌痉挛可引起进食困难、呼吸困难，甚至窒息等，病人常产生焦虑、紧张、恐惧甚至濒死感；隔离治疗可使病人产生孤独无助感和悲伤感。

（三）辅助检查

1. 血常规检查　合并肺部感染时，可有白细胞计数升高，中性粒细胞比例升高。

2. 血生化检查　可有水、电解质和酸碱平衡失调。

3. 渗出物检查　伤口渗出物作涂片检查可发现破伤风梭菌。

（四）治疗要点与反应

清除毒素的来源（如清除伤口内的异物和坏死组织）；中和游离的毒素；控制和解除痉挛；保持呼吸道通畅；给予支持疗法和抗生素等以防治并发症。

三、护理诊断与医护合作性问题

1. 焦虑/恐惧　与病情危重、反复发作，担心预后有关。
2. 有窒息的危险　与喉痉挛和呼吸肌痉挛、误吸、痰液堵塞气道有关。
3. 有受伤的危险　与强烈的肌肉痉挛有关。
4. 营养失调：低于机体需要量　与肌肉痉挛消耗、能量摄入不足有关。
5. 潜在并发症　窒息、肺部感染、心力衰竭。

四、护理目标

病人焦虑、恐惧减轻或消失；病人呼吸道能保持通畅；病人未发生坠床、舌咬伤及骨折等意外伤害；病人营养摄入能满足机体代谢的需要；病人无发生并发症，或并发症得到有效预防及治疗。

五、护理措施

（一）一般护理

1. 休息与环境　病人安置在隔离病室休息，保持环境安静，减少一切刺激，避免诱发因素。室内光线均匀柔和，避免强光照射，防止噪声。治疗及护理操作尽量集中，可在镇静剂使用后30分钟内进行。严禁探视病人。

2. 饮食　给予病人高热量、高蛋白、高维生素、易消化饮食。不能进食者，可给予鼻饲或

TPN。必要时遵医嘱静脉补液，纠正水、电解质及酸碱平衡。

3. 加强基础护理，防止意外和并发症　加强口腔护理、皮肤护理及预防压疮护理等。加强安全防范措施，防止意外发生，必要时用床栏防止病人坠床；抽搐发作时，需用牙垫防止舌咬伤。床旁常规准备气管切开包等急救物品、药品，以便及时处理一些严重的并发症，如呼吸困难、窒息等。

4. 严格隔离消毒制度　破伤风通过接触传染，应严格执行隔离消毒措施，以防疾病传播。医护人员进入病房时要穿隔离衣、戴口罩、帽子、手套；身体有伤口者不能进入病室内工作；所有器械及敷料均需专用，器械使用后应先浸泡消毒1小时以上，清洗后高压蒸汽灭菌处理，用后的敷料应立即焚烧，尽可能使用一次性的材料物品。病人的用品和排泄物均应严格消毒处理，防止交叉感染。

考点：破伤风的隔离消毒措施

(二) 病情观察

设专人护理，每4小时测量生命体征1次，详细记录抽搐发作的次数、持续时间、伴随症状及治疗效果，加强心肺功能的监测，及时发现窒息、肺部感染、心力衰竭等并发症，并协助医生处理。

(三) 配合治疗护理

1. 伤口护理　配合医生施行清创术，彻底清除坏死组织及异物，并用3%过氧化氢或1:5000高锰酸钾冲洗和湿敷。伤口敞开，并充分引流。经彻底清创后，皮下或肌内注射TAT 1500U。伤口污染严重或受伤超过12小时，剂量可加倍。成人与儿童剂量相同。注射前必须询问有无过敏史，并常规做过敏试验。如皮内试验阳性者，采用脱敏法注射。

2. 中和游离毒素　使用破伤风抗毒素(TAT)中和游离毒素，早期应用，越早效果越好。遵医嘱首次使用破伤风抗毒素2万~5万U加入5%葡萄糖溶液500~1000ml内，静脉缓慢滴入，以后每日1万~2万U静脉滴入，持续3~6日。或用人体破伤风免疫球蛋白3000~6000U，深部肌内注射一次。

考点：中和游离毒素的主要药物

3. 控制和解除痉挛　遵医嘱使用镇静、解痉药。病情较轻者，可使用一般镇静剂、安眠药。病情较重者，则可使用冬眠Ⅰ号，用药过程中应严密观察呼吸和血压的变化。抽搐频繁且用药物仍不能控制者，可在气管切开及人工辅助呼吸的条件下，遵医嘱使用硫喷妥钠和琥珀胆碱等肌肉松弛剂。

4. 保持呼吸道通畅　吸氧，对病情较重者及早作气管切开，及时清除呼吸道分泌物，保持呼吸道通畅，预防或减少肺部并发症的发生。必要时可行人工辅助呼吸，并做好气管切开的护理。

5. 抗感染　遵医嘱应用抗生素，首选青霉素，既可抑制破伤风梭菌，又能控制其他细菌感染。

(四) 心理护理

注意加强与病人沟通，多安慰和鼓励病人，帮助病人消除焦虑、恐惧的心理状态，树立战胜疾病的信心，积极主动地配合治疗和护理。

(五) 健康指导

1. 预防　加强自我保护意识，避免皮肤受伤。避免不洁接生，以防止发生新生儿及产妇破伤风。

2. 伤后及时注射破伤风抗毒素(TAT)　出现下列情况应及时到医院就诊并注射TAT

①任何较深的外伤伤口，如木刺、锈钉刺伤。②伤口虽浅，但沾染人畜粪便。③医院外的急产或流产，未经消毒处理者。④陈旧性异物摘除术前。

3. 儿童按计划免疫注射破伤风类毒素，以获得自动免疫。

护考链接

5岁，男童玩耍时右足不慎被生锈的铁钉刺伤。

1. 小明易患下列哪种疾病？

A. 疖　B. 痈　C. 丹毒　D. 破伤风　E. 脓毒症

2. 为了预防该病的发生，对小明应采取的预防方法是

A. 应用大剂量青霉素　B. 注射丙种球蛋白　C. 注射干扰素

D. 注射破伤风类毒素　E. 注射破伤风抗毒素

3. 小明应注射的预防剂量为

A. 成人剂量的1/4　B. 成人剂量的1/3　C. 成人剂量的1/2

D. 与成人剂量相同　E. 应根据病儿的体重计算注射剂量

点评：①小明被生锈的铁钉刺伤，其伤口深而窄，造成厌氧环境有利于破伤风梭菌的生长繁殖而容易导致破伤风的发生。②伤后预防破伤风的方法主要是注射破伤风抗毒素（TAT），实施被动免疫。③伤后预防破伤风，注射破伤风抗毒素（TAT）的剂量，成人与儿童剂量相同，均为1500U。

六、护理评价

病人焦虑、恐惧是否减轻或消失；病人呼吸道是否保持通畅；病人是否安全，无意外发生；病人营养摄入是否满足机体代谢的需要；病人并发症是否得到有效预防及治疗。

小　结

外科感染指需要手术治疗的感染性疾病和发生在创伤或手术治疗的感染。外科感染按致病菌可分为非特异性感染和特异性感染。非特异性感染由常见的化脓性致病菌引起。其局部表现有红、肿、热、痛、功能障碍；全身表现可出现发热、头痛、乏力、周身不适、食欲减退等，白细胞计数增加及核左移，严重感染者可发生感染性休克等并发症。治疗原则主要采用局部+全身治疗。护理病人时应加强病情观察，做好心理护理、一般护理和配合治疗护理工作，并加强健康指导。破伤风是破伤风梭菌侵入伤口，生长繁殖，产生外毒素（以痉挛毒素为主）引起的一种急性特异性感染，主要以肌肉持续性收缩和阵发性痉挛为主要症状。特异性感染通常具有传染性，除按外科感染的护理外，还应严格执行消毒隔离制度，防止发生交叉感染。

自测题

A_1/A_2 型题

1. 发生破伤风感染是由于
   A. 吃了被破伤风梭菌污染的食物
   B. 劳动时皮肤污染了污泥
   C. 破伤风病人通过的空气传播
   D. 受伤后破伤风梭菌侵入伤口内
   E. 经昆虫媒介的传染
2. “危险三角区”的疖挤压可能发生的并发症是
   A. 脓毒血症
   B. 菌血症
   C. 急性化脓性海绵状静脉窦炎
   D. 面部蜂窝组织炎

E. 急性化脓性脑膜炎

3. 预防外科感染不正确的是

A. 增强机体抵抗力

B. 防止损伤

C. 严格无菌操作

D. 及时正确地处理伤口

E. 经常服用抗菌药

4. 破伤风最早发生强直性痉挛的肌群是

A. 面肌　　B. 咀嚼肌

C. 颈项肌　　D. 背腹肌

E. 膈肌

5. 诊断浅表脓肿的可靠方法是

A. 局部压痛　　B. 波动试验

C. 体温升高　　D. 局部疼痛

E. 局部红肿

6. 确诊菌血症的依据是

A. 起病急,寒战、高热　B. 全身感染中毒症状

C. 白细胞计数增加　　D. 血培养阳性

E. 有原发感染病灶

7. 病人,男性,20 岁,足底刺伤后发生破伤风,频繁抽搐。控制痉挛的主要护理措施是

A. 住单人隔离病室

B. 限制亲属探视

C. 避免声、光刺激

D. 按时用镇静剂,集中护理操作

E. 静脉滴注破伤风抗毒素

8. 病人,男性,30 岁。右下肢急性蜂窝组织炎伴全身化脓性感染,需做血培养,最佳抽血时机是

A. 用退热药后　　B. 发热的间歇期

C. 寒战、高热时　　D. 静脉滴注抗生素时

E. 抗生素输入完后

A_3/A_4 型题

(9~11 题共用题干)

病人,男性,35 岁。因小腿被刀刺伤后出现全身肌肉强直性收缩,阵发性痉挛,诊断为破伤风。

9. 导致病人死亡的常见原因是

A. 休克　　B. 窒息

C. 肺部感染　　D. 肾衰竭

E. 脱水、酸中毒及营养障碍

10. 与控制肌肉痉挛无关的护理措施是

A. 保持病室安静

B. 护理措施要集中进行

C. 按时遵医嘱使用镇静剂

D. 避免损伤

E. 避免强光

11. 破伤风发作时的处理,下列哪项最为重要

A. 彻底清创,引流伤口

B. 及早使用破伤风抗毒素

C. 控制和解除痉挛

D. 给予大剂量青霉素

E. 加强营养支持

(张　德)

第9章 损伤病人的护理

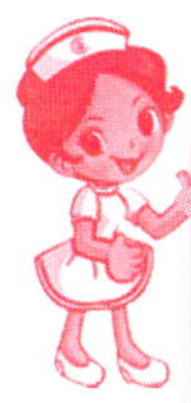

生活中常常发生钝器击打、锐器刺割伤及热液烫伤机体组织的情况，这些都属于损伤。损伤是现代社会的一种常见病与多发病，尤以机械性损伤最为多见。随着交通事故的高发以及工伤事故、自然灾害、战伤和打架斗殴等的发生，各类损伤的发生率增高，致死率和伤残率也增高，严重影响着人的生命质量。护士正确认识损伤，对损伤病人实施正确的护理评估和及时有效的急救护理，将有利于提高生命质量。

第1节 创伤病人的护理

案例9-1

病人，女性，45岁。在地震中被倒塌的房屋压伤，5小时后被人救出。查体：神志清醒，表情痛苦，左下肢青紫、肿胀明显，疼痛剧烈。P 100次/分，BP 100/70mmHg，尿量减少。

问题：1. 该病人属于哪类损伤？

2. 存在哪些护理诊断？

3. 护理的重点是什么？

一、概 述

各种致伤因子作用于人体，造成组织结构破坏和生理功能障碍统称为损伤。损伤按其病因不同分为四类：①机械性损伤：最常见，又称为创伤。指由机械性因素，如锐器刺割、钝器击打、重物挤压等所致的损伤。②物理性损伤：由物理性致伤因素，如高温、冷冻、电流、放射线等引起的损伤。③化学性损伤：由化学性因素，如强酸、强碱、毒气等造成的损伤。④生物性损伤：由于遭受动物，如犬、猫、毒蛇、昆虫等咬螫引起的损伤。

（一）病因与分类

按伤后皮肤是否完整分为闭合性创伤和开放性创伤两类。

1. 闭合性创伤 皮肤或黏膜保持完整，无开放性伤口。

（1）挫伤：钝力作用于人体所致皮下软组织损伤，受损组织常发生水肿、出血、结缔组织或肌纤维断裂，头、胸、腹部挫伤可能合并深部器官损伤。

（2）扭伤：外力作用使关节超过正常活动范围造成的损伤，此时可出现关节囊、韧带、肌腱等组织撕裂破坏，局部肿胀、青紫和关节功能障碍。

（3）挤压伤：肢体或躯干肌肉丰富部位较长时间受重物挤压所致肌组织损伤。严重时肌肉组织广泛缺血、变性、坏死，随之肌红蛋白等坏死组织的分解产物吸收，可引起急性肾衰竭为主的综合征,称为挤压综合征。

(4) 爆震伤(冲击伤):是由爆炸产生的强烈冲击波对胸腹部脏器等所致的损伤,伤者体表无明显损伤,但胸、腹腔内脏器、鼓膜或脑组织可发生出血、破裂或水肿等病理变化。

2. 开放性创伤 受伤部位皮肤或黏膜完整性遭到破坏,深部组织经伤口与外界相通,称为开放性创伤。

(1) 擦伤:皮肤与粗糙物摩擦后造成的表层组织损伤,创面有擦痕、小出血点及少量浆液渗出。

(2) 刺伤:由尖锐器物刺入组织所致的损伤,伤口深而细小,可导致深部组织和器官损伤,易发生感染。

(3) 切割伤:由锐利器械切割组织引起的损伤,伤口整齐,多呈直线状,深浅不一,周围组织损伤较少,可伤及深部组织。

(4) 裂伤:是钝器打击所致皮肤和皮下组织断裂,创缘多不整齐,周围组织破坏较重。

(5) 撕脱伤:由于外界暴力的卷拉或撕扯力造成皮肤、皮下组织、肌肉、肌腱等组织的剥脱性损伤,其损伤严重,出血多,易感染。

考点: 创伤的概念及病因与分类

(6) 火器伤:是弹片或枪弹造成的创伤,可能发生贯通伤(有入口和出口者),也可能导致非贯通伤(只有入口而无出口者)。

(二) 病理

创伤后机体在局部和全身两方面可发生一系列变化。局部变化是在多种细胞因子参与下所发生的创伤性炎症反应、细胞增生和组织修复过程。全身性反应是因受到严重创伤时细胞变性坏死释放出大量炎性介质和细胞因子,造成全身性病理反应,主要包括发热反应、神经内分泌系统反应、代谢反应及免疫反应。

二、护理评估

(一) 健康史

了解有无锐器、钝性暴力、弹片,或高气压等暴力作用身体。了解受伤的时间、部位、所处姿势及伤后处理时间和经过。

(二) 身心状况

1. 局部表现 一般均有疼痛、肿胀、瘀斑和功能障碍。

(1) 疼痛:根据损伤的程度和部位,疼痛的程度不一。伤处活动时疼痛加重,制动可减轻。疼痛一般在伤后 2~3 日缓解,并发感染时则持续存在,甚至加重。局部常有明显压痛。

(2) 肿胀:创伤可引起组织出血、渗出、局部出现肿胀,伴有瘀斑或血肿。

(3) 功能障碍:受伤组织结构破坏、局部疼痛和炎症都引起功能障碍。

考点: 创伤的局部表现

(4) 伤口和出血:开放性创伤可见不同情况的伤口,其大小、形状、深浅不一,有外出血。

2. 全身反应 轻者无明显全身表现。重者可发生全身反应。

(1) 体温升高:伤处血液、渗出液及坏死组织毒性产物吸收后作用于体温中枢可引起发热,一般在 38℃左右。如发生脑损伤或继发感染,病人将出现高热。

(2) 全身炎症反应综合征(SIRS):指由感染或严重创伤等因素引起的全身炎症反应,可有发热、脉快、血压升高、呼吸加快、乏力、食欲不振等全身表现。SIRS 必须具有以下两项或两

项以上的体征:①$T > 38℃$或$< 36℃$。②$P > 90$次/分。③$R > 20$次/分或$PaCO_2 < 32mmHg$。④白细胞数$> 12.0 \times 10^9/L$或$< 4.0 \times 10^9/L$或幼稚细胞$> 10\%$。SIRS严重者可致多器官功能障碍综合征(MODS)。

3. 心理-社会状态　创伤发生时,病人常出现复杂的心理反应,可能出现焦虑不安、暴躁易怒,甚至失去理智;肢体的伤残、面容的受损、个人前途及社交活动受影响等,也常使病人情绪抑郁,意志低沉,表现出自责、抱怨、悔恨,甚至绝望。

(三) 辅助检查

1. 实验室检查　血常规和血细胞比容检验可了解失血及感染情况;尿常规可提示泌尿系统有无损伤;血尿淀粉酶可了解胰腺是否损伤;血生化和血气分析可了解水、电解质、酸碱平衡失调状况及有无呼吸功能障碍。

2. 穿刺和导管检查　胸腹腔穿刺检查可用以判断内脏受损破裂情况,导尿检查可帮助诊断尿道、膀胱损伤。

3. 影像学检查　X线摄影检查可证实骨折、气胸、气腹等。超声检查可诊断胸、腹腔内的积血及肝脾包膜内破裂状况。CT检查可辅助诊断颅脑损伤和某些腹部实质性器官、腹膜后损伤;MRI有助于诊断颅脑、脊柱、脊髓等损伤。

考点: 创伤的辅助检查

(四) 治疗要点与反应

1. 急救处理　急救工作要求做到判断快、救治快、转送快,处理原则是抢救生命、重点检查、包扎伤口、固定转运。

2. 一般软组织闭合性损伤处理　如无深部重要组织、器官损伤,多不需特殊处理;合并内脏损伤者按内脏损伤治疗原则处理。

3. 软组织开放性损伤处理　应尽早施行清创术,使污染伤口转为清洁伤口,争取一期愈合。

三、护理诊断与医护合作性问题

1. 疼痛　与组织损伤有关。
2. 组织完整性受损　与创伤有关。
3. 体液不足　与创伤后失血、失液等因素有关。
4. 焦虑　与组织受损、担心影响生活和工作有关。
5. 潜在并发症　感染、休克、多器官功能障碍综合征等。

四、护理目标

病人疼痛缓解或消失;病人受损组织逐渐修复;病人体液平衡得到恢复和维持;病人焦虑减轻或消除,情绪稳定;病人发生并发症的危险性减少,组织器官功能逐渐恢复。

五、护理措施

(一) 急救护理

急救护理的原则是配合医生做好各种急救工作,密切地观察伤情变化,遵医嘱保证各项

治疗及时有效地实施。

1. 抢救生命　首先处理危及生命的紧急情况，如心跳、呼吸骤停，窒息，活动性大出血，张力性或开放性气胸、休克、腹腔内脏脱出等。

2. 维持呼吸道通畅　创伤病人可被血块、呕吐物或泥土等堵塞鼻咽腔和气管，以及昏迷后舌后坠，都可造成窒息，应迅速采取有效方法，恢复呼吸道的通畅。

链接　**如何保持呼吸道通畅**

恢复创伤病人呼吸道通畅的方法：①指抠口咽法：一手用拇、示指拉出舌头，另一只手示指由口腔一侧伸入口腔和咽部，迅速清除血块、泥土等堵塞物。②击背法：嘱病人上半身前倾或半俯卧，一手扶托其胸骨前，用另一手掌猛击其背部两肩胛骨之间，促使上呼吸道的堵塞物咯出。③垂俯压腹法：从背侧用双上肢围抱住病人上腹部，将其抱起后使腹部受压，促进上呼吸道堵塞物吐出。④托颌牵舌法：用手从下颌骨后方托向前侧，同时将舌牵出使呼吸道通畅。

3. 包扎伤口及止血　根据条件，以无菌或清洁的敷料包扎伤口，防止加重污染和继续出血。如有出血病人，应进行紧急止血。使用止血带止血，需注意正确的缚扎部位、方法和持续时间。

4. 妥善固定骨折　简单固定受伤骨关节可减轻疼痛，避免搬运时再损伤，便于搬运病人。搬运病人前应妥善固定四肢骨折；对疑有脊柱骨折的病人，要以平托法或滚动法将其轻放、平卧在硬板上，防止脊髓损伤。

5. 稳妥转运病人　在运送途中应注意：①保持病人适当体位，尽量避免颠簸，防止再损伤。②保证有效输液，给予止痛，预防休克。③密切观察病情变化，如生命体征、意识等，并认真做好记录。

考点：创伤的急救护理

(二) 一般软组织闭合性创伤的护理

1. 一般护理　抬高患肢15°～30°，减轻肿胀和疼痛。在受伤关节处可用绷带或夹板等包扎固定，局部制动可减轻疼痛，避免继发出血和加重损伤。指导病人进食高热量、高蛋白、高维生素、易消化饮食，必要时经静脉补充营养。

2. 病情观察　对伤情较重者应注意观察局部症状、体征的演变；密切观察生命体征的变化，了解有无深部组织器官损伤；对挤压伤病人须观察尿量、尿色、尿比重，注意是否发生急性肾衰竭。

考点：软组织局部创伤早期的处理方法

3. 配合治疗护理　①小范围软组织创伤后24小时内给予局部冷敷，以减少渗血和肿胀。24小时以后改用热敷和理疗，可促进吸收和炎症消退。②对血肿较大者，应在无菌操作下穿刺抽吸，并加压包扎。③遵医嘱外敷中西药物，以消肿止痛。④病情稳定后，可指导病人配合理疗、按摩和功能锻炼，促进功能恢复。

(三) 一般软组织开放性创伤的护理

1. 术前准备　按手术要求做好必要的术前准备工作，如备皮、药物过敏试验、配血、输液、局部X线摄片检查等。

2. 术后一般护理和病情观察　根据病情需要安置合适体位，指导病人合理饮食，加强营养。密切观察生命体征的变化，警惕活动性出血等情况的发生。观察伤口情况，如有感染征象时，应协助医生进行早期处理。注意伤肢末梢循环情况，如发现肢端苍白或发绀、皮温降低、动脉搏动减弱等异常情况，应报告医生及时处理。

3. 配合治疗护理

(1) 防治感染:遵医嘱使用抗生素,注射破伤风抗毒素。

(2) 防治休克:对血容量不足者,按医嘱给予输液、输血,维持体液平衡和充足的血容量。

(3) 伤口护理:保持敷料清洁干燥,及时换药;如伤口内放置有橡皮片引流条,应于术后24~48小时去除;如伤口已化脓,应及时拆除缝线,敞开伤口换药;抬高创伤肢体并适当固定制动,改善局部血液循环,促进伤口愈合。

(4) 功能锻炼:病情稳定后,鼓励并协助病人进行早期活动,指导其进行肢体功能锻炼。

(四) 心理护理

及时了解病人心理状态,减轻其焦虑和恐惧心理。安慰病人,尤其是对容貌受损或有致残可能的病人,多与其沟通,进行心理疏导,指导病人做自我心理治疗,稳定情绪,增强其恢复健康的信心。

(五) 健康指导

1. 教育病人及社区人群注意交通安全及劳动保护。
2. 指导病人加强营养,促使其组织和脏器功能恢复。
3. 指导病人进行功能锻炼的方法,以促使患部功能尽快康复。

六、护理评价

病人疼痛是否缓解或消失;病人伤口有无感染,组织修复是否良好;病人的体液平衡是否恢复;病人的焦虑或恐惧感是否减轻或消失,情绪是否稳定;病人有否发生并发症,或发生后能否得到及时治疗。

第2节 烧伤病人的护理

案例9-2

病人,男性,28岁,工人。3小时前工作中不慎跌入热水池内,历时约1.5小时,被救出并急送往医院。病人自诉口渴,全身剧痛。查体:P 128次/分,R 30次/分,BP 70/50mmHg。神志尚清楚,呻吟。除头面颈部外均被烫伤,其双上肢、背部和胸腹部红肿,剧痛,无水疱;双下肢与会阴部的创面呈淡红色,有大片表皮脱落和大小不等的水疱,剧痛。其他未见异常表现(家属代诉病人原体重是50kg左右)。

问题:1. 该病人的烧伤面积和各部位烫伤深度是多少?

2. 该病人第一个24小时的补液总量是多少?

3. 还应采取哪些护理措施?

一、概　　述

(一) 病因分类

烧伤泛指由热力(火焰、热液、蒸汽及高温固体)、电能、放射线或化学物质等作用于人体

而引起的损伤。热力所引起的烧伤临床上最多见。烧伤不仅损伤皮肤，还可累及肌肉、骨骼，严重者出现休克、脓毒血症等一系列病理生理变化而危及生命。

（二）病理生理

当烧伤严重时，大量血浆成分渗出到组织表面或经创面丢失，使有效循环血量减少，甚至发生休克。大面积烧伤后，表皮屏障破坏，免疫系统受到损害，容易引起创面感染。血容量不足，组织缺氧和毒素作用，以及应激反应影响，可引起肺、肾、胃肠多系统功能障碍，甚至衰竭。

二、护理评估

（一）健康史

了解病人烧伤的性质，是热力、电流、放射线，还是强酸、强碱等因素造成的。询问病人受伤的时间及部位，伤后处理方式和时间。评估有无危及生命的情况。

（二）身心状况

1. 烧伤程度估计　烧伤程度主要取决于烧伤面积和深度。

考点：烧伤面积的评估

（1）烧伤面积估算：以皮肤烧伤区域占全身体表面积的百分比表示，测算烧伤面积的主要方法有：①新九分法，主要适用于成人。此法将人体表面积分成 11 个 9% 的等份，再加 1%，构成 100% 的体表面积；12 岁以下小儿头部面积相对较大，双下肢面积相对较小，测算方法应结合年龄进行计算（表 9-1 和图 9-1）。②手掌法，不论性别、年龄，以病人自己（五指并拢）的 1 个手掌面积为 1% 计算，此法常用于测定小面积烧伤。

表 9-1　中国人体表面积新九分法

部位	成人各部位面积（%）	小儿各部位面积（%）
头颈	9×1=9（发部 3 面部 3 颈部 3）	9+（12－年龄）
双上肢	9×2=18（双手 5 双前臂 6 双上臂 7）	9×2
躯干	9×3=27（腹侧 13 背侧 13 会阴 1）	9×3
双下肢	9×5+1=46（双臀 5 双大腿 21 双小腿 13 双足 7）	46－（12－年龄）

链接　烧伤面积记忆口诀

头面颈：3、3、3；双上肢：5、6、7；躯干会阴：13、13、1；双下肢：5、21、13、7。

Ⅰ度烧伤仅伤及表皮，病理反应轻微，痊愈时间快，一般不计入烧伤总面积之中。

考点：烧伤深度的评估

（2）烧伤深度估计：按组织损伤的层次，用三度四分法将烧伤分为Ⅰ度、浅Ⅱ度（大水疱）、深Ⅱ度（小水疱）和Ⅲ度（焦痂）烧伤。Ⅰ度、浅Ⅱ度属浅度烧伤；深Ⅱ度、Ⅲ度烧伤则属深度烧伤。烧伤的局部表现、特点见表 9-2 和图 9-2。

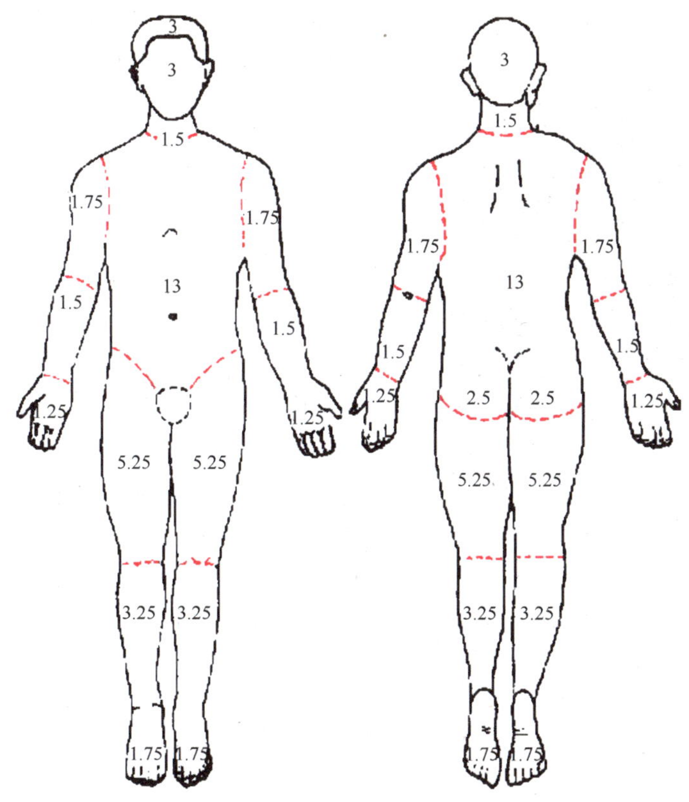

图 9-1 成人各部体表面积(%)示意图

表 9-2 烧伤深度的评估

<table>
<tr><th colspan="2">分度</th><th>损伤深度</th><th>临床表现</th><th>愈合过程</th></tr>
<tr><td colspan="2">Ⅰ度(红斑)</td><td>表皮层</td><td>红、肿、热、痛、烧灼感,无水疱</td><td>3~5 日后痊愈,无瘢痕</td></tr>
<tr><td rowspan="2">Ⅱ度
(水疱)</td><td>浅Ⅱ度</td><td>真皮浅层</td><td>水疱较大,剧痛,创底肿胀发红</td><td>2 周左右愈合,无瘢痕,可有色素沉着</td></tr>
<tr><td>深Ⅱ度</td><td>真皮深层</td><td>水疱较小或无水疱,感觉迟钝,创面浅红或红白相间,或可见网状栓塞血管</td><td>3~4 周可愈合,有瘢痕</td></tr>
<tr><td colspan="2">Ⅲ度(焦痂)</td><td>全层皮肤,有时深达皮下组织、肌肉和骨骼</td><td>无水疱,蜡白或焦黄,皮革状,甚至炭化,感觉消失,或可见树枝状栓塞血管</td><td>2~4 周后,焦痂自然分离,形成肉芽组织</td></tr>
</table>

(3) 烧伤程度判断:①轻度烧伤,Ⅱ度烧伤面积小于 9%。②中度烧伤,Ⅱ度烧伤面积 10%~29%,或Ⅲ度烧伤面积小于 10%。③重度烧伤,总面积 30%~49%,或Ⅲ度烧伤面积 10%~19%,或烧伤总面积不足 30%,但已发生休克、呼吸道烧伤或较严重的复合伤。④特重烧伤,总面积大于 50%,或Ⅲ度烧伤 20% 以上,或已有严重并发症。

2. 病程分期 根据烧伤后病理生理特点及临床过程,病程一般分为三期。

(1) 体液渗出期(休克期):主要发生在伤后 48 小时以内。热力作用致使毛细血管通透

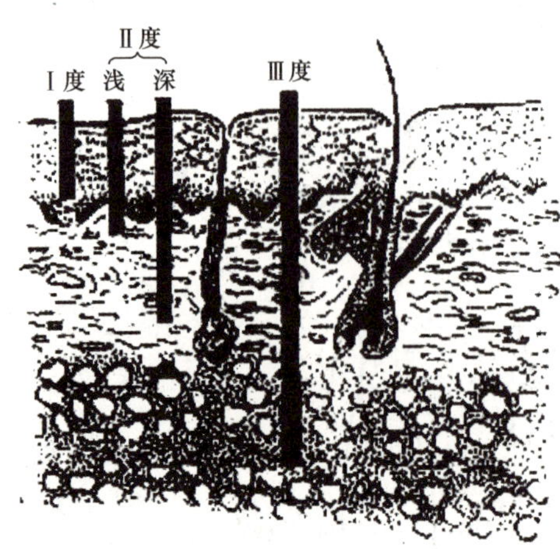

图9-2 皮肤烧伤分度示意图

性增加，大量血浆外渗至组织间隙及创面，引起有效循环血量锐减，导致低血容量性休克的发生。体液从血管渗出，伤后6～12小时最快，并达到高峰，渗液持续36～48小时。低血容量性休克是烧伤早期的并发症及死亡原因。

（2）感染期：烧伤使皮肤失去防御功能，污染创面的细菌在坏死组织中生长繁殖并产生毒素。伤后48小时开始，创面及组织中渗液回吸收，此阶段细菌、毒素和其他有害物质也同时被吸收至血液中，引起烧伤早期的全身性感染。大量细菌在创面下生长繁殖，其毒素释放入血，称为烧伤创面脓毒症。伤后2～3周，Ⅲ度烧伤的焦痂开始大片溶解脱落，创面暴露，细菌可侵入血液循环，是烧伤全身性感染的又一高峰期。伤后1个月后，若较大创面经久不愈，加之机体抵抗力低下，也可发生全身性感染。感染是烧伤病人死亡的主要原因。

考点：烧伤早期死亡的原因

（3）修复期：组织烧伤后，在炎症反应的同时，创面已开始修复过程。轻度烧伤多能自行修复，深Ⅱ度烧伤依靠残存皮肤组织和上皮修复，Ⅲ度烧伤依靠皮肤移植修复。

3. 特殊部位的烧伤

（1）呼吸道烧伤：常与头面部烧伤同时发生，因吸入浓烟、火焰、蒸汽、热气或吸入有毒、有刺激性的气体所致。可出现呛咳、声嘶、吞咽疼痛、呼吸困难、发绀、肺部啰音等表现。易发生窒息或肺部感染。

（2）头面颈部烧伤：其临床特点是：①常合并眼、耳、鼻及呼吸道烧伤。②肿胀明显。③易发生呼吸困难、休克和脑水肿。④伤后容易发生感染。

4. 心理-社会状况　皮肤损伤、剧烈疼痛，易造成心理打击和压力。病人早期有精神紧张、行为异常等反应；中期因换药疼痛、手术治疗等而焦虑不安、恐惧；后期可能因面容损毁、躯体功能障碍或致残而产生长期精神困扰，甚至悲观厌世。

（三）辅助检查

1. 实验室检查　较严重的烧伤可出现血红蛋白尿、尿量减少。感染时血白细胞计数及中性粒细胞比例明显增高。

2. 肾功能检查　烧伤后体内蛋白质分解代谢增强，可引起尿素氮增高。

（四）治疗要点与反应

1. 处理创面　正确处理创面能有效减少全身性感染等并发症，大面积提高烧伤的治愈率，是治愈烧伤的关键环节。创面处理的目的是保护创面、防治感染、促进愈合、最大限度恢复功能。处理创面的措施有清创、选用包扎疗法或暴露疗法，Ⅲ度烧伤者去痂和植皮。

2. 防治休克　中度以上烧伤病人应及早采用液体疗法，维持有效循环血量，防治低血容量休克，防治多系统器官功能障碍综合征。

3. 防治感染　抗感染是烧伤病程中的重要环节，治疗时须在创面局部和全身使用有效抗生素；同时还需应用免疫增强疗法，提高免疫力。

三、护理诊断与医护合作性问题

1. 急性疼痛 与组织损伤、感染、换药时刺激、体位改变等因素有关。

2. 组织完整性受损 与烧伤有关。

3. 营养失调:低于机体需要量 与烧伤病人高代谢状态、大量蛋白质经创面丢失、消化功能障碍等因素有关。

4. 创伤后综合征 与意外灾害的刺激、担心毁容或致残等预后有关。

5. 潜在并发症 低血容量性休克、全身性感染、肢体畸形等。

四、护理目标

病人疼痛缓解;病人未发生感染或感染被及时控制,创面逐渐修复;病人营养状况改善,能满足机体代谢需要;病人能正确对待疾病,配合医护计划,情绪渐趋稳定;病人无并发症发生,或发生并发症能得到及时发现和治疗。

五、护理措施

(一) 现场急救护理

1. 迅速消除致伤原因 指导和协助伤者尽快脱离险境:①对火焰伤应尽快脱去着火衣物,也可就地卧倒滚压灭火,或用毛毯、大衣等物品覆盖着火部位消除火焰,也可用水浇灭火焰。切忌用手扑火或在火中来回跑动、大声呼叫。②若被热液等烫伤,应立即脱去或剪开浸湿的衣服。面积较小的四肢烧伤,可将肢体浸泡于冰水或凉水中,以减轻疼痛和热力的继续损害。③若为电击伤,则需设法迅速断离电源。④对酸、碱等化学物质烧伤,应立即脱去或剪开沾有酸、碱的衣服,以大量清水冲洗;如系生石灰烧伤,应先除去石灰粉粒,再用清水长时间冲洗,以避免石灰遇水产热加重损伤。磷烧伤时立即将烧伤部位浸入水中或用大量清水冲洗,同时在水中拭去磷颗粒;不可将创面暴露在空气中,创面忌用油质敷料包裹。

2. 抢救生命 去除致伤原因后,要配合医生首先处理心搏骤停、外伤大出血等危急情况。对头颈部烧伤或疑有呼吸道烧伤时,应保持口、鼻腔通畅,必要时及时协助医生做气管切开手术。

3. 预防休克 遵医嘱给予镇静止痛药,减轻或缓解疼痛。伤后应尽快补充液体,口渴者可口服淡盐水或烧伤饮料。中度以上烧伤需远途转送者,须建立静脉输液通道,必要时遵医嘱快速静脉输入生理盐水或平衡盐溶液1000~1500ml及右旋糖酐。

4. 保护创面 就地取材,用无菌敷料或清洁布类包裹创面,避免再污染和损伤。创面勿涂任何药物等。

5. 转送病人 一般要求尽早转运,转送时必须维持呼吸道通畅,继续输液;有休克者,先抗休克,待病情平稳后再转送。

考点: 烧伤现场急救护理原则

(二) 一般护理

做好降温、保持呼吸道通畅及其他基础性护理工作。

（三）病情观察

1. 观察全身情况　伤后密切观察神志、血压、脉搏、呼吸等情况变化，应注意神志改变常是脓毒症的早期症状；留置导尿管，测尿量；重症烧伤应监测中心静脉压。

2. 观察创面情况　烧伤早期应每日观察创面病情变化，若创面水肿、渗出液增多、肉芽颜色转暗、创缘下陷、创缘出现红肿等炎症表现，或上皮停止生长，原来干燥的焦痂变得潮湿、腐烂，创面有出血点等都是脓毒症的征象。若创面出现紫黑色出血性坏死斑，是铜绿假单胞菌感染的征象。发现异常情况，应及时向医生报告。

（四）配合治疗护理

1. 静脉补液的护理　烧伤后2日内的护理重点是遵医嘱补充血容量，防治低血容量性休克。中度以上烧伤，应遵医嘱及时予以静脉补液。为做好输液工作，需了解补液量和液体的种类。

（1）补液量估计：我国目前常用的补液方案是伤后第1个24小时补液量(ml)＝Ⅱ、Ⅲ度烧伤面积×体重(kg)×1.5ml(儿童1.8ml、婴儿2.0ml)＋2000ml。其含义是烧伤后第1个24小时，每1%的Ⅱ、Ⅲ度烧伤面积，成人需补给电解质和胶体溶液总量1.5ml/kg体重，再加日需量2000ml。

（2）液体的种类与安排：电解质溶液首选平衡盐溶液，其次为生理盐水。胶体液常用血浆或全血，以血浆为主。紧急时也可选用血浆代用品，如中分子右旋糖酐(一般不超过1000ml)。电解质溶液和胶体溶液的比例一般为2∶1，特重度烧伤为1∶1，生理日需量用5%的葡萄糖溶液补充。因烧伤后第1个8小时内渗液最快，故应在首个8小时内输入胶、晶体液总量的1/2，其余分别在第2、第3个8小时内输入。日需量应在3个8小时平均分配(表9-3)。

表9-3　烧伤后第1个24小时液体输入方案

液体种类	第1个8小时	第2个8小时	第3个8小时
电解质溶液(平衡盐)	1/2	1/4	1/4
胶体溶液(血浆等)	1/2	1/4	1/4
5%葡萄糖溶液	1/3	1/3	1/3

（3）补液原则：一般原则是先晶后胶、先盐后糖、先快后慢，胶、晶体溶液交替输入。特别注意不能集中在一段时间内输入单一种类液体，如大量输入水分可引起水中毒。

（4）调节输液量和速度的指标：①尿量：是反映组织器官灌流状况的简便而有效的指标。对重度以上烧伤或外生殖器深度烧伤病人应留置尿管，观察尿量，注意有无血红蛋白尿，一般要求成人每小时尿量30ml以上，小儿每千克体重每小时尿量不少于1ml。若低于上述水平，表示补液量不足，应加快输液；但某些情况，如老年人、心血管病病人、呼吸道烧伤或合并颅脑损伤者，输液不能太快，只要求每小时尿量20ml即可；有血红蛋白尿时要维持在50ml/h以上。②其他指标：如血压、脉搏、末梢循环情况、精神状态、中心静脉压等，应维持基本正常。以下情况说明血容量已基本恢复：收缩压在90mmHg以上；成人心率120次/分以下，儿童在140次/分以下；病人安静；肢体温暖，中心静脉压正常。

考点：静脉补液的计算、安排和调节

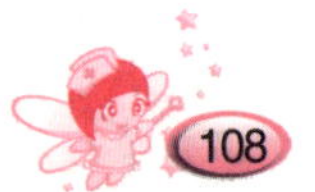

护考链接

病人,男性,28岁。被沸水烫伤,左上肢、颈部、胸腹部、双足和双小腿均为水疱,有剧痛;右手掌焦痂呈皮革样,不痛,面部红斑,表面干燥,并发生低血容量性休克。

1. 估计该病人Ⅱ度烫伤面积为

A. 54%　B. 49%　C. 58%　D. 45%　E. 39%

2. 输液护理中,判断血容量已补足的简便、可靠的观察的依据是

A. 收缩压>90mmHg　B. 脉搏<120次/分　C. 尿量>30ml/h

D. 中心静脉压正常　E. 安静,肢端温暖

点评:①采用判定烧伤面积的新九分法、手掌法及判定烧伤深度的三度四分法进行评估,得出烫伤面积为9% +3% +13% +7% +13% =45%。②尿量是反映组织器官灌流状况的简便而有效指标,也是判断血容量已补足的简便、可靠的观察依据。

2. 创面的护理

(1) 初期创面清创的护理:病人入院时,如全身情况允许,应在良好的止痛和无菌条件下协助医师尽早进行简单清创。先剃除或剪去创面及周围毛发,修剪指(趾)甲,清洁创面周围正常皮肤,随后用聚维酮碘消毒周围皮肤和创面,去除异物。浅Ⅱ度创面的完整水疱皮予以保留,已脱落及深Ⅱ度创面的水疱皮应予去除。此后根据烧伤病情及医疗条件采用包扎、暴露或半暴露疗法。清创术后应注射TAT,必要时及早使用抗生素。

(2) 包扎疗法的护理:对四肢浅度烧伤、病室条件较差或门诊处理的小面积烧伤,宜采用包扎疗法。此法便于护理和病人活动,有利于保护创面。护士应协助医生实施包扎疗法。经清创处理后,创面上先敷几层药液纱布,其上再覆盖2~3cm厚度、吸水性强的纱垫,用绷带自肢体远端向近心端包扎,注意显露指(趾)末端以观察血液循环。

护理要点:①观察肢端感觉、运动和血运情况,若发现指、趾末端皮肤发凉、发绀、麻木等情况,须立即放松绷带。②抬高患肢,注意保持肢体功能位置。③保持敷料清洁干燥,如外层敷料浸湿,须及时更换。④注意创面是否有感染,若发现敷料浸湿、有臭味,伤处疼痛加剧伴高热,血白细胞计数增高,均表明创面有感染,应报告医生,及时检查创面。

(3) 暴露疗法的护理:暴露疗法指病人经清创处理后,使创面完全暴露在清洁、干燥和温暖的空气中。其优点是便于观察创面变化,便于处理创面和外用药物,不利于铜绿假单胞菌生长,节约敷料,也避免换药带来的痛苦。暴露疗法的病房应具备以下条件:①室内清洁,有必要的消毒与隔离条件。②恒定的温、湿度,要求室温保持在30~32℃,相对湿度以40%为宜。③便于抢救治疗。

护理要点:①保持床单清洁干燥。②促进创面干燥、结痂,可用烤灯或红外线辐射促进创面结痂;若有渗液,可用无菌纱布或棉球拭干创面;创面涂收敛、抗菌等药物。③保护创面,为避免创面长时间受压,应经常翻身;环形烧伤肢体,可用支架将伤肢悬吊使创面悬空,若躯干环形烧伤,须卧翻身床。

(4) 去痂和植皮的护理:深度烧伤创面自然愈合慢或难以愈合,而自然愈合所形成的瘢痕可导致各种畸形并引起功能障碍。因此,Ⅲ度烧伤常需要采取切痂、削痂和植皮,应做好植皮手术前后护理工作。

(5) 感染创面的处理:感染创面应用湿敷、浸浴等方法除去脓液和坏死组织,痂下感染时应剪去痂皮或坏死组织,以清洁和引流创面。护理时须加强换药,根据创面感染程度和脓液多少,决定每日换药次数,根据感染特征或细菌培养和药敏试验选择外用药,如乙酸磺胺米

隆、烧伤膏剂或油剂等中、西药制剂。

(6) 特殊部位烧伤护理

1) 呼吸道烧伤:①床旁应备急救物品,如气管切开包、吸痰器、气管镜等。②保持呼吸道通畅,如行气管切开者,应做好气管造口护理;伤后5~7日后气管壁的坏死组织开始脱落,应密切观察,及时处理。③吸氧。④观察并积极预防肺部感染。

考点:创面的护理要点

2) 头面颈部烧伤:病人多采用暴露疗法,应安置病人取半卧位,观察有无呼吸道烧伤,必要时予以相应处理。做好五官护理,如及时用棉签拭去眼、鼻、耳的分泌物,保持其清洁干净;双眼使用抗生素眼药水或眼膏,避免角膜干燥而发生溃疡;避免耳郭受压。做好口腔护理,防止口腔黏膜溃疡及感染。

3. 防治感染的护理

(1) 遵医嘱应用抗生素:应及时做创面细菌培养及抗生素药物敏感试验,以便选用有效抗生素。应用抗生素时,注意不良反应及二重感染的发生。

(2) 做好消毒隔离工作:病房用具应专用;工作人员出入病室要更换隔离衣、鞋、帽;接触病人前后要洗手,做好病房的终末消毒工作。

4. 改善营养状况　烧伤后病人蛋白质丢失多,消耗增加,需鼓励其补充高蛋白、高热量以及多种维生素食物。依据不同病情给予口服、鼻饲或胃肠外营养,促进创面修复及身体功能的康复。对大面积烧伤病人,遵医嘱每日或隔日输入适量血浆、全血或人体白蛋白,也可应用免疫球蛋白等,以增强抵抗力。

(五) 心理护理

应根据不同病人的心理状态,采取相应措施。对缺乏自制力者,要加强安全措施,严防病人再次受伤;对有恐惧反应或压抑反应者,鼓励病人表达情感,帮助寻找消除恐惧及悲哀情绪的方法;对伤残或者面容受损害者,应注意沟通技巧,令其精神放松。

(六) 健康指导

1. 指导保护皮肤　告知病人创面愈合后一段时间内,可能出现皮肤干燥、瘙痒、全身闷热等反应,应嘱咐病人避免使用刺激性大的肥皂和接触过热的水,不能搔抓初愈的皮肤;可在已愈合创面涂擦润滑剂,穿纯棉内衣,1年内烧伤部位避免太阳曝晒。

2. 指导功能锻炼　为减轻瘢痕挛缩、肌肉萎缩等原因造成躯体功能障碍,应及时指导病人进行正确的功能锻炼,以主动运动为主,被动运动为辅,必要时为病人编制体操疗法或作业疗法计划。鼓励病人参与社会活动,促进病人身心健康。

六、护理评价

病人疼痛是否缓解;病人是否发生感染或感染是否被及时控制,创面是否逐渐修复;病人营养状况是否改善,是否能满足机体代谢需要;病人能否正确对待疾病,能否配合医护计划,情绪是否渐趋稳定;病人有无并发症发生,或发生并发症能否得到及时发现和治疗。

第3节 毒蛇咬伤病人的护理

一、概 述

毒蛇咬伤是我国南方农村和山区的常见生物性损伤。毒蛇有一对毒牙与毒腺排毒导管相通，毒蛇咬人时，毒腺排出毒液，经过毒牙注入皮下或肌肉组织内，通过淋巴吸收进入血液循环，引起局部和全身中毒症状。

蛇毒依其对人体作用可分为三类：①神经毒，如金环蛇、银环蛇分泌的毒素，对中枢神经和神经肌肉节点有选择性毒性作用，可引起呼吸肌麻痹、神经肌肉瘫痪。②血液毒，如竹叶青、五步蛇分泌的毒素，对血细胞、血管内皮及组织有破坏作用，可引起出血、溶血，休克、心衰等。③混合毒，如蝮蛇、眼镜蛇毒素，兼有神经毒和血液毒的作用。

神经毒类毒蛇咬伤后1～6小时可出现头晕、视力模糊、眼睑下垂、言语不清、四肢软瘫、吞咽和呼吸困难，最后可致循环呼吸衰竭。局部伤口麻木，肿胀较轻，疼痛不明显。

血液毒类毒蛇咬伤后有皮下瘀斑、血尿等全身出血现象，出现肾功能不全以及多脏器衰竭。局部伤口剧烈疼痛、出血不止，肿胀并迅速向近端扩散。

二、护理要点

(一) 急救护理

1. 缚扎　毒蛇咬伤后，应立即施行急救措施，在肢体咬伤部位的近心端5～10cm处用绳带、止血带等物缚扎，减少蛇毒吸收。

2. 冲洗　用大量清水、肥皂水冲洗伤口及周围皮肤，再用过氧化氢、1∶5000高锰酸钾反复冲洗伤口，减少毒素吸收，破坏蛇毒。

3. 排毒　伤口冲洗后，在局麻下以牙痕为中心作组织切开，深达真皮下，将患肢下垂，用手自上而下向创口处挤压，持续10～20分钟。

(二) 病情观察

对重症病人，应密切观察生命体征、神志、尿量的变化，注意有无脏器功能不全或衰竭，有无全身出血。如发现异常情况时，应及时报告医师处理。

(三) 配合治疗护理

1. 伤口处理

(1) 伤口湿敷和外敷中草药：经急救处理后，可用高渗盐水或1∶5000高锰酸钾溶液湿敷伤口；肢体肿胀处可外敷中草药或蛇药。

(2) 局部阻滞疗法：一般在毒蛇咬伤后1～4小时内，取胰蛋白酶2000U加入0.05%普鲁卡因10～20ml，在伤口外周作皮下及肌层浸润注射。胰蛋白酶有直接破坏蛇毒的作用。

2. 全身治疗护理

(1) 解毒排毒：蛇药具有解毒、消炎、止血等作用，可遵医嘱选用相应蛇药，并可注射呋塞米、甘露醇等，加快血液内蛇毒排出。

(2) 抗蛇毒血清的应用：选用单价或多价抗蛇毒血清能中和蛇毒，缓解症状。使用前须做过敏试验，阳性反应则需采用脱敏注射法。

(3) 防治感染：咬伤后，需使用破伤风抗毒素和抗生素防治感染。

(4) 重症病人治疗：部分受伤时间较长、中毒较重病人，可出现多脏器功能衰竭等严重并发症，应加强支持疗法，维护各重要脏器功能。

(四) 心理护理

病人入院后，及时与之沟通，稳定其情绪，消除恐惧心理。

(五) 健康指导

1. 宣传防范毒蛇咬伤知识，强化自我防范意识。步行应尽可能避开树林茂密、人烟稀少的地段，在山村、丘陵地带应穿鞋行走，同时可将裤口、袖口扎紧。

2. 告知人们被毒蛇咬伤后切忌慌乱奔跑，学会就地缚扎、冲洗、排毒等急救方法。

第4节 伤口护理

一、清创术

清创术又称扩创术，是用手术处理污染伤口的一种治疗方法。

(一) 目的要求

在无菌操作下，使污染伤口变为较清洁伤口，减少感染机会，促进伤口一期愈合。包括清洗伤口周围皮肤、除去伤口内的污物和异物、切除失去活力和污染严重的组织、修整创缘、彻底止血、修复组织、缝合伤口。

(二) 清创时机

应力争在伤后6～8小时内施行清创术。在此时间内，细菌仅存在创口表面，尚未形成伤口感染，是清创术的最佳时机。头面部伤口，污染较轻，早期已应用有效抗生素，清创缝合的时限可延长至伤后12小时，甚至更长时间。关节附近以及有神经、大血管、内脏等重要组织器官暴露的伤口，如无明显感染现象，尽管时间较长，原则上也应清创并将伤口缝合。

考点： 清创目的和时机

(三) 操作步骤

清创术包括下面五个步骤。

1. 术前准备　对大失血病人或出血较多的清创术须准备血源；根据损伤部位和程度选择适当的麻醉方法；用无菌纱布覆盖伤口，剃除伤口周围的毛发，清除污物等。

2. 清洗去污　用消毒软毛刷蘸软皂液自内向外刷洗创口周围皮肤，然后用无菌生理盐水进行冲洗，如此2～3遍；除去创口上纱布，分别用生理盐水、3%过氧化氢溶液等冲洗创口，以无菌纱布拭干伤口及周围皮肤，术者更换无菌手套后常规消毒，铺无菌巾。

3. 伤口清创　仔细检查伤口，去除伤口内血凝块及异物，切除无生机组织及脱离骨膜的碎骨片，修剪创缘皮肤1～2mm，使创缘整齐；术中注意严格止血。

4. 修复伤口　清创后，再次冲洗伤口及消毒皮肤，重铺无菌巾，更换手术器械及手套，最后修复损伤的肌腱、神经、重要血管等深部组织及缝合伤口；根据损伤部位和伤情决定缝合方式。

考点： 清创的步骤

5. 术后处理　伤口缝合后，覆盖并固定无菌纱布，保持敷料清洁干燥。

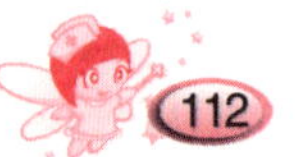

二、换　　药

案例9-3

病人,男性,23岁,左踝部挫裂伤1周,创面约15cm×3cm,有较多的坏死组织与脓液,需换药。

问题:1. 选用哪一类外用药物溶液湿敷?

2. 换药的一般原则是什么?

3. 应注意哪些换药的操作方法?

换药也称更换敷料,是对经过初期治疗的伤口(包括手术切口)作进一步处理。其目的是观察伤口变化,处理伤口异常情况,保持引流通畅,控制局部感染,保护并促进新生肉芽组织和上皮生长,促使伤口尽快愈合。

(一) 换药用品与换药室管理

1. 换药用品

(1) 基本用品和设备:贮槽、弯盘、换药碗、有盖方盘、有盖搪瓷杯、换药台、换药车、药品柜、托盘架、立式聚光灯(或无影灯)、污物桶等。

(2) 器械类:持物钳、敷料镊、拆线剪刀、刀柄、刀片、止血钳及探针等常用器械。

(3) 敷料类:无菌纱布及纱垫、引流物、棉球及棉签、无菌手套、各类绷带、胶布等。

(4) 药品类:常备外用药见表9-4。

(5) 其他:手电筒、保险刀架及刀片、橡皮布、肢体扶托架、洗手设备等。

表9-4 常用外用药物应用

应用	药物
皮肤消毒	70%乙醇,2.5%碘酊,聚维酮碘(有效碘0.5%)
局部皮肤炎症早期外敷	10%~20%鱼石脂软膏
感染创面湿敷	含氯石灰硼酸溶液(优琐),0.1%依沙吖啶(雷夫奴尔)
脓腔及创面冲洗、湿润	0.1%氯己定溶液,聚维酮碘(有效碘0.5%),0.9%氯化钠溶液
正常肉芽创面外敷	0.9%氯化钠溶液,凡士林纱布
水肿肉芽创面湿敷	3%~5%氯化钠溶液,30%硫酸镁
厌氧菌感染创面的冲洗、湿敷	3%过氧化氢溶液,0.02%高锰酸钾溶液,含氯石灰硼酸溶液(优琐)

2. 换药室管理

(1) 严格制度管理:换药室应由专人负责,严格执行消毒和无菌操作规程;清洁区与污染区要严格分开,防止交叉感染;换药应在专用的房间(换药室)内进行,住院病人可在床旁换药;换药应相对固定在一定时间内进行。

(2) 保障基本条件:换药室要求场地宽敞、光线充足、温度适宜,地面、墙壁及天花板应便于清洁和消毒,室内陈设要求简单适用。

(3) 保持环境清洁:换药室应有完善的卫生及消毒设施,每日通风换气,做好空间及物体表面的消毒处理,换药室每周大扫除1次,并定期用药物熏蒸。每月做空气及物体表面细菌培养1次,且符合管理标准的要求。

(4) 规范物品管理:保证药品、敷料及器械供应,确保其无菌效果和有效期,药品应每日定期检查,保持瓶(袋)签清晰;所有物品应分类定点放置,以便取用。

(5) 认真管理换药台:换药台上的物品,应安放固定,排列有序。

(二) 换药原则

1. 无菌原则　严格遵守无菌操作原则,凡接触伤口的器械、敷料等物品必须无菌,防止发生医院内感染。换药过程中始终坚持两把镊子操作法,即右手执镊接触伤口,左手持镊从换药碗中夹取无菌物品并传递给右手无齿镊,两镊不可直接接触。

2. 换药顺序　根据伤口情况安排换药顺序,应先换清洁伤口,再换污染伤口,最后换感染伤口。特异性感染伤口,应专人换药,用过的器械单独消毒、灭菌,敷料应焚毁。

3. 换药次数　换药的次数应根据伤口情况而定,一期缝合伤口术后每 2 ~ 3 日换药 1 次,如无感染至拆线时再换药;分泌物不多,肉芽组织生长良好的伤口,每日或隔日换药 1 次;脓性分泌物多,感染重的伤口,每日 1 次或数次。

考点: 换药原则

(三) 换药步骤和方法

1. 换药前准备　①换药环境和时间:换药时应保持室内空气清洁,光线明亮,温度适宜。②病人准备:做好沟通工作,协助病人取舒适体位,充分暴露创面。严重损伤或大面积烧伤的病人,必要时在换药前应用镇静剂或止痛剂。③换药人员准备:换药者应按要求着工作服,戴好帽子和口罩;操作前须清洗双手。④常规性用物准备:包括 2 个无菌换药碗,分别盛放适量无菌敷料和乙醇棉球、盐水棉球、引流物,镊子 2 把,并根据病人伤口情况,适量准备其他所需器械物品、药品、胶布等。

2. 换药操作方法　①揭除伤口敷料:外层绷带和敷料可用手揭去,内层敷料用镊子取下。揭除敷料的方向应与伤口纵轴方向平行;如敷料与创面黏着,可取盐水棉球湿润敷料后揭除,以减轻疼痛和伤口损伤。②处理创面:换药时用双手持镊操作法夹持乙醇棉球消毒伤口周围皮肤 2 次,一般伤口由创缘向外消毒,化脓伤口由外向创缘消毒。处理伤口时,用盐水棉球清洗伤口分泌物,禁止用干棉球、干敷料擦拭伤口,以防损伤肉芽组织。③覆盖无菌敷料并固定:用乙醇棉球清除沾染于皮肤上的分泌物后,覆盖大小和厚度适当的纱布敷料,予以胶布固定。

考点: 换药的操作方法

3. 换药后用物整理　换药结束后,将换药碗、镊子等已使用物品洗涤干净后打包,待高压灭菌;锐利器械冲洗干净并拭干后放入器械消毒液中,按器械消毒方法进行处理;污染敷料集中倒入污物桶内。

(四) 换药注意事项

1. 严格遵守无菌操作原则和换药原则。
2. 换药时注意去除伤口内异物和坏死组织,动作应轻柔,保护健康组织。
3. 每次换药完毕,须将一切用具放回指定的位置,认真洗净双手后方可给另一伤者换药。

三、绷带包扎与止血带使用方法

绷带包扎用于保护伤口、固定敷料、加压包扎止血等,绷带的种类有卷轴带、多头带等。

(一) 卷轴带包扎方法

1. 卷轴带的种类和规格

(1) 种类:①纱布卷轴带:透气轻软,适用于固定敷料、加压止血、悬吊肢体及固定关节等,临床上使用最多。②弹性卷轴带:适用于四肢包扎,可防肿胀,或用于胸部伤口包扎。③石膏卷轴带:适用于固定骨折或矫正畸形。

(2) 规格:3cm 宽的用于手指(趾);5cm 宽的用于头、手、足、前臂;7cm 宽的用于上臂、

肩、腿;10～15cm宽的用于胸、腹、乳房、腹股沟等部位。

2. 包扎注意事项

(1) 病人取舒适坐位或卧位,扶托肢体,保持功能位置。

(2) 肢体骨隆处或凹陷处,如内外踝及腹股沟等处,应垫好衬垫再行包扎。

(3) 选择宽度合适的绷带卷。潮湿或污染的绷带均不宜使用。

(4) 包扎四肢应自远心端开始,指(趾)尽量外露,以便观察血液循环及神经功能。

(5) 包扎时应用力均匀,松紧适度,动作轻快。

(6) 每包扎1周应压住前周的1/3～1/2,包扎开始与终了时均需环绕2周,须增加绷带时,可将两端重叠6cm。包扎完毕用胶布粘贴固定,或撕开末端打结在肢体外侧。

考点: 绷带包扎的注意事项

3. 基本包扎法　有环形法、蛇形法、螺旋形法、螺旋反折形法、回反形法、“8”字形法等基本包扎法。

(1) 环形法:只在包扎原处环形重叠缠绕,后1周完全盖住前1周。第1周可以斜缠绕,第2、3周作环形缠绕,并将第1周斜出圈外的绷带角折回圈内在绕第2周时将其压住,然后再重复缠绕,可防止绷带松动滑脱。多用于包扎开始及结束时(图9-3)。

(2) 蛇形法:斜行环绕包扎,每周互不遮盖,用于临时简单固定敷料或夹板(图9-4)。

(3) 螺旋形法:螺旋状缠绕,后周遮盖前周的1/3～1/2,用于上臂、大腿、躯干、手指等径围相近的部位,多用于躯干和上臂(图9-5)。

(4) 螺旋反折形法:在螺旋形的基础上每周反折成等腰三角形,每次反折处需对齐以保持美观。用于包扎径围不一致的小腿和前臂(图9-6)。

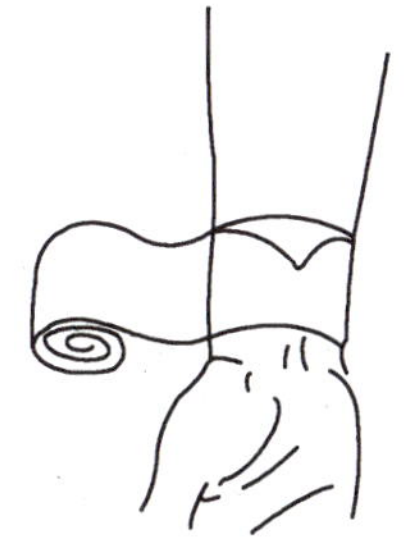

图9-3　环形包扎法

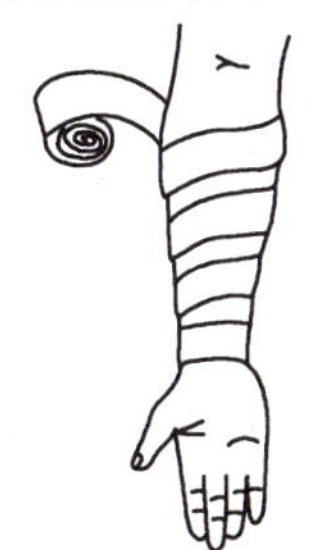

图9-4　蛇形包扎法

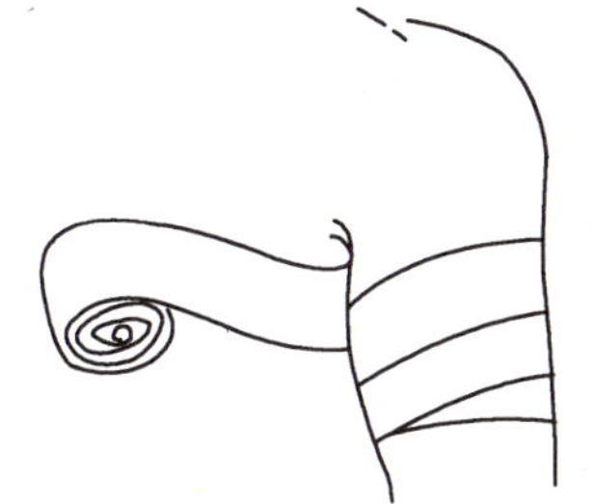

图9-5　螺旋形包扎法

(5) 回反形法:自头顶正中开始,来回向两侧回反,直至包没头顶。用于包扎头顶和残肢端(图9-7)。

(6) “8”字形法:按“8”字的书写径路包扎,交叉缠绕。用于包扎肘、膝关节、腹股沟、肩、足跟、足背、手掌手指等处(图9-8)。

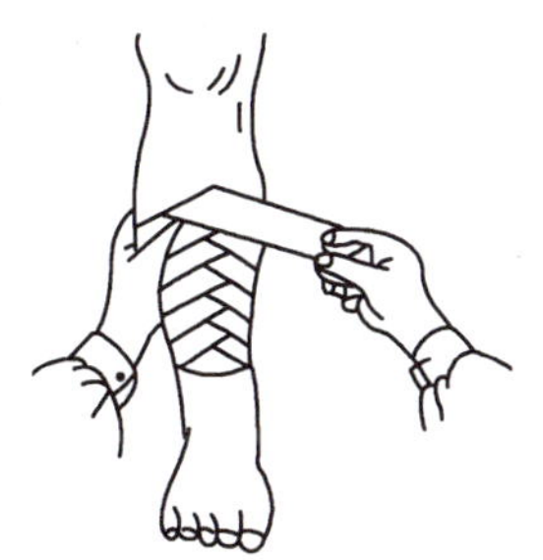

图9-6　螺旋反折包

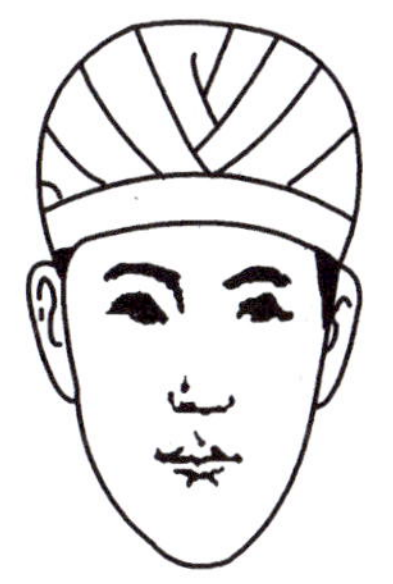

图9-7　回反形包扎法

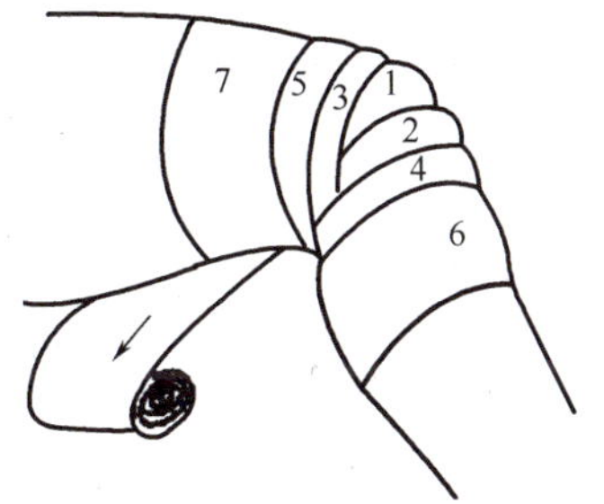

图9-8　“8”字形包扎法

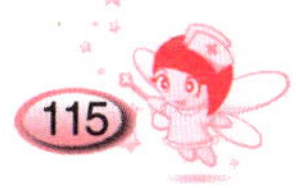

(二) 多头带

多头带的种类有腹带、胸带、四头带、丁字带等多种。

1. 腹带　其结构中间为包腹布,两侧各有5条带脚相互重叠。常用于腹部手术后包扎。切口在上腹部时应由上向下包扎,切口在下腹部时应由下向上包扎(图9-9)。

2. 胸带　比腹带多2根竖带,常用于胸部手术后包扎(图9-10)。

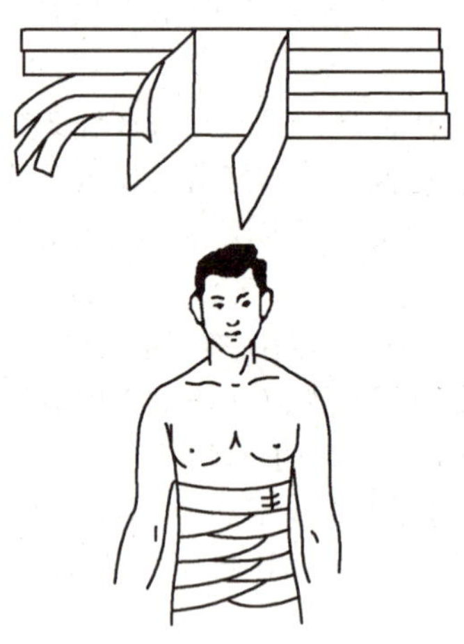
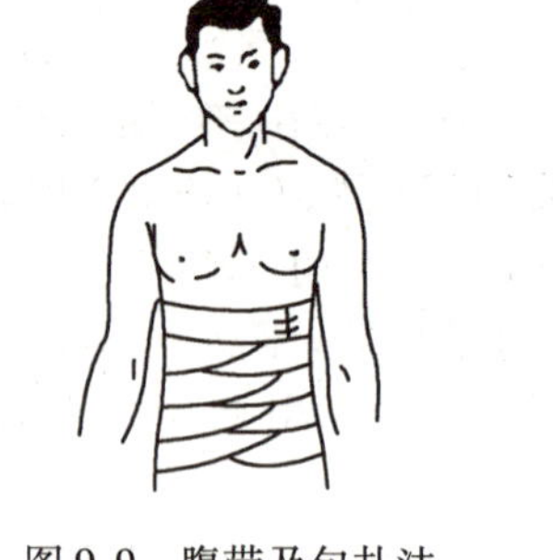

图9-9　腹带及包扎法

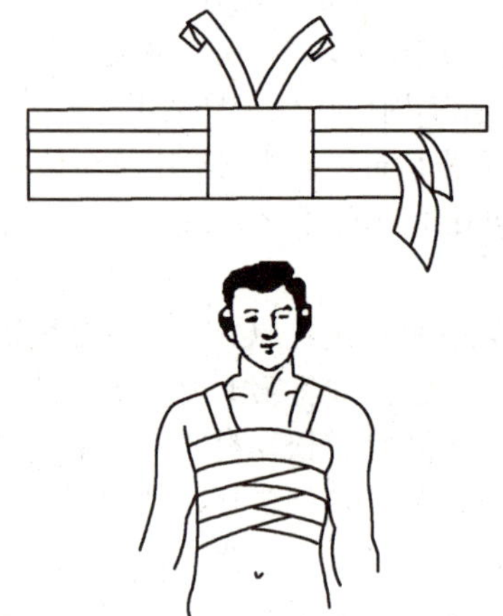

图9-10　胸带及包扎法

3. 四头带　将卷轴带的两头剪开即成4头,常用于包扎下颌、枕、额等处。

4. 丁字带　形如“T”状,常用于包扎会阴或肛门部位。

(三) 止血带使用法

止血带分橡皮止血带和气囊止血带两种。

1. 橡皮止血带　适用于四肢创伤经压迫止血不能控制的大出血,常用于现场急救运送。

(1) 使用方法:取长0.5~0.6m、直径0.8~1cm的橡皮管一根,在肢体的适当部位(上肢出血在上臂的上1/3,下肢出血在股中部),用布、衣服或毛巾等物作为衬垫后再绑扎止血带。

(2) 注意事项:止血带要松紧适宜,以刚好止住动脉出血为合适。绑扎止血带后要记录使用时间,一般每隔1小时放松止血带2~3分钟,秋冬季节或环境气温较低时可1.5小时放松止血带一次,避免绑扎过久造成肢体缺血坏死。在止血带松解期间作局部压迫止血。

2. 气囊止血带　常用于手术室中出血量较大的四肢手术,使用后可使手术野清晰,便于手术操作,是一种较理想的止血方法。

小　结

在损伤中创伤最常见,其分为开放性创伤和闭合性创伤。创伤的急救护理重点是优先抢救生命,闭合性软组织创伤后24小时内给予局部冷敷,24小时以后改用热敷和理疗。烧伤面积估算有新九分法和手掌法,烧伤深度判断采用三度四分法。烧伤后2日内的护理重点是遵医嘱补充血容量,正确处理创面是治愈烧伤的关键环节。毒蛇咬伤后,应立即施行现场急救措施。清创术应力争在伤后6~8小时内施行,换药应严格遵守无菌操作原则,绷带包扎及应用止血带时都要密切注意血液循环变化。

自 测 题

A_1/A_2 型题

1. 一般伤口清创的最佳时机
   A. 伤后 12 小时内
   B. 伤后 12～24 小时内
   C. 伤后 6～8 小时内
   D. 伤后 10 小时内
   E. 伤后 18 小时内
2. 可用清水冲洗的化学烧伤,下列除外的是
   A. 强碱烧伤 B. 强酸烧伤
   C. 磷烧伤 D. 氨水烧伤
   E. 生石灰烧伤
3. 烧伤病人应采用的饮食是
   A. 低蛋白、高维生素、高热量
   B. 高热量、低脂肪、低维生素
   C. 高蛋白、高热量、高维生素
   D. 高脂肪、高热量、高维生素
   E. 高维生素、高脂肪、高蛋白
4. 面部烧伤急救时应特别注意
   A. 预防休克 B. 包敷创面,避免污染
   C. 及时清创 D. 保持呼吸道通畅
   E. 早用 TAT,预防破伤风
5. 大面积烧伤病人补液,应在第一个 8 小时内快速输入总量的一半,是因为
   A. 疼痛剧烈 B. 毛细血管扩张
   C. 尿量过多 D. 促进毒素排出
   E. 创面渗出最快
6. 控制烧伤感染的关键措施是
   A. 及时、足量、快速输液
   B. 正确处理创面
   C. 早期大剂量应用有效抗生素
   D. 密切观察病情变化
   E. 维持病室内适宜的温度和湿度
7. 头皮裂伤已达 12 小时,伤口无感染迹象,其处理应为
   A. 彻底清创,一期缝合
   B. 清创后观察 2～3 天延期缝合
   C. 清创后观察 4～5 天延期缝合
   D. 清创后敞开伤口,充分引流
   E. 清创后伤口内置乳胶引流条
8. 四肢Ⅰ度和Ⅱ度烧伤的创面适用于
   A. 包扎疗法 B. 暴露疗法
   C. 药物湿敷 D. 半暴露疗法
   E. 浸浴疗法
9. 换药的基本操作下列哪项不正确
   A. 外层敷料可用手揭除
   B. 内层敷料应用镊子揭除
   C. 粘贴胶布应与肢体躯干纵轴平行
   D. 敷料与伤口粘连宜浸湿后再揭除
   E. 根据伤口情况选择湿敷药液
10. 绷带包扎的方法下列哪项有错
    A. 被包扎的肢体应保持功能位
    B. 潮湿绷带不宜使用
    C. 包扎一般从近心端开始
    D. 每包扎一周应压住前周 1/3
    E. 包扎完毕固定打结在肢体的外侧
11. 病人,女性,35 岁。左手被砸伤 2 小时,左手肿胀,皮肤发绀,压痛明显,X 线检查未见骨折,其受伤类型为
    A. 裂伤 B. 擦伤
    C. 挤压伤 D. 挫伤
    E. 扭伤
12. 病人,男性,20 岁。腕关节扭伤,为防止皮下出血和组织肿胀,在早期应选用
    A. 局部按摩 B. 红外线照射
    C. 湿热敷 D. 冰袋冷敷
    E. 放置热水袋

A_3/A_4 型题

(13～16 题共用题干)

患儿,男性,6 岁。体重 20kg,在家玩耍时不慎打翻开水瓶,双下肢被开水烫伤后皮肤出现大水疱,皮薄,疼痛明显,水疱破裂后创面为红色。

13. 该病人的烧伤面积为
    A. 30% B. 40%
    C. 46% D. 48%
    E. 50%
14. 该病人的烧伤深度为
    A. Ⅰ度 B. 浅Ⅱ度
    C. 深Ⅱ度 D. Ⅲ度
    E. Ⅳ度
15. 该病人烧伤后第一个 24 小时应补的晶体和胶体液量为
    A. 1240ml B. 1340ml

C. 1440ml　　D. 1540ml

E. 1640ml

16. 对于该病人的现场处理不正确的是

A. 迅速脱离热源

B. 创面涂抹甲紫

C. 用自来水大量冲洗双下肢

D. 大量补液

E. 迅速送往医院

（赖　青）

第10章　肿瘤病人的护理

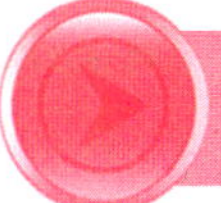

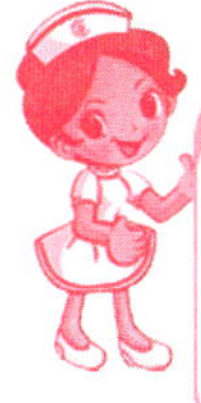

随着疾病谱的改变，肿瘤已成为目前人类死亡的常见原因之一，病死率仅次于心脑血管疾病而居第二位。全世界每年约760万人死于恶性肿瘤，有1010余万人患恶性肿瘤，已成为男性第二位死因，女性第三位主要死因。护士应熟悉肿瘤的相关知识，以极大的耐心和热情为病人服务，提高病人的生活质量。

案例10-1

病人，男性，58岁。照镜子时无意中发现颈部有一肿块，家人劝张某及时到医院就诊，但张某说："不痛不痒的，大惊小怪干什么？"并拒绝去医院检查。

问题：1. 张某真的不用去医院就诊吗？

2. 如果你遇到这种情况，应该怎么做？

一、概　　述

肿瘤是机体中正常的细胞，在不同的始动与促进因素长期作用下所产生的增生与异常分化所形成的新生物。新生物一旦形成，不因病因的消除而停止增生。它不受机体生理调节正常生长，而是破坏正常组织与器官。根据对人体的影响，肿瘤可分为良性肿瘤与恶性肿瘤，恶性者可转移到其他部位，治疗困难，常危及生命。

考点：肿瘤的定义

（一）病因

恶性肿瘤的病因目前尚未完全了解，目前认为肿瘤的发生多由外源性因素和内源性因素共同作用所致。

1. 外源性因素

（1）化学因素：如有机磷农药、亚硝酸盐、黄曲霉素等。

（2）物理因素：如电离辐射、紫外线长期照射等。

（3）生物因素：主要为病毒和寄生虫，如乙型肝炎病毒与肝癌有关等。

2. 内源性因素

（1）遗传因素：恶性肿瘤有遗传倾向性。相当数量的食管癌、肝癌、胃癌、乳腺癌、鼻咽癌病人有家族史。

（2）内分泌因素：某些激素与肿瘤的发生有关，如雌激素和催乳素与乳腺癌、子宫内膜癌的发生有关；生长激素可以刺激癌肿的发展。

（3）免疫因素：先天性或后天性免疫缺陷及长期使用免疫抑制剂者，恶性肿瘤的发生率较高。

（4）心理-社会因素：如经历重大精神刺激、剧烈情绪波动或抑郁者易患恶性肿瘤。

（二）分类

肿瘤分为良性肿瘤和恶性肿瘤两大类。①良性肿瘤：一般称为“瘤”，细胞分化程度高，生长缓慢，呈膨胀性生长，不发生转移，除长在重要部位（如颅内、纵隔）外，一般不危及生命，但部分良性肿瘤可恶变。②恶性肿瘤：又分为来源于上皮组织的“癌”（占 99%）和来源于间叶组织的“肉瘤”（占 1%）两类。胚胎性肿瘤常称“母细胞瘤”，如神经母细胞瘤、肾母细胞瘤等；某些恶性肿瘤仍沿用传统名称，如恶性淋巴瘤、白血病等。恶性肿瘤细胞分化程度低，生长较快，呈浸润性生长，可破坏所在器官并发生转移而危及生命。

考点：肿瘤的分类

此外，临床上发现有少数肿瘤，形态上属良性，但常呈浸润性生长，切除后易复发，甚至可出现转移，生物学行为表现介于良、恶性之间的肿瘤，称为交界性肿瘤。

（三）病理

良性肿瘤细胞形态近似正常细胞，少有核分裂象。恶性肿瘤细胞有未分化或不典型增生现象，表现为浸润性生长伴转移。

1. 恶性肿瘤的发生发展　包括癌前期、原位癌和浸润癌三个阶段。癌前期上皮增生明显，伴有不典型增生；原位癌指癌变细胞仅限于上皮层，尚未突破基膜的早期癌；当原位癌突破基膜向周围组织浸润、发展，侵蚀和破坏周围组织正常结构时称为浸润癌。

2. 肿瘤细胞的分化　恶性肿瘤细胞分为高分化、中分化和低分化（或未分化）三类，或Ⅰ、Ⅱ、Ⅲ级。高分化（Ⅰ级）细胞形态接近正常，恶性程度低；未分化（Ⅲ级）细胞核分裂较多，恶性程度高，预后差；中分化（Ⅱ级）的恶性程度介于两者之间。

考点：肿瘤的病理

3. 转移途径　主要有直接蔓延、淋巴转移、血行转移和种植转移。

二、护理评估

（一）健康史

1. 了解病人有无吸烟、长期饮酒、不良饮食习惯或与职业有关的接触史、暴露史及感染史；家族中有无肿瘤病人；有无经历重大刺激、剧烈情绪波动或抑郁等致癌与促癌的相关因素。询问有无身体其他部位肿瘤病史或手术治疗史，有无其他系统伴随疾病。

2. 病人既往身体状况　是否伴有糖尿病、严重低蛋白血症及慢性肝肾疾病等。

（二）身心状况

1. 躯体表现

（1）局部表现

考点：肿瘤的最常见症状

1）肿块：是肿瘤的最常见症状，也是病人就诊的主要原因，是诊断肿瘤的重要依据。其特点是无包膜，生长迅速，边界不清，形状不规则，表面不光滑，多数质硬，活动度小，甚至固定不动。

2）疼痛：良性和早期恶性肿瘤一般无疼痛或疼痛较轻，疼痛性质不一。当肿瘤生长到一定程度，如压迫神经、阻塞、膨胀等会引起较明显疼痛，且常难以忍受。良性肿瘤无疼痛或较少疼痛症状，但肿瘤增大压迫邻近器官组织时也可出现压迫性疼痛症状。

3）溃疡：体表及空腔脏器的恶性肿瘤因生长过快，血供不足而继发坏死，可形成溃疡。

4）出血：恶性肿瘤发生溃疡或侵蚀血管可发生出血。如消化道癌肿可有呕血、黑便；肺

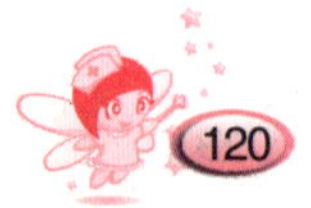

肿瘤可有咯血或血痰;泌尿系统肿瘤可有血尿等。

5)梗阻:良性和恶性肿瘤都可能影响呼吸道、胃肠道、胆道或泌尿道的通畅性,引起呼吸困难、腹胀、呕吐、黄疸或尿潴留等。

6)浸润与转移症状:如肺癌可引起胸水,胃癌和肝癌可引起腹水,骨肿瘤可引起病理性骨折等。

(2)全身表现:一般良性肿瘤和恶性肿瘤早期无全身表现;恶性肿瘤中晚期,可出现消瘦、乏力、体重减轻、贫血及发热,甚至全身衰竭等表现。

(3)恶性肿瘤的分期

1)临床分期:恶性肿瘤临床上分早、中、晚三期。早期肿瘤体积小,局限于原发部位,无转移;中期肿瘤体增大,向附近组织和器官侵犯,区域淋巴结转移,常出现不同程度的症状和体征;晚期肿瘤体明显增大,广泛浸润至附近组织器官,有区域淋巴结转移或远处转移,症状及体征严重,甚至出现恶病质表现。

2)TNM分期:T代表原发肿瘤,未见原发肿瘤为T_0,有原发肿瘤,依其大小分为T_1、T_2、T_3、T_4。N表示区域淋巴结,无区域淋巴结转移为N_0,有区域淋巴结转移,依其范围分为N_1、N_2、N_3。M表示远处转移,无远处转移为M_0,有远处转移为M_1。不同TNM的组合,确定肿瘤的不同病期。

2. 心理-社会状况　肿瘤病人根据各自的文化、素质、社会背景以及心理特征,会产生不同的心理反应,可分为五期:①震惊、否认期:表现为不相信自己患病的事实。病人及其亲友可能到处查资料,到各大医院不停地找专家,重复做检查,心存侥幸,希望是医生弄错了,其实是病人面对癌症困扰的自我保护反应,如反应强烈,可能延误治疗。②愤怒期:表现为激动、烦躁,病人时常对家属及医护人员提出一些不合理的要求,显得格外"难伺候",这是恐惧、绝望的心理反应。③磋商(协议)期:病人渴望了解病情,有非常好的治疗依从性,祈求延长生命,以便了却未了的心愿。④抑郁期:当病情反复,接二连三的坏消息出现时,病人可能预感到生存的希望渺茫,甚至严重意志消沉,自杀意识和倾向明显增高。⑤接受期:病人心境变得平静,并能理性的对待治疗和预后。

考点:肿瘤病人的心理特点

(三)辅助检查

1. 实验室检查　血、尿、粪的阳性结果常可提供诊断肿瘤的线索。目前,用免疫学技术检测肿瘤标志物,具有特异性和灵敏性,甲胎蛋白(AFP)对原发性肝癌诊断特异性很高,血清癌胚抗原(CEA)测定,用于结肠癌预后的判断。

2. 影像学检查　包括X线透视、摄片、造影、断层扫描、磁共振成像、超声波检查、放射性核素扫描以及选择性血管造影等,都可为肿瘤提供确切的定位诊断。

3. 内镜检查　内镜有金属制和纤维光束两类。通过内镜可窥视肿瘤的肉眼改变、采取组织或细胞行病理形态学检查,或向输尿管、胆总管或胰管插入导管作X线造影检查。可大大提高肿瘤诊断的准确性。

4. 病理学检查　是目前确定肿瘤最直接、最可靠的方法,具有定性意义。病理学检查包括细胞学检查和组织学检查两种。

考点:诊断肿瘤最可靠的方法

(四)治疗要点与反应

手术治疗是治疗恶性肿瘤最重要的手段,尤对早、中期恶性肿瘤应列为首选方法。手术方式有根治手术(适用于早、中期肿瘤)和姑息手术(适用于部分晚期肿瘤)。必要时辅以化

考点：肿瘤的治疗要点

学药物治疗（化疗）、放射疗法（放疗）、生物治疗等综合治疗。治疗期间须注意围手术期、化学疗法和放射治疗等并发症。

三、护理诊断与医护合作性问题

1. 恐惧　与担心麻醉、术中危险、器官功能丧失、医疗费用、预后和死亡危险有关。

2. 营养失调：低于机体需要量　与肿瘤生长消耗了大量的营养和放疗、化疗后胃肠功能受影响有关。

3. 疼痛　与肿瘤侵犯神经干或神经末梢、手术创伤有关。

4. 有组织完整性受损的危险　与放疗反应、化疗的毒副作用等有关。

5. 潜在并发症　感染、骨髓抑制、静脉炎等。

四、护理目标

病人能正视和接受病情，恐惧程度减轻；病人能维持基本营养需要，营养状况改善；病人疼痛减轻；病人组织完整无损或受损的组织得到如期修复；病人无并发症发生，或发生并发症能得到及时发现和治疗。

案例10－2

病人，女性，32岁，舞蹈演员。发现左乳房肿块2个月，被诊断为乳腺癌，医生建议做乳腺癌根治术。病人得知结果后，情绪低落、悲伤、沉默，常哭泣。

问题：1. 该病人目前最需要解决的护理问题是什么？

2. 该病人护理的重点是什么？

五、护理措施

（一）心理护理

1. 加强与病人及家属的沟通，解释手术的重要性，解释放疗、化疗的目的和注意问题、可能出现的反应和应对方法等，并介绍成功病例，使病人正确认识疾病，树立战胜疾病的信心，积极配合治疗和护理。

2. 护士要具备高度的同情心和责任感，充分理解病人焦虑不安的心情，热诚关怀并尊重病人。密切观察病人各期的心理反应，给予相应的心理支持和疏导。①对震惊、否认期的病人，应鼓励家属给予其情感上的支持、生活上的关心，使之有安全感。坦诚温和回答病人的询问，因人而异地逐渐使病人了解病情真相。②对愤怒期的病人，尽量让其表达自身的想法，有宣泄情感的机会。给予病人宽容、关爱和理解，注意安全，适时陪伴。③磋商期病人易接受他人的劝慰，有良好的遵医行为。应注意维护病人的自尊，尊重病人的隐私，满足其需要，积极引导，减轻压力。④对抑郁期病人，应给予更多关爱和抚慰，诱导其发泄不满，帮助其树立生活的信心。同时加强防范措施，如加强巡视、避免病人独处、鼓励家人陪伴等，防止发生意外。⑤对进入接受期的病人，应尊重其意愿，满足其需求，尽可能提高生活质量。

（二）一般护理

病人饮食应以清淡而富有营养的食物为主。因肿瘤病人热量消耗大，应多吃含有抗癌物

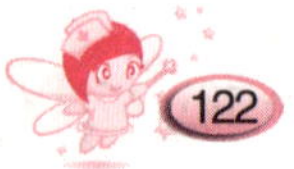

质的蔬菜(如卷心菜、菜花等)、酸梅、黄豆、蘑菇、芦笋、薏苡仁等食物,还要比正常人多摄入富含蛋白质、维生素的滋补食品(如牛奶、牛肉、甲鱼等);少吃油腻食物,含化学物质、防腐剂、添加剂的饮料和零食;忌食过酸、过辣、过咸、烟酒等刺激物。对不能从口进食者,或严重呕吐、腹泻者,给予静脉补液,纠正水、电解质、酸碱平衡失调,必要时输血,或给予要素饮食或胃肠外营养,以增强病人对手术的耐受性,缩短疗程,促进病人恢复。

(三)配合治疗护理

1. 疼痛的护理　目前药物控制肿瘤疼痛是世界各地都在大力推行的治疗准则;分散病人注意力、建立安静舒适的环境常有助于肿瘤疼痛病人心理生理异常减轻到最低程度。肿瘤疼痛的控制往往受病人、护士、药物组合等多种因素的综合影响,而护士的密切观察和及时提供适当的止痛方法是控制疼痛重要因素。

(1)严格遵守有效控制疼痛的原则

1)按阶梯给药:即按肿瘤疼痛的轻、中、重度给药。

2)口服给药:是首选的给药途径,简单、经济、易于接受,更易于调整剂量和更有自主性。

3)按时给药:不是按需给药,无论给药当时病人是否发作疼痛。

4)个体化给药:对麻醉药品的敏感度,个体间差异很大,凡能使疼痛得到缓解且副反应最低的剂量就是最佳剂量。

5)其他:注意具体细节,评估治疗效果,向医生报告以及副作用的防治等。

(2)晚期肿瘤疼痛的三级阶梯镇痛方案(也称“按需给药”)

1)一级止痛:轻度疼痛首选用非麻醉性镇痛药。如阿司匹林、对乙酰氨基酚等。

2)二级止痛:中度持续性疼痛或加重,使用弱麻醉剂。如布桂嗪、可待因、美沙酮等。

3)三级止痛:强烈持续性疼痛,使用强麻醉剂,直到疼痛消失。如吗啡、派替啶等。

2. 手术治疗病人的护理

(1)手术前护理:实施围手术期病人的一般护理和常规护理。向病人解释手术的必要性及重要性,病人能够理解手术造成机体的正常功能破坏,如失语、截肢、人工肛门等。进行护理操作时,动作应轻柔,以防刺激肿瘤引起癌细胞扩散。

(2)手术后护理:①密切观察病情,加强引流管和切口护理,加强皮肤和口腔护理;鼓励病人勤翻身、深呼吸、有效咳嗽、咳痰,早期下床活动。②重视器官残障和身体形象改变的护理,指导病人进行功能锻炼,训练病人的自理能力,提高自信心。

3. 化学治疗病人的护理

(1)化疗前的心理护理:向病人讲解化疗的目的、给药途径和注意事项,消除病人的紧张感和不必要的顾虑。如有些化疗药可致脱发,病人或家属应有心理准备,可预备好假发,一般停用化疗后3~6个月即可长出新发,不致造成长期影响;病人间个体差异较大,避免自我暗示,以免将化疗与呕吐等同。

(2)化疗常见的副反应和护理

1)组织坏死和栓塞性静脉炎:化疗药物刺激性强,溢出静脉外可引起组织坏死。应了解药物刺激性,熟练掌握静脉穿刺和注射刺激性药物的技术。一旦发现药物溢出时,应立即停止给药,保留针头,换接注射器回抽溢出的药液,局部注射解毒剂后拔针,并冰敷24小时,切忌热敷。长期静脉化疗者,应有计划地使用静脉,保证受刺激的静脉有足够的时间恢复,一旦出现血栓性静脉炎,应及时处理。常用解毒剂有硫代硫酸钠和碳酸氢钠。

2）胃肠道反应：多为恶心、呕吐、腹痛、腹泻，应注意饮食清淡、易消化，使用止吐药物。密切观察腹痛性质和排便情况。

3）骨髓抑制：化疗前及化疗期间，每周检查白细胞和血小板，当白细胞低于 $4\times10^9/L$、血小板低于 $80\times10^9/L$ 时，应暂停给药，给予升血细胞药物，加强营养；当白细胞低于 $1\times10^9/L$ 时，保护隔离，精心护理。

4）口腔黏膜反应：保持口腔清洁，合并真菌感染时，用3%的碳酸氢钠漱口，并用制霉菌素10万U/ml含漱。

5）皮肤反应：表现为皮肤干燥、色素沉着。全身瘙痒时，可用止痒剂；出现斑丘疹时，要防止溃疡破溃感染；全身剥脱性皮炎，须用无菌布单保护隔离。

考点：肿瘤化学治疗病人的护理

6）脱发：可用头皮降温方法。注药前5～10分钟，头部放置冰帽，注药后维持30～40分钟，可防止药物对毛囊的刺激。

4. 放射治疗病人的护理

（1）放疗前的护理：应给病人讲解放疗的相关知识，让病人对放疗有所了解，避免紧张情绪；合理营养调配，改善全身情况；做好照射野器官的护理，如头颈部照射，要洁齿、治疗或拔除龋齿，鼻咽癌病人在放疗时最好作鼻咽部冲洗，食管癌病人放疗时避免吃硬性食物及刺激性食物，以避免局部感染；做好照射野的定位标志。

（2）放疗中的护理：放疗过程中注意调整治疗方法及剂量，尽量保护不必要的照射部位，同时给予镇静剂、维生素B类药物，充分摄入水分，以减轻全身反应及避免局部放射损伤。若放疗中出现头晕、乏力、厌食、恶心、呕吐等症状时，应及时对症处理；放射线对骨髓有明显的抑制作用，注意经常观察血象变化，若白细胞低于 $3\times10^9/L$、血小板低于 $80\times10^9/L$ 时，应暂停放疗，给予综合治疗。每次照射后病人静卧半小时对预防全身反应有一定帮助。

链接　化疗过程中护士的个人防护

①执行化疗者应穿低渗透的隔离衣。②戴有双层的手套，帽子能有效覆盖全部头发。③戴护目镜，戴有十层纱布的口罩，外戴一层一次性口罩，配置完毕药物后丢弃外层口罩。④操作者最好先戴聚氯乙烯手套，再戴乳胶手套，不允许只戴乳胶手套，以确保安全。在配置药物过程中，要防止手套破损，发现破损要及时更换。

（3）放疗后的护理

1）皮肤反应的护理：照射后的局部皮肤要保持清洁干燥，避免摩擦，冷、热刺激和日光直射，病人内衣应柔软，衣领不要过硬。放疗所致的皮肤损伤分为：①一度反应：出现红斑、有烧灼和刺痒感，可以有脱屑，称干反应，可涂羊毛脂或0.2%薄荷淀粉止痒。②二度反应：出现高度充血、水肿，有渗出、糜烂，称湿反应，可涂2%甲紫或氢化可的松霜剂后暴露创面，避免合并感染。③三度反应：溃疡形成，难以愈合，应给予换药处理。

2）黏膜反应的护理：放疗期间加强局部黏膜清洁。口腔可用盐水或复方硼砂溶液漱口；放射性鼻炎可用鱼肝油、复方薄荷油滴鼻；放射性喉炎可用雾化吸入；放射性眼炎可用氯霉眼药水和四环素可的松软膏；放射性直肠炎可用合霉素、泼尼松、甘油等混合物保留灌肠。

考点：肿瘤放射治疗病人的护理

3）照射野器官的护理：食管放疗后应保持口腔清洁，细软饮食，每次饭后饮水冲洗食管，注意观察疼痛、吞咽困难、呛咳、出血等表现；直肠放疗后应软化大便，避免粪便过硬损伤直肠；胸部放疗后出现刺激性呛咳或干咳、咳白色黏痰或泡沫痰；膀胱放疗后出现血尿，以及小肠出现黏膜溃疡、出血时应暂停放疗。

(四) 健康指导

1. 相关知识教育 向病人和家属介绍诊断性检查、治疗、护理和康复方面的知识,如各种检查的意义,化疗、放疗的目的、方法及注意事项等。

2. 功能锻炼指导 功能锻炼能提高手术效果,促进机体功能恢复,应使病人理解功能锻炼的意义。术前教会病人锻炼方法,有利于病人术后及早开始锻炼。出院前对病人功能恢复情况进行鉴定,同时向其提出继续锻炼的要求。

3. 健康知识宣讲 通过形式多样的活动向人群宣讲自我保健意识。癌症分为三级预防:①一级预防:即病因预防,消除或减少可能致癌的因素,降低发病率。如保护环境、控制污染,纠正不良的饮食习惯等。②二级预防:即诊治预防,对癌症早发现、早诊断、早治疗,提高生存率,降低死亡率。如对高发地区和危险人群定期普查、治疗癌前病变、重视早期症状。③三级预防:即康复预防,提高生活质量、减少痛苦及延长寿命,预防术后及化疗、放疗的并发症,早日康复。

考点:肿瘤的三级预防

4. 定期复查 治疗后最初三年至少每3个月随访1次,三年后每6个月1次,五年以后每年1次,随访的年限依肿瘤的性质而定,如乳癌、甲状腺癌应在十年以上。

六、护理评价

病人是否能正视和接受病情,恐惧程度减轻;病人是否能维持基本营养需要,营养状况改善;病人是否疼痛减轻;病人是否组织完整无损或受损的组织得到如期修复;病人是否有并发症的发生,或发生并发症时能否及时发现和处理。

小 结

肿瘤是机体中正常的细胞,在不同的始动与促进因素长期作用下所产生的增生与异常分化所形成的新生物,分为良性肿瘤与恶性肿瘤,由外源性因素和内源性因素共同作用所致。恶性肿瘤的发生发展包括癌前期、原位癌和浸润癌三个阶段,常见转移方式有直接蔓延、淋巴转移、血行转移和种植转移。淋巴转移是癌症的主要转移途径。肿瘤局部常表现为肿块、疼痛、溃疡、出血和梗阻等症状,恶性肿瘤中、晚期可出现慢性消耗和中毒症状,甚至恶病质表现。病理学检查是对肿瘤作定性确诊的最直接而可靠的方法。肿瘤是以手术治疗为主的综合治疗,在护理肿瘤病人时除了做好一般护理、手术治疗的护理、放疗与化疗的护理之外,还特别应该重视病人的心理护理及健康指导。

自 测 题

A_1/A_2 型题

1. 肿瘤临床表现最主要的特征是
   A. 肿块 B. 疼痛
   C. 消瘦 D. 贫血
   E. 溃疡
2. 恶性肿瘤的扩散转移途径错误的是
   A. 直接浸润 B. 淋巴转移
   C. 血行转移 D. 接触转移
   E. 种植转移
3. 不属于化疗副反应的是
   A. 恶心、呕吐 B. 白细胞下降
   C. 脱发 D. 血尿
   E. 疼痛加重
4. 肿瘤TNM分期法,M_1 代表
   A. 原发肿瘤 B. 有远处转移
   C. 淋巴结 D. 有淋巴结转移

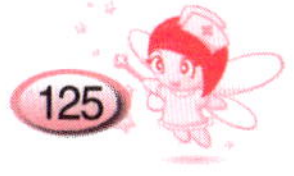

E. 无远处转移

5. 关于肿瘤化疗护理，以下哪项不正确

A. 药液必须新鲜配制

B. 静脉注射不可溢出静脉外

C. 用过的注射器和空药瓶立即放入水中

D. 如有治疗药物溢出静脉，应立即热敷

E. 每周检查一次血白细胞和血小板计数

6. 对癌症病人的日常护理哪项不妥

A. 护士要有高度的责任感和同情心

B. 关怀并尊重病人

C. 与病人建立良好关系

D. 如实告诉病人病情，以争取其积极配合治疗

E. 耐心倾听病人陈述，消除不良刺激

7. 病人，男性，36 岁，患肝硬化 10 年，近半个月来出现肝增大，持续肝区疼痛不能忍受入院。查体：明显消瘦，腹部膨隆，移动性浊音（+），肝大质硬，表面凹凸不平。考虑并发了

A. 上消化道出血　B. 电解质紊乱和酸中毒

C. 原发性肝癌　D. 腹部感染

E. 肝肾综合征

8. 某病人，胃癌根治术后 2 个月，行放疗期间出现皮肤反应，照射部位最初表现为皮肤红斑、瘙痒，继而又出现水肿、水疱，正确的处理是

A. 照射部位用肥皂水清洗，以保持局部清洁，防止感染

B. 照射部位可涂搽油膏、乳剂和水剂，以保持局部湿润

C. 皮肤有脱屑时，应撕揭下来

D. 干反应可涂 0.2% 薄荷淀粉或羊毛脂止痒

E. 湿反应可涂 2% 甲紫或氢化可的松霜，并进行包扎

A_3/A_4 型题

（9～11 题共用题干）

病人，男性，72 岁，胃癌晚期，不能进食，给予脂肪乳、氨基酸等输入。1 周后注射部位沿静脉走向出现条索状红线，局部组织肿胀，发红，病人主诉有疼痛感。

9. 发生静脉炎的原因是

A. 输液速度过快

B. 输液量过大

C. 溶液含有致热物质

D. 长期输入高浓度溶液

E. 输液速度过慢

10. 处理静脉炎的正确方法是

A. 放低患肢　B. 超声波治疗

C. 增加患肢活动　D. 保留静脉置管

E. 95% 乙醇溶液局部热敷

11. 输液的主要目的是

A. 维持晶体渗透压

B. 补充营养，供给热能

C. 输入药物起治疗作用

D. 增加血容量维持血压

E. 利尿减少循环血量

（牛子劲）

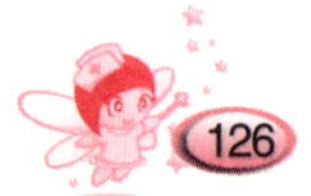

第11章　颈部疾病病人的护理

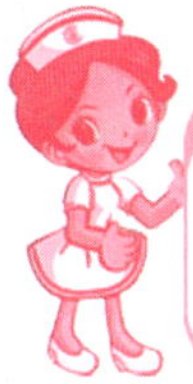

甲状腺功能亢进症是甲状腺激素分泌过度所造成的代谢亢进状态，病人进行外科手术治疗发生的并发症多，护士应充分做好术前准备、术后并发症的观察和护理，以提高其治愈率。

第1节　甲状腺功能亢进症病人的护理

案例11—1

病人，女性，23岁。主诉近几个月来脾气急躁、易出汗、无力、手抖、失眠、多食。检查发现甲状腺呈弥漫性肿大，质软，有轻度突眼，颈部闻及血管杂音，测得基础代谢率为+25%。

问题：1. 该病人最可能的诊断是什么？

2. 病人手术后，护士与其对话，发觉其声音嘶哑，该病人可能出现了什么情况？

一、概　　述

甲状腺功能亢进（简称甲亢）是由于多种病因导致甲状腺激素分泌过多而出现的机体代谢亢进和自主神经系统功能紊乱等的临床综合征，多见于女性。按病因不同可分为：①原发性甲亢：最常见，多见20～40岁的女性。多伴有眼球突出，又称为突眼性甲状腺肿。病因目前尚未完全明确，人们普遍认为是甲状腺的自身免疫性疾病，精神刺激、病毒感染、过度劳累及严重应激等因素可引起发病。②继发性甲亢：较少见，发病年龄多在40岁以上，一般在结节性甲状腺肿的基础上出现甲亢，无突眼。其发病与结节本身自主性分泌紊乱有关。③高功能腺瘤：比较少见，无突眼，腺体内有单个自主性高功能结节。其发病与腺瘤本身自主性分泌紊乱有关。

考点：最常见的甲亢类型

二、护 理 评 估

（一）健康史

了解病人的发病情况，病程长短，有无家族史。继发性甲亢或高功能腺瘤的病人，了解有无结节性甲状腺肿或甲状腺瘤等病史。

（二）身心状况

1. 躯体表现

（1）局部表现：甲状腺呈弥漫性、对称性肿大，一般无局部压迫症状，由于腺体内血管扩张、血流加速，可触及震颤，听诊可闻及血管杂音。

（2）全身表现

1）交感神经功能亢进：病人易激动、精神过敏。舌和双手平举向前伸出时有细震颤，多语多动、失眠紧张、急躁易怒、喜冷怕热、多汗、食欲亢进、体重减轻等。

2) 心血管功能改变:如心悸、胸部不适;脉搏快而有力、脉率常在100次/分以上,休息或睡眠时仍快;收缩压升高、舒张压降低,因而脉压增大(>40mmHg)。脉快及脉压增大可作为判断病情程度和治疗效果的重要指标。

3) 突眼症:典型者双侧眼球突出,眼裂增宽。严重者,上下眼睑难以闭合,甚至不能盖住角膜,两眼内聚能力差等。

考点: 甲亢病人的临床表现

4) 其他:女性病人可出现月经失调甚至闭经,男性病人可出现阳痿或乳房发育等。

2. 心理-社会状况　病人因无意中发现颈部肿块,往往担心肿块的性质和预后而害怕手术。病人可有易激动、不合作、失眠、稍不随意就产生抱怨情绪等心理反应。

(三) 辅助检查

考点: 甲亢术前BMR的计算和正常值

1. 基础代谢率(BMR)测定　用基础代谢测定器测定较为可靠,也可根据脉压和脉率按公式计算:基础代谢率(%)=(脉率+脉压)-111。±10%为正常,+20%~+30%为轻度甲亢,+30%~+60%为中度甲亢,+60%以上为重度甲亢。测定必须在病人起床前安静、空腹、无精神紧张时测定脉率和血压。

2. 甲状腺摄^{131}碘(^{131}I)率测定　吸^{131}I高、吸^{131}I高峰提前出现,都表示有甲亢。

3. 血清T_3、T_4测定　T_3(三碘甲状腺原氨酸)和T_4(四碘甲状腺原氨酸)可反映甲状腺的功能状态。甲亢发生的早期,T_3的上升较早且快,约4倍于正常值;而T_4则较缓,仅2.5倍于正常值,故测定T_3对甲亢的诊断更具有临床意义。

> **链接　腔镜下甲状腺或甲状旁腺手术**
>
> 1996年,国外学者采用乳晕、前胸入路以CO_2注气的方式完成了世界首例腔镜下甲状旁腺部分切除术,此后陆续有学者研究从颈部、前胸、腋下等入路的腔镜下甲状腺手术,均获成功并取得满意的美容效果,从此结束了甲状腺和甲状旁腺手术必须在颈部切开,在颈部留下瘢痕的历史。

(四) 治疗要点与反应

1. 抗甲状腺药物治疗　适用于20岁以下及症状轻者。常用药物有甲硫氧嘧啶、甲亢平等。但副作用多、停药后易复发。

2. 手术治疗　目前治疗中度以上甲亢最常用和有效的方法是甲状腺大部切除术,治愈率达95%以上,但可引起多种并发症。青少年病人、症状较轻者、老年病人及患有其他严重疾病者,属于手术禁忌证。

三、护理诊断与医护合作性问题

1. 焦虑/恐惧　与神经系统功能改变,担心手术及预后有关。
2. 营养失调:低于机体需要量　与甲亢时机体处于高代谢状态有关。
3. 自我形象紊乱　与突眼和甲状腺肿大引起机体外形改变有关。
4. 清理呼吸道无效　与咽喉部及气管受刺激、切口疼痛及分泌物增多有关。
5. 潜在并发症　呼吸困难或窒息、喉返神经损伤、喉上神经损伤、手足抽搐、甲状腺危象。

四、护理目标

病人自述情绪稳定,焦虑情绪减轻或消失;病人能摄取足够的营养,体重增加,耐受力增

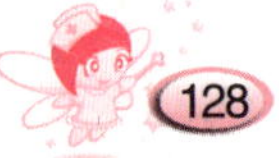

强;病人能正确认识疾病和自我体外形的变化;病人能及时有效清理呼吸道分泌物;病人无并发症发生,或发生并发症时能及时发现和处理。

五、护理措施

(一)术前护理

1. 一般护理

(1)体位训练:病人入院后要教会其在术中的体位,即头颈过伸位(图11-1)。反复练习,以便在术中密切配合手术。

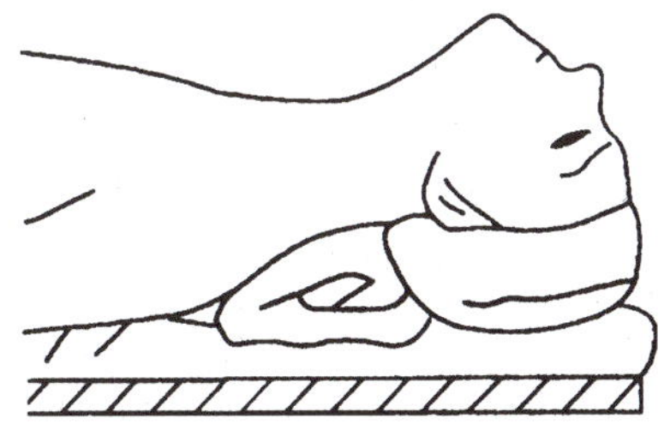

图11-1 头颈过伸体位

(2)休息与活动:应减少活动,以避免体力过多消耗。睡眠时应抬高枕头取侧卧位,颈部略微屈,以减轻肿大的甲状腺对气管的压迫。

(3)饮食护理:应给予高蛋白、高热量、高维生素饮食,鼓励多饮水。忌饮用咖啡、浓茶,烟酒及辛辣刺激性食物。

2. 病情观察 注意病人病情变化,以便更好地掌握手术时机,减少术后并发症的发生。

3. 配合治疗护理

(1)药物准备:用药物控制甲亢症状,使甲状腺变小、变硬是甲亢病人手术前准备的重要环节,可先用硫氧嘧啶类药物,待甲亢症状控制后,改口服复方碘化钾溶液。碘剂可以减少甲状腺血运,使腺体变小、变硬,但碘剂只能抑制甲状腺激素的释放而不能抑制其合成,因此,非手术病人禁用碘剂。术前用法:每日3次,口服,第一日每次3滴,第二日每次4滴,依此逐日每次增加1滴至每次16滴止,然后维持此剂量。服碘剂时,要将其稀释,滴在冷开水中或馒头、面包上服用,以减少对口腔和胃黏膜的刺激。当病人情绪稳定,睡眠好转,体重增加,脉搏稳定在90次/分以下,基础代谢率在+20%以下,腺体缩小变硬时,即可施行手术。

考点: 复方碘化钾溶液使用方法和注意事项

(2)突眼护理:对于眼球突出及眼裂增宽的病人,卧床时要保持半卧位或头部抬高位,避免眼部充血。睡眠时应使用眼药膏或用潮湿纱布盖在眼部避免结膜干燥。

(3)其他:术前做好皮肤准备和手术后紧急抢救的准备,如气管切开包、吸引器等。

4. 心理护理 向病人及家属进行疾病知识教育,介绍手术前的准备对疾病预后的重要性,消除病人的顾虑和紧张心理。减少外来刺激,对精神过度紧张或失眠者,可遵医嘱给予镇静剂或安眠药。

(二)术后护理

1. 一般护理

(1)体位:血压平稳后取半卧位,有利于呼吸和渗出液的引流。

(2)饮食护理:术后6小时病人清醒,无呕吐,先给病人试喝少量温水或凉水,若无呛咳、误咽等不适,可进微温流质饮食,食物不可过热,因过热可使手术部位血管扩张,加重渗血。术后第2日改半流饮食,并逐渐过渡到普食。

2. 病情观察 密切观察病人生命体征、发音情况、进食时有无呛咳及切口敷料及引流等。做好以下术后并发症的观察和护理。

(1)呼吸困难和窒息:是术后最危急的并发症。常发生在术后48小时内。多因切口内出血压迫气管、喉头水肿、气管塌陷、双侧喉返神经损伤等原因引起。表现为进行性呼吸困难、烦躁、发绀,甚至窒息;颈部肿胀、切口大量渗血等。如为切口内出血引起者,应立即床边拆除切口缝线，敞开伤口，清除血块，并立即报告医生，再急送手术室止血，必要时作气管切开。

护考链接 病人，女性，38 岁。患甲状腺功能亢进症行甲状腺次全切除术，术后 12 小时发现呼吸困难，烦躁不安，颈部肿胀，伤口敷料有渗血。

1. 首先考虑为

A. 气管软骨环软化　　B. 喉返神经损伤　　C. 切口内出血

D. 误切甲状旁腺　　E. 喉头水肿

2. 护士应采取的紧急措施是

A. 通知医师进行抢救　　B. 拆除缝线，清除血块　　C. 颈部冰袋冷敷

D. 气管切开　　E. 立即吸氧

点评：①病人呼吸困难发生于术后 12 小时，多因切口内出血和血肿压迫引起；②发生切口内出血致血肿压迫气管时，应立即拆开颈部缝线，去除血肿，并立即通知医生处理。

（2）喉返神经损伤：主要由手术操作直接损伤引起，少数是由于血肿压迫或瘢痕组织牵拉而引起。一侧喉返神经损伤出现声音嘶哑；双侧喉返神经损伤导致双侧声带麻痹，引起失音、呼吸困难，甚至窒息，应立即行气管切开。术后应通过与病人交谈，观察病人有无声音嘶哑，然后根据损伤程度给予药物、理疗、针灸等方法促进康复。

（3）喉上神经损伤：外支受损可引起声带松弛，音调降低。若内支受损可使喉部黏膜感觉丧失，饮水时可发生呛咳、误咽。一般经针刺、理疗等可自行恢复。

（4）甲状旁腺损伤：术中挫伤或误切除甲状旁腺，可引起低钙性抽搐。轻者仅有面部、口唇周围和手足出现针刺感、麻木感或强直感；重者可发生喉或膈肌的痉挛，引起呼吸困难甚至窒息。发生手足抽搐后，应限制含磷高的食物（如肉类、乳制品和蛋类等）。抽搐发作时，遵医嘱立即静脉注射 10% 葡萄糖酸钙 10～20ml。症状轻者可口服补钙。

考点：甲亢术后并发症产生的原因、防治及护理

（5）甲状腺危象：多发生于术后 12～36 小时内，如术前甲状腺准备不充分，甲亢症状没有得到很好的控制，术中大量的甲状腺激素入血，可诱发甲状腺危象。一旦出现高热、脉快（120 次/分以上）、烦躁、谵妄甚至昏迷并伴有呕吐、腹泻等，应及时给予吸氧、物理降温、静脉输入葡萄糖溶液，并报告医生。根据医嘱给镇静剂，静脉滴注碘剂、氢化可的松、普萘洛尔等药物。使病人处于安静状态，体温降至 37.5℃以下，脉搏 100 次/分以下。预防甲状腺危象的关键，是术前稳定病人情绪，做好药物准备，使各项指标达到手术要求，术后应继续服用碘剂。

3. 配合治疗护理

（1）切口及引流护理：局部以冰袋压迫，可使局部血管收缩、减少出血；切口敷料若湿透应立即更换。保持引流通畅，观察并记录引流液的量及性质，引流管或引流橡皮片一般于术后 24～48 小时拔除。

（2）保持呼吸道通畅：床边常规准备气管切开包、氧气和吸痰设备以及抢救药品，以备急救。鼓励或帮助病人咳嗽、咳痰，以免痰液阻塞气管。

（3）继续服用复方碘化钾溶液：每日 3 次，从每次 16 滴开始，逐日每次减少 1 滴，直至每次 3 滴时止。

4. 心理护理　向病人介绍有关甲亢的知识，帮助病人树立信心，消除悲观情绪，积极配合治疗，促进早日康复。

5. 健康指导

（1）指导病人合理安排工作和休息，避免过度紧张和劳累，自我控制情绪，防止情绪过激；避免剧烈活动，做到动静结合。

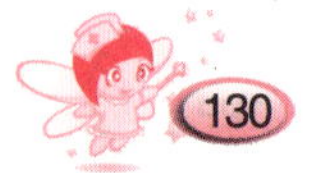

(2) 注意有无甲亢复发或甲状腺功能减退的症状，定期复查。

(3) 术后颈部无力，护士要有计划地指导病人做好颈部转、低、仰等肌肉训练，促进其功能恢复。

六、护 理 评 价

病人情绪是否稳定，焦虑情绪是否减轻或消失；病人能否摄取足够的营养，体重是否增加，耐受力是否增强；病人能否正确认识疾病和自体外形的变化；病人是否能及时有效清理呼吸道分泌物；病人有无并发症发生，或发生并发症时能否及时发现和处理。

第2节 甲状腺肿瘤病人的护理

一、概 述

甲状腺肿瘤分为良性和恶性两大类。最常见的良性肿瘤为甲状腺腺瘤，常见的恶性肿瘤为甲状腺癌。

甲状腺腺瘤病因尚不明确，多见于40岁以下的妇女。肿瘤一般为良性，可分为滤泡状(较常见)和乳头状囊性腺瘤两种。腺瘤具有完整的包膜，肿瘤生长速度较慢，数年后仍为单发。乳头状囊性腺瘤因囊壁血管破裂可发生囊内出血。

甲状腺癌是头颈部常见的恶性肿瘤，约占全身恶性肿瘤的1%，女性比男性多见。目前病因尚不清楚，医学界多认为与放射线和地方性甲状腺肿有关，病理上分为乳头状腺癌、滤泡状腺癌、未分化癌、髓样癌四种(表11-1)。

表11-1 四种病理类型甲状腺癌临床比较

病理类型	好发年龄	性别	所占百分比	恶性程度	临床特点	预后
乳头状癌	<40岁	女多	60%	低	多单发，生长较慢，以颈部淋巴转移为主	较好
滤泡状癌	中年	女多	20%	中	多单发，生长较快，常以血行转移为主	尚好
未分化癌	老年	男多	15%	高	发展迅速，弥漫性肿大，短期即有压迫性症状，初期可淋巴或血行转移	最差
髓样癌	中年	男女相仿	5%	中	常有家族史，可分泌5-羟色胺和降钙素致腹泻、心悸及手足抽搐等，兼有淋巴和血行转移	较差

二、护 理 评 估

(一) 甲状腺腺瘤

1. 健康史　主要了解甲状腺腺瘤出现的时间，生长速度及近期有无变化，既往有无甲状腺疾病。

2. 身心状况

(1) 躯体表现：早期多无自觉症状，常在无意中发现颈部肿块，单发，呈圆形或椭圆形，表面光滑，质地较软，界限清楚，无压痛，生长缓慢，随吞咽动作上下移动。乳头状囊性腺瘤发生出血时肿瘤可在短时间内迅速增大，并伴有局部胀痛。

(2) 心理-社会状况：因肿瘤的性质没有确定和惧怕手术，病人处于一种紧张状态。可出现失眠、多梦和食欲减退等。

3. 辅助检查

(1) 放射性^{131}I或^{99m}Tc(锝)扫描：多为温结节。

(2) B超检查：可发现甲状腺肿块的位置和大小。

4. 治疗要点与反应　有10%病人可发生癌变，20%的病人可继发甲亢，故应及早手术切除。

(二) 甲状腺癌

1. 健康史　评估家族中有无类似病人；了解甲状腺肿瘤出现的时间和年限，近期生长速度有无变化；既往身体状况。

2. 身心状况

(1) 躯体表现：初期无明显症状，主要表现为甲状腺肿块，表面高低不平，质硬、增长迅速，活动度差；晚期压迫气管、食管、神经时，可出现呼吸、吞咽困难、声音嘶哑等症状。若压迫颈交感神经节，可产生Horner综合征，并可有颈淋巴结肿大等转移症状。不同病理类型，其临床特点各异(见表11-1)。

(2) 心理-社会状况：病人对疾病的预后、经济承受能力等产生忧虑。还会因为手术的痛苦而产生恐惧心理。

3. 辅助检查

(1) 放射性^{131}I或^{99m}Tc扫描：甲状腺癌多为冷结节，边缘一般较模糊。

(2) 细针穿刺细胞学检查：用细针从2～3个不同方向刺入结节并抽吸、涂片，检查准确率可达80%以上。

(3) B超检查：可测定甲状腺大小，结节的位置、大小、数目及与邻近组织的关系。结节若为实质性并呈不规则反射，则恶性可能性大。

(4) X线检查：颈部正、侧位片，可了解有无器官移位、狭窄、肿块钙化及上纵隔增宽。甲状腺部位出现细小的絮状钙化影，可能为恶性。

4. 治疗要点与反应　手术治疗是除未分化癌以外各型甲状腺癌的基本治疗方法，并辅以核素、甲状腺激素和放射等治疗。

三、护理诊断与医护合作性问题

1. 焦虑/恐惧　与对所患的疾病心理准备不充分及担心预后有关。
2. 疼痛　与手术有关。
3. 自我形象紊乱　与颈部外形改变有关。
4. 有窒息的危险　与气管受压、肿瘤切除后气管软化及气管壁塌陷、术后出血有关。
5. 潜在并发症　切口出血、切口感染、甲状腺功能低下等。

四、护理目标

病人焦虑减轻或消失，能积极主动配合医护人员工作；病人疼痛减轻或消失；病人能正确认识自我，注意修饰、改善自我形象；病人呼吸平顺，气道通畅，无窒息发生；病人无并发症发生，或一旦发生能及时发现和处理。

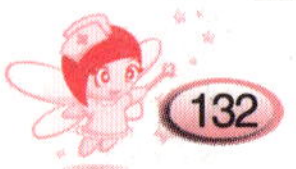

五、护理措施

(一) 术前护理

1. 一般护理　为适应手术体位，将软枕垫于病人肩部下面，保持头低、颈项部过伸位。

2. 配合治疗护理　常规做好备皮、配血等术前准备。

3. 心理护理　了解病人对甲状腺肿瘤的认识，对拟行治疗方案的想法；说明手术的必要性，术后恢复过程及预后情况；对于过度紧张或失眠病人，遵医嘱给予镇静安眠类药物如地西泮等，使其身心处于接受手术的最佳状态。

(二) 术后护理

1. 一般护理

(1) 体位：术后血压平稳者改半卧位，利于呼吸和引流。

(2) 饮食护理：病人病情平稳或全麻清醒后，可少量饮水。若无不适，鼓励其进食或经吸管吸入便于吞咽的流质饮食，逐步过渡为半流食、普食。

2. 病情观察　监测生命体征，尤其注意病人的呼吸、脉搏变化；了解病人的发音和吞咽情况，判断有无声音嘶哑或音调降低、误咽、呛咳；及时查看敷料潮湿情况，适时予以更换；注意引流液的量及颜色的变化，出现异常尽快通知医生。若血肿形成并压迫气管，立即配合床旁抢救，拆除切口缝线、清除血肿。

3. 配合治疗护理　术后床边常规备气管切开包。若癌肿较大、长期压迫气管，术后可造成气管软化，可出现窒息症状，应密切注意病人的呼吸情况，一旦发现有窒息危险，立即配合医生行气管切开及床旁抢救。

4. 心理护理　根据病人术后病理结果，指导病人调整心态，配合后续治疗。

(三) 健康指导

1. 引导病人正确对待所患的疾病，树立其战胜疾病的信心。

2. 保证充足的睡眠时间，避免劳累。

3. 坚持颈部功能锻炼，促进颈部的功能恢复。

4. 甲状腺全切除者，应遵医嘱坚持长期服用甲状腺素制剂。

5. 让病人除学会自查颈部外，嘱其出院后要定期复查，若出现颈部肿块或淋巴结肿大等，应及时就诊。

六、护理评价

病人焦虑是否减轻或消失，能否积极主动配合医护人员工作；病人疼痛是否减轻或消失；病人能否正确认识自我，改善自我形象；病人是否呼吸平顺，气道是否通畅以及是否发生窒息；病人有无并发症发生，或发生并发症时能否及时发现和处理。

小　结

甲亢病人临床常表现为代谢亢进状态，主要为多食、消瘦、情绪易激动、甲状腺肿大、甲状腺血管杂音、手颤、基础代谢率增高等，处理原则首选为药物治疗，当药物治疗无效或复发以及出现并发症时，行手术治疗。术后有出现呼吸困难和窒息、喉上神经损伤、喉返神经损伤、甲状旁腺损伤、甲状腺危象等并发症的危险，为避免其发生，要充分做好术前准备和术后护理工作。甲状腺肿瘤可分为良性和恶性两种，手术是主要治疗方法，要做好病人手术前后护理。

自测题

A_1/A_2 型题

1. 甲状腺功能亢进症最具特征的甲状腺表现是
   A. 触及震颤　B. 弥漫性肿大
   C. 对称性肿大　D. 无压痛
   E. 随吞咽动作上下移动
2. 病人,女性,33 岁,甲状腺功能亢进,测基础代谢率为 +35%,其甲状腺功能亢进程度属于
   A. 轻度甲亢　B. 中度甲亢
   C. 重度甲亢　D. 正常范围
   E. 低于正常
3. 甲亢病人,应稳定下列哪项即可手术
   A. 心率 <90 次/分,基础代谢率 < +20%
   B. 心率 <70 次/分,基础代谢率 < +10%
   C. 心率 <80 次/分,基础代谢率 < +10%
   D. 心率 <100 次/分,基础代谢率 < +20%
   E. 心率 <110 次/分,基础代谢率 < +30%
4. 不准备手术的甲亢病人不宜服用碘剂,主要是因为
   A. 碘剂效果不如普萘洛尔
   B. 一旦停服,甲亢症状重现,甚至更严重
   C. 碘剂不能降低甲亢病人的基础代谢率
   D. 碘剂对减轻甲亢症状的疗效不显著
   E. 病人经常不能耐受碘剂治疗
5. 甲状腺术后出现手足抽搐,以下护理措施不正确的是
   A. 适量应用镇静、解痉剂
   B. 口服葡萄糖酸钙溶液
   C. 大量进食瘦肉、蛋黄、乳品
   D. 每周测定血钙或尿钙
   E. 发作时静脉注射钙剂
6. 甲亢病人术前为抑制甲状腺素的释放,并使腺体缩小变硬,常用的药物是
   A. 普萘洛尔　B. 丙硫氧嘧啶
   C. 甲巯咪唑　D. 地西泮
   E. 复方碘化钾溶液
7. 对甲亢病人突眼的护理措施最重要的是
   A. 抬高头部　B. 戴墨镜或用眼罩
   C. 生理盐水湿敷　D. 抗生素眼膏涂眼
   E. 限制水钠摄入,防止眼压增高
8. 甲状腺大部切除术后,立即发生声音嘶哑说明
   A. 喉返神经损伤　B. 甲状腺危象先兆
   C. 喉上神经内支损伤　D. 碘迟缓反应
   E. 血钙降低
9. 下列不属于早期甲状腺危象表现的是
   A. 高热大汗　B. 肝脾肿大
   C. 心动过速　D. 血压上升
   E. 呕吐、腹泻
10. 病人,男性,36 岁,甲状腺大部切除术后出现饮水呛咳,发音时音调无明显改变,可能的原因是
    A. 气管塌陷
    B. 伤口内出血
    C. 单侧喉返神经损伤
    D. 喉上神经内侧支损伤
    E. 喉上神经外侧支损伤

A_3/A_4 型题

(11~13 题共用题干)

病人,男性,33 岁。因甲状腺功能亢进症行甲状腺次全切除术。术后 36 小时,病人烦躁不安,T 39.9℃,P 140 次/分。

11. 最可能的并发症是
    A. 伤口出血　B. 伤口感染
    C. 喉头水肿　D. 甲状旁腺损伤
    E. 甲状腺危象
12. 正确的处理是
    A. 多食含碘食物
    B. 10% 碘化钠溶液 5~10ml 加入 10% 葡萄糖溶液 500ml 中静脉滴注
    C. 补充维生素 D
    D. 甲状腺大部分切除
    E. 给予小剂量甲状腺素
13. 健康教育中,不正确的是
    A. 指导病人控制情绪,心境平和
    B. 说明继续服药的重要性
    C. 教会病人正确服用碘剂的方法
    D. 术后尽早活动头颈部,促进功能恢复
    E. 定期门诊复查

(刘雪萍)

第12章 乳房疾病病人的护理

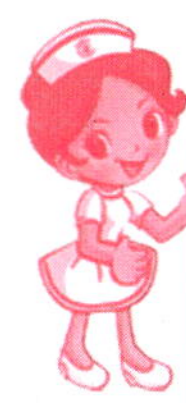

乳房疾病是成年女性的常见病，常见的有急性乳房炎、乳癌、乳房囊性增生病、乳房纤维腺瘤和乳管内乳头状瘤等。在工作压力和紧张的生活节奏下，精神负担过重、作息紊乱、内分泌失调等因素都是现代女性患乳房疾病的诱因。另外，环境污染、饮食失衡、遗传因素等让女性罹患乳癌的概率大大提升。乳癌是女性健康的杀手之一，专家表示，乳癌已逼近年轻女性，发病率正趋于低龄化，乳癌的防治工作不容忽视。护士应重视对乳癌高危人群的健康教育，指导妇女选择恰当时间进行自我乳房检查。

第1节 急性乳房炎病人的护理

案例12-1

病人，女性，28岁。第一胎产后4周，右侧乳房红肿疼痛1天，查体：右侧乳头破损，外上象限有3cm×2cm×2cm质硬肿块，触痛明显，皮肤红肿。

问题：1. 病人出现了什么状况？

2. 该病人发病的主要原因是什么？如何护理？

一、概　　述

急性乳房炎是乳房的急性化脓性感染，多见于产后哺乳妇女，初产妇更多见，发病多在产后3～4周。

乳汁淤积是急性乳房炎最主要的原因，其次是细菌侵入所致，主要致病菌为金黄色葡萄球菌，少数为化脓链球菌。细菌沿着输乳管侵入，在淤积的乳汁内繁殖导致感染，或从乳头皮肤破损处沿着淋巴管侵入乳腺实质，引起乳房急性化脓性感染。炎症初期乳房内可以是一个或多个炎性病灶，进一步发展形成脓肿，感染严重的会并发全身感染。

考点：急性乳房炎的好发人群与病因

二、护理评估

（一）健康史

评估有无乳头凹陷、过小或乳管不通等引起乳汁淤积的原因；哺乳是否正常，了解有无乳头破损或皲裂。

（二）身心状况

1. 躯体表现

（1）局部表现：患侧乳房局部红、肿、发热、压痛，常在较短期内形成脓肿，根据其位置不

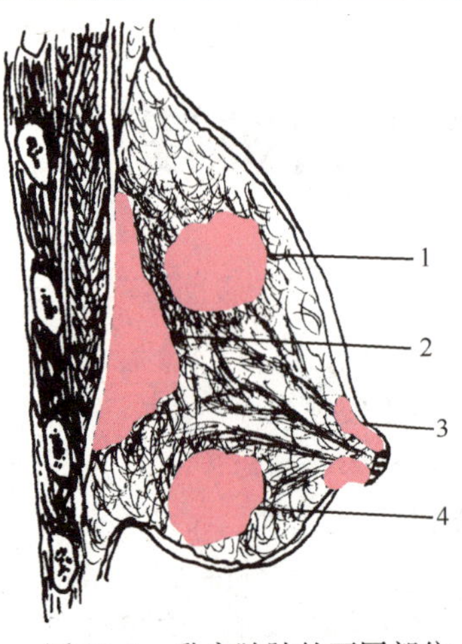

图 12-1 乳房脓肿的不同部位
1. 乳房深部脓肿；2. 乳房后脓肿；
3. 乳晕下脓肿；4. 乳房浅部脓肿

同分为乳房内脓肿、乳晕下脓肿和乳房后脓肿(图12-1)。浅表脓肿局部可出现波动感；而深部脓肿波动感不明显。常伴有患侧腋窝淋巴结肿大。

(2) 全身表现：病人有寒战、高热、脉速等全身症状。

2. 心理-社会状况 由于病人多为初产妇，缺乏哺乳相关知识。出现乳房炎后，病人常因患侧不能进行哺乳而担心婴儿喂养问题等可表现出精神紧张、恐惧或焦虑等。

(三) 辅助检查

1. 实验室检查 血常规可见白细胞计数升高，中性粒细胞比例升高。

2. 诊断性穿刺 深部脓肿可在乳房压痛明显处穿刺，抽出脓液即可确诊。

(四) 治疗要点与反应

1. 局部治疗 炎症早期患乳暂停哺乳，排空乳汁，局部理疗，并应用抗菌药物，促使炎症消散吸收；脓肿形成后应及时切开引流。

2. 全身治疗 应用足量有效的抗生素，也可服用清热解毒类中药，感染严重或并发乳瘘者应断乳。

三、护理诊断与医护合作性问题

1. 疼痛 与乳房炎症、肿胀、乳汁淤积有关。
2. 体温过高 与局部感染的毒素吸收有关。
3. 知识缺乏 缺乏哺乳和预防急性乳房炎的知识。

四、护理目标

病人疼痛减轻或消失；病人体温恢复正常；病人能说出哺乳和预防急性乳房炎的方法。

五、护理措施

(一) 一般护理

病人应适当休息，注意个人卫生；增加营养；用宽松的乳罩托起两侧乳房，以减轻疼痛。

(二) 病情观察

定时监测生命体征，观察局部炎性肿块有无改变，并定时查血常规，了解白细胞计数及分类变化，观察伤口敷料有无脱落、引流是否通畅等。

(三) 配合治疗护理

1. 用药护理 做好局部药物外敷、物理疗法的护理，促使炎症消散或局限。遵医嘱合理使用抗生素。

2. 脓肿形成后护理 做好术前准备和心理护理，以便进行脓肿切开引流术。切口应循乳

管方向作放射状，切至乳晕处止，避免损伤乳腺导管形成乳瘘（图12-2）。术后应及时更换渗湿的敷料，做好换药与引流。

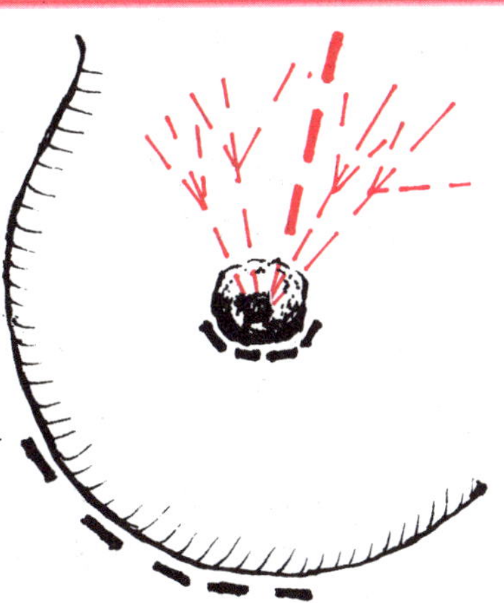

图12-2　乳房脓肿的切口

（四）心理护理

鼓励病人说出焦虑原因，介绍乳房炎防治的相关知识，指导病人及家属合理喂养婴儿，消除其思想顾虑，保持心情舒畅。

（五）健康指导

1. 预防乳头破损或皲裂　妊娠后期，产妇应每日用温水擦洗乳头并按摩乳头。

2. 矫正乳头内陷　乳头内陷容易发生乳汁淤积。孕妇应在分娩前3～4个月开始矫正。可用手指在乳晕处向下压乳房组织，同时将乳头向外牵拉，每日清晨或睡前做4～5次，乳头稍突出后，改用手指捏住乳头根部轻轻向外提拉，并揉捏乳头数分钟，也可采用吸乳器吸引，每日1～2次。

3. 防止乳汁淤积　指导产妇按需哺乳，养成良好的哺乳习惯，每次哺乳尽量排净乳汁。

4. 防止细菌侵入　哺乳前后用温水清洗乳头，注意婴儿口腔卫生，不让婴儿含着乳头睡觉，以防止细菌侵入。如有乳头破损，应暂停哺乳，定时排空乳汁，局部涂抗生素软膏，待伤口愈合后才能哺乳。

考点：急性乳房炎的健康指导

六、护理评价

病人疼痛是否减轻或消失；病人体温是否恢复正常；病人能否说出预防急性乳房炎的方法。

第2节　乳癌病人的护理

案例12-2

病人，女性，40岁。无意中发现左乳房外上有一肿物。体格检查：双侧乳头不对称，左侧乳房皮肤橘皮样外观，触及一直径约3cm的肿块，质地较硬，边界欠清楚，表面不光滑，尚可推动。同侧腋窝有2个淋巴结肿大，质硬，能推动。细针穿刺细胞学检查发现有癌细胞。

问题：1. 该病人最可能的诊断是什么？

2. 该病人目前主要的护理诊断是什么？

3. 如何做好病人的护理？

一、概　　述

乳癌是女性常见的恶性肿瘤之一，在我国占全身恶性肿瘤的7%～10%，仅次于子宫颈癌，发病呈上升趋势。乳癌大多数发生在40～60岁，即绝经期前后的妇女。

(一) 病因

乳癌病因目前尚不清楚,通常认为与下列因素有关。

1. 内分泌因素　绝经期前后由于卵巢功能衰退,腺垂体激素分泌过多,作用于肾上腺皮质产生过多的雌激素,从而刺激乳腺上皮细胞过度增生。

2. 月经及生育史　月经初潮早于12岁、闭经迟于55岁、未婚、未孕、初次足月产大于35岁及分娩后未哺乳的妇女,乳癌的发病率较高。

3. 遗传因素　大量研究发现,乳癌的发生呈家族聚集倾向,其一级亲属的发病率明显高于一般人群。

4. 癌前病变　某些乳房良性病变与乳癌的发生也有一定关系,如乳房纤维腺瘤等。

5. 其他因素　长期接触放射线、应用致癌药物等与乳癌的发生呈正相关;高脂饮食是乳癌发病的重要因素之一,尤其是绝经后的妇女。

(二) 病理

1. 病理类型

(1) 非浸润性癌:如导管内癌、小叶原位癌及乳头湿疹样乳癌。此型属早期,预后较好。

(2) 早期浸润性癌:如早期浸润性导管癌、早期浸润性小叶癌。此型仍属早期,预后良好。

(3) 浸润性特殊癌:如乳头状癌、髓样癌、小管癌、鳞状细胞癌等。此型分化较高,预后尚好。

(4) 浸润性非特殊癌:如浸润性小叶癌、浸润性导管癌、硬癌等。此型分化较低,预后较差。

2. 乳癌的转移途径

(1) 直接浸润:癌细胞沿导管或筋膜间隙向胸肌及周围组织和皮肤蔓延。

(2) 淋巴转移:癌细胞沿淋巴管侵入同侧腋窝淋巴结,然后侵入锁骨上、下淋巴结,癌灶位于内侧,则向胸骨旁淋巴结转移。

(3) 血行转移:癌细胞经淋巴途径进入静脉,也可直接侵入血循环而向远处转移。最常见的远处转移部位依次为肺、骨和肝。

二、护理评估

(一) 健康史

考点:乳癌的好发部位

了解病人的年龄、月经初潮、婚育史、闭经时间、饮食习惯;家族中有无同类病人;既往身体状况,有无乳房良性病变等。

(二) 身心状况

1. 躯体表现

考点:乳癌外形改变特点

(1) 乳房肿块:早期表现为无痛、单发、质硬、表面不光滑的肿物。肿物与周围组织分界不清且不易推动。病人常无自觉症状,多在洗澡、更衣或查体时无意中发现,肿物最常见于乳房外上象限(45% ~50%),其次为乳晕区(15% ~20%)和内上象限(12% ~15%)。

(2) 乳房外形改变:随着肿块增大,侵及周围组织可引起乳房外形改变。若癌块侵犯连接腺体与皮肤的Cooper韧带,使之收缩,导致皮肤表面凹陷,称为“酒窝征”(图12-3)。如癌肿侵犯近乳头的大乳管,就可使乳头偏移、抬高或内陷,造成两侧乳头位置不对称;少数病人

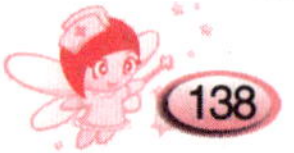

的乳头会溢出血性液体。癌肿继续增大，与皮肤广泛粘连，当皮内或皮下淋巴管被癌细胞堵塞时，可出现皮肤淋巴水肿，在毛囊处形成许多点状凹陷，使皮肤呈“橘皮样”改变（图 12-4）。若乳房较小而癌块较大时，肿块可隆起于乳房表面。晚期癌肿增大与皮肤和胸壁粘连，出现多数坚硬小结（卫星结节）或条索，有时皮肤溃破而形成溃疡。

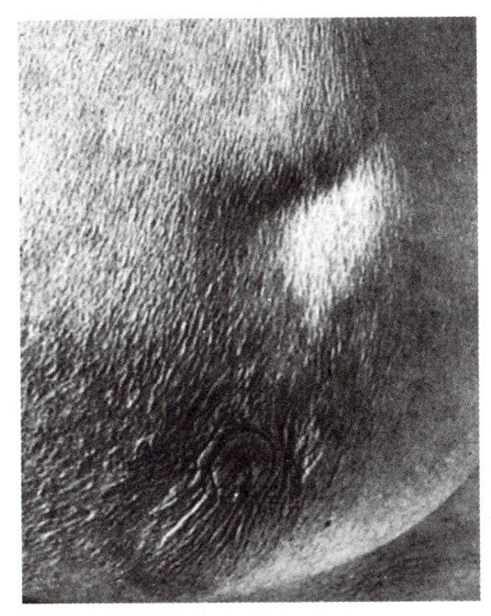

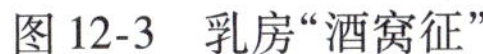
图 12-3 乳房“酒窝征”

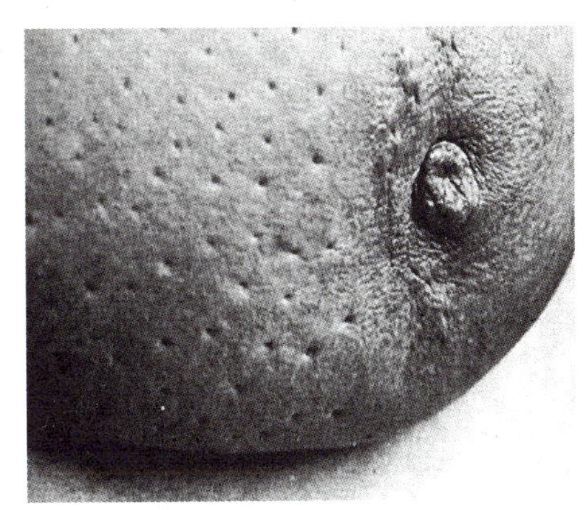

图 12-4 乳房“橘皮征”

（3）转移征象：发生腋窝淋巴结转移后，可触及肿大的少数散在的淋巴结，质硬，无压痛，尚可推动。往后肿大的淋巴结增多，相互粘连成团，并与皮肤和深部组织粘连，不易推动。当累及腋窝神经丛时，患侧上肢出现麻木或疼痛；如果堵塞腋窝主要淋巴管时，则会发生上肢淋巴水肿；压迫腋静脉时，可引起上肢青紫、水肿。晚期可有锁骨上淋巴结转移；当癌肿转移到肺时，可有胸痛、咳嗽、气急；骨转移则有骨骼固定部位的疼痛；肝转移可发生肝肿大和黄疸等。

（4）特殊类型乳癌

1）炎性乳癌：多见于年轻女性，表现为整个乳房肿大发硬、明显的红肿热痛，病程发展迅速，对侧乳房常被侵及，预后极差，病人常在发病数月内死亡。

2）乳头湿疹样乳癌：表现为乳头刺痒、灼痛，乳晕周围出现糜烂、结痂等慢性湿疹样病变。晚期乳癌有肺、肝、骨等远处转移症状。该型恶性程度低，淋巴转移较迟。

（5）乳癌的临床分期：根据癌肿的大小、与皮肤或胸肌粘连程度以及腋窝淋巴结转移情况，乳癌分为四期（表 12-1）。

表 12-1 乳癌的临床分期

分期	表现
第Ⅰ期	癌肿直径不超过 3cm，与皮肤无粘连，无腋窝淋巴结肿大
第Ⅱ期	癌肿直径不超过 5cm，与皮肤粘连，尚能推动，同侧腋窝有数个散在、活动的淋巴结
第Ⅲ期	癌肿直径超过 5cm，与皮肤或胸肌粘连，同侧腋窝淋巴结已融合成团，但尚可推动
第Ⅳ期	癌肿广泛扩散到皮肤，或与胸肌、胸壁粘连固定；同侧腋窝淋巴结已融合固定，或锁骨上淋巴结肿大，或有远处转移

2. 心理-社会状况　乳癌是一种恶性疾病，会引起病人的恐惧。同时乳房是女性化的象征，切除乳房不只给病人带来疼痛，还会导致病人失去女性的象征，术后要面对一侧胸部塌

陷、躯体形象的改变，对病人的身心打击是巨大的。护士应注意评估病人对疾病及对自身形象变化的认识和反应。

护考链接 病人，女性，50岁，因患乳癌入院。查体：右乳房外侧肿块，直径3.5cm，质硬，可推动，边界不清，同侧腋窝有多个散在、活动的淋巴结。

1. 该病人乳癌的临床分期为

A. Ⅰ期　B. Ⅱ期　C. Ⅲ期　D. Ⅳ期　E. Ⅴ期

2. 该病人首先应考虑的治疗措施为

A. 单纯包块切除　B. 化疗　C. 放疗　D. 乳癌根治术　E. 内分泌治疗

3. 病人出现以下哪项提示晚期乳癌？

A. 酒窝征　B. 腋窝淋巴结融合成团并固定　C. 肿块4cm

D. 肿块表面高低不平　E. 乳头溢液

点评：①乳癌第Ⅱ期的表现是癌肿直径不超过5cm，与皮肤粘连，尚能推动，同侧腋窝有数个散在、活动的淋巴结。②乳癌首选的治疗方法是乳癌根治术。③腋窝淋巴结融合成团并固定，提示乳癌发生了淋巴结转移，已进入晚期。

（三）辅助检查

1. 影像学检查

（1）X线检查：常用方法是钼靶X线摄片，正确诊断率可达90%以上。

（2）B超：能发现直径在1cm以上的肿瘤。

2. 病理学检查

（1）脱落细胞学检查：取乳头溢液或细针穿刺肿块吸取组织细胞，作细胞学检查，80%～90%的病例可获较肯定的诊断。

（2）活组织检查：是确定诊断的可靠方法。

（四）治疗要点与反应

乳癌的治疗以手术为主，辅以化疗、放疗、内分泌疗法等综合疗法。

1. 手术治疗

（1）乳癌根治术：切除整个乳房、胸肌、腋窝及锁骨下淋巴结。适用于第Ⅰ、Ⅱ期乳癌。根治性手术后可能出现皮瓣下积液、皮瓣坏死、患侧上肢肿胀等并发症。

（2）乳癌改良根治术：单纯乳腺切除，同时作腋窝淋巴结清除，术后外观效果较好，是目前常用的手术方式。适用于第Ⅰ期乳癌。

（3）保留乳房的乳癌切除术：完整切除肿块，并行腋窝淋巴结清扫。

（4）乳癌扩大根治术：在根治术的基础上再行胸廓内动、静脉及其周围淋巴结清除术。

（5）单纯乳房切除术：切除整个乳房，包括腋窝部及胸大肌筋膜。

2. 化学药物治疗　应在术后早期开始，一般主张联合用药，治疗期不宜过长，以半年左右为宜。

3. 放射治疗　是局部治疗的重要手段之一，根据情况可在手术前或手术后进行。

三、护理诊断与医护合作问题

1. 恐惧/焦虑　与担心麻醉、术中危险、外形改变、癌症治疗的预后等因素有关。

2. 自我形象紊乱　与乳房切除及化疗致脱发有关。

3. 躯体活动障碍　与患侧手术瘢痕牵拉有关。

4. 潜在并发症　患侧上肢水肿、皮瓣下积血、皮瓣坏死、感染等。

四、护理目标

病人焦虑缓解，情绪稳定；病人及家属正确接受手术所致乳房外形改变；病人恢复患侧上肢的正常活动；病人无发生并发症，或并发症发生时得到及时发现和治疗。

五、护理措施

(一) 术前护理

同一般外科病人的术前准备，妊娠期和哺乳期发生乳癌的病人，应立即终止妊娠和哺乳。乳癌根治术范围广，应按手术要求的范围准备皮肤。如需植皮者，要做好供皮区的皮肤准备。对已有癌性皮肤溃疡的病人，从术前3天开始每日换药2次，用70%乙醇溶液消毒溃疡周围的皮肤，并应用抗生素控制感染，注意他处有无转移病灶。

(二) 术后护理

1. 一般护理

(1) 卧位：待血压平稳后，取半卧位，以利于引流和改善呼吸功能。

(2) 饮食：病人术后6小时无麻醉反应可给予正常饮食，注意加强营养补充，以利于病人术后的恢复。

2. 病情观察

(1) 观察生命体征的变化和切口敷料渗血、渗液情况。

(2) 对扩大根治术后病人注意有无胸闷呼吸困难等症状。

(3) 观察手术侧上肢皮肤颜色和温度、感觉、运动、有无肿胀等，若出现异常，应协助医生及时调整绷带的松紧度。

(4) 观察并记录皮瓣的颜色，注意有无皮下积液、皮瓣坏死的发生。

3. 配合治疗护理

(1) 伤口护理：伤口用多层敷料或棉垫加压包扎，妥善固定皮瓣，使胸壁与皮瓣紧密贴合，包扎松紧度要适当。出现渗血、渗液要及时更换敷料。

(2) 引流管护理：手术后常放置皮瓣下引流管作持续负压吸引，应妥善固定，并保持引流通畅。密切观察引流液的性质和数量，术后第1～2天，一般每天有50～100ml血性渗液，以后逐渐减少，术后4～5天渗出基本停止，可拔除引流管，继续用绷带加压包扎伤口。

(3) 预防患侧上肢水肿：术后患侧肘部应垫一软枕，抬高上肢，促进静脉和淋巴回流，应用弹性绷带包扎，指导或协助病人自远端向近端按摩患肢，进行适当的握拳和屈肘运动，避免长时间下垂等。局部感染时应用抗生素治疗，可使患肢水肿减轻。绝对禁止在手术侧手臂量血压、注射或抽血，以免加重循环障碍。

(4) 患肢功能锻炼：如无特殊情况应早期活动，术后24小时内开始活动手指及腕部，可作伸指、握拳、屈腕等锻炼；术后3天内，患侧肩部制动；术后4天，开始活动肘关节；术后7天，可作肩部活动。伤口愈合后，指导病人循序渐进地增加肩部功能锻炼，如作手指爬墙运动、转

考点： 乳癌术后患肢功能锻炼的方法

绳运动、举杆运动、拉绳运动、用患侧手梳头或经头顶摸对侧耳郭等动作。

(5) 放、化疗的观察:对于术后行化疗和放疗的病人应注意有无化疗和放疗的不良反应。

4. 心理护理　术后应继续给予病人及家属心理上的支持,鼓励夫妇双方坦诚相待,诱导正向观念,理解失去一侧乳房与失去生命的价值。用雄激素治疗的病人,会出现多毛症、喉音变粗等男性化现象,应预先做好解释工作,取得病人的合作。

(三) 健康指导

1. 指导病人进行乳房的自我检查　凡30岁以上妇女,特别是一侧曾患乳癌者,应每月自我检查乳房一次。有月经的妇女在月经结束后7~10天进行检查为宜,此时乳房最松弛,病变容易被检出。

(1) 视诊:脱去上衣面对穿衣镜,两臂下垂,可观察两侧乳房的大小和外形轮廓是否对称,有无局限性隆起、凹陷,或皮肤“橘皮样”改变;注意有无乳头回缩或抬高,乳晕区有无湿疹。然后两臂高举过头,再看乳房外形有无改变。

(2) 触诊:仰卧,肩胛下垫薄枕,左前臂枕于头下,尽量放松肌肉使左乳平铺在胸壁。右手各指并拢,用手指掌面轻柔平按,扪摸左侧乳房,切忌重按或抓捏。一般检查是从乳房内上象限开始,依次为内下、外下、外上象限,最后按摸乳晕区,要注意乳头有无溢液。然后左臂放下,用右手再摸左侧腋窝有无淋巴结肿大。用同样的方法检查另一侧。

2. 做好防癌教育　尤其对乳房某些良性肿块,应密切观察,及时正确治疗。

考点: 乳癌术后避免复发的重要措施

3. 功能锻炼　指导病人做患肢循序渐进的功能锻炼,避免术侧上肢外伤,不宜搬动、提拉重物,避免测血压、静脉穿刺等。

4. 预防复发　遵医嘱坚持化疗或放疗,定期作局部自我检查、定期到医院复查。告知病人术后5年内避免妊娠。

六、护理评价

病人焦虑有否缓解,情绪是否稳定;病人及家属能否正确接受手术所致乳房外形改变;病人是否恢复患侧上肢的正常活动;病人有无发生并发症,或并发症能否得到及时发现和治疗。

第3节　其他常见乳房良性肿块病人的护理

一、乳房囊性增生病

本病好发于25~40岁的女性,其发生与卵巢功能失调有着密切的关系,因雌激素水平升高与黄体素比例失调,致使乳腺上皮增生,乳管囊性扩张,乳管周围纤维组织增生,形成大小不等的肿块。

1. 临床表现

(1) 周期性乳房胀痛:月经来潮前发生或加重,月经过后疼痛消失或减轻。

(2) 乳房肿块:在一侧或双侧内有大小不等、质韧、边界不清的结节性肿块,可推动,与皮肤和基底不相连。

(3) 乳头溢液:少数病人可有黄绿色、棕色或血性溢液。

2. 治疗要点　一般不作手术治疗。症状明显者可口服药物,可缓解疼痛;如疑有恶变者,

应作活组织切片检查，若上皮细胞增生活跃，应施行单纯乳房切除术。

3. 护理要点　向病人解释疼痛发生的原因，指导病人用宽松乳罩托起乳房，以减轻疼痛，减轻病人焦虑心理；指导病人注意病情的变化，定期复查和进行乳房自我检查，发现异常及时就诊。

二、乳房纤维腺瘤

多见于20～25岁的青年女性，临床上较常见。其发生与体内雌激素水平增高有关。

1. 临床表现　多为单发，少数为多发的无痛性肿块，质坚韧，有弹性、有包膜，边界清楚、光滑、活动度大、容易推动。一般生长较慢，但妊娠及哺乳期可迅速增长。

2. 治疗要点　因有恶变可能，一经诊断即及早手术切除，并进行病理检查。

3. 护理要点　向病人解释纤维腺瘤的病因及治疗方法，密切观察肿块的变化，指导病人做好手术切除的准备。

三、乳管内乳头状瘤

乳管内乳头状瘤是发生在乳管内的良性肿瘤，75%好发于近乳头的乳管壶腹部，瘤体很小，因血管丰富，极易出血。好发于40～50岁的中年妇女。

1. 临床表现　以乳头血性溢液为主，溢液可为鲜红色、血清样或浆液。少数病人可在乳晕区扪到直径数毫米的小结节。挤捏乳头可排出血性液。

2. 治疗要点　乳管内乳头状瘤恶变率为6%～8%，因此，以手术治疗为主，术中快速冰冻病理检查。

3. 护理要点　向病人解释乳头溢液的原因、手术治疗的必要性，消除病人的思想顾虑；术后保持切口敷料干洁；定期复查。

小　结

乳房疾病是成年女性的常见病，常见的有急性乳房炎、乳癌、乳房囊性增生病、乳房纤维腺瘤和乳管内乳头状瘤等。急性乳房炎多见于产后3～4周的哺乳期妇女，以初产妇多见；其防治的关键就在于对孕产妇的健康指导，如定期用温水清洗乳头、矫正乳头内陷、哺乳期间避免乳汁淤积、及时治疗破损的乳头及婴儿口腔炎症等。乳癌常发生于40～60岁绝经期前后的妇女，其发病与性激素紊乱有关；癌肿常位于乳房外上象限，可出现“酒窝征”、“橘皮征”、乳头偏移、抬高或内陷的乳房外形改变，并向患侧腋窝淋巴结转移，晚期可发生血行转移；乳癌术后应5年内避免妊娠，定期复查，每个月进行自我乳房检查。

自测题

A_1/A_2 型题

1. 急性乳房炎最常见于
   A. 产后1～2周初产哺乳期妇女
   B. 产后3～4周经产哺乳期妇女
   C. 产后1～2周经产哺乳期妇女
   D. 多产妇妊娠期
   E. 产后3～4周初产哺乳期妇女
2. 急性乳房炎的主要病因是
   A. 乳汁淤积　　B. 乳头破损
   C. 乳头内陷　　D. 乳头畸形

E. 乳管堵塞

3. 哺乳期妇女预防急性乳房炎的主要措施是

A. 婴儿睡觉时不含乳头

B. 保持乳头清洁

C. 每次授乳排空乳汁

D. 养成定时哺乳习惯

E. 及时治疗破损乳头

4. 乳癌的易感因素不正确的是

A. 高脂饮食

B. 月经初潮早于12岁、绝经期迟于50岁

C. 乳癌家族史

D. 初次足月产迟于30岁

E. 环境以及生活方式

5. 乳癌常发生于乳房的哪个部位

A. 乳房外上象限　B. 乳房内上侧

C. 乳房外下象限　D. 乳房尾叶

E. 乳房内下象限

6. 乳癌的首发症状是

A. 皮肤橘皮样改变　B. 乳头溢液

C. 乳头内陷　D. 无痛性肿块

E. 两侧乳头不对称

7. 乳癌淋巴转移最常见转移部位

A. 锁骨下淋巴结　B. 锁骨上淋巴结

C. 腋窝淋巴结　D. 胸骨旁淋巴结

E. 胸导管

8. 乳癌的治疗原则是

A. 以化疗为主,辅以其他疗法

B. 以手术治疗为主,辅以其他疗法

C. 以内分泌治疗为主,辅以其他疗法

D. 以免疫治疗为主,辅以其他疗法

E. 以放疗为主,辅以其他疗法

9. 病人,女性,30岁,因乳癌作根治术,并经化疗,出院前进行健康指导,以下哪项对预防复发最重要

A. 加强营养　B. 经常自查乳房

C. 定期来院复查　D. 五年内避免妊娠

E. 参加体育活动增强体质

(刘雪萍)

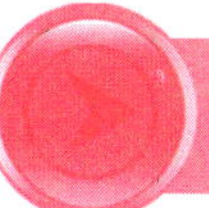

第13章 腹外疝病人的护理

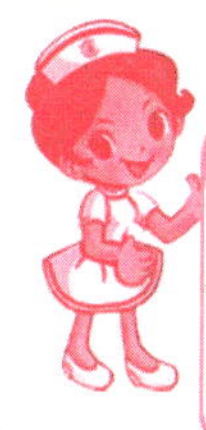

腹腔内的小肠或其他脏器、组织，如果因某种原因突出于腹腔以外，就形成了"疝块"，即腹外疝。轻症病人无自觉症状或仅有局部坠胀不适，重者可出现嵌顿，甚至可发生肠坏死、穿孔等，危及病人的生命。护士应正确认识腹外疝，掌握其相关知识，以便为病人提供更好、更全面的护理。

第1节 概 述

案例13-1

病人，男性，32岁，搬运工。近半年来发现，站立行走时右腹股沟有肿块突出，可下移至阴囊，呈梨形，平卧时可回纳。今晨因用力肿块再次出现，伴腹痛，经平卧休息后肿块消失。局部检查，触诊发现浅环扩大，嘱病人咳嗽指尖有冲击感，手指压迫深环处，站立咳嗽，肿块不再突出。医生拟行手术治疗。

问题：1. 该病人的疾病诊断可能是什么？

2. 导致发生该病的主要原因是什么？

3. 属于何种病理类型？

腹腔内脏器或组织连同腹膜壁层，经腹壁的薄弱点或缺损处向体表突出，即称为腹外疝。腹外疝是外科最常见的腹部疾病之一。

考点：腹外疝的定义

一、病 因

腹外疝发病的主要原因有两个：一是腹壁强度降低，二是腹内压力增高。

（一）腹壁强度降低

1. 先天性因素　在胚胎发育过程中，某些器官或组织穿过腹壁造成局部腹壁强度降低，如精索或子宫圆韧带穿过的腹股沟管，股动、静脉穿过的股管，脐血管穿过的脐环，以及腹股沟三角区均为腹壁薄弱区。

2. 后天性因素　腹部手术切口愈合不良、腹壁外伤或感染造成腹壁缺损、年老体弱或过度肥胖造成腹壁肌萎缩等，均可导致腹壁强度降低。

（二）腹内压增高

腹内压增高是形成腹外疝的重要诱因。导致腹内压增高的常见因素有慢性咳嗽、长期便秘、排尿困难、腹水、妊娠、负举重物、从事重体力劳动、婴儿经常啼哭等。

考点：腹外疝发病的原因

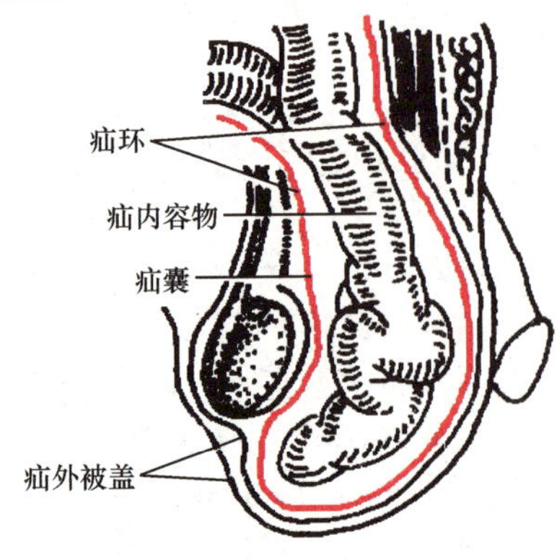

图 13-1 腹外疝的病理结构

二、病理解剖

典型的腹外疝由疝环、疝囊、疝内容物和疝外被盖组成(图 13-1)。

1. 疝环 也称疝门,是疝内容物突向体表的门户,亦是腹壁的薄弱或缺损处。通常以疝环所在的部位为疝命名,如腹股沟疝、股疝、脐疝、切口疝等。

2. 疝囊 是壁腹膜从疝环向外突出所形成的囊袋状物,分为疝囊颈、疝囊体、疝囊底三部分,一般呈梨形或半球形。疝囊颈是疝囊与腹腔间的通道,其位置相当于疝环处。

考点:腹外疝的病理结构

3. 疝内容物 是突入疝囊内的腹腔内脏器或组织,最常见的是小肠,其次是大网膜。

4. 疝外被盖 指覆盖在疝囊以外的腹壁各层组织,通常包括筋膜、肌肉、皮下组织和皮肤。

三、病理类型

1. 易复性疝 当病人站立、行走、咳嗽或劳动时,腹内压增高,疝内容物进入疝囊,平卧或用手推送疝块时,疝内容物很容易回纳腹腔,称为易复性疝。临床上最常见。

2. 难复性疝 病程较长,疝内容物与疝囊壁发生粘连,使疝内容物不能完全回纳腹腔,称为难复性疝,其内容物大多数是大网膜。少数病程长、疝环大的腹外疝,如腹腔脏器中的盲肠、乙状结肠、膀胱等,也随小肠、网膜等滑入疝囊,并成为疝囊壁的一部分,这种疝称为滑动性疝,也属于难复性疝。

3. 嵌顿性疝 当腹内压骤然升高时,疝内容物强行扩张疝环而进入疝囊,并随即被弹性回缩的疝环卡住,使疝内容物不能回纳腹腔,称为嵌顿性疝。

考点:腹外疝的病理类型

4. 绞窄性疝 若嵌顿时间过久,疝内容物发生缺血坏死,形成绞窄性疝。嵌顿性疝和绞窄性疝实际上是同一个病理过程的两个不同阶段,临床上很难截然分开。

第 2 节 常见腹外疝病人的护理

腹外疝根据其发生部位分为腹股沟疝(腹股沟斜疝和腹股沟直疝)、股疝、脐疝、切口疝、白线疝等。

一、护理评估

(一) 健康史

注意了解病人有无腹部手术及外伤史,有无切口愈合不良、感染等过程,分析有无导致腹壁缺损或薄弱的原因。是否存在年老体弱、过度肥胖、糖尿病等腹壁肌肉萎缩的因素。详细评估病人有无腹内压增高的因素,如慢性咳嗽、习惯性便秘、从事重体力劳动等。

(二) 身心状况

1. 躯体表现

(1) 腹股沟疝:腹腔内脏器或组织从腹股沟区的间隙或薄弱处突向体表者,称为腹股沟疝。

腹股沟疝分为腹股沟斜疝和腹股沟直疝。凡腹腔内脏器或组织经从腹股沟管的深环(内环)突出,要经过腹股沟管的疝,称为腹股沟斜疝。若经腹股沟三角(Hesselbach三角,海氏三角)向前突出者,称为腹股沟直疝(图13-2)。

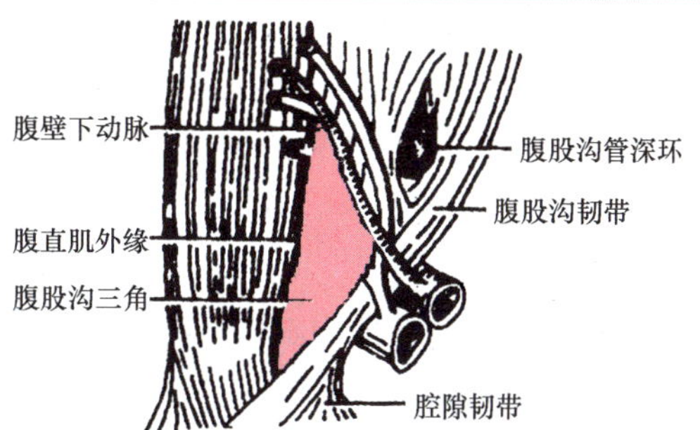

图13-2 斜、直疝的疝环位置(腹前壁后面观)

考点:最常见的腹股沟疝

1)腹股沟斜疝:是临床最多见的腹外疝。多见于儿童及青壮年男性。除局部坠胀感外,一般无明显症状。主要表现为腹股沟区出现可回纳性疝块,并可进入阴囊或大阴唇,常在腹内压增高时出现。疝块呈梨形或椭圆形,其近端呈蒂柄状,平卧或用手向腹腔推送时,疝块可向腹腔回纳。回纳后,用手指通过阴囊皮肤伸入腹股沟管浅环,可感到浅环宽大松弛,嘱病人咳嗽,指尖有冲击感。用手指紧压腹股沟管深环,让病人起立并咳嗽,疝块不再出现,但手指放开后疝块又可出现。

2)腹股沟直疝:多见于年老体弱者,一般无自觉症状。当病人站立或腹内压增高时,在腹股沟内侧端、耻骨结节上外方出现一半球形肿块,不降入阴囊。疝块容易回纳,极少发生嵌顿。

腹股沟斜疝和腹股沟直疝的鉴别(表13-1)

表13-1 腹股沟斜疝和腹股沟直疝的鉴别

鉴别项目	腹股沟斜疝	腹股沟直疝
发病年龄	多见于儿童及青壮年	多见于老年
突出途径	经腹股沟管突出,可降入阴囊	由直疝三角突出,不进阴囊
疝块外形	椭圆或梨形,近端呈蒂柄状	半球形,基底较宽
回纳疝块后压迫深环	疝块不再突出	疝块仍可突出
精索与疝囊的关系	精索在疝囊后方	精索在疝囊前外方
疝囊颈与腹壁下动脉关系	疝囊颈在腹壁下动脉外侧	疝囊颈在腹壁下动脉内侧
嵌顿机会	较多	极少

考点:腹股沟斜疝和腹股沟直疝的鉴别

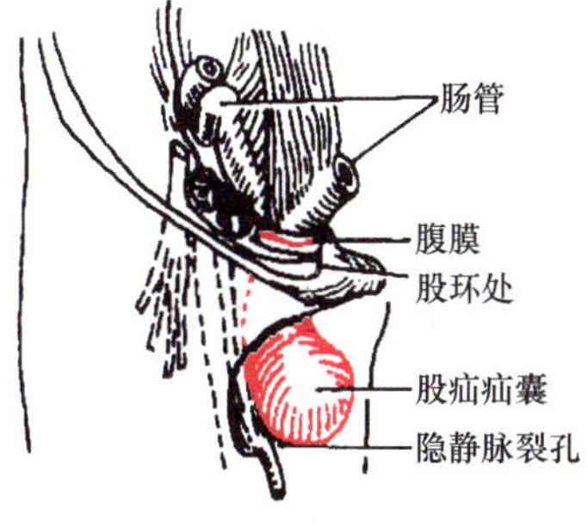

图13-3 股疝

(2)股疝:腹腔内脏器或组织经股环突入股管,经过股管突出于股部隐静脉裂孔者,称为股疝(图13-3)。发病率占腹外疝的3%~5%,多见于中年以上妇女。这与骨盆较宽,股管上口较宽大松弛有关。病人久站或咳嗽时,在卵圆窝处有一半球形肿块,可回纳,有时局部轻度胀痛。因股环较窄小而周围组织坚韧,且疝块沿股管垂直而下,至卵圆窝处向前转折成锐角,故股疝极易嵌顿,是最易嵌顿和绞窄的腹外疝。

考点:最易嵌顿的腹外疝、好发人群

(3)脐疝:腹腔内脏器或组织通过脐环突出者称为脐疝。分婴儿型和成人型两种。婴儿脐疝较多见,是由于脐环闭锁不全或脐部瘢痕组织薄弱,加之婴儿经常啼哭,使腹内压增高所致。表现脐部出现球形肿块,易回纳,极少发生嵌顿。成人脐疝少见,多见于中年以上妇女,常与多次妊娠、肥胖等腹内压增高、腹壁薄弱因素有关。成人脐疝因为脐环狭小,边缘较坚韧且缺乏弹性,容易发生嵌顿和绞窄。

(4)切口疝:腹腔内脏器自腹壁手术切口瘢痕处突出的疝,称为切口疝。其中最主要的原因是切口感染、放置引流物时间过长,导致腹壁切口瘢痕薄弱。另外,术后病人如有出现明显腹胀、剧烈咳嗽等导致腹内压增高的原因,可引起切口内层的组织部分裂开,使腹壁强度降低。主要表现为在术后数周或数月，在伤口瘢痕处发现柔软肿块，疝块较大者，可伴有腹胀、腹部牵拉感、腹痛等表现。疝块回纳后，可摸到腹壁深处的缺损，因疝环比较宽大，很少发生嵌顿。

2. 心理-社会状况　病人常因疝块反复突出影响工作和生活而感到焦虑不安，因对疝的病因、治疗及预防疝复发的措施等缺乏认识，对手术及预后存在种种顾虑。

(三) 辅助检查

1. 透光试验　腹股沟斜疝阴囊透光试验阴性。若为鞘膜积液，多为透光(阳性)，此检查方法可与鞘膜积液鉴别。

2. 实验室检查　血常规检查白细胞计数和中性粒细胞比例升高，提示继发感染。粪便检查如为血便、隐血试验阳性或见白细胞，可提示有无肠管绞窄。

3. X线检查　可发现有无肠梗阻表现。

(四) 治疗要点与反应

1. 非手术疗法　腹外疝一般应及早采用手术治疗。

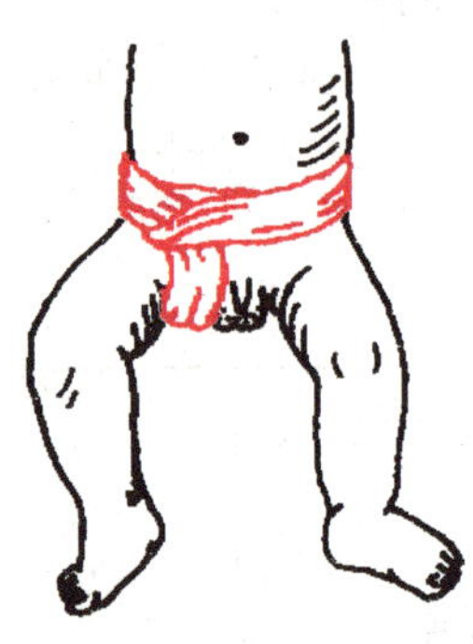

图 13-4　腹股沟斜疝棉带包扎

1岁以内的患儿，随着生长发育，腹壁肌逐渐增强，腹外疝可望自愈，可暂时采用压迫疝环的方法，如腹股沟斜疝用棉束带包扎压迫(图 13-4)，避免疝内容物脱出。年老体弱或伴有严重疾病不能耐受手术者，可佩带特制的疝带，或用其他压迫方法，阻止疝内容物脱出。脐疝患儿在回纳疝块后，用一枚大于脐环、纱布包裹的硬币或小木片压住脐环，再用弹力绷带加以固定；2岁以后，如脐疝疝环直径仍大于1.5cm，则需手术治疗。

2. 手术治疗　手术是治疗腹股沟疝的有效方法。常用的手术方式有以下几种。

(1) 疝囊高位结扎术：单纯在疝囊颈以上高位结扎疝囊，同时切除多余的疝囊。婴幼儿的腹肌在发育中可逐渐强壮而使腹壁加强，单纯疝囊高位结扎常能获得满意的疗效。

(2) 疝修补术：在疝囊高位结扎的基础上，用邻近的健康组织来加强或修补疝囊突出部位的腹壁缺损。

(3) 无张力疝修补术：对疝环周围组织严重缺损，无法作修补术的病人，可应用人工高分子材料，如合成纤维网片、丝绸片等，以缝补腹壁。

(4) 经腹腔镜疝修补术：在腹腔镜下，利用合成纤维网片等材料来修补腹壁缺损或使内环缩小，具有创伤小、痛苦少、恢复快等优点。但因其对技术设备要求高等原因，临床广泛应用仍受限制。

3. 嵌顿性疝和绞窄性疝的治疗　嵌顿性疝原则上需紧急手术治疗，以防疝内容物绞窄坏死。嵌顿性疝具备下列情况时可先试行手法复位：①嵌顿时间在3～4小时内，局部压痛不明显，无腹部压痛或腹肌紧张等腹膜刺激征者。②年老体弱或伴有其他严重疾病而估计肠内容物尚未绞窄坏死者。手法复位后需严密观察腹部情况，如出现腹膜炎或肠梗阻表现，或手法复位失败，应立即手术。绞窄性疝必须紧急手术治疗。

二、护理诊断与医护合作性问题

1. 焦虑　与疝块影响日常工作生活有关。

2. 疼痛　与疝块嵌顿或绞窄及手术创伤有关。

3. 知识缺乏　缺乏预防腹外疝复发的知识。

4. 潜在并发症　术后阴囊血肿、切口感染、膀胱肠管等脏器损伤。

三、护理目标

病人焦虑程度减轻，能主动配合医护工作；病人疼痛减轻或消失；病人能说出预防腹外疝复发的相关知识；病人并发症发生的危险性减少或没有发生并发症。

四、护理措施

（一）非手术治疗的护理

1. 棉束带压迫治疗的护理　1岁以内患儿的腹股沟斜疝采用棉束带压迫治疗，松紧要适宜；要保持清洁，被粪、尿污染后应立即更换。脐疝患儿的脐环压迫固定后，亦要经常检查，防止移位导致压迫失败。

2. 疝带压迫治疗的护理　采用疝带压迫治疗有不舒适感，长期佩带易产生厌烦情绪，应劝慰病人，说明使用疝带的意义。同时指导病人正确佩带，防止压迫错位而影响效果。

（二）手术前护理

1. 一般护理

（1）卧位与活动：术前一般病人卧位和活动不受限制，但巨大疝病人应卧床休息2～3日，回纳疝内容物，使局部组织松弛，减轻充血与水肿，有利于术后切口愈合。

（2）饮食：多饮水、多吃蔬菜等富含纤维素食物，保持大便通畅。

2. 病情观察　观察腹部情况，若病人出现明显腹痛，伴疝块突然增大、紧张发硬且触痛明显，不能回纳腹腔，应高度警惕嵌顿性疝发生的可能，应立即通知医生，及时处理。

3. 配合治疗护理

（1）避免腹内压增高：术前有咳嗽、便秘、排尿困难等引起腹内压增高的因素存在时，除非急诊手术，均应作相应处理，待症状控制后方可手术，否则术后易复发。术前病人戒烟2周；注意保暖，防止受凉感冒。

（2）严格备皮：是防止切口感染，避免疝复发的重要措施。术前嘱病人沐浴，按规定范围严格备皮，对会阴部、阴囊皮肤的准备更要仔细，既要剃尽阴毛又要防止剃破皮肤。手术日晨应再次检查皮肤准备情况，如有皮肤破损应暂停手术。

（3）灌肠和排尿：术前晚灌肠通便，防止术后便秘和腹胀。送病人进手术室前，嘱病人排尽尿液，防止术中误伤膀胱。

（4）嵌顿性或绞窄性疝准备：嵌顿性或绞窄性腹外疝，尤其是合并肠梗阻的病人，往往有脱水、酸中毒和全身中毒症状，甚至发生感染性休克，应紧急手术治疗。术前做好禁食、胃肠减压、输液、抗感染等处理。

4. 心理护理　向病人及其家属解释腹外疝的病因和诱因，手术治疗的原理和必要性，消除病人的紧张和顾虑。

（三）手术后护理

1. 一般护理

（1）卧位与活动：术后取平卧位，膝下垫一软枕，使膝、髋关节微屈，以降低腹股沟切口张力和减小腹腔内压力，利于切口愈合和减轻切口疼痛。一般术后卧床3～6日。无张力疝修补术后，病人可早期离床活动。年老体弱、复发性疝、绞窄性疝、巨大疝病人应延长卧床时间，以防术后初期疝复发。卧床期间注意适当的床上活动。

考点：病人术后卧位及卧床的时间

(2) 饮食：一般病人术后6～12小时无恶心、呕吐，可进流质食物，次日可进软食或普食。行肠切除吻合术者术后应禁食，待肠道功能恢复后方可进流质饮食，再逐步过渡到半流质、普食。

2. 病情观察　注意病人生命体征的变化，密切观察切口有无渗血、感染及阴囊有无血肿的征象，同时还要观察有无其他并发症（如术中肠管损伤或膀胱损伤）的出现。如有异常应报告医生处理。

考点：预防阴囊血肿的措施

3. 配合治疗护理

(1) 预防阴囊血肿：术后切口部位用沙袋压迫24小时以减轻渗血。因阴囊比较松弛且位置较低，可用"丁"字带或阴囊托托起阴囊，减少渗液、渗血的积聚，促进回流和吸收。

(2) 预防感染：注意保持敷料清洁、干燥，避免大小便污染，尤其是婴幼儿更应加强护理。如发现敷料脱落或污染时，应及时更换，以防切口感染。嵌顿性或绞窄性疝手术后，遵医嘱常规应用抗生素。

(3) 防止腹内压增高：术后注意保暖，以防受凉而引起咳嗽。如有咳嗽应及时用药物治疗，并嘱病人在咳嗽时用手掌按压伤口，减少腹内压增高对切口愈合的不利影响。保持大小便通畅，如有便秘应及时处理。

护考链接　病人，男性，55岁，患右侧腹股沟斜疝6年，1小时前背负重物时疝块突然增大，不能回纳，疝块紧张发硬伴疼痛和压痛。

1. 考虑可能是
   A. 易复性疝　B. 难复性疝　C. 滑动性疝　D. 嵌顿性疝　E. 绞窄性疝
2. 病人行斜疝修补术，术后血压平稳，护士为病人安置的适宜卧位是
   A. 半卧位　B. 仰卧位，腘窝部垫枕　C. 俯卧位
   D. 斜坡卧位　E. 侧卧位
3. 术后预防阴囊血肿的措施是
   A. 平卧位，膝下垫软枕　B. 切口沙袋压迫，托起阴囊　C. 咳嗽时用手按压伤口
   D. 不宜过早下床活动　E. 预防便秘、尿潴留

点评：①嵌顿性疝表现为疝块突然增大，不能回纳，并伴有明显疼痛。触诊肿块紧张发硬，且有明显触痛。②术后取仰卧位，腘窝部垫枕，使膝、髋关节微屈，可降低腹股沟切口张力，并减小腹腔内压力，利于切口愈合。③术后切口处用沙袋压迫可减轻渗血，托起阴囊可促进回流，减少渗出，预防阴囊血肿。

4. 心理护理　术后病人关注伤口疼痛和手术效果，护士应与病人多沟通，有针对性地做好安慰和解释工作，消除病人及家属的思想顾虑。

(四) 健康指导

1. 病人出院后逐渐增加活动量，3个月内应避免重体力劳动或提举重物。
2. 积极治疗和预防引起腹内压增高的因素，如慢性咳嗽、习惯性便秘、排尿困难等。
3. 如腹外疝复发，应及早诊治。

五、护理评价

病人焦虑程度是否减轻，能否积极配合医护工作；病人疼痛是否减轻或消失；病人是否知

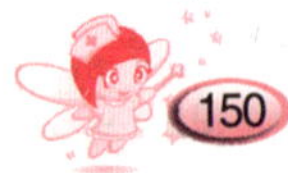

道防止腹外疝复发的相关知识;病人术后有无阴囊血肿发生,伤口是否发生了感染,若发生,是否得到及时发现和处理。

小结

腹外疝是最常见的腹部外科疾病之一。其发病原因主要有两个:腹壁强度降低、腹内压力增高。腹外疝的病理类型包括易复性疝、难复性疝、嵌顿性疝、绞窄性疝。根据疝突出部位的不同,腹外疝又可分为腹股沟疝(斜疝、直疝)、股疝、脐疝、切口疝等。以腹股沟斜疝最多见,股疝最容易嵌顿。手术是腹外疝最有效的治疗方法。术前护理重点是消除可能导致疝复发的各种因素。术后要做好体位及饮食护理,加强病情观察,防止腹内压增高,预防阴囊血肿、切口感染等。病人康复出院后,指导其3个月内避免重体力活动。

自测题

(A_1/A_2 型题)

1. 腹外疝的发病因素中最重要的是
   A. 妊娠　B. 长期便秘
   C. 慢性咳嗽　D. 排尿困难
   E. 腹壁强度降低
2. 最常见的腹外疝是
   A. 腹股沟斜疝　B. 腹股沟直疝
   C. 股疝　D. 切口疝
   E. 脐疝
3. 腹外疝最常见的疝内容物是
   A. 大网膜　B. 膀胱
   C. 小肠　D. 直肠
   E. 乙状结肠
4. 最容易发生嵌顿的腹外疝是
   A. 腹股沟斜疝　B. 腹股沟直疝
   C. 股疝　D. 脐疝
   E. 切口疝
5. 护理巨大疝修补术后病人时,错误的是
   A. 及时处理便秘
   B. 咳嗽时注意保护切口
   C. 切口部位压沙袋
   D. 术后3个月内避免重体力劳动
   E. 鼓励早期下床活动
6. 半岁以内小儿腹股沟斜疝宜采用
   A. 非手术疗法　B. 传统疝修补术
   C. 无张力疝修补术　D. 腹腔镜疝修补术
   E. 疝囊内注射硬化剂
7. 病人,男性,45岁,6小时前负重物时,右侧斜疝嵌顿,哪项临床表现说明疝内容物已发生缺血坏死,应做好急诊手术前准备
   A. 疝块增大,不能回纳
   B. 局部有剧烈疼痛
   C. 疝块紧张发硬,有触痛
   D. 阵发性腹痛伴呕吐
   E. 全腹有压痛,肌紧张

(A_3/A_4 型题)

(8～10题共用题干)

病人,男性,60岁,左侧腹股沟部疝块不进阴囊,外观呈半球形,平卧可回纳,回纳后压迫内环,疝块仍可突出。

8. 最可能的诊断是
   A. 左侧腹股沟斜疝　B. 左侧腹股沟直疝
   C. 切口疝　D. 股疝
   E. 脐疝
9. 推荐病人考虑的合适建议是
   A. 卧床休息,少活动　B. 择期行疝修补术
   C. 试行手法复位　D. 紧急手术治疗
   E. 可行疝囊高位结扎术
10. 病人术后及出院的健康教育措施正确的是
    A. 术后即可进普食,加强营养
    B. 少喝水,少吃高纤维素食物
    C. 3个月内避免重体力劳动
    D. 有痰液鼓励用力咳出
    E. 积极锻炼身体

(康　萍)

第14章 急性化脓性腹膜炎与腹部损伤病人的护理

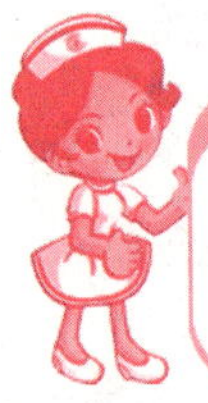

急性腹膜炎和腹部损伤是腹部外科常见的外科急腹症。急性腹膜炎具有起病急、病情重、变化快的特点。如治疗、护理不当，轻者可引起肠粘连及腹腔脓肿，重者可危及生命。腹腔内脏损伤常直接威胁病人的生命。

第1节 急性化脓性腹膜炎病人的护理

案例14-1

病人，女性，17岁，中学生，因右下腹疼痛1天，加重3小时急诊入院。1天前，病人无明显原因感右下腹持续性疼痛，伴恶心、呕吐，服药治疗疼痛无缓解。3小时前腹痛加剧，并出现全腹疼痛，拒按，医生诊断为：急性阑尾炎穿孔并发急性腹膜炎。

问题：1. 什么是急性腹膜炎？

2. 引起急性腹膜炎的原因有哪些？

3. 病人需要手术治疗吗？

4. 如何护理？

一、概　　述

急性腹膜炎是由化脓性细菌感染或受化学、物理等因素刺激而引起的腹膜的急性炎症。根据发病机制、病因及范围等，可分为原发性腹膜炎和继发性腹膜炎；细菌性（化脓性）腹膜炎和非细菌性腹膜炎；局限性腹膜炎和弥漫性腹膜炎。临床上以急性、继发性、弥漫性、化脓性腹膜炎最为常见。临床所称的急性腹膜炎多指继发性的急性化脓性腹膜炎。

1. 原发性腹膜炎　指腹腔内无原发病灶，细菌经血液循环、淋巴途径或女性生殖道等途径侵入腹腔引起。致病菌多为溶血性链球菌、肺炎双球菌等。临床上较少见，多发生于儿童，尤其是10岁以下的营养不良的女孩常见，常在上呼吸道感染后发病，其特点是腹膜感染广泛，全身感染中毒症状较重，腹膜刺激征较轻。腹腔穿刺抽出的脓液稀薄，无臭味。细菌培养多能培养出病原菌。原发性腹膜炎一般不需手术治疗。

2. 继发性腹膜炎　是由腹腔内脏器穿孔、破裂、炎症、腹部损伤或手术污染引起的腹膜炎（图14-1）。继发性腹膜炎临床上较为常见。引起继发性腹膜炎的常见致病菌为大肠埃希杆菌、厌氧类杆菌、变形杆菌、粪链球菌等，多为混合感染。常见于下列情况。

（1）腹内脏器的穿孔或破裂：最为常见，如急性阑尾炎穿孔，急性胃、十二指肠溃疡穿孔，以及腹部损伤引起腹内空腔脏器破裂等。

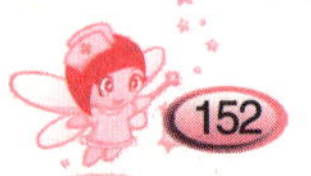

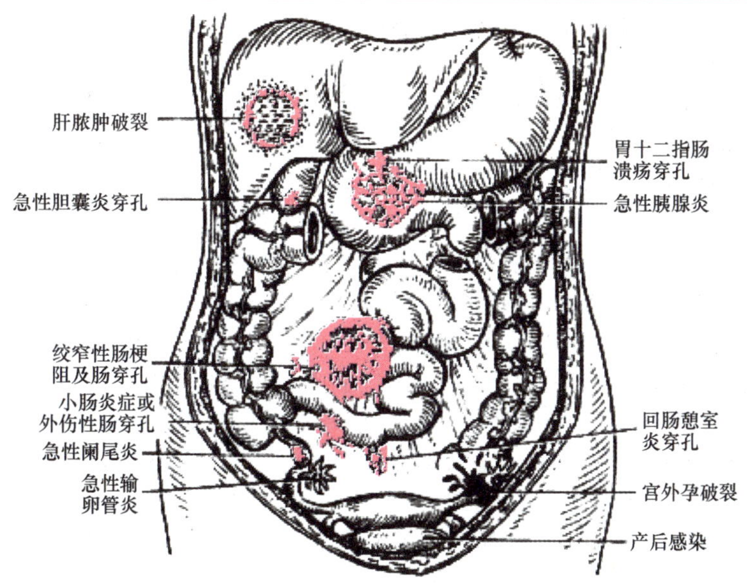

图 14-1 继发性腹膜炎的常见病因

(2) 腹内脏器感染及扩散:如急性化脓性阑尾炎、急性化脓性胆囊炎、急性胰腺炎、女性生殖系化脓性炎症等感染扩散而引起。

考点:原发性腹膜炎与继发性腹膜炎区别

(3) 其他:腹腔手术污染,胃肠道、胆道及胰管吻合口漏等。

二、护 理 评 估

(一) 健康史

询问病人既往有无胃、十二指肠溃疡病或阑尾炎病史,有无腹部手术史或外伤史,有无嗜烟、酗酒等不良生活习惯史,发病前有无暴饮暴食、剧烈活动等诱因,这些因素与继发性腹膜炎的发生密切相关。对成人还要询问有无肝炎、肝硬化病史,对小儿要询问有无肾病、猩红热或营养不良等引起机体抵抗力低下的病史,对女性病人应询问有无生殖器感染史等,这些因素可能与原发性腹膜炎发生有关。

(二) 身心状况

因急性腹膜炎多继发于腹腔脏器病变,故一般先有原发病的表现。急性腹膜炎的主要临床表现如下。

1. 躯体表现

(1) 腹痛:是最主要的症状。腹痛多自原发病变部位开始,随炎症扩散而波及全腹,但仍以原发病灶部位最为显著。腹痛的特点为持续性、剧烈的腹痛,病人常难以忍受;在深呼吸、咳嗽或变动体位时能使疼痛加重,故病人常不愿活动,呈蜷曲侧卧被动体位。

(2) 恶心、呕吐:为较早出现的常见症状。早期为腹膜受到刺激引起反射性恶心、呕吐,呕吐物为胃内容物;晚期发生麻痹性肠梗阻,呕吐物常含有黄绿色胆汁,甚至棕褐色粪样肠内容物。

(3) 全身感染中毒病状:因腹腔内大量细菌毒素及坏死组织分解产物被吸收,病人可出现高热、脉快、大汗、气促、疲乏、食欲下降等全身感染中毒症状。由于大量体液渗出,可导致病人口渴、尿少、皮肤干燥、眼窝内陷、呼吸加深加快等脱水、代谢性酸中毒的表现。严重者可导致感染性休克。

考点:急性腹膜炎主要症状

（4）腹部体征：①视诊：腹胀，腹式呼吸减弱或消失。腹胀加重是病情恶化的重要标志。②触诊：腹部有压痛、反跳痛和肌紧张，三者合称腹膜刺激征，为腹膜炎的标志性体征。压痛和反跳痛始终存在，尤以原发病变部位最为明显；腹肌紧张程度因病因及病人全身情况而异，如胃肠道穿孔时，因化学性刺激，可引起强烈的腹肌紧张，甚至呈“板状腹”；但老年体弱及幼儿，腹肌紧张不明显，易被忽视。③叩诊：因胃肠胀气，腹部叩诊多呈鼓音；胃肠道穿孔时，肝浊音界可缩小或消失；腹腔内渗液超过 1000ml 时，可有移动性浊音。④听诊：肠鸣音减弱或消失。⑤直肠指检：急性腹膜炎波及盆腔或并发盆腔脓肿时，直肠前窝饱满，直肠前壁有触痛或波动感。

考点： 急性腹膜炎最主要体征

（5）急性腹膜炎的并发症：①腹腔脓肿：急性腹膜炎渗出液不能完全吸收并局限于腹腔的某一部位，便形成腹腔脓肿，临床上将其分为膈下脓肿、盆腔脓肿和肠间脓肿三类。膈下脓肿位于膈肌之下、横结肠及其系膜以上的间隙。高热等全身中毒症状重，患侧上腹部持续性钝痛，深呼吸时加重，脓肿刺激膈肌可引起呃逆，检查患区有叩痛及胸部下方呼吸音降低，X 线、B 超及膈下诊断性穿刺可确诊。盆腔脓肿最常见，全身中毒症状较轻，主要表现为直肠刺激征或膀胱刺激征，直肠指检可触及肛门括约肌松弛，直肠前壁处饱满、有触痛或波动感，B 超及穿刺抽脓可确诊。肠间脓肿指脓液积聚在肠管、肠系膜与网膜之间，主要有腹痛或肠梗阻的表现，腹部触诊可触及境界不清的压痛性包块，X 线、B 超检查可确诊。②粘连性肠梗阻：腹膜炎痊愈后，腹腔内因遗有纤维素粘连，使部分肠管扭曲或受压，形成粘连性肠梗阻。

考点： 急性腹膜炎的并发症

2. 心理-社会状况　急性腹膜炎起病急骤，病情重，病人往往表现为焦虑、烦躁、恐惧。当非手术治疗无效而中转手术或因病情严重而决定急诊手术时，病人及家属为手术及愈后感到担忧。当病人疼痛剧烈，但因诊断未明而不能使用止痛剂时，病人及家属可能产生不理解的情绪或言行。

（三）辅助检查

1. 实验室检查　血常规检查可见白细胞总数及中性粒细胞比例明显增高。但病情危急或机体反应低下的病人，白细胞总数可不增高而仅有中性粒细胞比值增高，甚至有中毒颗粒的出现。血生化检查，可有水、电解质及酸碱平衡紊乱的改变。

2. X 线检查　可见大小肠普遍胀气和多个液气平面等麻痹性肠梗阻征象。胃肠道穿孔时可见膈下有游离气体。

3. B 超、CT 等影像学检查　可查出腹腔内有不等量的液体及积液部位，亦可应用于腹腔脓肿的诊断及治疗。

4. 诊断性腹腔穿刺　一般常用的穿刺部位（图 14-2），选在脐与髂前上棘连线的中、外 1/3 交界处，或经脐水平线与腋前线相交处。对肠梗阻、腹胀明显者穿刺应慎重。根据腹腔穿刺抽得液体的颜色、混浊度、气味、涂片镜检、淀粉酶测定和细菌培养等来判断引起急性腹膜炎的病因。若穿刺液呈黄色浑浊状，无臭味或伴有食物残渣，常提示胃、十二指肠溃疡穿孔；若穿刺液呈有臭味脓液，有急性阑尾炎穿孔的可能；若穿刺抽出带有臭味的血性脓液，应考虑绞窄性肠梗阻；若抽出血性渗出液，且胰淀粉酶含量高，有急性重症胰腺炎的可能；若抽出稀薄无臭味脓液，且涂片检查有链球菌或肺炎双球菌，应考虑为原发性腹膜炎。

考点： 诊断性腹腔穿刺的临床意义

5. 诊断性腹腔灌洗　如腹腔内渗液不多，腹腔穿刺不成功，为了明确诊断，可行诊断腹腔灌洗（图 14-3）。一般在脐下中线处作一小切口，或直接用导管针进行穿刺，将一多孔塑料管插入腹腔内 15～20cm，在塑料管尾端接输液瓶，缓慢滴入 500～1000ml 无菌生理盐水，变动体位多次，然后把输液瓶转至低于引流出口，利用虹吸作用使腹腔内液体流向输液瓶中。将灌洗出的液体进行肉眼观察及镜检，有助判断病因。

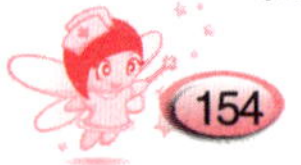

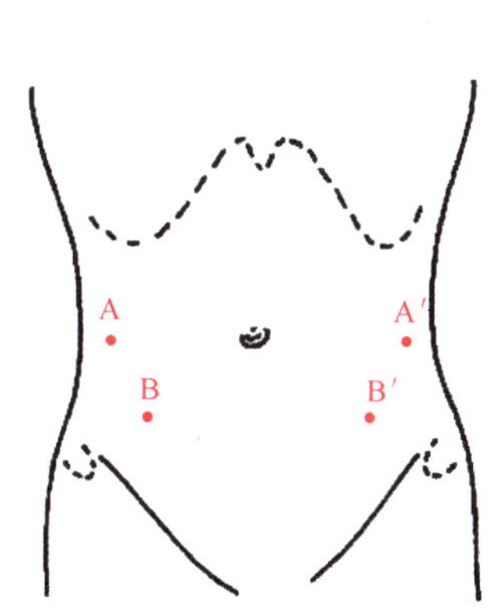

图 14-2 诊断性腹腔穿刺部位

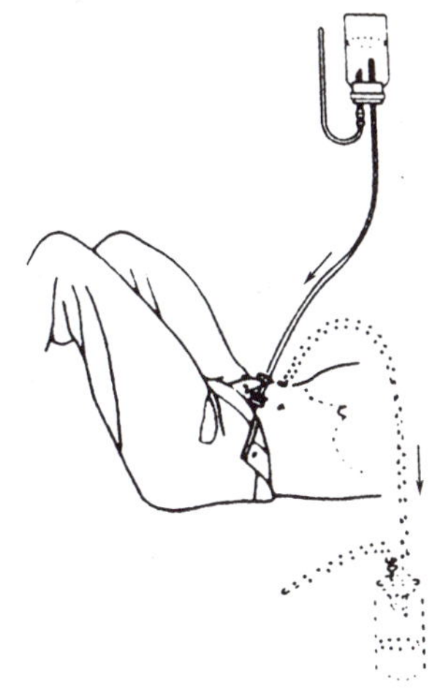

图 14-3 诊断性腹腔灌洗

(四) 治疗要点与反应

原发性腹膜炎一般采用非手术治疗。非手术治疗的措施有:①禁饮禁食。②胃肠减压。③静脉补液,纠正水、电解质及酸碱平衡紊乱,必要时输血加强支持。④抗感染治疗。⑤对症处理。⑥病情观察。继发性腹膜炎应根据病因及病情发展的不同阶段,采取非手术或手术治疗。手术治疗的方法有:①处理原发病灶。②清理腹腔。③适当腹腔引流。

考点: 原发性腹膜炎与继发性腹膜炎治疗原则

三、护理诊断与医护合作性问题

1. 疼痛 与腹膜受炎症刺激有关。
2. 体液不足 与呕吐、禁食、腹膜广泛渗出、发热有关。
3. 体温过高 与腹膜炎或合并其他部位感染有关。
4. 焦虑/恐惧 与对疾病认识不足、担心手术有关。
5. 潜在并发症 感染性休克、腹腔脓肿、粘连性肠梗阻、切口感染等。

四、护理目标

病人疼痛减轻或消失;病人体液不足得到纠正;病人体温恢复正常;病人自诉焦虑情绪减轻或消除;病人并发症得到预防或及时处理。

五、护理措施

(一) 非手术治疗的护理及术前护理

1. 一般护理

(1) 体位:病人无休克时宜取半卧位,以减轻腹痛,有利于炎性渗出物向盆腔局限,减轻感染中毒症状,有利于改善呼吸和循环功能。休克病人可取平卧位。

(2) 禁食与胃肠减压:一般病人入院后即暂禁饮、禁食。对胃肠道穿孔、肠梗阻等病人,应及时胃肠减压,吸出胃肠道内容物和气体,以改善肠壁血液循环,减少胃肠内容物漏入腹腔。

(3) 其他:做好病人的高热护理、口腔护理、皮肤护理等。

> **链接　中转手术指征**
>
> 在病情观察中，若发现下列情况，说明病情加重，应及时与医师联系，考虑中转手术。①腹膜炎严重或腹膜炎病因不明，无局限趋势；②腹腔内原发病变严重；③经 8 ~ 12 小时严格的非手术治疗，病情不缓解反而加重；④全身情况差，腹腔积液多，感染中毒症状明显，伴有休克表现。

2. 病情监测　①生命体征的观察：定时观察病人的意识、血压、脉搏、呼吸、体温等生命体征的变化，注意有无水、电解质及酸碱平衡紊乱及休克的表现。②观察记录病人 24 小时液体出入量。③腹部症状和体征的观察：定时询问腹痛和检查腹部体征，当病情突然加重时，应及时报告医生，并配合医生处理。④注意辅助检查结果提示的相关情况。⑤注意观察有无腹腔脓肿、粘连性肠梗阻等并发症的发生。

3. 治疗配合护理

（1）静脉输液：建立静脉输液通道，纠正水、电解质及酸碱平衡紊乱，补充营养，必要时可输血浆、全血或全胃肠外营养等加强支持。

考点：急性腹膜炎非手术治疗及术前护理时的“四禁”

（2）抗感染：遵医嘱使用有效抗生素，注意给药的途径及配伍禁忌等。

（3）疼痛护理：慎用止痛剂。若疼痛剧烈影响病人的情绪和休息时，可采用镇静剂、暗示、松弛疗法或针灸缓解疼痛。对诊断不明确仍需观察或治疗方案未确定者，严禁使用吗啡、哌替啶等镇痛剂，以免掩盖病情，贻误诊断和治疗。

（4）若需手术治疗者，应做好术前常规准备工作。禁服泻药、禁灌肠。

> **链接　难忘的护理教训**
>
> 病人，男性，26 岁。因突发腹痛 1 小时入院，入院考虑为急性腹膜炎，原因待查，遂进行观察治疗。深夜病人突感腹痛加剧难忍，值班护士自作主张，将一癌症病人未用完的哌替啶针给其注射，病人腹痛减轻，入睡。第二天，医生查房时发现病员出现感染中毒性休克，腹部体征明显，立即行剖腹探查术，术中见 2/3 肠管坏死，并给予切除。术后病人出现严重的短肠综合征，给病人带来了极大的痛苦。

（二）术后护理

1. 一般护理

（1）了解手术及麻醉情况，了解引起急性腹膜炎原因、手术方式等。

（2）体位与活动：麻醉作用消除、血压平稳后，取半卧位。病情允许的情况下，应鼓励病人及早活动，促进肠蠕动，预防肠粘连的发生。

（3）继续禁食、胃肠减压：待肠蠕动恢复、肛门排气后，可停止胃肠减压，而后根据病情、手术性质逐步恢复饮食。

（4）其他：有发热者做好高热护理；加强口腔、皮肤等生活护理。

2. 病情监测　①观察生命体征。②注意腹部症状、体征变化。③观察手术伤口情况。④观察腹腔引流管引流液的量、色、性质。⑤详细记录 24 小时液体的出入量。⑥及时发现有无术后并发症的发生（腹腔内出血、伤口感染、腹腔脓肿、粘连性肠梗阻）等。

3. 治疗配合护理

（1）用药护理：术后禁食期间，遵医嘱静脉输液和营养支持，必要时输血浆、全血。遵医嘱继续应用有效抗生素。对术后伤口疼痛病人，遵医嘱适当使用镇痛剂。

考点：腹腔引流的护理

（2）腹腔引流护理：①妥善固定引流管。②保持引流管通畅：勿受压、扭曲，定时挤压引流管，如用双套管引流时，内套管可接负压吸引。③观察记录引流液的颜色、量和性状。④引

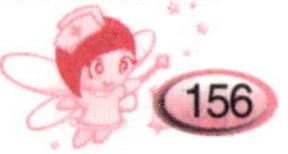

流管周围皮肤定时消毒，更换敷料，每日更换无菌引流袋。⑤正确拔管：一般2~3天后，如病人一般情况好转，腹部症状体征缓解，引流量明显减少、色清时，可考虑拔管。

（3）伤口护理：预防伤口污染及感染，观察伤口敷料是否干燥，有渗血、渗液应及时更换；观察伤口愈合情况，及早发现伤口感染征象。腹胀明显的病人，应加腹带，以防伤口裂开。

（三）心理护理

注意观察病人的心理及情绪变化，关心、体贴和安慰病人，有针对性地做好解释工作，消除或减轻病人的紧张、焦虑或恐惧心理，树立治愈疾病的信心。对术后病人，注意转移其注意力以减轻疼痛，并及时向家属或病人说明病情变化及有关治疗、护理措施的意义，使其积极配合治疗。

（四）健康指导

考点：急性腹膜炎的护理措施

1. 病人适当休息及早期适当活动，防止肠粘连。
2. 指导病人进食高热量、高蛋白、高维生素易消化饮食，避免过冷、过硬、辛辣等饮食，忌烟、酒。
3. 出院后如有腹痛、腹胀、恶心、呕吐等不适时，应及时到医院复诊。

六、护理评价

病人疼痛是否减轻或消失；病人体液不足是否得到纠正；病人体温是否恢复正常；病人自诉焦虑情绪是否减轻或消除；病人并发症是否得到预防或及时处理。

第2节 腹部损伤病人的护理

案例14-2

病人，男性，24岁，农民，左上腹部被汽车撞伤2小时入院。入院时病人神志清、面色苍白、出冷汗，诉口渴、腹胀；检查：P 124次/分，R 25次/分，BP 80/50mmHg，腹部有轻度压痛及肌紧张，腹部有移动性浊音，肠鸣音减弱，腹腔穿刺抽出不凝固血液5ml。

问题：1. 病人可能发生了什么情况？

2. 如何对病人进行护理评估？

3. 如需手术治疗，如何实施手术前后护理？

一、概　述

腹部损伤指由于各种致伤因素作用于腹部，导致腹壁、腹腔内脏器和组织的损伤。腹部损伤无论在战时或和平时都较常见。根据损伤性质的不同分为以下两类。

1. 单纯性腹壁损伤　指损伤仅限于腹壁组织。依据腹壁有无开放性伤口，又分为单纯性闭合性腹壁损伤和单纯性开放性腹壁损伤。

2. 腹腔脏器损伤　指已涉及腹腔内脏器的损伤。根据腹膜腔是否通过伤口与外界相通，又分为闭合性腹腔脏器部损伤和开放性腹腔脏器损伤。

开放性损伤常因锐器、弹片所致，闭合性损伤常因碰撞、冲击、挤压等钝性暴力所致。习惯上所谓的开放性或闭合性腹部损伤指的是腹腔脏器伤。临床上，闭合性腹腔脏器损伤最多见，且病情严重。

二、护理评估

（一）健康史

了解病人受伤的原因、时间、部位、姿势、致伤物的性质及暴力的大小和方向等。注意有无其他部位损伤。注意询问伤后是否接受过治疗，疗效如何。既往有无慢性疾病及有无酗酒、吸烟等不良嗜好。对损伤严重或昏迷病人，应询问陪同或现场目击者。

（二）身心状况

1. 躯体表现　对腹部损伤病人必须评估是单纯腹壁伤，还是腹腔脏器伤；腹腔脏器伤应判断是实质性脏器损伤，还是空腔脏器损伤；有无其他合并伤。

（1）单纯腹壁损伤：①局限性疼痛、压痛、肿胀、瘀斑，始终在受伤部位。②全身症状轻，一般情况好，且症状逐渐缓解。③实验室检查、腹穿、影像学检查等无阳性结果。

（2）腹腔脏器损伤：出现下列情况之一，即应考虑腹腔脏器损伤：①早期出现休克。②持续性腹痛进行性加重。③有腹膜刺激征，且呈扩散趋势。④有气腹表现或移动性浊音。⑤有呕血、便血、血尿等。⑥直肠指检、腹腔穿刺或腹腔灌洗等有阳性发现。

1）实质性脏器（脾、肝、肾、胰等）损伤：主要表现为腹腔内出血，病人面色苍白，脉搏加快，血压不稳或下降，甚至休克。出血量多时可有腹胀和移动性浊音。腹痛和腹膜刺激征较轻，但肝、胰破裂时，胆汁和胰液漏入腹腔，可出现明显的腹痛和腹膜刺激征。腹腔穿刺抽出不凝固血液有确诊意义。

> **链接　多发伤、多处伤与复合伤**
>
> 多发伤指两个或两个以上脏器损伤，如胸腹联合伤，肝、脾破裂等；多处伤指同一脏器多处部位的损伤，如沙弹引起的多处小肠穿孔；复合伤是指两种或两种以上的致伤因素所致的损伤，如原子弹爆炸，由核辐射、冲击波及房屋倒塌等因素所致的损伤。

考点：实质性脏器和空腔脏器损伤的表现

2）空腔脏器（肠、胃、膀胱等）破裂：主要表现为急性腹膜炎，病人出现持续性剧烈腹痛，伴恶心、呕吐。腹膜刺激征明显，肠鸣音减弱或消失。如胃肠道破裂时，可有气腹表现，肝浊音界缩小或消失，X线立位透视可见膈下游离气体；腹腔穿刺抽出浑浊液体或食物残渣可确诊。

3）多发性损伤：评估病人要有整体观念，系统全面地观察病人，注意有无颅脑、胸部、四肢等部位损伤。

2. 心理-社会状况　腹部损伤绝大多数为意外事故所致，且往往病情复杂、严重，病人无心理准备，常表现为焦虑不安、紧张、悲哀，甚至惊恐等。尤其是当腹壁有伤口、出血、内脏脱出的视觉刺激或被告知要紧急手术时，病人上述情绪和心理反应更为强烈，并表现出惊慌、哭泣、无助、生命受到威胁感，甚至拒绝医护治疗等情绪反应。

（三）辅助检查

1. 实验室检查　①血常规检查：腹内实质性脏器破裂出血时，病人红细胞计数、血红蛋白和血细胞比容等下降；腹内空腔脏器破裂时，因继发腹腔感染，白细胞计数及中性粒细胞比例明显升高。②尿常规检查：若有血尿，常提示有泌尿系统损伤。③血、尿淀粉酶检查：数值升高，可能有胰腺损伤。

2. 影像学检查　①X线检查：若膈下有游离气体，常提示有胃肠道穿孔。②B超、CT检查：主要用于诊断腹内实质性脏器损伤。

3. 腹腔穿刺或腹腔灌洗　腹腔穿刺是判断有无腹内脏器损伤简便而有效的方法，临床上

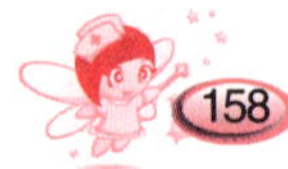

常用。若抽出不凝固血液，多为实质脏器破裂出血；若抽出血液迅速凝固，可能是刺入血管或腹膜后血肿；若抽出胃肠内容物、胆汁、尿液等，提示空腔脏器破裂；对肉眼不能观察出腹腔穿刺液的性质时，应及时送显微镜检查。疑有胰腺损伤时，可测其淀粉酶含量。对腹腔穿刺阴性，但疑有内脏损伤者，应严密观察，必要时可重复腹腔穿刺或诊断性腹腔灌洗。

考点：腹腔穿刺和腹腔灌洗的意义

4. 腹腔镜检查　是近年来应用于腹部损伤早期诊断和治疗的技术，可直接观察和确定损伤脏器的部位及程度，并能及时治疗。

考点：腹内脏器损伤常用辅助检查方法

（四）治疗要点与反应

单纯腹壁损伤的治疗原则同一般软组织损伤。对于生命体征等一般情况平稳，不能立即确定有无内脏损伤或无明确有轻微内脏损伤者，可先行非手术治疗：严密观察、禁饮禁食、补液、抗感染、抗休克等。对已确诊或高度怀疑有腹腔脏器损伤者，或在观察治疗期间病情加重者，应积极做好术前准备，尽早手术探查；对于肝、脾等实质性脏器破裂所致的大出血，应当机立断，边抗休克，边手术；对胃肠等空腔脏器破裂，如有休克，一般应先纠正，待休克好转后再手术；对少数合并休克不易纠正时，也可在抗休克的同时进行手术处理。手术方式主要为剖腹探查术，包括手术探查、止血、修补、切除、清理腹腔和引流等。

护考链接

病人，男性，28岁。左上腹被汽车撞伤半小时，病人面色苍白，出冷汗，烦躁，呼吸急促，脉搏细速，120次/分，BP 70/50mmHg，左上腹压痛，腹部移动性浊音阳性。

1. 该伤员首先应考虑
   A. 胃破裂　B. 小指肠破裂　C. 脾破裂
   D. 严重腹壁软组织伤　E. 腹膜后血肿
2. 判断该伤员有无腹内脏器损伤简便而有效的辅助检查方法是
   A. 血常规检查　B. 腹部X线检查　C. 腹部B超检查
   D. 腹腔穿刺　E. 腹部CT检查
3. 该伤员的处理原则是
   A. 边抗休克边手术止血　B. 输血、扩容　C. 先手术止血后抗休克治疗
   D. 应用止血药止血　E. 先抗休克后手术止血

点评：①根据该有左上腹的受伤史，有腹腔内失血及失血休克表现，首先考虑脾破裂。②腹腔穿刺是判断有无腹内脏器损伤简便而有效的辅助检查方法。③腹内实质性脏器破裂所致的出血、失血性休克，应边抗休克，边手术止血处理。

三、护理诊断与医护合作性问题

1. 焦虑/恐惧　与意外创伤，伤口、出血及内脏突出刺激及担心手术预后有关。
2. 疼痛　与腹部损伤有关。
3. 组织灌注不足　与损伤致出血、感染渗液有关。
4. 有感染的危险　与腹内脏器破裂或穿孔、腹壁损伤有关。
5. 潜在并发症　急性腹膜炎，失血性休克等。

四、护理目标

病人情绪稳定，焦虑、恐惧感减轻或消失；病人疼痛减轻或消失；病人维持有效循环功能，组织灌注恢复正常；病人感染能得到及时预防或控制；病人并发症得到有效预防及治疗。

五、护理措施

(一) 现场急救

首先处理危及生命的情况，如遇心跳、呼吸骤停者，应立即进行心肺复苏；有窒息者，应保持呼吸道通畅、给氧；大出血者，应及时止血；已发生休克者，应立即行抗休克治疗。对开放性腹部损伤者，应妥善处理伤口，及时止血，做好包扎固定。如有少量肠管脱出，切勿现场回纳腹腔，以免加重腹腔污染，可用清洁敷料覆盖并用清洁的碗、盆等加以保护后再包扎；如有大量肠管脱出，则应及时回纳腹腔，以免肠系膜血运障碍而导致肠管坏死。

考点：急救措施、肠管脱出的处理

(二) 非手术治疗及手术前护理

原则上按急性腹膜炎非手术治疗及术前护理，但应注意以下几点。

1. 一般护理

(1) 绝对卧床休息，不随意搬动病人，在病情许可情况下宜取半卧位。如需作 B 超、X 线等检查，应专人护送。

(2) 暂禁食：腹腔内脏器损伤未排除前应禁食，有腹胀或怀疑胃肠穿孔者应行胃肠减压。禁食期间及时补充液体，必要时输血。

(3) 加强口腔、皮肤及其他生活护理等。

2. 病情监测

(1) 生命体征观察，每 15～30 分钟监测脉搏、呼吸、血压各一次。

(2) 密切观察病人腹部症状和体征，以判断病情是否恶化。

(3) 动态检测红细胞计数、红细胞比积和血红蛋白值的变化。

(4) 注意观察有无急性腹膜炎、失血性休克等并发症的迹象。

(5) 注意观察有无颅脑、胸部、四肢等合并损伤。

3. 治疗配合护理

(1) 诊断未明确前，禁用吗啡、哌替啶等镇痛药；禁忌灌肠。

(2) 静脉输液，纠正水、电解质及酸碱平衡紊乱，加强营养支持。

(3) 遵医嘱应用足量有效抗生素。开放性损伤者，常规注射破伤风抗毒素。

(4) 一旦决定手术，应及时作好腹部急症手术的术前准备。

考点：腹部脏器损伤观察期的护理措施

4. 心理护理　关心、安慰和同情病人，及时掌握其心理状态，有针对性地做好解释工作，多给予鼓励、心理支持，增强病人战胜疾病的信心。介绍辅助检查、手术治疗的目的和必要性，做好各项检查前、手术前后相关知识的指导，消除其焦虑、恐惧感，积极配合各项治疗及护理。

链接　**创伤病人伤情判断的护理体会**

在创伤现场或急诊室内，如遇较多创伤病人时，一般来讲，大喊大叫的伤员，伤情不会太严重，而那些无声无息的病人，则伤势较重，随时都可能有生命危险，应当及时优先救护。若遇失血性休克的伤者，应首先考虑腹内脏器损伤；若伤后，首先表现为呼吸困难，考虑胸部损伤；首发症状是意识障碍者，应考虑颅脑损伤；若有失血性休克伴有呼吸困难者，应考虑胸腹联合损伤（心脏及胸内大血管损伤除外）；若有失血性休克伴意识障碍，常提示有腹部损伤合并有颅脑损伤（开放性脑损伤除外）。

(三) 手术后的护理

原则上按急性腹膜炎手术后护理，但应注意以下几点。

1. 一般护理

(1) 体位:血压平稳后,改为半卧位,以利于引流和改善呼吸。

(2) 继续禁食、胃肠减压:术后应禁食禁饮、胃肠减压,直至胃肠功能恢复,肛门排气。拔除胃肠减压管的当日,可给予少量饮水,以后根据病情给予少量流质,逐步向半流质、软食及普食过渡,注意少量多餐、易消化、富营养、少刺激饮食。

(3) 早活动:早期鼓励病人作深呼吸、翻身等床上活动。病情允许后,鼓励病人及早离床活动,以促进肠蠕动恢复,减轻腹胀,防止术后肠粘连。

2. 病情监测

(1) 定时监测生命体征。

(2) 观察病人腹部症状和体征,及时发现术后并发症,如腹腔出血、腹腔脓肿、肠粘连等。

(3) 观察记录各种引液管引流情况,注意引流液的颜色、量和性状。

(4) 观察伤口敷料是否干燥,有无渗血、渗液;观察伤口愈合情况,有无伤口感染。

3. 治疗配合护理

(1) 引流管护理:妥善固定引流管;保持引流通畅;保持清洁,每日更换引流袋1次;观察引流液性状、颜色、量;掌握拔管指征,正确拔管。

(2) 防治感染:遵医嘱使用有效抗生素。

(3) 静脉输液:维持水、电解质平衡和酸碱平衡;加强营养支持,必要时输血浆、全血或全胃肠外营养。

考点: 腹部脏器损伤术后护理措施

(4) 其他护理:①腹胀明显者,应使用腹带,以防腹部伤口裂开。②术后切口剧烈疼痛,遵医嘱可适当应用镇静剂和止痛剂。

(四) 健康指导

1. 加强劳动、交通、生产等安全知识的宣教工作,避免意外损伤的发生。

2. 一旦发生腹部损伤,务必及时到医院就诊。

3. 病人出院后适当休息和活动,加强锻炼,增加营养。若有腹痛,腹胀等不适,应及时到医院复诊。

六、护 理 评 价

病人情绪是否稳定,焦虑或恐惧心理是否减轻或消失;病人疼痛是否减轻或消失;病人有效循环功能是否恢复正常;病人感染是否得到及时有效地预防或控制;病人并发症是否得到有效预防及治疗。

第3节 胃肠减压术护理

胃肠减压术是利用负压吸引的原理,将胃肠道内的内容物吸出,以降低胃肠道内压力的方法。胃肠减压广泛应用于腹部外科,正确地进行胃肠减压的操作和护理,在腹部外科疾病的治疗中,具有重要的临床意义。

一、适应证及目的

1. 胃肠道穿孔或破裂　可减少胃肠内容物漏入腹腔。

2. 肠梗阻 降低胃肠道内压力,改善肠壁的血液循环。

3. 胃肠道手术后 便于吻合口出血的观察;有利于术后吻合口的愈合,防止吻合口瘘发生。

考点:胃肠减压的适应证及目的

4. 肝、胆、胰等上腹部手术 可减轻术中胃肠胀气,有利手术操作。

5. 腹腔术后 消除胃肠道胀气,减轻腹胀,有利于肠蠕动恢复。

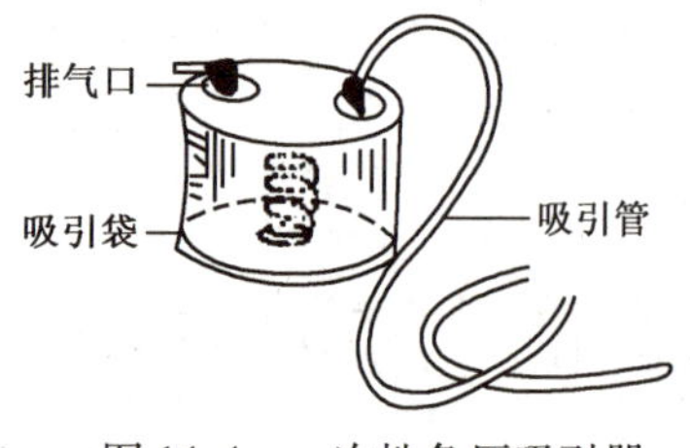

图 14-4 一次性负压吸引器

二、胃肠减压装置

胃肠减压的种类很多,有一次性负压吸引器(图 14-4)、自控式胃肠减压器、中心负压吸引装置等。临床上以一次性负压吸引器最常用,其装置是由吸引导管和负压吸引器(袋)构成。

三、护理措施

1. 向病人解释胃肠减压的意义,以取得合作。

2. 检查胃肠减压装置是否通畅,有无漏气等故障。

3. 胃肠减压期间应禁食、禁饮,一般应停止口服药物。如需胃内注药,应注药后夹管并暂停减压 1 小时;同时注意补液和加强营养。

4. 胃肠减压管应妥善固定,避免移位或脱出;保持胃肠减压通畅,避免受压或扭曲,防止胃肠内容物阻塞,每 4 小时检查一次,每天用 30 ~ 40ml 生理盐水冲洗胃管,如有阻塞应随时冲洗。

5. 观察并记录引流液的颜色、量、性状,一般胃肠手术后 24 小时内,胃液多呈暗红色,2 ~ 3 天后逐渐减少而颜色变淡。如从胃管引流出鲜红色液体,说明病人有出血,应停止胃肠减压,并立即报告医生处理。

6. 引流瓶(袋)及引流接管应每日更换 1 次。

7. 加强口腔护理,预防口腔感染和呼吸道感染。每日用滴管向插有胃管的鼻孔内滴入少量液状石蜡,以减轻胃管对鼻黏膜的刺激。

8. 拔管

(1) 指征:一般术后 2 ~ 3 天,肠蠕动恢复,肠鸣音恢复,肛门排气即可拔管。

考点:胃肠减压的护理措施

(2) 方法:先将胃管与吸引装置分离,捏紧胃管尾端,去除固定胶布,用纱布包裹近鼻孔处的胃管,嘱病人在吸气末屏气,先缓慢往外拔出胃管,当胃管头端至咽喉部时,快速拔出胃管,以防止病人误吸。用棉签将病人鼻孔及面部擦净,整理用物,妥善处理胃肠减压装置。

小结

急性腹膜炎和腹部损伤是腹部疾病中最常见的疾病之一,病情复杂危重,且具有多变、突变的特点,如贻误诊治可危及病人的生命。急性腹膜炎主要的表现是全身感染中毒症状和腹膜刺激征。腹内实质脏器损伤以内出血或失血性休克为主,而空腔脏器以腹膜炎表现为主;护理时,应密切观察病情变化,有手术指征时,应及时报告医生中转手术。观察及非手术治疗期间要注意“四禁”,即禁食、禁导泻、禁灌肠和禁用镇痛剂。术后注意各种引流管的护理,及时发现和配合医生处理各种并发症,促使病人早日康复。

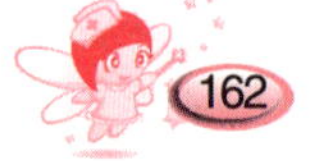

自测题

A_1/A_2 型题

1. 继发性腹膜炎的最主要的症状是
   A. 持续性腹痛　B. 恶心、呕吐
   C. 高热　D. 腹泻
   E. 感染中毒症状
2. 原发性腹膜炎和继发性腹膜炎的主要区别在于
   A. 腹痛性质　B. 疾病严重程度
   C. 腹肌紧张程度　D. 病原菌的种类
   E. 腹腔是否有原发病灶
3. 停止胃肠减压的指征有
   A. 腹胀加重　B. 引流液突然减少
   C. 肛门排气　D. 腹痛减轻
   E. 胃液引流过多
4. 急性腹膜炎非手术治疗的护理，下列护理措施哪项是错误的
   A. 定时监测生命体征及腹部体征的变化
   B. 禁食、禁饮和胃肠减压
   C. 输液、输血，纠正水、电解质和酸碱紊乱
   D. 给予足量有效抗生素控制感染
   E. 疼痛剧烈者，可给予哌替啶止痛
5. 腹部外伤病人护理措施不包括
   A. 均应半卧位
   B. 做好心理护理
   C. 配合诊断性腹腔穿刺术
   D. 术前留置胃肠减压
   E. 记录液体出入量
6. 胃肠减压护理，下列哪一项是错误的
   A. 病人应禁食及停止口服药物
   B. 如必须从胃管内注入药物，暂停减压 1 小时
   C. 肛门排气是停止胃肠减压的指征
   D. 发现有鲜红血液，应减慢吸引
   E. 随时检查吸引是否有效，如有阻塞可用等渗盐水冲洗，保持引流通畅
7. 病人，女性，44 岁。胃溃疡穿孔合并急性弥漫性腹膜炎，手术后 5 天体温 39℃，每日大便 7 ~ 8 次，伴有里急后重感，下列哪项可能性最大
   A. 肠炎　B. 细菌性痢疾
   C. 肠粘连　D. 盆腔脓肿
   E. 肠间隙脓肿
8. 病人，男性，30 岁，开放性腹部损伤，有少量肠管脱出，下列处理哪项错误
   A. 用清洁敷料覆盖腹部伤口
   B. 立即将脱出的小肠还纳腹腔
   C. 取平卧位，重点检查
   D. 应用抗生素
   E. 做好手术准备
9. 病人，女性，20 岁，被汽车撞伤腹部，疑有腹内脏器损伤，下列哪项护理措施是错误的
   A. 禁饮、禁食
   B. 输液，应用抗生素
   C. 禁用吗啡类镇痛药
   D. 腹胀严重，给予灌肠
   E. 作好紧急手术准备
10. 病人，男性，40 岁，上腹部被汽车撞伤 4 小时后，面色苍白，四肢冰冷，BP 60/40mmHg，P 140次/分，出现腹膜刺激征及移动性浊音，首先应考虑
    A. 胃破裂　B. 十二指肠破裂
    C. 肝、脾破裂　D. 严重腹壁软组织挫伤
    E. 腹膜后血肿

A_3/A_4 型题

（11、12 题共用题干）

病人，男性，50 岁，恶心、呕吐、腹痛 5 小时急诊入院，查体：全腹压痛、反跳痛和肌紧张；肝浊音界缩小；肠鸣音减弱。

11. 对确诊最有意义的检查是
    A. 腹膜刺激征　B. 观察血压和脉搏
    C. 血常规检查　D. 腹腔穿刺
    E. 腹部 B 超
12. 诊断腹膜炎的可靠体征是
    A. 腹胀
    B. 肠鸣音亢进
    C. 腹部压痛、反跳痛、腹肌紧张
    D. 肠鸣音减弱
    E. 呕吐

（张　德）

第15章 胃、十二指肠疾病病人的护理

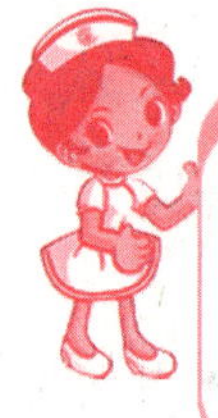

胃、十二指肠疾病是临床上极为常见的疾病，尤以消化性溃疡多见。随着人们生活节奏的加快、工作压力加大，以及饮食生活无规律，目前患胃、十二指肠疾病越来越多；尽管绝大多数胃、十二指肠疾病经正规的内科治疗可以治愈，但仍有小部分疾病内科治疗无效，甚至出现严重并发症，必须进行外科手术治疗。

第1节 胃、十二指肠溃疡的外科治疗及护理

案例15-1

病人，女性，30岁，教师。突发上腹部刀割样剧痛8小时，并迅速波及全腹。给予颠茄合剂，腹痛不见好转。近5年来，常出现心窝部饥饿性疼痛，伴反酸、嗳气。查体：急性痛苦病容，神清合作，屈髋蜷曲位。腹式呼吸弱，全腹压痛、反跳痛、肌紧张，以上腹为甚。肝浊音界消失，腹部移动性浊音可疑，肠鸣音微弱。立位X线：膈下游离气体可疑。入院后，拟实施急诊胃大部切除术。病人及家属担心手术的危险性、手术后的康复情况。

问题：1. 该病人的护理评估内容有哪些？

2. 请提出相关的护理诊断。

3. 如何实施护理？

一、概　　述

胃、十二指肠溃疡是发生于胃、十二指肠的局限性圆形或椭圆形的全层黏膜缺损，临床上以十二指肠溃疡多见。其病因迄今尚未完全清楚。目前认为，胃、十二指肠溃疡是由于多种因素长期综合作用的结果，其中最为重要的因素是胃酸分泌过多、幽门螺杆菌感染（*Hp*）和胃黏膜屏障作用的破坏。胃、十二指肠溃疡病在秋冬和冬春之交发病率较高。饮食不当、情绪波动、气候变化都可诱发或加重病情。

1. 胃酸分泌过多　由于胃酸分泌过多，激活了胃蛋白酶，可使胃、十二指肠黏膜发生“自身消化”。十二指肠溃疡病人其基础胃酸分泌和最大胃酸分泌均明显高于正常人。

2. 幽门螺杆菌感染　95%以上的十二指肠溃疡和80%的胃溃疡病人中检出*Hp*感染。*Hp*感染破坏胃黏膜的屏障作用，损坏胃酸分泌调节机制，引起胃酸分泌过多。

3. 胃黏膜屏障作用破坏　许多药物如阿司匹林、吲哚美辛、磺胺类药、皮质类固醇药以及烟、酒、浓茶等因素，均可破坏胃黏膜屏障作用而发生溃疡。

考点：胃、十二指肠溃疡的病因

4. 其他因素　长期精神过度紧张、忧虑、过度脑力劳动等与溃疡病的发生和加重有较密切的关系。O型血型的人较其他血型者有较高的发病率，表明消化溃疡有一定的家族遗传倾向。

二、护理评估

(一) 健康史

1. 大多数病人有胃、十二指肠溃疡病史,发病前常有自觉症状加重等溃疡活动表现的病史。询问有无暴饮暴食、进食刺激性食物、过度疲劳等并发症诱发因素。要了解溃疡病的既往治疗情况、发作情况。

2. 了解病人生活饮食规律,有无烟酒嗜好,有无长期精神过度紧张、忧虑、情绪激动等因素。有无服用对胃肠黏膜有刺激的药物,如解热镇痛药、磺胺类、皮质类固醇药等。

(二) 身心状况

1. 躯体表现

(1) 胃、十二指肠溃疡急性穿孔:多数病人有溃疡病的发作史,近期症状加重。穿孔后胃肠内容物流入腹膜腔,引起刀割样剧痛,可从上腹部开始,沿升结肠旁沟至右下腹,很快波及全腹。病人表现为痛苦病容,蜷屈姿态,面色苍白、出冷汗,可发生休克。全腹均有压痛和反跳痛,但以穿孔处最为明显,腹肌紧张呈板状腹。可有移动性浊音阳性,肝浊音界缩小或消失。立位腹部X线检查可见膈下有游离气体;诊断性腹腔穿刺可抽出黄色浑浊的液体或食物残渣。6~8小时后,由于腹膜大量渗出,强酸或强碱性胃肠内容物被稀释,腹痛稍缓解,但当致病菌生长繁殖,化学性腹膜炎逐渐转为细菌性腹膜炎,腹痛等全身症状又加重。

(2) 胃、十二指肠溃疡急性大出血:出血前常感溃疡病症状加重,主要表现为呕血和柏油样便。呕血前常有恶心,便血前突感便意,出血后病人软弱无力、头晕、双眼发黑、心慌,甚至出现晕厥或休克。病人血红蛋白、红细胞计数及血细胞比容下降,胃镜检查可以确诊。根据临床表现可评估失血的程度:出血量50~80ml,可出现柏油样便;突然大量出血即出现呕血、色泽较鲜红的血便;短期内失血超过400ml,可出现休克代偿期表现;短期内失血超过800ml,可出现明显的休克征象。

(3) 胃、十二指肠溃疡瘢痕性幽门梗阻:病人均有长期的溃疡病发作史。突出症状是呕吐,常发生在晚间或下午,呕吐量大,多为不含胆汁、带有酸臭味的宿食。病人上腹部饱胀不适,有不同程度的消瘦及营养不良。上腹膨隆,可见胃型及蠕动波,有振水音。血生化检查呈低氯、低钾性碱中毒;X线钡餐检查显示胃高度扩张,胃潴留。

考点: 胃、十二指肠溃疡的并发症及其特点

(4) 胃溃疡恶变:多见于年龄较大的慢性胃溃疡病人,主要表现为上腹部疼痛的节律性消失,呈持续性顽固性疼痛、厌食、进行性乏力、消瘦,药物治疗无效。大便隐血试验持续阳性者应考虑胃溃疡恶变的可能,应及早行X线钡餐及胃镜检查。

2. 心理-社会状况　胃、十二指肠溃疡呈慢性反复发作的过程,常影响病人正常的生活、学习和工作。当出现呕血、便血或严重的并发症时,病人往往无充分的心理准备,易出现紧张或焦虑情绪;由于知识的缺乏,对治疗前途缺乏信心,对手术产生恐惧心理。

(三) 辅助检查

1. 内镜检查　胃镜检查是确诊胃、十二指肠溃疡的首选检查方法,可明确病变部位,并可在直视下取活组织行幽门螺杆菌检测及病理学检查。若溃疡出血可在镜下止血治疗。

2. X线检查　①X线钡餐检查:溃疡部位可显示龛影,或见充盈缺损。上消化道出血时不宜行钡餐检查。②X线腹部平片检查:胃十二指肠穿孔病人,立位X线腹部平片可见膈下半月形游离气体,是诊断溃疡病穿孔的重要依据。

考点: 确诊胃、十二指肠溃疡的首选检查

3. 实验室检查　进行血常规、粪常规、尿常规、大便隐血试验、血生化等检查。

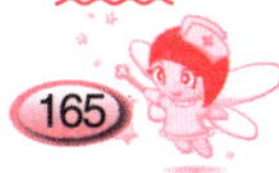

（四）治疗要点与反应

1. 外科手术治疗适应证

（1）胃、十二指肠溃疡急性穿孔。

（2）胃、十二指肠溃疡急性大出血。

（3）胃、十二指肠溃疡瘢痕性幽门梗阻。

（4）胃溃疡恶变。

（5）经内科治疗无效的顽固性溃疡。

2. 外科手术方法　绝大多数胃十二指肠溃疡病人经内科治疗可痊愈，仅小部分需要外科手术治疗。常用外科手术方法有胃大部切除术和胃迷走神经切断术。手术的目的是治愈溃疡、消灭症状、防止复发。

（1）胃大部切除术：适用于治疗胃、十二指肠溃疡。传统的切除范围是胃远侧2/3～3/4，包括胃体大部、整个胃窦部、幽门和部分十二指肠球部（图15-1）。手术方法可分为两大类：①毕氏Ⅰ式胃大部切除术，即胃大部切除术后，将残留胃与十二指肠进行吻合的方法，常用于胃溃疡的治疗（图15-2）。②毕氏Ⅱ式胃大部切除术，即胃大部切除术后，将残留胃与上段空肠进行吻合，而将十二指肠残端缝闭的方法，多用于治疗各种情况的胃、十二指肠溃疡，特别是十二指肠溃疡（图15-3）。

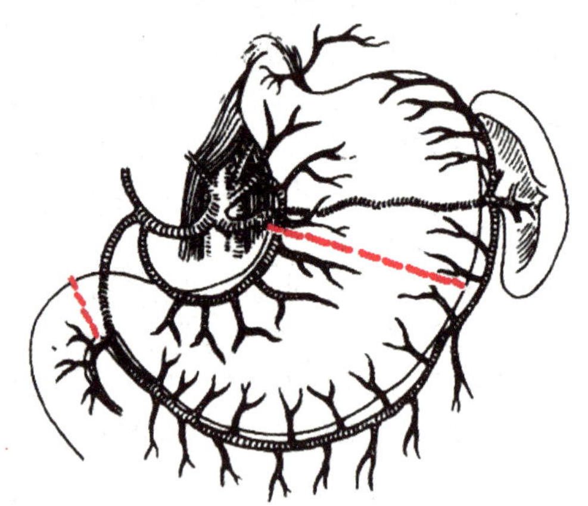

图15-1　胃大部切除的范围

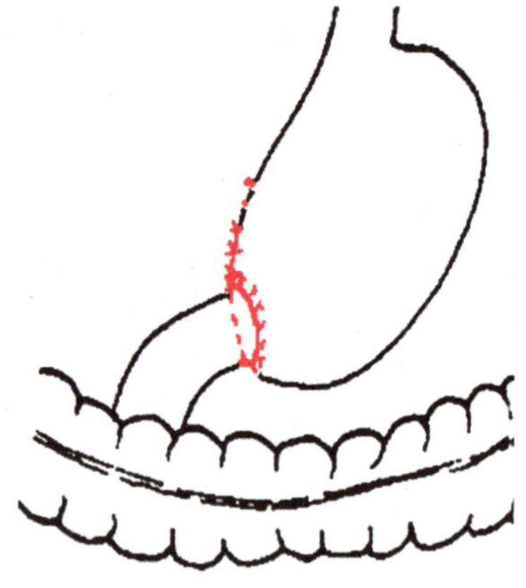

图15-2　毕氏Ⅰ式胃大部切除术

（2）胃迷走神经切断术：主要用于治疗十二指肠溃疡。此手术方法目前临床已较少使用，手术方式有三种：①迷走神经干切断术；②选择性迷走神经切断术；③高选择性迷走神经切断术。

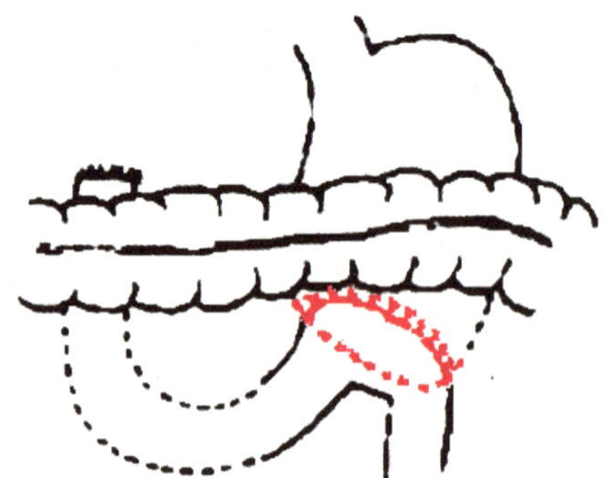

图15-3　毕氏Ⅱ式胃大部切除术

三、护理诊断与医护合作性问题

1. 焦虑/恐惧　与对手术危险性及预后的担忧有关。

2. 疼痛　与胃、十二指肠溃疡及其并发症、手术有关。

3. 营养失调：低于机体需要量　与呕吐、消化吸收障碍有关。

4. 体液不足　与幽门梗阻、消化液丢失有关。

5. 潜在并发症　术后吻合口出血、十二指肠残端破裂、吻合口梗阻、输入段肠梗阻、输出段肠梗阻、倾倒综合征、切口感染等。

四、护理目标

病人焦虑、恐惧心理明显减轻,情绪稳定,能主动配合医护治疗;病人疼痛不适减轻或消失;病人营养状况改善,体液不足及时纠正;病人并发症得到有效预防及治疗。

五、护理措施

(一) 术前护理

1. 择期手术病人的准备　饮食要少量多餐,给予高蛋白、高热量、高维生素、易消化、无刺激的饮食。拟行迷走神经切断术的病人,术前应作基础胃酸分泌量和最大胃酸分泌量的测定,以鉴定手术疗效。其他同腹部手术前一般护理,参见围手术期护理章节。

2. 急性穿孔病人术前准备　血压平稳者取半卧位,禁食,持续胃肠减压以防止胃肠内容物继续漏入腹腔。输液、应用抗生素、严密观察病情变化等。其基本原则和方法同急性腹膜炎的术前护理。

3. 急性大出血病人术前准备　绝对卧床休息,取平卧位,呕血时头偏向一侧。安慰病人,必要时遵医嘱使用镇静剂。一般应暂禁食,胃溃疡出血时,可口服或从胃管中滴入冷生理盐水,可加入适量去甲肾上腺素。静脉滴注雷尼替丁、止血剂等药物。输液输血,必要时建立两条输液通路,保证输液输血通畅。密切观察生命体征、呕血及便血情况,要求每15~30分钟观察一次,动态监测红细胞比容。如经6~8小时治疗,病人症状、体征未见好转或反而加重,或24小时内需要输血超过1000ml以上才能维持血压和红细胞比容,即应迅速手术。

4. 瘢痕性幽门梗阻病人术前准备　卧床休息,根据梗阻程度给予流质饮食或禁食,以减轻胃潴留。静脉输液,纠正水、电解质及酸碱平衡紊乱,补给营养以改善病人营养状况,必要时可采用全胃肠外营养疗法,提高病人对手术耐受力。术前2~3天每晚用温生理盐水洗胃,以减轻长期梗阻所致的胃黏膜水肿,避免术后愈合不良。配合做好X线钡餐检查和纤维胃镜检查。

考点: 消化性溃疡常见并发症的术前准备

护考链接

病人,男性,35岁,驾驶员,有溃疡病史10多年。突发上腹部刀割样剧痛4小时,并迅速波及全腹部,伴恶心,呕吐,口服颠茄合剂,腹痛不缓解。测T 38℃,P 90次/分,BP 110/70mmHg,病人表情痛苦,全腹均有压痛、反跳痛、肌紧张,以中上腹为甚,肝浊音界缩小,肠鸣音消失。

1. 为了明确诊断,首选的辅助检查方法是
   A. X线钡餐检查　B. CT检查　C. 纤维胃镜检查
   D. X线腹部平片检查　E. 超声波检查
2. 护理该病人时,应取什么体位?
   A. 头低足高位　B. 头部和躯干抬高20°~30°,下肢抬高15°~20°
   C. 半卧位　D. 平卧头低位　E. 头高足低位
3. 该病人术前准备阶段或非手术治疗中,最重要的护理措施是
   A. 禁饮、禁食　B. 静脉输液、输血　C. 准确记录出入量
   D. 有效的胃肠减压　E. 按时应用有效的抗生素

点评:①确诊胃、十二指肠溃疡穿孔重要依据是X线腹部平片检查发现膈下有游离气体。②该病人血压等生命体征稳定,故应取半卧位,有利于防止膈下脓肿,有利于呼吸、减轻腹痛。③胃肠减压可防止胃肠内容物继续漏入腹腔,有利于腹膜炎的好转或局限,是胃、十二指肠溃疡穿孔非手术治疗及术前准备中最重要的措施。

（二）术后护理

1. 一般护理

（1）体位：病人回病房后，取平卧位，待血压平稳后，取半卧位。

（2）胃肠减压与饮食：持续胃肠减压，保持引流通畅，期间禁饮、禁食。一般术后2～3天，病人肠蠕动恢复、肛门排气，可拔除胃肠减压管。拔管当日可给少量饮水，每1～2小时1次，每次4～5汤匙；如无特殊不适，第2天给半量流质，每次100～150ml；第3天可给全量流质；拔管后第4天可进半流质；术后10～14天可进软食；术后1个月内要少食多餐（每日5～6次），避免生、冷、硬、辣及不易消化的食物；一般需6个月至1年时间才能恢复到正常3餐饮食。

（3）活动：鼓励病人深呼吸，有效咳嗽、排痰，协助病人翻身拍背，防止肺部并发症。若情况允许，鼓励病人早期离床活动，促进肠蠕动恢复和预防肠粘连。

2. 病情观察　密切观察病人神志、血压、脉搏、体温、尿量等生命体征的变化。注意观察腹部症状和腹部体征变化。观察切口有无渗血、渗液，敷料是否清洁、干燥。观察各种引流液的颜色、量和性状。详细记录24小时液体的出入量。

3. 治疗配合护理

（1）静脉补液：在胃肠减压及禁食期间，静脉输液维持水、电解质、酸碱平衡及营养代谢平衡，必要时可输入血浆、白蛋白及少量新鲜血以加强支持。

（2）腹腔引流管的护理：妥善固定引流管，每天定时用手挤压引流管以保持引流管的通畅，记录引流液的颜色、量和性状，保持引流管周围皮肤清洁干燥，每日更换无菌引流袋。一般2～3天后，引流量明显减少、色清淡时，可考虑拔管。

（3）其他：运用抗酸药及止血剂，防止术后出血及促进吻合口的愈合。运用抗生素预防感染。切口疼痛者，遵医嘱酌情使用镇静、止痛剂。

4. 术后并发症及护理

（1）吻合口出血：术后24小时内可从胃管中引流出100～300ml暗红色或咖啡色胃液，量逐渐减少而颜色变淡属手术后正常现象。如果胃管每小时引流出鲜红色血在100ml以上，甚至呕血或黑便，持续不止，则提示吻合口出血。应配合医生采取禁食、应用止血药、抗酸药及输新鲜血等措施，出血多可停止；少数经上述处理后出血仍不止者，则应积极准备再次手术以止血。

（2）十二指肠残端破裂：多发生于毕氏Ⅱ式手术后3～6天，表现为右上腹突发剧痛和腹膜刺激征，需立即进行手术治疗。由于局部炎症、水肿明显，难以修补缝合，需经十二指肠残端破裂处置管作持续负压吸引，残端周围置腹腔引流管引流。积极纠正水、电解质及酸碱平衡紊乱，全胃肠外营养支持。此外，还需多次少量输新鲜血，应用抗生素抗感染，应用抑制胃肠液及胰液分泌药物，用氧化锌软膏保护引流处周围皮肤等措施。

（3）吻合口梗阻：表现为进食后上腹饱胀不适、呕吐，呕吐物不含胆汁。一般经禁食、胃肠减压、补液、抗感染等措施，梗阻多可缓解。若无效，可考虑手术治疗。

（4）输入段梗阻：急性完全性输入段梗阻的典型表现是上腹部突发剧烈腹痛，频繁呕吐，呕吐物量少，不含胆汁，上腹部偏右有压痛及包块，随后出现烦躁不安、脉搏细速和血压下降，可并发胰腺炎。慢性不完全性输入段梗阻，表现为进食后数分钟至30分钟发生呕吐，呕吐物主要为胆汁。如为急性完全性输入段梗阻者，应积极配合医生紧急手术治疗。如为慢性不完全性输入段梗阻者，多数病人可经非手术治疗而缓解，少数需再次手术。

（5）输出段梗阻：表现为上腹饱胀不适，呕吐食物和胆汁。如经非手术治疗不能缓解，应立即手术治疗。

(6) 倾倒综合征:表现为进食高渗性食物后 10 ~ 20 分钟发生(特别是进食过甜、过热的流质)。病人出现上腹胀痛不适,心悸、乏力、出汗、头晕、恶心、呕吐,甚至虚脱,并伴有肠鸣和腹泻等,平卧几分钟后可缓解。术后早期指导病人少食多餐,进餐后平卧 10 ~ 20 分钟,避免进食过甜、过热的流质饮食,选择较干的膳食,告诉病人一般在 1 年内多能自愈。若经长期治疗护理未能改善者,应考虑再次手术,将毕氏Ⅱ式改为毕氏Ⅰ式。

考点: 胃、十二指肠溃疡术后各并发症特点及护理要点

(三) 心理护理

医护人员要态度和蔼,对病人表示同情和理解。并向病人及家属解释手术的必要性,解答病人的疑惑,减轻其对疾病及手术的顾虑,树立其治愈疾病的信心,积极配合各项检查和治疗。

(四) 健康指导

1. 适当运动,劳逸结合,术后 6 周内不要举起过重的物品。进行轻体力活动,以增强体力。

2. 保持规律生活,避免精神过度紧张。

3. 合理安排饮食,注意饮食规律,多进高蛋白、高热量、易消化、少刺激饮食;应少量多餐,避免辛辣刺激性食物,如避免浓茶、咖啡、辣椒、烟酒、油炸食物等。

4. 手术康复出院后,如出现以下情况应立即就医:切口处红肿、疼痛,腹胀,呕吐、停止排气排便等。

六、护 理 评 价

病人焦虑、恐惧情绪是否稳定,能主动配合医护治疗;病人疼痛是否减轻或消失;病人营养状况是否改善,体液不足是否已纠正;病人并发症是否得到有效预防及治疗。

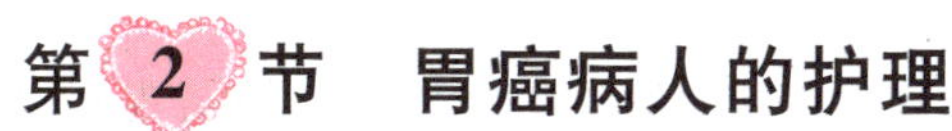

第 2 节 胃癌病人的护理

一、概 述

胃癌是最常见的消化道恶性肿瘤,发病年龄以 40 ~ 60 岁为多见,男女比例约为 3:1。

(一) 病因

胃癌的发病原因目前尚未完全明了,大多认为与下列因素有关。

1. 饮食生活因素　喜食烟熏、烧烤、腌制食品及食用被真菌污染食物者,其胃癌的发病率较高。这与上述食品中含亚硝酸盐、真菌毒素等致癌物质有关。此外,吸烟者胃癌的发生率也较高。

2. 幽门螺杆菌(*Hp*)感染　是引发胃癌的主要因素之一。胃癌高发区人群 *Hp* 感染率高。*Hp* 能促使硝酸盐转化为亚硝酸盐及亚硝酸铵而使人致癌。

3. 癌前病变　胃息肉、慢性萎缩性胃炎、胃溃疡、胃切除后残胃及胃黏膜上皮细胞的异型增生等良性病变,在发展过程中可发生恶变。

4. 遗传因素　胃癌有明显家族易感倾向,有胃癌家族史者,其发病率高于普通人群 2 ~ 3 倍。

(二) 病理

胃癌好发于胃窦部,其次为胃小弯和贲门。按病期和大体形态,胃癌分为早期胃癌和进展期胃癌。①早期胃癌,指局限于黏膜或黏膜下层的胃癌(不论病灶大小及是否有淋巴转移)。②进展期胃癌,又称中、晚期胃癌,指癌细胞已超越黏膜下层,已达肌层或浆膜层的胃

考点: 胃癌的好发部位及分类

癌。从组织学上看，腺癌最多见。

胃癌的生长方式常见有三种类型：①块状型：突入胃腔，生长缓慢，转移较晚。②溃疡型：浸润广，转移早，愈后差。③浸润型：分化低，转移早，预后最差。

考点：胃癌最常见的转移途径

胃癌的转移途径有淋巴转移、直接蔓延、血行转移及腹腔种植转移四种，其中淋巴转移是最早、最常见的转移方式。

二、护理评估

(一) 健康史

仔细询问并了解病人的饮食喜好、生活习惯、心理状态和生活工作环境；既往有无胃息肉、慢性萎缩性胃炎、胃溃疡等病史；询问家族中有无胃癌或其他肿瘤病人。

(二) 身心状况

1. 躯体表现　胃癌早期症状多不典型，有时出现上腹隐痛不适、嗳气、反酸、食欲减退等类似慢性胃炎或消化性溃疡的症状，易被忽视。随着病情发展，上述症状加重，出现上腹疼痛、消瘦、乏力、体重减轻、贫血、便血等。胃窦部癌可致幽门梗阻而发生呕吐；贲门癌和高位小弯癌可引起吞咽困难；癌肿破溃及侵蚀血管，可致急性胃穿孔或突发上消化道大出血。晚期胃癌病人可出现明显消瘦、贫血、肝大、黄疸、腹水等恶病质表现以及上腹部肿块、其他转移表现。

考点：胃癌的早期表现

2. 心理-社会状况　了解病人对诊断的心理反应，焦虑、恐惧程度和心理承受能力；了解家庭经济情况和家属对病人的关心支持程度；了解病人及家属对本病及其治疗、疾病发展及预后的了解和期望程度；了解病人及家属对疾病的检查、治疗和护理的配合程度。

(三) 辅助检查

1. 内镜检查　胃镜检查是诊断胃癌的有效方法，能直接观察病变部位、范围、形态，并可取活组织作病理学检查。

2. 影像学检查　①X线钡餐检查：可发现不规则充盈缺损或龛影，气钡双重造影可发现较小的胃癌。②腹部超声检查：用于观察胃的邻近器官受浸润及淋巴转移等情况。③CT：有助于胃癌的诊断及术前临床分期。

3. 实验室检查　粪便隐血试验呈持续阳性。胃游离酸测定显示酸减少或缺乏。血常规检查显示血红蛋白、红细胞计数均有不同程度的下降。

考点：确诊胃癌的辅助检查方法

4. 病理学检查　是确诊胃癌最可靠的方法。①细胞学检查，在胃冲洗液中查找到癌细胞即可确诊。②组织学检查，可取活组织进行检查。

(四) 治疗要点与反应

强调早发现、早诊断、早治疗，是提高胃癌治疗效果的关键。手术治疗是首选的治疗方法，同时辅以化疗、放疗、免疫治疗及中医中药治疗等综合治疗，以增强疗效。手术根据病程及转移情况，常采用的术式有根治性手术、重建消化道，姑息性手术，病灶旷置短路手术等。

三、护理诊断与医护合性问题

1. 焦虑/恐惧　与对癌症预后的担忧、对疗效缺乏信心有关。
2. 疼痛　与手术和疾病有关。
3. 营养失调：低于机体需要量　与食欲缺乏、消化吸收不良及疾病的高消耗性代谢有关。

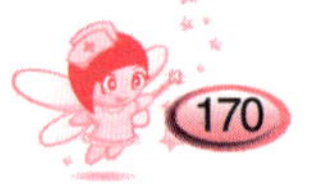

4. 潜在并发症 出血、感染、吻合口瘘、消化道梗阻、倾倒综合征等。

四、护理目标

病人焦虑或恐惧情绪减轻，情绪稳定；病人疼痛等不适感减轻或消除；病人营养状况得到改善和维持；病人并发症得到有效预防及治疗。

五、护理措施

（一）手术前、后护理

原则上同胃、十二指肠溃疡，放疗与化疗的护理原则上同肿瘤病人的护理（见第11章），特别应注意以下几点：①心理护理：护士要注意观察发现病人的情绪变化，根据病人的需要和接受能力提供信息；尽可能使用通俗的非专业术语，使病人能听懂，帮助分析治疗中的有利条件，使病人看到希望，消除思想顾虑和消极心理，增强对治疗的信心。对各种治疗引起的副作用，护士要耐心解释，鼓励病人，使病人能够积极配合治疗和护理。②营养护理：胃癌病人要加强营养，纠正负氮平衡，提高手术耐受力，有利于术后恢复。能进食者给予高热量、高蛋白、高维生素、易消化饮食，注意少食多餐；对于不能进食或禁食病人，应以静脉补给足够能量、氨基酸、电解质和维生素，必要时静脉补充血浆或全血，或给予全胃肠外营养；化疗病人应多食新鲜绿色蔬菜和水果，多饮水。

（二）健康指导

原则上与胃、十二指肠溃疡相同，但应注意以下几点。

1. 告知患有胃溃疡、胃息肉、萎缩性胃炎等疾病的病人，应定期检查，及早治疗。

2. 对40岁以上男性，以往无胃病史而出现胃部症状，或有长期溃疡病史而近来症状不缓解或疼痛节律改变者、厌食及粪便隐血持续阳性者，应提高警惕，及时到医院做相关检查。

3. 定期到医院复诊，继续规范治疗。

考点：胃癌病人的健康指导

六、护理评价

病人焦虑或恐惧情绪是否减轻，情绪是否稳定；病人疼痛是否减轻或消除；病人营养状况是否得到改善和维持；病人并发症是否得到有效预防及治疗。

小　结

胃、十二指肠溃疡需要外科手术治疗的有胃、十二指肠溃疡伴急性穿孔、急性大出血、瘢痕性幽门梗阻、癌变、经内科治疗无效的顽固性溃疡。手术常行胃大部切除术有毕氏Ⅰ式和毕氏Ⅱ式，术后并发症有吻合口出血、十二指肠残端破裂、吻合口梗阻、输入段肠梗阻、输出段肠梗阻、倾倒综合征等。护理重点是做好术前准备、术后饮食护理、引流管护理、术后并发症的观察护理等，促进病人早日康复。

胃癌是最常见的消化道恶性肿瘤，好发于中老年男性。早期胃癌表现不典型。早发现、早诊断、早治疗是提高胃癌疗效的关键，常采用以手术治疗为主的综合治疗。护理重点为加强对病人的心理护理，树立其战胜疾病的信心；加强营养支持；配合各种治疗和检查；预防各种并发症的发生。

自测题

A_1/A_2 型题

1. 胃大部切除术后的护理措施,下列哪项是错误的?
   A. 术后平卧位,清醒后取半卧位
   B. 每半小时测血压、脉搏一次
   C. 记录 24 小时出入量
   D. 术后不放置胃管,以免损伤胃黏膜
   E. 加强引流管的护理
2. 胃、十二指肠溃疡急性穿孔的病人,术前准备及非手术疗法护理中下列哪项错误
   A. 为预防休克,病人应取平卧位
   B. 禁食、禁饮
   C. 保持有效胃肠减压,减少腹腔污染
   D. 维持水、电解质及酸碱平衡
   E. 使用抗生素控制感染
3. 提高胃癌治愈率的关键在于
   A. 早期诊断　B. 彻底手术
   C. 积极放疗　D. 早期化疗
   E. 综合治疗
4. 胃癌的主要转移方式为
   A. 直接蔓延　B. 血行转移
   C. 淋巴转移　D. 腹腔种植
   E. 直接至卵巢
5. 胃、十二指肠溃疡穿孔的 X 线检查所见为
   A. 双侧横膈抬高　B. 膈下游离气体
   C. 胃泡扩张　D. 肠管扩张
   E. 胃内有液平面
6. 胃、十二指肠溃疡穿孔的诱因是
   A. 情绪激动　B. 暴食
   C. 进刺激性食物　D. 过度疲劳
   E. 以上都对
7. 病人,男性,38 岁。毕氏Ⅱ式胃大部切除术,术后并发症不包括
   A. 术后出血　B. 吻合口梗阻
   C. 输入段肠袢梗阻　D. 输出段肠袢梗阻
   E. 胃潴留
8. 病人,男性,40 岁。胃、十二指肠溃疡 10 多年,于饱餐后突然出现上腹部剧烈疼痛,腹肌紧张,压痛,反跳痛,肝浊音界消失,首先应判断为
   A. 并发急性穿孔　B. 并发慢性穿孔
   C. 并发幽门梗阻　D. 溃疡癌变
   E. 急性胆囊炎
9. 病人,男性,30 岁,胃大部切除术后第 6 天,突然出现上腹剧烈疼痛、压痛、反跳痛及肌紧张,最可能是并发
   A. 吻合口出血　B. 吻合口梗阻
   C. 十二指肠残端破裂　D. 输入段梗阻
   E. 倾倒综合征

A_3/A_4 型题

(10～12 题共用题干)

病人,男性,37 岁,反复呕吐 1 个月就诊。既往有溃疡病史 15 年,诉近 1 个月来常于晚上出现呕吐,且呕吐量较大,呕吐物为带有酸臭味宿食,不含胆汁。查体:中度营养不良,脱水貌,消瘦,上腹膨隆,可见胃蠕动波,上腹部可闻及振水声。

10. 该病人最可能的诊断为
    A. 胃十二指肠溃疡　B. 胃癌
    C. 瘢痕性幽门梗阻　D. 慢性胃炎
    E. 胆结石
11. 幽门梗阻病人因长期呕吐造成脱水及
    A. 低氯低钾性代谢性碱中毒
    B. 低氯高钾性代谢性碱中毒
    C. 低氯低钾性代谢性酸中毒
    D. 高氯低钾性代谢性酸中毒
    E. 低氯高钾性呼吸性碱中毒
12. 幽门梗阻病人下列术前准备护理措施中哪一项是错误的
    A. 术前 2～3 天胃肠减压
    B. 纠正贫血、低蛋白
    C. 纠正脱水
    D. 用温水洗胃 3 天
    E. 纠正电解质及酸碱失调

(张　德)

第16章 肠疾病病人的护理

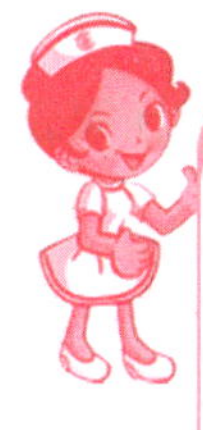

肠道疾病主要有急性阑尾炎、肠梗阻、大肠癌等，以急性阑尾炎最常见。急性阑尾炎和肠梗阻是外科常见的急腹症之一，特点是起病急、病情变化快，若不及时处理，可危及病人生命。大肠癌是肠道常见的恶性肿瘤，其病因不明，但与长期高脂肪、高蛋白、低纤维素饮食及缺乏体力活动等因素有关。随着生活水平的提高，肠癌的发病人数以每年10万人的速度在递增。经早期发现、早期治疗，肠癌5年生存率高达98%。因此，护理人员应掌握相关的知识和技能，认真做好肠疾病的预防和护理工作。

第1节 急性阑尾炎病人的护理

案例16-1

病人，男性，35岁。主诉转移性右下腹痛5小时伴恶心、呕吐4次入院。病人平素体健，此次腹痛无明显诱因。查体：一般情况尚可，腹平软，麦氏点压痛明显，无反跳痛。血常规：白细胞 $8\times10^9/L$，中性粒细胞0.85。

问题：1. 病人可能发生了什么情况？

2. 如不及时治疗可能会导致什么后果？

3. 如何对该病人实施治疗与护理？

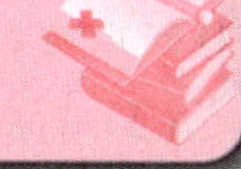

一、概　　述

急性阑尾炎是阑尾的急性化脓性感染，是外科最常见的急腹症。

（一）病因

阑尾腔梗阻是阑尾炎发病的重要原因。阑尾是与盲肠相通的弯曲盲管，管腔狭小，蠕动缓慢，易被食物残渣、粪石、寄生虫等因素所梗阻。梗阻时腔内分泌物积聚，腔内压力增高，血液循环受阻，黏膜受损，腔内细菌即可乘机侵入引起感染；又因阑尾动脉为末梢动脉，无吻合支，管壁极易坏死、穿孔。胃肠功能紊乱时，阑尾管壁痉挛可造成排空和管壁血运障碍，也易发生感染。

考点：急性阑尾炎的主要病因

（二）病理

急性阑尾炎根据病理严重程度，可分为单纯性、化脓性、坏疽性、阑尾周围脓肿四种病理类型。①急性单纯性阑尾炎：为炎症早期，感染侵犯黏膜及黏膜下层，阑尾壁充血肿胀，阑尾腔内及浆膜面有炎性渗出。②急性化脓性阑尾炎：病变扩展到肌层和浆膜层，阑尾明显肿胀，黏膜面糜烂，管壁有小脓肿，管腔内积脓，浆膜面附有脓苔。③急性坏疽性阑尾炎：炎症进一

考点：急性阑尾炎的病理类型

步加剧，阑尾管壁坏死，呈紫色或灰黑色，腔内充满血性脓液，部分病人可发生阑尾穿孔，导致急性腹膜炎。④阑尾周围脓肿：病灶被大网膜及周围脏器包裹、粘连，形成炎症包块。

（三）转归

急性阑尾炎的演变主要取决于机体抵抗力，其结局可能有三种情况：①炎症消退：炎症完全消退，不遗留病理改变；或瘢痕愈合，留下阑尾腔狭窄，与周围组织粘连，易复发；或迁延成慢性阑尾炎。②炎症局限：形成阑尾周围脓肿。③炎症扩散：阑尾坏疽穿孔形成弥漫性腹膜炎；细菌扩散到肝门静脉系统，引起肝门静脉炎、肝脓肿；病情恶化可致感染性休克。

二、护理评估

（一）健康史

了解疾病发生的诱因，有无急性肠炎、蛔虫病、慢性炎症肠病等；了解既往有无类似发作史，是否经过治疗；了解病人的年龄；成年女性应了解有无停经、月经过期、妊娠等。

（二）身心状况

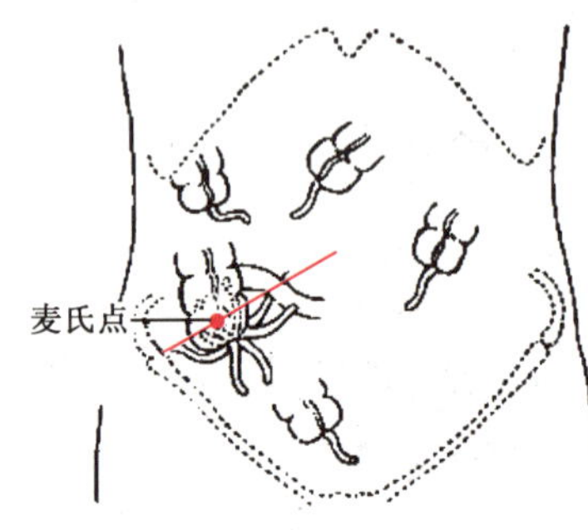

图 16-1 阑尾的解剖位置变异

1. 躯体表现

（1）腹痛：急性阑尾炎的典型表现为转移性右下腹痛。多起于脐周或上腹部，范围较弥散，是阑尾腔阻塞、扩张和收缩引起的内脏神经反射痛；经数小时或十几小时后腹痛转移并固定于右下腹，呈持续性，这是阑尾炎症波及浆膜层和壁腹膜，刺激躯体神经所致。约 80% 病人具有典型的转移性右下腹痛，少数病人开始发病即表现为右下腹痛。若阑尾解剖位置变异，则腹痛部位有相应的改变（图 16-1）。若持续剧痛范围扩大，波及腹大部或全部，是阑尾坏死或穿孔并发急性腹膜炎的表现。

（2）胃肠道症状：早期为反射性恶心、呕吐。盆腔阑尾炎者，炎症刺激直肠、膀胱，可出现直肠刺激征、膀胱刺激征。若并发弥漫性腹膜炎，可出现腹胀等麻痹性肠梗阻表现。

（3）全身症状：多数病人早期仅有低热、乏力。炎症加重，可有全身中毒症状，如寒战、高热、脉速、烦躁不安等，严重者出现感染性休克。如阑尾穿孔引起弥漫性腹膜炎，可有心、肺、肾等器官功能不全的表现。若发生化脓性门静脉炎还可引起黄疸。

考点：急性阑尾炎的典型症状和体征

（4）腹部体征：右下腹有一固定而明显的压痛点，是阑尾炎的重要体征。在腹痛转移到右下腹之前已有压痛存在。压痛部位通常位于右髂前上棘与脐连线的中、外 1/3 交界处，称为麦氏（McBurney）点（图 16-1）。

2. 特殊类型阑尾炎（表 16-1）

表 16-1 特殊类型阑尾炎临床特点

种类	临床特点
小儿急性阑尾炎	①病情发展快且重，早期即可出现高热、呕吐等胃肠道症状。②腹痛部位陈述不清，无典型的转移性右下腹痛。③易发生穿孔并发腹膜炎
老年急性阑尾炎	①老年人对疼痛反应迟钝，转移性右下腹痛不明显。②临床表现与病理变化不相符，易延误诊断和治疗。③易发生穿孔及其他并发症
妊娠急性阑尾炎	①妊娠子宫增大，盲肠和阑尾的位置随之改变，压痛部位随之上移。②大网膜也被增大的子宫推向一侧，穿孔后炎症不易局限。③腹腔炎症刺激子宫收缩，易诱发流产或早产

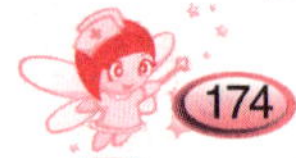

3. 术后并发症　阑尾动脉结扎线松脱可致急性腹腔内出血甚至休克。阑尾切除术属感染性手术，易并发切口感染。化脓性或坏疽性阑尾炎术后，尤其阑尾穿孔伴腹膜炎时，炎性渗出物积聚于膈下、肠间、盆腔而形成腹腔脓肿。腹腔内感染及手术刺激等可引起肠管粘连，出现粘连性肠梗阻。

考点：阑尾炎术后并发症

4. 心理-社会状态　急性阑尾炎病人平素多体健，疾病突然发生，疼痛又逐渐加剧，病人及家属常可出现紧张焦虑，急切希望尽早得到有效的治疗，但又对手术存在恐惧心理。

（三）辅助检查

血白细胞计数及中性粒细胞比例升高。尿液检查一般正常，当盲肠后位阑尾炎症刺激右输尿管时，尿内可有少量白细胞和红细胞。B超检查可显示阑尾肿大或阑尾周围脓肿。

（四）辅助诊断性试验

1. 结肠充气试验　病人仰卧，检查者先用一手压迫病人左下腹结肠区，再用另一手按压其上方，驱使结肠内气体冲击有炎症的阑尾，引起右下腹痛为阳性。

2. 腰大肌试验　病人左侧卧位，左腿屈曲，被动过伸右腿（髋），引起右下腹疼痛者为阳性，提示阑尾位于盲肠后，贴近腰大肌。

3. 闭孔内肌试验　病人仰卧位，右髋屈曲90°并内旋，引起右下腹痛为阳性，表示阑尾位置较低，靠近闭孔内肌。

4. 直肠指检　在直肠右前方有触痛者为阳性，提示阑尾位置低，其尖端指向盆腔。当炎症向盆腔扩散时，直肠前壁和两侧壁有明显触痛和包块。

考点：阑尾辅助诊断性试验的意义

（五）治疗要点与反应

急性阑尾炎宜行阑尾切除术。尤其要注意小儿、老年人和妊娠期急性阑尾炎，一旦明确诊断，应及早手术治疗。对单纯性阑尾炎及较轻的化脓性阑尾炎，可试行抗感染、控制饮食等非手术疗法。对于有局限化倾向的阑尾周围脓肿则不宜手术，应采用抗感染等非手术治疗，待肿块消失后3个月再行手术治疗。

考点：急性阑尾炎、阑尾周围脓肿的治疗方法

三、护理诊断与医护合作性问题

1. 疼痛　与阑尾炎症、手术创伤有关。
2. 体温过高　与阑尾炎症有关。
3. 潜在并发症　急性腹膜炎、术后内出血、切口感染、腹腔脓肿、粘连性肠梗阻、粪瘘等。

四、护理目标

病人疼痛等不适感缓解或消失；病人体温恢复正常；病人并发症得到有效的预防和处理。

五、护理措施

（一）非手术治疗护理及术前护理

1. 一般护理
（1）体位：宜取半卧位。
（2）饮食和输液：酌情禁食或流质饮食，并做好静脉输液的护理。

2. 病情观察　观察病人的精神状态、生命体征、腹部症状和体征的变化，以及血白细胞计

数的变化。如体温明显升高,脉搏、呼吸增快,血白细胞计数持续上升,腹痛加剧且范围扩大,或出现腹膜刺激征,说明病情加重。应注意病程中腹痛突然减轻,可能是阑尾腔梗阻解除、病情好转的表现,但也可能是阑尾坏疽穿孔,使腔内压力骤减而腹痛有所缓解,但这种腹痛缓解是暂时的,并且体征和全身中毒症状会迅速恶化。同时,应注意各种并发症的发生。

考点: 急性阑尾炎非手术治疗期间的病情观察

凡经非手术治疗短期内病情不见好转者,或病情已发展为化脓性、坏疽性阑尾炎者,应立即与医师联系,及时手术。阑尾周围脓肿非手术治疗期间,若脓肿范围逐渐增大,病人全身中毒症状不断加重,应及时报告医师,考虑手术引流,以防脓肿破裂造成急性扩散。

3. 治疗配合护理

(1) 抗感染:遵医嘱使用有效的抗菌药物,常用庆大霉素、氨苄西林、甲硝唑等静脉滴注。

(2) 对症护理:高热者进行物理降温。腹痛病人观察期间禁食、禁用止痛剂,以免掩盖病情;禁用泻药及灌肠,以免炎症扩散及阑尾穿孔;便秘者可用开塞露。

考点: 急性阑尾炎非手术治疗期间的"四禁"

(3) 术前护理:根据病人情况,做好各项术前准备和护理。

4. 心理护理　及时做好解释和安慰工作,讲解手术的必要性、术前准备和术后注意事项的相关知识,减轻病人的焦虑,使病人和家属积极配合治疗及护理。

(二) 术后护理

1. 一般护理

(1) 体位:病人术毕回病房后,先根据麻醉要求安置体位。麻醉解除、血压平稳后,取半卧位。

(2) 饮食:术后1~2日禁食。待胃肠功能恢复、肛门排气后可给流质饮食,如无不适改为半流质饮食,术后4~6日给软食。1周内忌牛奶、豆制品,以免腹胀。

考点: 急性阑尾炎术后早活动的意义

(3) 早期活动:轻症病人手术当日即可下床活动;重症病人应在床上多翻身、活动四肢,待病人病情稳定后及早下床活动,以促进肠蠕动,避免肠粘连。

2. 病情观察　密切监测生命体征等病情变化;观察病人腹部症状及体征变化;观察切口情况,有无感染发生;观察有无其他并发症的表现,发现异常,及时通知医师。

3. 治疗配合护理

(1) 抗感染:遵医嘱使用抗生素。

(2) 静脉输液:维持水、电解质、酸碱平衡及机体营养代谢平衡。

(3) 有引流管者,做好引流管护理。

(4) 1周内忌灌肠和泻剂,以免阑尾残端结扎线脱落、裂开。

4. 术后并发症护理

(1) 腹腔内出血:常发生在术后24小时内,故手术后当天应严密观察病人脉搏、血压。病人如有面色苍白、脉速、血压下降等休克的表现,或腹腔引流管有血液流出,应立即将其平卧,静脉快速输液,报告医生并做好手术止血的准备。

(2) 切口感染:是术后最常见的并发症。表现为术后3~5天体温升高,切口疼痛,局部有红肿、压痛或波动感。应遵医嘱给予抗生素、理疗等治疗,如已化脓应拆线引流,定时换药。

考点: 急性阑尾炎术后最常见的并发症

(3) 腹腔脓肿:常发生于术后5~7天,表现为体温升高或下降后又上升,并有腹胀、腹部包块、腹膜刺激征及直肠膀胱刺激症状等,应及时和医生取得联系进行处理。

(4) 粘连性肠梗阻:常为慢性不完全性肠梗阻。详见本章第2节。

(5) 粪瘘:病变局限,一般可自行闭合。如经久不愈,可手术修补。

(三) 健康指导

1. 对非手术治疗的病人,应向其解释禁食的目的和重要性,教会病人自我观察腹部症状

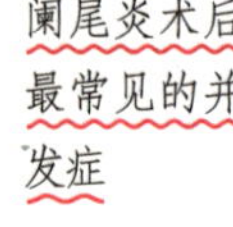

和体征变化的方法。

2. 指导病人术后饮食的种类及量，鼓励其循序渐进进行，避免暴饮暴食；适当休息，逐渐增加活动量，3 个月内不宜参加重体力劳动或过量活动。

3. 病人如果出现腹痛、腹胀、高热、伤口红肿热痛等不适，应及时就诊。

4. 阑尾周围脓肿者，告知病人 3 个月后再次住院手术治疗。

六、护理评价

病人疼痛中否缓解或消失；病人体温是否恢复正常；病人是否有并发症发生，或并发症得到有效的预防和处理。

第 2 节 肠梗阻病人的护理

案例16-2

病人，男性，60 岁，阵发性腹痛、腹胀，肛门排气、排便停止 2 天。10 年前曾经有阑尾炎手术史。体检：腹膨隆，见肠型，肠鸣音亢进。腹部 X 线检查：中下腹有数个气液平面。

问题：1. 病人发生了什么状况？

2. 如何护理？

一、概 述

肠梗阻指肠内容物不能正常运行、顺利通过肠道，是外科常见急腹症之一。

(一) 按发生原因分

1. 机械性肠梗阻 最常见，指机械性因素引起肠腔狭窄或不通。主要原因有：①肠腔堵塞：如结石、粪块、寄生虫及异物等（图 16-2）。②肠壁病变：肠肿瘤、肠套叠（图 16-3）、先天性肠道闭锁等。③肠管受压：粘连性肠梗阻（图 16-4）、肠扭转（图 16-5）、嵌顿性疝、腹腔肿瘤压迫等。

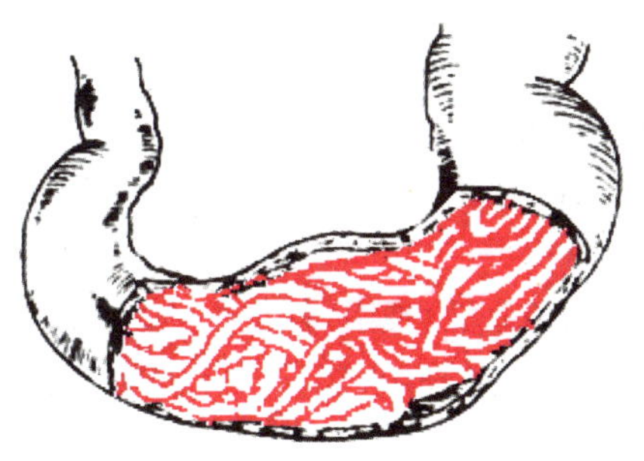

图 16-2 肠蛔虫堵塞

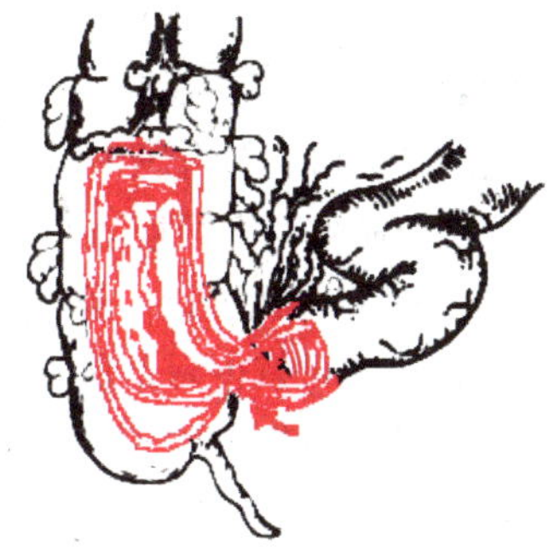

图 16-3 回盲部肠套叠

2. 动力性肠梗阻 是神经反射异常或毒素刺激造成的肠运动紊乱，无器质性肠腔狭窄。可分为：①肠麻痹：较常见，见于急性弥漫性腹膜炎、腹内手术后、低钾血症等。②肠痉挛：可见于慢性铅中毒和肠道功能紊乱。

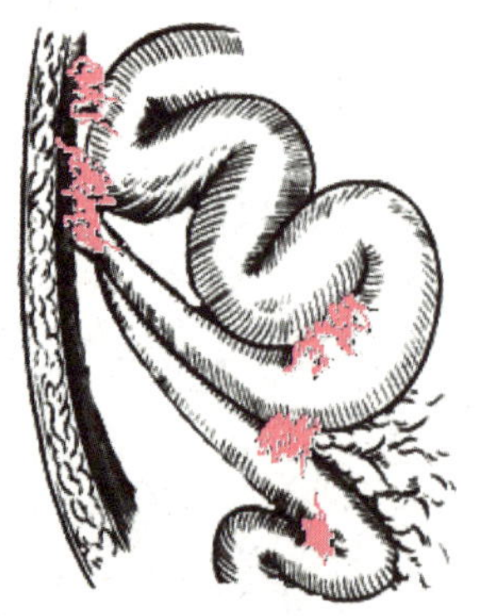

a.粘连牵挂肠管成角

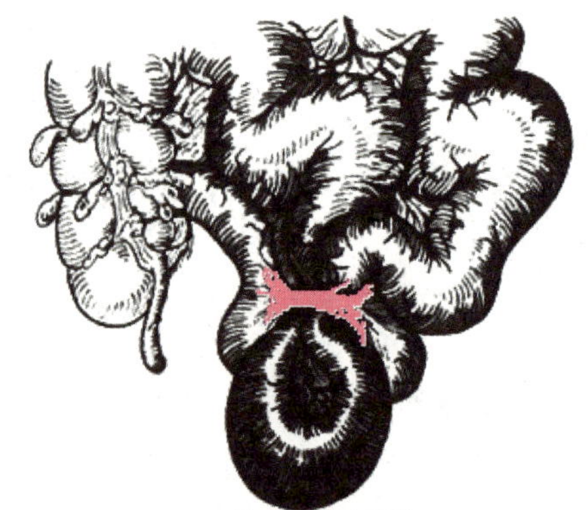

b.粘连带压迫肠管

图 16-4 粘连性肠梗阻

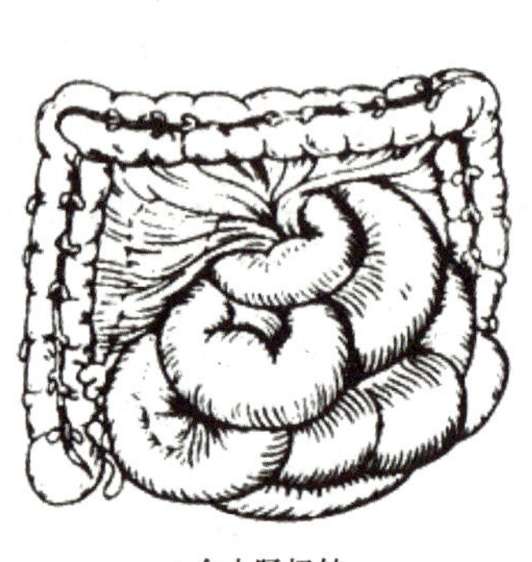

a.全小肠扭转

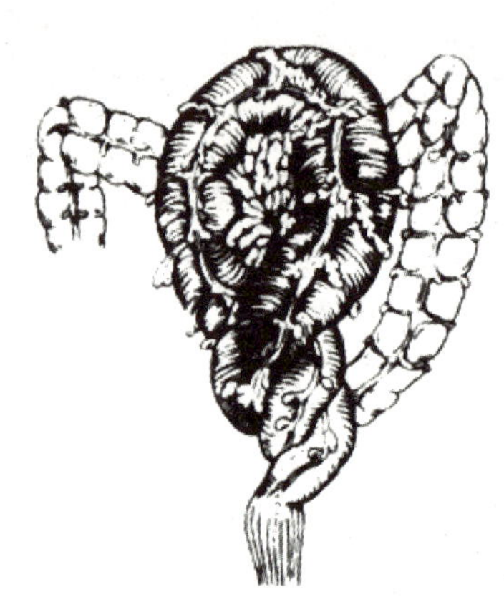

b.乙状结肠扭转

图 16-5 肠扭转

3. 血运性肠梗阻 是肠系膜血管栓塞或血栓形成，使肠管缺血、坏死而发生肠麻痹，虽较少见，但后果严重。

（二）按肠壁有无血运障碍分

1. 单纯性肠梗阻 仅有肠内容物通过受阻，而无肠壁血运障碍。

2. 绞窄性肠梗阻 指肠梗阻伴有肠壁血运障碍，可引起肠坏死、肠穿孔。除血运性肠梗阻外，常见于绞窄性疝、肠扭转、肠套叠等。

考点：肠梗阻的分类

此外，肠梗阻还可按梗阻部位分为高位小肠（空肠上段）梗阻、低位小肠（回肠末段）梗阻和结肠梗阻；按梗阻程度分为完全性肠梗阻和不完全性肠梗阻；按发病急缓分为急性肠梗阻和慢性肠梗阻。

二、护理评估

（一）健康史

评估时注意询问有无腹部手术及外伤史、溃疡性结肠炎、腹腔炎症、肿瘤等病史，有无感

染、饮食不当、过度劳累等发病诱因。

(二) 身心状况

1. 躯体表现

(1) 症状

1) 腹痛:单纯性机械性肠梗阻为阵发性绞痛,系由梗阻上方的肠管强烈蠕动所致。若发作频繁、缓解时间缩短、呈持续性伴阵发性加重,应警惕发生绞窄性肠梗阻的可能。麻痹性肠梗阻为全腹持续性胀痛。

2) 呕吐:早期为反射性呕吐,呕吐物为食物或胃液,进食或饮水均可引起。高位肠梗阻呕吐出现早而频繁,呕吐物为胃液、十二指肠液和胆汁;低位肠梗阻呕吐出现迟而次数少,呕吐物为带臭味粪样物。绞窄性肠梗阻呕吐物呈棕褐色或血性。麻痹性肠梗阻呕吐呈溢出性。

3) 腹胀:出现在梗阻发生一段时间以后,一般较晚,其程度与梗阻部位有关:高位肠梗阻腹胀轻,低位肠梗阻腹胀明显。绞窄性肠梗阻为不对称的局限性腹胀;麻痹性肠梗阻为显著的均匀腹胀。

4) 肛门排气排便停止:完全性肠梗阻发生后,病人无肛门排气及排便,但发病早期,尤其是高位肠梗阻,因梗阻以下的肠腔内仍残留气体或粪便,可自行或灌肠后排出,不能因此否认肠梗阻的存在。不完全性肠梗阻可有多次少量排气、排便。某些绞窄性肠梗阻,如肠套叠可排出血性黏液便。

考点: 肠梗阻典型的四大症状

(2) 腹部体征

1) 视诊:单纯性机械性肠梗阻可见腹部膨胀、肠型或蠕动波;肠扭转时腹胀多不对称;麻痹性肠梗阻为全腹均匀膨胀。

2) 触诊:单纯性肠梗阻腹壁软,可有轻度压痛;绞窄性肠梗阻时压痛加重,有腹膜刺激征。有压痛的包块多为绞窄的肠袢。

3) 叩诊:绞窄性肠梗阻,因坏死渗出,可有移动性浊音。

4) 听诊:机械性肠梗阻时肠鸣音亢进,可闻及气过水声或金属音;麻痹性肠梗阻则肠鸣音减弱或消失。

2. 心理-社会状况　肠梗阻多为急性发作,常因病情复杂多变、发展迅速、病变严重,导致病人精神紧张、焦虑或恐惧,病人及家属希望医护人员及时做出诊断和有效治疗,尽快解除病人的痛苦。

(三) 辅助检查

1. 实验室检查　血红蛋白值及血细胞比容有不同程度的增高,绞窄性肠梗阻多有明显的白细胞计数增多及中性粒细胞比例增高;动脉血气分析和血清电解质浓度测定可了解水、电解质和酸碱平衡紊乱的情况。

2. X线检查　立位或侧卧位X线检查可显示肠腔内积气和阶梯状液气平面;若为绞窄性肠梗阻,可见孤立、突出、胀大的肠袢;空肠梗阻时,空肠黏膜的环状皱襞可显示“鱼肋骨状”阴影。

临床上常见的肠梗阻,除有以上临床表现外,又各有特征(表16-2)。

表 16-2　常见肠梗阻的临床特点

种类	临床特点
粘连性肠梗阻	①小肠梗阻多见，少数为结肠梗阻。②多有腹部手术、损伤、腹膜炎病史。③具有典型机械肠梗阻表现
肠套叠	①小儿肠套叠：80% 发生在 2 岁以内的婴幼儿，与肠功能紊乱有关，以回结肠型（回肠末端套入结肠）最多见。典型表现为阵发性腹痛、果酱样黏液血便、腹部腊肠样压痛肿块；X 线钡剂灌肠可见钡剂在结肠受阻，呈“杯口”状或“弹簧”形阴影；早期可用空气或钡剂灌肠复位。②成人肠套叠：因肠息肉、肿瘤、憩室等引起，多表现为不完全性肠梗阻，血便少见
肠扭转	①小肠扭转：多见于青壮年，常发生于饱餐后剧烈运动时，表现为突然发生的脐周剧烈绞痛，呈持续性伴阵发性加剧；呕吐频繁，腹部不对称，X 线检查显示孤立突出胀大的肠袢或空回肠位置倒置。②乙状结肠扭转：多见于有习惯性便秘的老年男性，表现为突发左下腹绞痛伴明显的腹胀，呕吐较轻；X 线钡剂灌肠见“鸟嘴”形阴影
肠堵塞	以蛔虫团或粪块堵塞多见。前者农村儿童多见，有便虫、吐虫史，多为不全梗阻，腹部扪及可变形的条索状肿块，X 线平片可见成团蛔虫阴影；后者多见于老人，常有便秘史，左下腹可扪及块状物

（四）治疗要点与反应

肠梗阻的治疗原则是解除梗阻、纠正全身生理紊乱。具体治疗方法要根据肠梗阻类型、程度和病人的全身情况而定。①非手术治疗：主要适用于单纯性粘连性肠梗阻、麻痹性或痉挛性肠梗阻。最重要的措施是胃肠减压，其他有禁饮食，纠正水、电解质、酸碱失衡，抗感染，必要时输血浆或全血。②手术治疗：适用于绞窄性肠梗阻、肿瘤、先天性肠道畸形以及经非手术治疗不能缓解的肠梗阻。常用的手术方式有肠粘连松解术、肠套叠或肠扭转复位术、肠切除吻合术、肠短路吻合术、肠造口或肠外置术等。

链接　**肠套叠空气灌肠复位与护理**

肠套叠行空气灌肠复位者，应在 B 超或 X 线监视下进行，先皮下注射阿托品 0.5mg 以解除肠痉挛，将气囊肛管（Foley 管）插入直肠内并向内注气，保持压力在 60mmHg（8.0kPa），可适当增加到 80mmHg（10.6kPa），直至套叠复位。应注意超过此压力有穿孔危险。如肛门排出大量气体和带有黄色的粪便，腹块消失，安静不再哭闹，即表示复位成功。复位时做好配合，复位后注意观察有无腹膜刺激征及全身情况变化。

三、护理诊断与医护合作性问题

1. 体液不足　与禁食、呕吐、腹腔及肠腔积液、胃肠减压等有关。
2. 疼痛　与肠内容物不能正常运行或通过障碍引起肠蠕动增加有关。
3. 体温过高　与肠腔及腹腔内细菌繁殖有关。
4. 低效性呼吸型态　与肠梗阻腹胀使膈肌上升及腹痛等有关。
5. 潜在并发症　肠坏死、腹腔感染、休克等。

四、护理目标

病人的体液平衡得以维持；病人主诉疼痛缓解或消失；病人体温维持正常；病人呼吸平稳，恢复正常；病人并发症得到有效的预防和处理。

五、护理措施

（一）非手术治疗护理及手术前护理

1. 一般护理

（1）体位：生命体征平稳者采取低半卧位，以减轻腹部张力，减轻腹胀，改善呼吸和循环功能。休克病人取平卧位，并将头偏向一侧，以防呕吐时误吸。

（2）饮食护理：早期绝对禁食禁饮、胃肠减压，梗阻解除后12小时可进少量流质，48小时后可试进半流质饮食。1周内忌牛奶、豆制品、甜食，以免引起肠胀气。

2. 病情观察　严密观察生命体征、腹痛症状及体征、液体出入量、辅助检查等情况，高度警惕绞窄性肠梗阻的发生。出现下列情况，应高度怀疑绞窄性肠梗阻的可能，及时报告医生处理：①起病急，腹痛持续而固定，呕吐早而频繁。②病情进展迅速，感染中毒症状重，休克出现早而难以纠正。③腹膜刺激征明显，体温上升，脉率增快，白细胞升高。④腹胀不对称。腹部触及压痛性包块。⑤移动性浊音或气腹征阳性。⑥呕吐物、胃肠减压吸出物、肛门排泄物、腹腔穿刺抽出液为血性。⑦腹部X线显示孤立、突出、胀大的肠袢，不因时间而改变位置，或有假肿瘤样阴影。

考点：绞窄性肠梗阻的特点

3. 配合治疗护理

（1）胃肠减压：一般采用较短的单腔胃管，低位小肠梗阻时，可应用较长的带气囊的M－A管，此管可进入小肠，甚至接近梗阻部位。留置胃肠减压期间应保持管道通畅、有效，做好口腔护理，减轻病人的不适感。观察引流液的颜色、性状以协助判断梗阻的部位、程度；并记录引流量作为补液的参考，以保证病人的出入液量平衡。

（2）防治感染：遵医嘱应用有效抗生素，对单纯性肠梗阻时间较长，特别是绞窄性肠梗阻及手术治疗的病人应该足量使用。

（3）补液治疗：急性肠梗阻可出现不同程度的体液失衡，应根据脱水的性质和程度、血清电解质浓度和血气分析结果制订补液方案。

（4）对症护理：①解症止痛：单纯性肠梗阻可肌内注射阿托品以解除胃肠道平滑肌痉挛，减轻疼痛。禁用吗啡、哌替啶等强镇痛药，以免掩盖病情。②呕吐的护理：呕吐时头偏向一侧或坐起，以防呕吐物吸入气管，导致窒息或吸入性肺炎。呕吐后及时清除呕吐物，协助其漱口，保持口腔清洁。观察并记录呕吐物的颜色、性状、量及呕吐的时间、次数等，及时告知医生。

（5）肠套叠空气灌肠和复位护理：做好配合，复位后注意观察有无腹膜刺激征及全身情况变化。

（6）术前准备：有手术指征者，积极做好各项术前准备。

4. 心理护理　关心、同情病人，耐心讲解有关疾病的知识，解释各项检查、治疗的必要性的配合要求，解除病人的思想疑虑，使其积极配合治疗护理。

（二）术后护理

原则上同急性腹膜炎术后护理，另应注意以下几点。

1. 继续胃肠减压　在肠功能恢复之前，继续保持有效胃肠减压，注意引流液的颜色和量。

2. 饮食调整　术后禁饮食，遵医嘱静脉补液和维持营养。待肛门排气后，即可拔除胃管。拔管当日可每隔 1～2 小时饮水 20～30ml；第 2 日可每隔 2 小时饮米汤 50～80ml，每日 6～7 次；第 3 日进流质，每次 100～150ml，以藕粉、蛋汤、肉汤等为宜，每日 6～7 次；第 4 日可增加稀粥；1 周后半流质；2 周后可吃软饭，忌油炸、生硬、刺激性食物，少量多餐，直至完全恢复。

考点：肠梗阻的护理

3. 早期活动　术后应鼓励病人早活动，促进肠蠕动恢复，防止肠粘连。

（三）健康指导

1. 进食易消化的高蛋白、高热量和高维生素的食物；忌暴饮暴食。
2. 避免腹部受凉和饭后剧烈活动、劳动，防止发生肠扭转。
3. 养成良好的卫生习惯；避免进食不洁饮食，减少肠道寄生虫病。
4. 养成良好的排便习惯；老年及肠功能不全有便秘者，应及时给予缓泻剂，必要时遵医嘱灌肠，以协助其排便。
5. 出院后如出现腹痛、腹胀、呕吐、伤口红肿热痛等不适及时就诊。

六、护理评价

病人的体液平衡是否得以维持；病人疼痛是否缓解或消失；病人体温、呼吸是否维持在正常范围；病人呼吸是否平稳、恢复正常；病人并发症是否得到有效的预防和处理。

第 3 节　大肠癌病人的护理

案例16-3

病人，男性，47 岁，主诉排便次数增多 3 个月，黏液脓血便 1 周入院。病人近 3 个月来，食欲减退，每天排便 3～4 次，自服诺氟沙星 5 天，未见好转，1 周前出现黏液脓血便同时伴有里急后重感。查体：精神尚好，消瘦，心、肺未见异常，腹平软，未触及压痛及反跳痛。

问题：1. 入院后首选的检查方法是什么？

2. 如病人需手术治疗，如何做好术前、后护理？

一、概　述

大肠癌包括结肠癌和直肠癌，是消化道常见的恶性肿瘤之一。大肠癌以直肠癌最多见，其次为乙状结肠癌，其他部位少见。直肠癌中以低位直肠癌多见，约占直肠癌的 2/3。

确切病因尚不清楚，已知高脂肪、高蛋白、低纤维素饮食、缺乏新鲜蔬菜及缺乏适度的体力活动为发病因素；与家族性息肉病、结肠腺瘤、溃疡性结肠炎、结肠血吸虫病肉芽肿等癌前期病变恶变，以及遗传因素等相关。

二、护理评估

（一）健康史

注意评估病人过去有无相关的癌前期病变史；了解病人饮食习惯是否与癌的发生有关等。

(二) 身心状况

1. 躯体表现

(1) 结肠癌：①排便习惯和粪便性状改变：最早出现。如排便次数增多、腹泻、便秘、便中带血、脓或黏液。②腹痛：有定位模糊的腹部隐痛或胀痛，合并肠梗阻时腹痛加重或呈阵发性绞痛。③腹部肿块：多为肿瘤本身，其质地坚硬，呈结节状；也可能是梗阻近端肠腔内的积粪。④肠梗阻：为晚期表现，可出现慢性低位不全肠梗阻症状，主要表现为腹胀、腹痛和便秘。⑤全身表现：癌肿晚期，由于慢性失血、癌肿溃烂或感染、毒素吸收等，病人可出现贫血、消瘦、乏力、低热等。

由于癌肿的病理类型和部位的关系，右侧结肠腔大，肠内容物为液状，黏膜吸收力强，因此，右侧结肠癌以全身中毒症状为主。左侧结肠腔较小，肠内容物已成形，癌肿呈环状浸润，极易引起肠腔环状缩窄，因此，左侧结肠癌以肠梗阻、便秘、腹泻和便血等症状明显。

考点：左、右结肠癌的临床特点

(2) 直肠癌：早期症状不明显，易被忽视。①直肠刺激症状：是最早出现的症状，病人有频繁便意、排便习惯改变、便前肛门部下坠感、排便不尽感、里急后重；晚期有下腹痛。②黏液脓血便：癌肿破溃时，大便表面带血及黏液，甚至脓血便；血便是直肠癌最常见的症状。③肠腔狭窄症状：癌肿侵犯致肠管狭窄，可出现大便变形变细、排便困难等，严重时可有不全肠梗阻的表现。④晚期症状：出现贫血、消瘦、肝大、黄疸、腹水等恶病质表现。

考点：直肠癌的临床表现

2. 心理-社会状况　除了具有恶性肿瘤病人的心理反应外，结直肠癌病人可能因排泄问题、永久性人工肛门等因素，产生自我形象紊乱、自尊受损等表现，病人及家属可能会对其工作、生活失去信心，产生焦虑、恐惧、悲观、绝望等心理反应。

(三) 辅助检查

1. 直肠指检　是直肠癌的首选检查方法。直肠癌中近75%是低位直肠癌，大多数病人经直肠指检可发现肿瘤。

2. 大便隐血检查　是普查或对高危人群进行初筛的手段，有助于发现早期病变。

3. 内镜检查　包括直肠镜、乙状结肠镜和结肠镜检查，是诊断大肠癌的有效方法，还可取组织作病理学检查。

4. 影像学检查　有X线钡剂灌肠造影，可显示充盈缺损、肠腔狭窄等征象。B超、CT检查等检查可发现转移癌。

5. 癌胚抗原(CEA)测定　血清CEA阳性率随病情进展而增高，但特异性不强，目前主要用于CEA阳性的结直肠癌病人术后监测。

(四) 治疗要点与反应

大肠癌以手术治疗为主，辅以化学治疗或放射治疗、中医药治疗等。手术治疗包括：①结肠癌根治术：根据癌肿部位，选择右半结肠切除术、横结肠切除术、左半结肠切除术、乙状结肠切除术等术式。②直肠癌根治术：根据癌肿与直肠位置的高低，有不同的手术方式。a. 经腹直肠癌根治术(Dixon手术，保留肛门根治术)(图16-6)，适用于腹膜返折以上(距肛缘5cm以上)的直肠癌，经腹切除乙状结肠下段、大部分直肠和所属淋巴结，行直肠和乙状结肠残端吻合，保留肛门及其功能。b. 腹会阴联合直肠癌根治术(Miles手术，不保留肛门的根治术)(图16-7)，适用于腹膜返折以下的直肠癌，不能保留肛门。于病人左下腹行永久性结肠造口(人工肛门)。③其他：对晚期大肠癌病人，已有远处转移，为处理肠梗阻等症状，可做姑息性切除、短路手术或结肠造口术等。

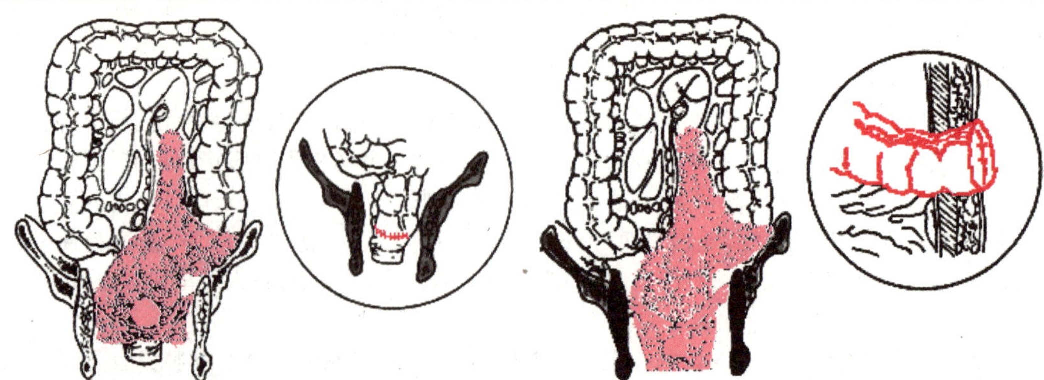

图 16-6 经腹直肠癌切除(Dixon)范围　　图 16-7 腹会阴联合直肠癌根治切除(Miles)范围

三、护理诊断与医护合作性问题

1. 焦虑/恐惧　与担心或害怕癌症、手术、结肠造口等影响生活、工作有关。

2. 营养失调:低于机体需要量　与恶性肿瘤高代谢率、围手术期营养摄入量不能满足机体所需有关。

3. 自我形象紊乱　与腹部结肠造口改变排便方式有关。

4. 潜在并发症　术后出血、感染、吻合口瘘、吻合口梗阻等。

四、护理目标

病人能够接受疾病的现实,心态平稳地配合医护治疗;病人营养状况能够维持或得到改善;病人能够适应自我形象的改变;病人无并发症发生或病情变化能够得到及时发现和处理。

五、护理措施

(一)术前护理

1. 一般护理　给予高蛋白、高热量、高维生素、易消化的少渣饮食,必要时少量多次输血,以纠正贫血和低蛋白血症,增强手术耐受力。有肠梗阻症状者必须禁食、胃肠减压。

2. 病情观察　观察生命体征,有无缺水、出血等征象;观察病人腹痛、腹胀及排便情况,有无肠梗阻表现。

3. 配合治疗护理

(1)肠道准备:是手术前护理的重点。目的是减少术中污染,防止术后切口感染。具体措施有:①控制饮食:术前 2～3 日流质饮食,肠梗阻者禁食补液。②清洁肠道:a. 导泻:术前 2～3 日口服液体石蜡 20～30ml 或硫酸镁 15～20g,以加速排出肠内容物;b. 灌肠:术前 1 日晚及术日晨作清洁灌肠,宜选用细肛管,轻柔插入,禁用高压灌肠,以免癌细胞扩散;c. 全肠道灌洗:术前 12～14 小时开始口服 37℃左右等渗平衡电解质液(用氯化钠、碳酸氢钠、氯化钾配制),总灌注量约 6000ml,灌注时间 3 小时左右,产生容量性腹泻,达到清洁肠道的目的;也可于术前日口服甘露醇导泻,清洁肠道作用较快。③应用肠道抑菌药:术前 3 日开始口服新霉素、甲硝唑等肠道不吸收的抗生素,以抑制肠道细菌;同时补充维生素 K,以补充因服用肠道抑菌药后维生素 K 的合成及吸收障碍。

（2）其他准备：直肠癌病人术前2日每晚用1∶5000高锰酸钾溶液坐浴，女病人作阴道冲洗。术日晨留置胃管和导尿管。做好其他常规术前准备。

考点：大肠癌的术前肠道准备

4. 心理护理　尊重、关心病人，根据病人实际心理反应，与家属共同做好安慰、解释工作，帮助病人正视疾病和治疗，增强战胜疾病的信心，积极配合治疗及护理。

（二）术后护理

1. 一般护理

（1）体位与活动：病情平稳后取半卧位，鼓励病人多翻身并早期坐起及下床活动。

（2）饮食与营养：禁饮食，持续胃肠减压，静脉补液。待2～3天后，肠蠕动恢复，肛门排气出现及结肠造口开放后，可停止胃肠减压，开始进流质饮食，逐步过渡到易消化、少渣的普食。

2. 病情观察　严密观察意识和生命体征；观察腹部及会阴部切口敷料、伤伤情况，有无出血、感染；观察各种引流情况。

3. 配合治疗护理

（1）引流管护理：病人术后置腹腔引流管或骶前引流管，要妥善固定，以保持管道通畅，观察并记录引流液的颜色、性状和量，及时更换引流袋。Miles术式会阴部残腔大，术后渗血、渗液较多，应注意骶前引流管负压吸引，保持通畅，一般保持5～7天，引流液量减少、色变淡，可考虑拔除。

（2）留置导尿护理：Miles手术后留置1～2周，拔管前夹闭导尿管1～2日，每4小时开放1次，以训练膀胱功能。

（3）Dixon术后排便护理：病人常有排便次数增多或排便失禁，应指导饮食，注意饮食卫生，进行肛门括约肌舒缩功能训练，便后清洁肛门，用氧化锌软膏等保护肛周皮肤。

（4）结肠造口（人工肛门）护理：①结肠造口开放前，及时更换渗湿的敷料，以防浸渍皮肤。②术后2～3天造口开放后，宜取左侧卧位，并采取措施将造口与腹部切口隔离，及时清理流出的粪液，造口周围皮肤涂氧化锌软膏保护。③1周后，遵医嘱定时用温盐水经结肠造口灌肠，以促使形成规律的排便习惯。④起床活动时，协助病人佩带肛袋。⑤恢复饮食后，鼓励病人多吃新鲜蔬菜、水果，适当增加活动量，保持大便通畅；若发生便秘，可用液状石蜡或肥皂水经结肠造口作低压灌肠，插入深度不要超过10cm，防止肠管损伤，甚至穿孔。

考点：人工肛门的护理要点

（5）术后放疗或化疗：参见肿瘤病人的护理。

4. 心理护理　术后病人的心理问题主要源自结肠造口，应帮助病人及其家属正视现实，理解结肠造口的治疗必要性，指导其正确进行自我护理，适应新的生活方式，重塑自我形象，增强生活的信心，促进病人身心康复。

（三）健康指导

1. 注意休息，参加适量体力活动和社交活动，逐渐增强体力，保持心情舒畅。

2. 指导规律、均衡的饮食，高蛋白、高热量、高维生素饮食，避免生、冷、硬、高脂、辛辣刺激性食物，注意饮食卫生。结肠造口者要适当控制粗纤维摄入，避免过稀、过凉、易产气食物。

3. 指导正确使用造口袋（肛袋）：①选择袋口大小合适的肛袋。②佩袋前，先用中性肥皂或0.5%的氯己定溶液洗净造口周围皮肤，擦干后涂氧化锌软膏以保护皮肤，将袋囊朝下，袋口敷贴于造口处，然后用弹力腰带将肛袋固定于腰间（图16-8）。③肛袋内粪便或分泌物充满1/3以上时，应及时清理。④每次更换肛袋时，应注意清洁并保护皮肤，避免用硬

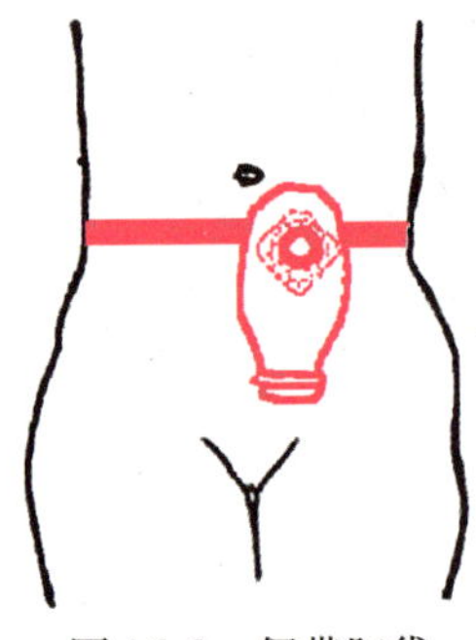

图 16-8 佩带肛袋

手纸用力擦拭，以免损伤肠黏膜及周围皮肤，并注意观察结肠造口色泽、周围皮肤情况。⑤若使用一次性肛袋，应经常更换；对非一次性肛袋，应备有3～4个，交替使用，并能及时清洗、消毒、晾干后备用。⑥已建立定时排便习惯或粪便已成形，可不戴肛袋，仅于结肠造口覆盖清洁敷料。

4. 指导病人出院后扩张造口，每1～2周1次，持续2～3个月；若出现造口狭窄，排便困难，及时就诊；指导病人养成定时排便的习惯。

5. 出院后，每3～6个月复查1次，以便及时发现复发、转移等情况。根据疗程继续接受化疗或放疗，定期复查血细胞。若出现腹痛、切口红肿、结肠造口异常等情况，应及时复诊。

六、护理评价

病人是否能够接受疾病的现实，心态平稳地配合医护治疗；病人营养状况是否能够维持或得到改善；病人是否能够适应自我形象的改变；病人有否发生并发症，或病情变化能否得以及时发现和处理。

小 结

急性阑尾炎是外科最常见的急腹症。阑尾腔梗阻是发病的主要原因，按病理可分为单纯性、化脓性、绞窄性、阑尾周围脓肿四类。转移性右下腹痛、右下腹固定压痛是特征性的症状和体征。手术是治疗急性阑尾炎最有效的方法。护理工作的重点是病情观察和手术前后护理。肠梗阻病因及种类多样，四大症状是腹痛、呕吐、腹胀、肛门排气排便停止。其中绞窄性肠梗阻可导致肠坏死、肠穿孔，造成弥漫性腹膜炎。肠梗阻治疗的重要措施是有效的胃肠减压，护士应做好护理。

大肠癌是消化道常见的恶性肿瘤之一，其早期症状为少量便血或排便习惯的改变，及时进行直肠指检是早期诊断的有效措施。护理工作的重点应突出心理护理，帮助病人克服对人工肛门的思想顾虑，术前做好肠道准备，对直肠癌根治术后病人做好人工肛门的护理，并教会病人自我护理。

自测题

A_1/A_2 型题

1. 急性阑尾炎最重要的病因是
   A. 阑尾损伤　B. 神经反射
   C. 急性腹膜炎扩散　D. 全身感染
   E. 阑尾腔梗阻
2. 急性阑尾炎术后最常见的并发症是
   A. 切口感染　B. 出血
   C. 腹腔感染　D. 腹腔脓肿
   E. 粪瘘
3. 阵发性腹痛、腹胀、呕吐、无排便排气，可听到气过水声和金属音，最可能是
   A. 机械性肠梗阻　B. 急性胃炎
   C. 胃肠道穿孔　D. 绞窄性肠梗阻
   E. 麻痹性肠梗阻
4. 粘连性肠梗阻最常见的原因是
   A. 先天性肠管发育异常B. 腹部损伤
   C. 腹腔手术　D. 腹腔内肿瘤
   E. 胎粪性腹膜炎
5. 不属于直肠癌的早期症状是
   A. 便意频繁　B. 排便习惯改变
   C. 里急后重　D. 粪便变细
   E. 稀便

6. 关于人工肛门的护理，错误的是
   A. 用氧化锌软膏保护造瘘口周围皮肤
   B. 造瘘口开放时取平卧位
   C. 造瘘口一般在术后2～3天开放
   D. 非一次性肛袋应交替使用
   E. 遵医嘱定时用温盐水经结肠造口灌肠
7. 病人，女性，19岁。因转移性右下腹痛伴恶心、食欲下降8小时来诊。体格检查：T 37.8℃，右下腹有明显压痛、反跳痛、腹肌紧张，诊断为急性阑尾炎，准备手术治疗。下列术前护理措施哪项不需要
   A. 备皮　　B. 应用抗生素
   C. 普鲁卡因皮试　　D. 麻醉前用药
   E. 禁食12小时，禁饮4小时
8. 病人，男性，6个月。因阵发性哭闹伴呕吐8小时来诊。体格检查：T 36.5℃，腹部稍隆，右侧腹部可触及一腊肠样肿块，有触痛，直肠指检发现指套上染有果酱样黏液便。应首先考虑
   A. 急性肠炎　　B. 小肠扭转
   C. 急性肠套叠　　D. 阑尾周围脓肿
   E. 蛔虫性肠梗阻
9. 病人，男性，45岁。昨晚暴饮暴食后，出现脐周阵发性腹痛，并有腹胀、呕吐、肛门停止排便排气，他说去年曾做过阑尾切除手术，诊断为单纯性粘连性肠梗阻。非手术治疗期间，如出现下列哪一种腹痛性质，说明可能发生了肠绞窄
   A. 持续性胀痛　　B. 腹痛突然减轻
   C. 钻顶样绞痛　　D. 阵发性疼痛
   E. 持续性疼痛阵发性加剧

A_3/A_4 型题

（10、11题共用题干）

病人，男性，70岁。因腹泻、便秘交替出现2个月就诊，大便稀并带有黏液血便，疑患直肠癌收住院。

10. 该病人首选的检查是
    A. 癌胚抗原检查　　B. 内镜检查
    C. 实验室检查　　D. 直肠指检
    E. X线钡剂灌肠检查
11. 如明确诊断并准备行Miles手术，错误的术前准备是
    A. 术前3天开始少渣半流食
    B. 术前3日服缓泻剂
    C. 术前3日口服肠道吸收的抗生素
    D. 术日晨留置导尿管
    E. 术前3日应用维生素K

（李　坤）

第17章 直肠肛管疾病病人的护理

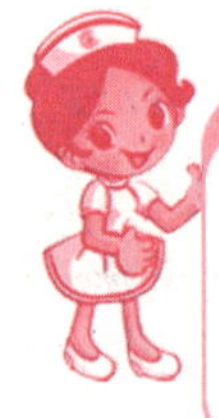

常见的直肠肛管疾病有痔、肛裂、直肠肛管周围脓肿、肛瘘、直肠息肉等，发病率较高，给病人的生活和工作带来诸多不便和痛苦。护士应正确认识直肠肛管疾病，掌握直肠肛管疾病病人护理和健康指导，促进病人康复，提高其自我保健的能力。

第 1 节 痔病人的护理

案例17-1

病人，男性，45岁，在某货场从事装卸工作。2年前发现排便时粪便表面带血，反复发作，无疼痛，未作处理。近来发现除了排便时粪便表面带血以外，还有便后滴血、便后肿物脱出，排便后能自行回缩。初步诊断为痔。

问题：1. 该病人所患的痔属于何种类型？处于哪一期？

2. 如何进行护理评估？

一、概　　述

痔是直肠下段黏膜下或肛管皮肤下静脉丛淤血扩张和迂曲形成的静脉团。痔可发生于任何年龄段，但多见于成年人。

（一）病因

1. 解剖因素　直肠上静脉丛位于门静脉系的最低位，静脉腔内无静脉瓣，静脉回流困难；直肠上下静脉丛壁薄，位置表浅，加之缺乏周围组织支持，易形成静脉扩张。

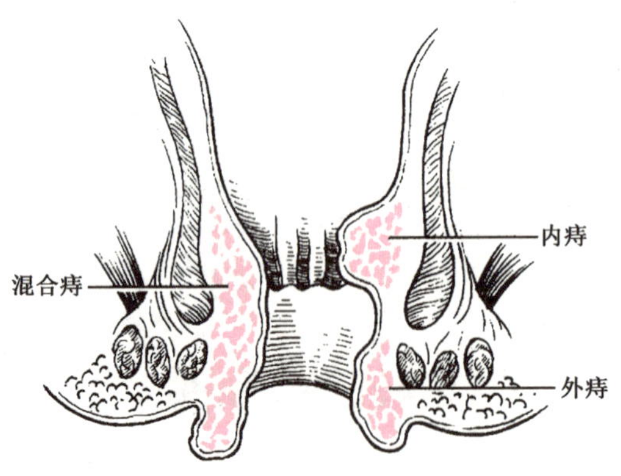

图 17-1　痔的分类

2. 腹内压增高　如习惯性便秘、妊娠、盆腔肿瘤等使腹内压增高的因素均影响静脉回流，使静脉淤血扩张。

3. 其他　如直肠下端和肛管的慢性感染，使静脉壁纤维化，失去弹性；长期饮酒、喜食辛辣食物等易致痔的发生。

（二）分类

痔可分为内痔、外痔、混合痔（图 17-1）。内痔位于齿状线以上，是直肠上静脉丛扩张迂

曲形成的静脉团，表面覆盖直肠黏膜；外痔位于齿状线以下，由直肠下静脉丛扩张迂曲形成，表面覆盖肛管皮肤；混合痔由直肠上、下静脉丛相互吻合，沟通扩张迂曲形成。

二、护理评估

（一）健康史

询问有无长时间坐、立或便秘、排尿困难、妊娠、盆腔肿瘤等引起腹内压增高的因素；询问有无直肠、肛管的慢性感染史；询问有无长期饮酒、喜辛辣食物史等。

（二）身心状况

1. 躯体表现

（1）内痔：主要表现为排便时无痛性出血和痔核脱出。根据病程，内痔可分为三期（表17-1）。

表 17-1 三期内痔的特征

分期	便血	痔核脱出	疼痛
Ⅰ期	便时出血或便后滴血	无痔核脱出	无
Ⅱ期	排便出血加重，甚至喷射状	便时痔核脱出，便后自行回纳	无
Ⅲ期	出血量常减少	腹内压增高时痔核即脱出，不能自行回缩	继发感染时疼痛，痔核嵌顿于肛外可剧痛

考点：三期内痔的临床特征

（2）外痔：一般外痔在肛缘呈局限性隆起，常无明显症状。如排便过度用力，可导致皮下静脉丛破裂出血，形成有张力的血肿，称血栓性外痔，局部出现剧痛，查肛管皮下可见暗紫色肿物，边界清楚，有明显触痛。如并发感染，又称炎性外痔，局部出现红肿热痛，也可形成脓肿。

（3）混合痔：兼有内、外痔的临床特征。

2. 心理-社会状况 痔常引起无痛性便血，病人常有紧张、恐惧感；由于发病后仍可坚持工作，又使病人对疾病不重视；当痔核脱出需要治疗时，病人会产生焦虑的心理反应。

（三）辅助检查

1. 检查体位 ① 膝胸位：临床上最常用，病人屈膝跪伏于床上，双肘着床，头部垫枕，臀部抬高，适用于一般病人的短时间检查（图17-2）。② 侧卧位：多取左侧卧位，左下肢微屈，右下肢髋和膝部各屈90°，适用于年老体弱或重症病人（图17-3）。③ 截石位：适用于肛门手术（图17-4）。④ 蹲位：病人下蹲，用力增加腹压，适用于检查内痔脱出或直肠脱垂等（图17-5）。

考点：直肠肛管疾病检查体位

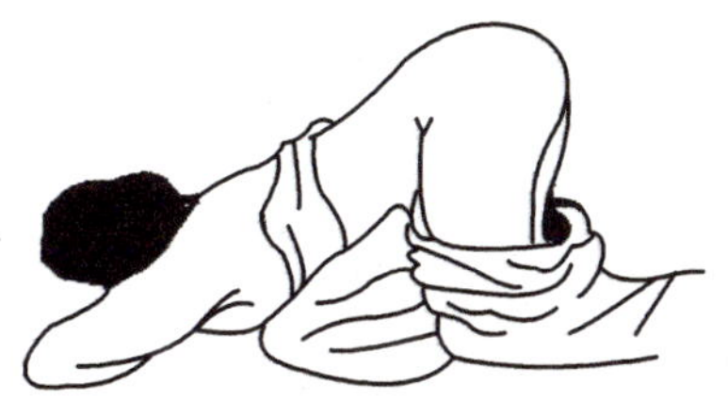

图 17-2 胸膝位

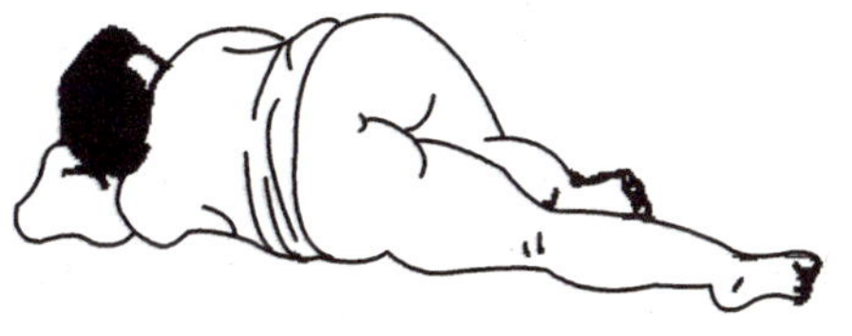

图 17-3 左侧卧位

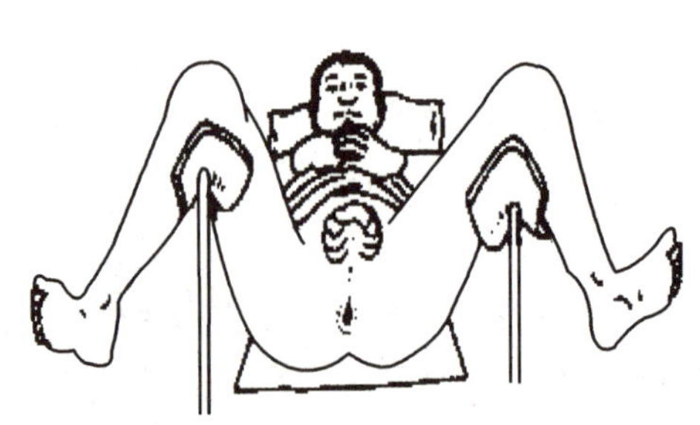

图 17-4　截石位

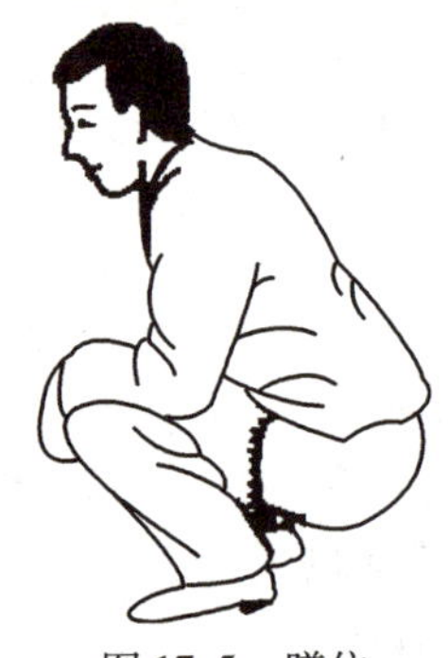

图 17-5　蹲位

2. 配合直肠指诊和内镜检查

(1) 准备工作:检查应在检查室中进行,或在治疗室内将屏风围起。应向病人家属说明检查的目的和方法,解除疑虑,使病人合作。内镜检查前嘱病人排空大便,或进行灌肠排便。检查前护士应将内镜接通电源,备无菌手套、滑石粉、液状石蜡、长棉签及草纸。另备盛有标本固定液的小瓶,备留送活组织病理检查用。

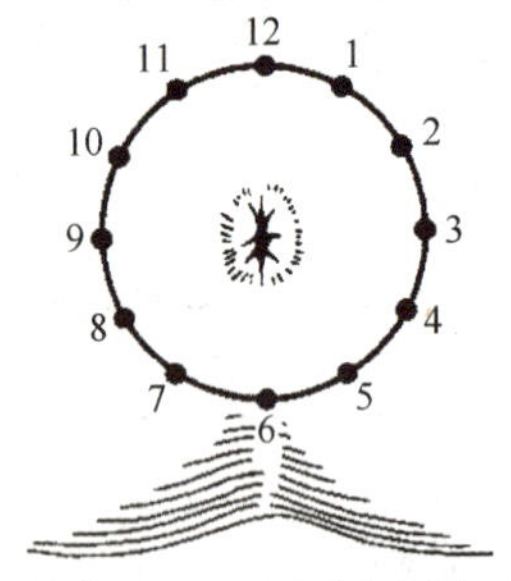

图 17-6　肛门检查的时钟定位法(截石位)

(2) 检查过程:检查时先安置好合适体位,对好光源。不论何种检查均须先作直肠指诊。检查者戴手套,蘸液状石蜡后,先用指腹部轻压肛门,嘱病人深呼吸,放松肛门括约肌,然后将示指缓缓深入肛管和直肠,检查肛管和直肠壁有无肿块、触痛,注意指套有无黏液血迹。必要时行内镜检查。妇女月经期、肛裂、肛门狭窄、肛周急性感染的病人,不作内镜检查。

(3) 记录:肛管直肠病变时先写明何种体位,再用时针定位法记录病变的部位。例如,截石位肛门前方正中应记作"截石位 12 点",后方正中为"截石位 6 点";膝胸位则相反(图 17-6)。

3. 实验室及其他检查　①血常规:对病史较长的病人了解有无发生贫血;②内镜检查:可确定内痔的部位和数量。

(四) 治疗要点与反应

1. 非手术治疗　①注射疗法:适用于Ⅰ~Ⅱ期内痔。注射硬化剂(5% 鱼肝油酸钠等)于黏膜下痔血管周围,产生无菌性炎症,黏膜下组织、静脉丛纤维化,使痔萎缩而愈,治疗效果较好。②胶圈套扎疗法:适用于各期内痔。利用橡皮圈的弹性套扎痔核,使其缺血、坏死、脱落,达到治疗目的。痔核较多时,可分次套扎。

2. 手术治疗　①痔单纯切除术,适用于Ⅱ~Ⅲ期内痔和混合痔。②血栓性外痔,采用手术剥除血栓,结扎血管。

三、护理诊断与医护合作性问题

1. 疼痛　与痔核脱出、感染或手术创伤有关。

2. 知识缺乏　缺乏对痔相关知识的了解。

3. 潜在并发症　术后出血、伤口感染、尿潴留。

四、护理目标

病人术后疼痛减轻;病人能说出痔的发病及预防因素等相关知识;病人并发症得到有效预防或处理。

五、护理措施

(一) 非手术治疗及术前护理

1. 一般护理

(1) 饮食:鼓励病人多饮水,多吃蔬菜、水果及含粗纤维食物,以利通便。

(2) 保持排便通畅:养成每日定时排便的习惯。对年老体弱者要鼓励其进行适当的活动,进食粗纤维食物等以保持排便通畅;对习惯性便秘的病人,每日服适量蜂蜜,多数能自行缓解;对便秘较严重者,可服用液状石蜡等缓泻药物;较长时间未排便者,可用开塞露20ml肛门注入或肥皂水灌肠通便。

考点:保持排便通畅的护理措施

(3) 适当保健活动:对长久站立或坐位工作的人,提倡做保健操。年老体弱者更应适当活动。指导病人进行肛门肌肉舒缩活动,促进盆腔静脉回流和肛门括约肌功能。每次肛门收缩时,持续缩紧3秒钟以上,然后放松,连续活动10~15分钟,早晚锻炼,坚持数日便有疗效。

(4) 保持肛门清洁:每日便后清洁肛门,及时治疗直肠肛管感染性疾病。

(5) 肛门坐浴:可清洁肛门,改善血液循环,促进炎症吸收,同时还可缓解括约肌痉挛,减轻疼痛。选用高度适宜的坐浴盆,放入温水(40~43℃)或1:5000的高锰酸钾溶液,将整个会阴部浸于热水中,每日1~2次,每次15~20分钟。对年老体弱者坐浴结束后给予搀扶,以免跌倒。

考点:肛门坐浴的目的和方法

2. 病情观察　注意观察病人排便及便时出血情况,并做好记录。

3. 术前护理　按外科一般术前常规护理。一般不限制饮食,或术前1日少渣饮食。每晚坐浴,清洁肛门、会阴部。手术前晚或手术日晨进行灌肠。

(二) 术后护理

1. 一般护理　①饮食:术后3日进流质或半流质饮食,以后逐步改为普通饮食。②病情许可后,鼓励病人早活动,预防便秘。

2. 病情观察　内痔术后伤口出血是常见并发症。有时出血积聚在直肠内可达数百毫升,病人出现神志淡漠、面色苍白、出冷汗、头晕、心慌、脉细速等内出血表现,并伴有肛门下坠感、急迫排便感,或排出大量鲜血和血块,严重者发生失血性休克。故术后应定时测血压、脉搏,观察伤口敷料渗血情况。如有内出血表现,应及时报告医生并作相应处理。同时,应注意观察有无肛门失禁、切口感染、肛门狭窄等并发症。

3. 配合治疗护理

(1) 止痛:肛管手术后因括约肌痉挛或肛管内敷料填塞过多而引起伤口疼痛加剧。如检查发现肛管内敷料填塞过紧,应予松解。一般术后1~2日内给予止痛剂,并在术后首次排便之前再用一次。也可用温水坐浴、局部热敷、涂敷消炎止痛软膏等,以缓解疼痛。

(2) 伤口护理:肛门手术后,多数伤口敞开不缝合,每日均需换药。排便后伤口被粪便污染,应经清洁后再用1:5000高锰酸钾溶液或温水坐浴,最后再予换药。

(3) 处理尿潴留:术后病人因麻醉、手术刺激、伤口疼痛、肛管填塞敷料过紧及不习惯床上排尿而引起尿潴留,可采用止痛、下腹部热敷、诱导排尿、暂松解填塞等措施,多能自行排尿。经上述处理后仍不能排尿者应在无菌操作下导尿。

(4) 排便护理:术后不必限制排便,应保持排便通畅。术后3日未解大便者,应口服液状石蜡或少量番泻叶冲服等以助通便。术后7~10日内一般不灌肠。

(三) 心理护理

了解病人的心理反应,讲解痔的相关知识,处理因疾病带来的痛苦和不适,使病人保持良好的心态,积极配合治疗检查。

(四)健康指导

指导病人平时多吃水果、蔬菜,少进辛辣食物,不饮酒。向病人介绍保持肛门卫生的方法;避免久站或久坐,久坐后做适当运动;指导病人进行肛门肌肉舒缩运动。指导病人养成定时排便的习惯。

六、护理评价

病人术后疼痛是否减轻;病人是否能说出痔的发病及预防因素等相关知识;病人并发症是否得到有效预防或处理。

第2节　肛裂病人的护理

案例17-2

病人,男性,31岁,因排便疼痛4个月入院。病人有便秘病史,近4个月来排便时及便后疼痛,尤以排便后疼痛更为剧烈,常持续半个小时以上,粪便表面经常带有少量鲜红色血液。查体:一般情况好,心、肺、腹未见异常,肛管周围可见溃疡性裂隙,其下有袋状皮垂向下突出于肛门外。

问题:1. 病人便后为何会疼痛?

2. 如何护理?

考点:肛裂好发部位

肛裂是肛管皮肤全层裂开形成的慢性溃疡,常发生在肛管后正中线。长期便秘的病人,因粪便干硬,大便时用力过猛,可撕裂肛管皮肤,继发感染,形成溃疡。因粪便反复摩擦、污染,同时肛门括约肌痉挛造成局部缺血,以致溃疡难以愈合。

一、临床表现

1. 疼痛　肛裂最主要症状是排便时及排便后肛门部疼痛。排便时因肛管扩张刺激溃疡创面造成剧痛,便后稍为缓解,但随之括约肌收缩,压迫肛裂溃疡部,出现更为剧烈持久的疼痛,甚至可持续数小时。

2. 便秘　既是肛裂的病因,也是肛裂的表现。病人由于害怕排便导致的剧痛,常克制排便,加重便秘,使粪便更为干结,排便时及排便后疼痛更剧烈,形成恶性循环。

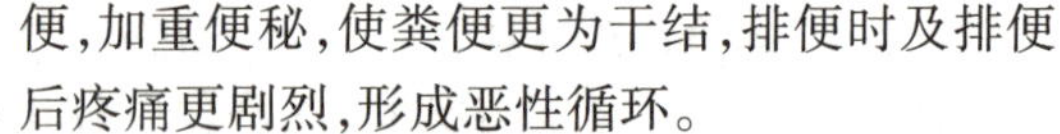

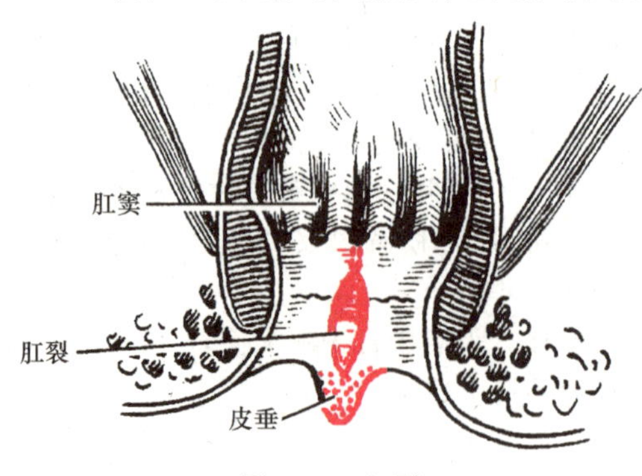

图17-7　肛裂

3. 出血　排便时在粪便表面或手纸上有少量鲜血。

4. 肛门检查　用手分开肛门皮肤,可见肛管后正中线部位有梭形裂口。新鲜肛裂色鲜红,边缘皮肤薄而软,慢性肛裂较深且色灰,边缘皮肤较硬。常在溃疡远端可见结缔组织增生形成的皮垂,称前哨痔。对肛裂病人一般禁做直肠指诊,以免引起疼痛(图17-7)。

考点:肛裂的临床表现

二、治疗要点

对初发病者，可通过调节饮食，口服缓泻药物，养成每日定时排便，以保持排便通畅。便后坐浴，局部涂抗炎止痛软膏，或在溃疡基底封闭注射等以促进溃疡愈合。对陈旧性肛裂常需要手术切除，术后不缝合。坚持肛门坐浴和换药，促进伤口及早愈合。

三、护理要点

做好心理护理。协助医生做好病人的伤口护理和肛门坐浴护理。指导病人合理膳食，保持大便通畅。

第3节 直肠肛管周围脓肿病人的护理

直肠肛管周围脓肿是发生于直肠肛管周围软组织间隙的急性化脓性感染。多数继发于肛窦炎，少数可因直肠肛管损伤后感染所致。常见致病菌为大肠埃希菌。按脓肿所在部位分为肛旁皮下脓肿、坐骨肛管间隙脓肿、骨盆直肠间隙脓肿(图 17-8)。

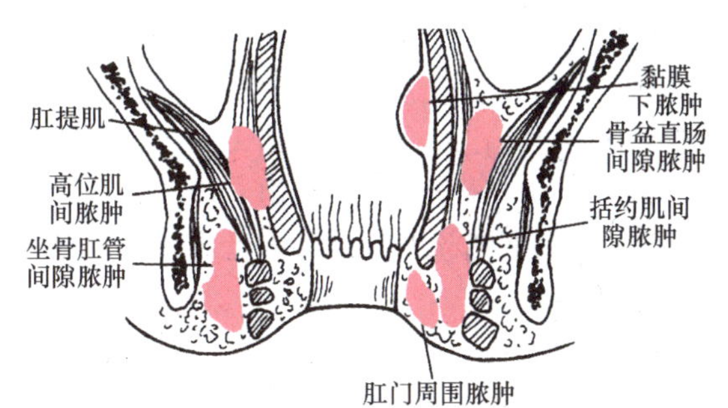

图 17-8 直肠肛管周围脓肿

考点：直肠肛管周围脓肿最常见的原因

(一) 临床表现

直肠肛管周围脓肿的临床特点见表 17-2。

表 17-2 三种直肠肛管周围脓肿的临床特点

类型	局部症状	全身症状	直肠指诊
肛旁皮下脓肿	肛周持续性疼痛、皮肤红肿、压痛，脓肿形成后有波动感	较轻	一般不做
坐骨肛管间隙脓肿	肛门疼痛，局部红、肿、热、痛，有时发生直肠刺激征或排尿困难	明显	肛管内有触痛性隆起、波动感
骨盆直肠间隙脓肿	不甚明显，当炎症波及直肠和膀胱时，可出现直肠刺激征或排尿困难	明显	较深处有局限性隆起、触痛，或有波动感

(二) 治疗要点

发病初期，局部热敷、理疗或温水坐浴，每日 2 ~ 3 次；保持排便通畅；应用抗生素控制感染。一旦脓肿形成应及时切开引流。

(三) 护理要点

加强心理护理，重点做好伤口护理，每日排便后用 1∶5000 的高锰酸钾溶液坐浴，再更换敷料。

第4节　肛瘘病人的护理

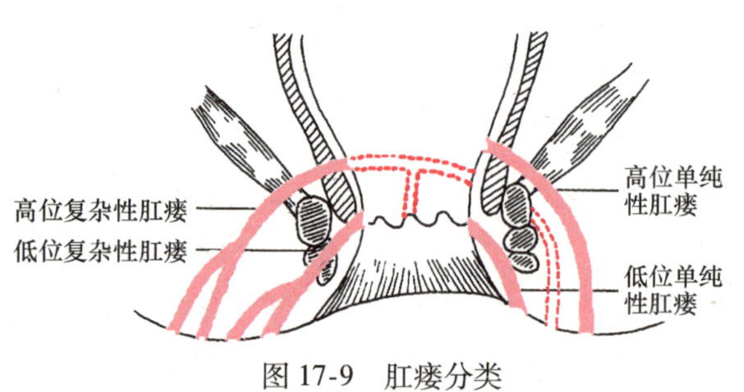

图 17-9　肛瘘分类

肛瘘指肛管或直肠远端与肛周皮肤间形成的感染性瘘管。多数因直肠、肛管周围脓肿破溃，或切开引流以后未彻底愈合而形成。肛瘘一般由内口、瘘管、外口组成。外口位于肛周皮肤，内口在肛管或直肠下端。凡瘘管在肛门外括约肌深部以下者为低位肛瘘；在外括约肌深部以上并跨越外括约肌深部者即为高位肛瘘。只有一个瘘管者为单纯性肛瘘；有多个瘘管或瘘口即为复杂性肛瘘（图 17-9）。

（一）临床表现

肛门周围外瘘口不断有少量脓性分泌物排出，内裤经常被脓液污染。脓液刺激皮肤引起瘙痒。如外口暂时愈合、脓液和粪便不能排出时，局部有红肿、胀痛，伴有全身发热、乏力等，当脓液再次穿破排出时症状才会消失。肛瘘反复发作蔓延扩散，则形成复杂性肛瘘。高位肛瘘还可有粪便和气体自外口处排出。检查时可见肛周外口处呈乳头状隆起，用手挤压可见少量脓液流出。直肠指诊在齿状线附近或其上方可触及索状瘘管。

（二）治疗要点

低位肛瘘用挂线疗法或手术切除，高位肛瘘以挂线疗法为主，对复杂性肛瘘常需分期处理。挂线疗法一般用探针引导橡皮筋穿过瘘管并拉紧结扎，使被结扎处组织发生血运障碍而坏死，这种方法使瘘管及其周围组织在逐步"切开"的同时，基底创面也逐渐粘连愈合，直至橡皮筋脱落，瘘管愈合。由于肛管直肠环也是边切开边愈合，避免了被一次性切断而引起的肛门失禁（图 17-10）。

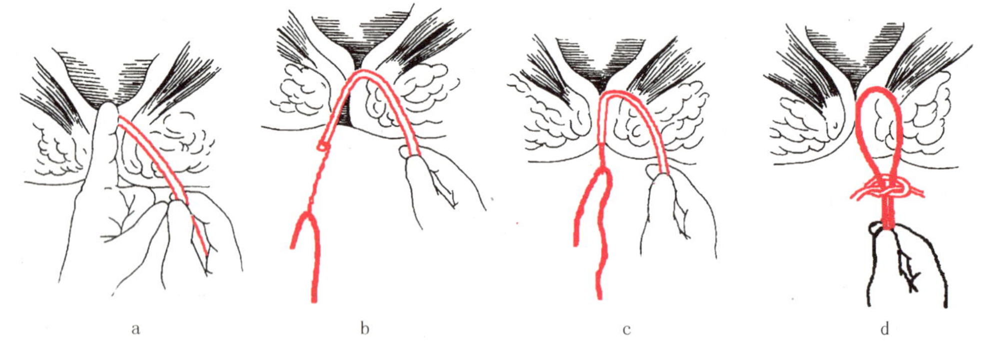

图 17-10　肛瘘挂线疗法

（三）护理要点

肛瘘病人应保持排便通畅，保持肛门部清洁，用 1∶5000 的高锰酸钾溶液温水坐浴。术后不控制排便，可口服液状石蜡以软化大便。术后第 2 日开始换药，排便后及换药前均应坐浴。

小 结

直肠肛管疾病临床发病率较高，常见的有痔、肛裂、直肠肛管周围脓肿、肛瘘等。便秘是大多数直肠肛管疾病的发病诱因，也是最常见的症状，在护理中要注意调整病人饮食，保持其排便通畅，坚持保健活动，合理进行肛门坐浴，保持肛门清洁、促进直肠肛管周围组织血液循环。术后病人应观察有无伤口出血、感染等并发症，及时处理伤口疼痛、尿潴留、便秘等不适。加强心理护理和健康教育。

自测题

A_1/A_2 型题

1. 内痔早期常见症状是
   A. 肛门疼痛
   B. 痔核脱出
   C. 大便时带血
   D. 便秘
   E. 腹泻
2. 直肠肛管疾病最常用的检查体位是
   A. 侧卧位　B. 膝胸位
   C. 截石位　D. 蹲位
   E. 以上都是
3. 肛门坐浴的时间一般为
   A. 5 分钟　B. 10 分钟
   C. 15～20 分钟　D. 30 分钟
   E. 60 分钟
4. 肛裂最突出的表现是
   A. 便时和便后肛门剧烈疼痛
   B. 经常便秘
   C. 排使后粪便表面有血迹
   D. 便后鲜血滴出
   E. 肛门瘙痒
5. 病人，女性，39 岁。半年前因直肠肛管周围脓肿切开引流，之后局部皮肤反复红肿、破溃、瘙痒，应考虑为
   A. 内痔　B. 外痔
   C. 混合痔　D. 肛旁痛肿
   E. 肛瘘

A_3/A_4 型题

（6～8 题共用题干）

病人，男性，70 岁。较长时间大便干燥，近 2 周来排便时疼痛伴出血，经检查，肛管皮肤全层裂开，形成溃疡，诊断为肛裂。采用坐浴等非手术治疗。

6. 该病人作直肠肛管检查时最合适的体位是
   A. 蹲位　B. 左侧卧位
   C. 右侧卧位　D. 膝胸位
   E. 截石位
7. 该病人肛门坐浴的水温应为
   A. 20～23℃　B. 30～33℃
   C. 40～43℃　D. 50～53℃
   E. 60～63℃
8. 下列的有关处理哪项不妥
   A. 避免辛辣食物　B. 多吃水果
   C. 服缓泻剂　D. 采用肛门指检
   E. 外用消炎软膏

（李　坤）

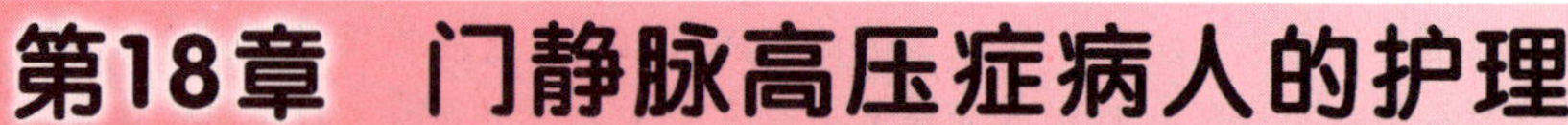

第18章 门静脉高压症病人的护理

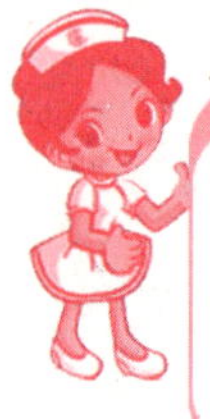

血液通过门静脉进入肝脏，肝硬化病变后门静脉血液回流受阻，引起门静脉系统压力增高，形成门静脉高压症。门静脉高压症易引起食管、胃底静脉曲张、脾肿大和腹水等，尤以食管、胃底静脉曲张最危险。曲张静脉一旦发生破裂，其来势凶猛，出血量多，常危及生命。护士应正确认识门静脉高压症，做好健康教育和护理工作。

案例18-1

病人，女性，50岁。3个月前反复呕血、黑便。查体：贫血貌，皮肤无黄染及出血点，肝不大，脾肋下3cm，移动性浊音(±)。胃镜及食管钡餐示食管、胃底静脉曲张。肝脾彩色多普勒超声示肝脏形态正常，脾肿大，少量腹水。血常规：白细胞2.89×10^9/L，红细胞3.29×10^{12}/L，血红蛋白78g/L，血小板80×10^9/L。初步诊断：门静脉高压症，食管-胃底静脉曲张并上消化道出血，脾肿大。拟行脾切除术+贲门周围血管离断术。

问题：1. 引起门静脉高压症最常见的病因是什么？

2. 门静脉高压症有哪些躯体表现？

3. 如何做好术前后护理？

一、概　　述

考点：门静脉高压症概念和门静脉正常压力

门静脉高压症指门静脉血流受阻，血液淤滞引起门静脉系统压力增高，继而出现脾肿大及脾功能亢进、食管-胃底静脉曲张或破裂出血、腹水等一系列表现的临床病症。门静脉正常压力为13～24cmH_2O。门静脉高压时，压力可增至30～50cmH_2O。

门静脉主干由肠系膜上、下静脉和脾静脉汇合而成，进入肝脏后逐渐分支，其小分支和肝动脉小分支的血流汇合于肝小叶的肝窦（肝的毛细血管网）。门静脉位于两个毛细血管网之间，一端是腹腔内脏的毛细血管网，另一端是肝小叶的肝窦。

考点：门静脉与腔静脉之间的四个交通支

门静脉与腔静脉之间存在四个交通支（图18-1）：胃底-食管下段交通支、直肠下段-肛管交通支、前腹壁交通支、腹膜后交通支。当门静脉血流受阻时，可通过这些交通支分流到腔静脉。肝炎后肝硬化或血吸虫病肝硬化所致的肝内型门静脉高压症，在我国最为多见。

二、护理评估

（一）健康史

1. 对于门静脉高压症上消化道大出血病人，注意了解有无劳累、进食坚硬粗糙食物、咳嗽、呕吐、用力排便、负重活动等诱发因素。

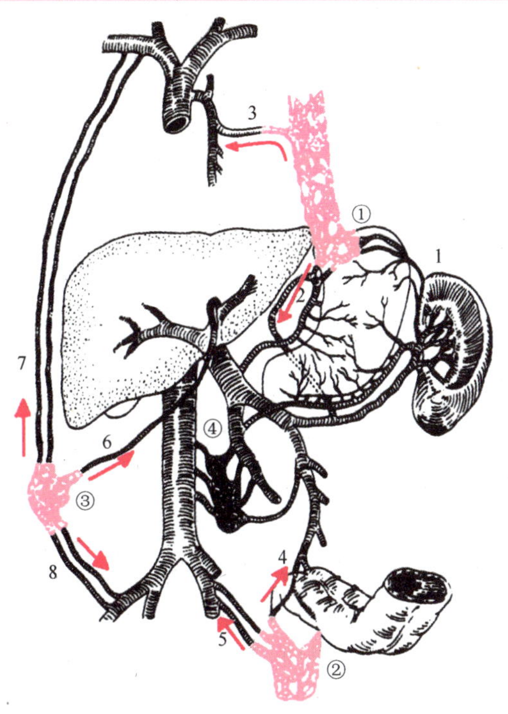

图 18-1 门静脉与腔静脉之间的交通支

1. 胃短静脉;2. 胃冠状静脉;3. 奇静脉;4. 直肠上静脉;5. 直肠下静脉、肛管静脉;
6. 脐旁静脉;7. 腹上深静脉;8. 腹下深静脉
①胃底-食管下段交通支;②直肠下端-肛管交通支;③前腹壁交通支;④腹膜后交通支

2. 评估病人有无肝炎、血吸虫病病史。

(二) 身心状况

1. 躯体表现

(1) 脾肿大和脾功能亢进:体检可见不同程度的脾大,脾功能亢进时,血液中血细胞减少,最常见的是白细胞和血小板减少。

(2) 呕血和黑便:食管-胃底静脉曲张破裂大出血是门静脉高压症中最危险的并发症。出血量大,一次可达 1000 ~ 2000ml,表现为呕血、黑便,甚至出血性休克。由于肝功能损害引起凝血功能障碍、脾功能亢进导致血小板减少等,出血常不易自止。出血后肝组织严重缺血缺氧,容易导致肝性脑病。

(3) 腹水:是肝功能损害的表现。病人出现腹胀,腹水形成较多时腹部膨隆,叩诊移动性浊音。

考点: 门静脉高压症的躯体表现

(4) 其他:常有消化吸收功能障碍或营养不良表现、鼻与牙龈出血等全身出血倾向,还可有黄疸、蜘蛛痣、腹壁静脉曲张等。

2. 心理-社会状况 门静脉高压症多为肝硬化所致,病程较长,反复发病,影响工作和生活,病人有不同程度的焦虑和悲观情绪。合并上消化道大出血时,病人精神紧张,有恐惧感。还应了解家庭成员能否提供足够的心理和经济支持,以及病人和家属对疾病的认识程度。

（三）辅助检查

考点：门静脉高压症的血常规特点

1. 血常规检查　脾功能亢进时全血细胞计数减少，以白细胞和血小板计数下降最为明显。

2. 肝功能检查　可见血浆白蛋白降低而球蛋白增高，白/球蛋白比例倒置。凝血酶原时间延长。

3. 食管吞钡 X 线　在食管为钡剂充盈时，曲张的静脉使食管的轮廓呈虫蚀样改变；排空时，曲张的静脉表现为蚯蚓样或串珠样改变。

4. 内镜检查　可直接观察食管、胃底有无静脉曲张。急诊检查还有助于明确出血部位和原因。

5. 腹部 B 超检查　了解肝和脾的形态、大小，有无腹水及门静脉扩张情况。

6. 腹腔动脉造影或肝静脉造影　可确定静脉受阻部位及侧支回流情况。

（四）治疗要点与反应

考点：门静脉高压症外科手术治疗的适应证

门静脉高压症以内科治疗为主。外科手术治疗的适应证：①食管-胃底曲张静脉破裂出血。②严重的脾大伴明显的脾功能亢进。③肝硬化引起的顽固性腹水。

1. 食管-胃底曲张静脉破裂出血的手术治疗

（1）断流术：是在脾切除的同时，阻断门-奇静脉间交通支的反常血流，达到止血的目的。目前效果较好的手术方式是贲门周围血管离断术，即切除脾脏，同时彻底结扎，切断胃冠状静脉和贲门周围的静脉分支（图 18-2）。为急诊手术术式的首选。该术式直接阻断了食管-胃底交通支的反常血流，又不影响门静脉向肝的血液灌注量，有利于保护肝的功能。

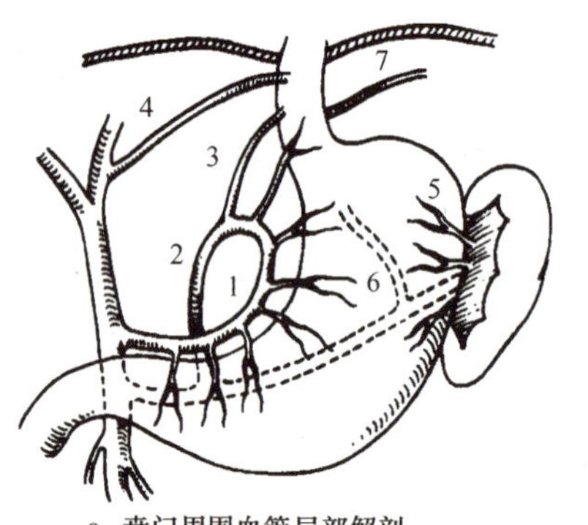

a. 贲门周围血管局部解剖

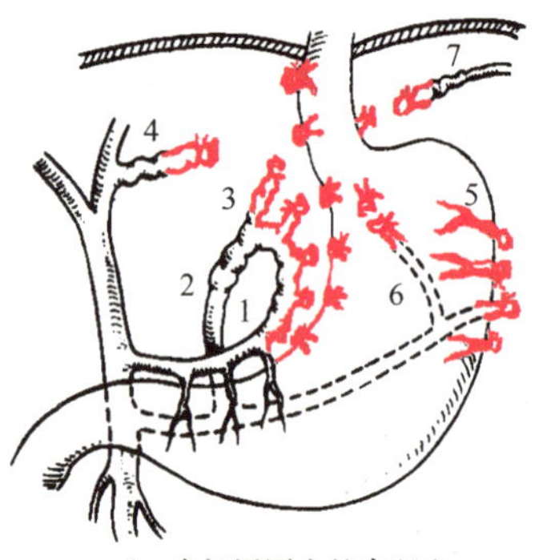

b. 贲门周围血管离断术

图 18-2　贲门周围血管离断术

1. 胃支；2. 食管支；3. 高位食管支；4. 异位高位食管支；
5. 胃短静脉；6. 胃后静脉；7. 左膈下静脉

考点：门静脉高压症分流术的目的

（2）分流术：将肝门静脉系和腔静脉系的主要血管进行吻合，使压力较高的肝门静脉血分流入腔静脉，从而降低肝门静脉系压力，间接控制食管、胃底静脉曲张及破裂出血。常用的手术方式有脾-肾静脉分流术、门-腔静脉分流术、肠系膜上下腔静脉分流术等（图 18-3）。分流术会使肝门静脉向肝的灌注量减少而加重肝损害；部分或全部门静脉血未经肝处理径直流入体循环易致肝性脑病。

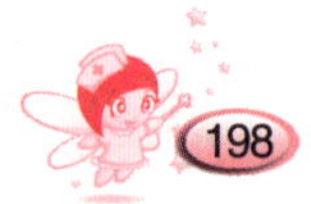

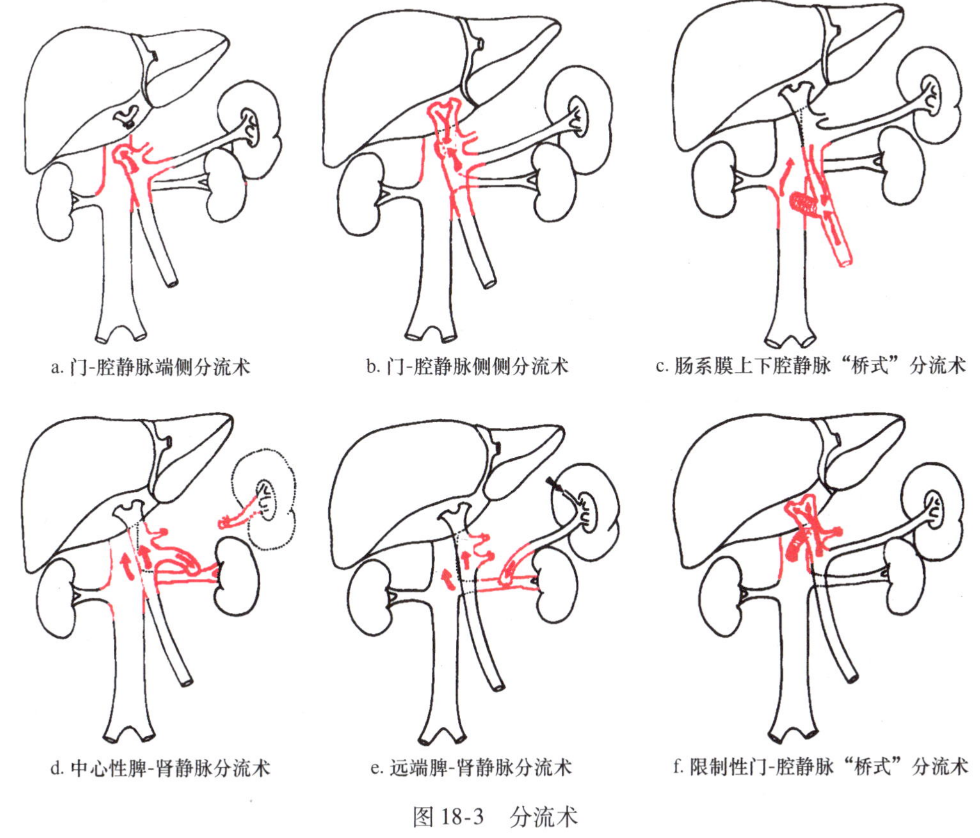

图 18-3 分流术

2. 脾肿大、脾功能亢进的手术治疗 脾切除术主要用于消除脾功能亢进，还可以减少约20% 的门静脉血源量。晚期血吸虫病肝硬化引起的脾肿大和脾功能亢进，行单纯脾切除术效果良好。

3. 顽固性腹水的手术治疗 可采用带单向阀门的转流管行腹腔-静脉转流术。对于终末期肝硬化门静脉高压症的病人，肝移植是理想的治疗方法。

三、护理诊断与医护合作性问题

1. 焦虑/恐惧 与长期患病或突然大量呕血，病情危重有关。
2. 营养失调：低于机体需要量 与肝功能损害及消化吸收功能不良有关。
3. 知识缺乏 缺乏预防上消化道出血的有关知识。
4. 潜在并发症 休克、肝性脑病、感染、静脉血栓形成等。

四、护理目标

病人恐惧心理减轻或缓解，情绪稳定；病人肝功能及全身营养状况改善；病人能正确描述预防上消化道再出血的有关知识，自我保健能力提高；病人未发生并发症，或并发症能得到及时发现和处理。

五、护理措施

（一）术前护理

1. 一般护理

（1）重视休息：术前保证充分休息，必要时绝对卧床休息，可降低肝代谢率，减轻肝负荷并可增加肝血流量，有利于保护肝功能。

考点：防止食管-胃底曲张静脉破裂出血的护理要点

（2）饮食护理：给予病人低脂、高糖、高维生素饮食，一般应限制蛋白质摄入量，但肝功能尚好者可给予富含蛋白质的饮食。

（3）防止食管-胃底曲张静脉破裂出血：避免劳累及恶心、呕吐、便秘、咳嗽、负重等使腹内压增高的因素；避免干硬食物或刺激性食物（辛辣食物或酒类）；饮食不宜过热；口服药片应研成粉末冲服。术前一般不放置胃管，必要时选细软的胃管，涂以液状石蜡，以轻巧手法协助病人徐徐吞入。

2. 病情观察　监测生命体征、肝功能，密切观察病人有无呕血、黑便等出血征象。注意有无水、电解质、酸碱平衡失调。

3. 配合治疗护理

考点：保护肝脏的措施

（1）加强营养，采取保肝措施：①营养不良、低蛋白血症者静脉输入支链氨基酸、人体白蛋白或血浆等。②贫血及凝血机制障碍者可输给新鲜全血、肌内注射或静脉滴注维生素 K。③适当使用肌苷、辅酶 A、葡萄糖醛酸内酯（肝泰乐）等保肝药物，补充维生素 B、维生素 C 和维生素 E，避免使用巴比妥类、盐酸氯丙嗪等对肝功能有损害的药物。④术前 3～5 日静脉滴注 GIK 溶液（即每日补给葡萄糖 200～250g，并加入适量胰岛素及氯化钾）。

（2）预防感染：术前 2 日使用广谱抗生素。

（3）分流术前准备：除上述护理措施外，术前 2～3 日口服新霉素或链霉素及甲硝唑，抑制肠道细菌生长，减少肠道氨的产生，防止术后肝性脑病；术前 1 日晚清洁灌肠，避免术后肠胀气压迫血管吻合口；脾-肾静脉分流术前需检查确定肾功能是否正常。

（4）急症护理：发生出血性休克时，应积极做好抗休克治疗的有关护理。

4. 心理护理　及时了解病人的心理状态，有针对性地做好解释工作。介绍手术成功的案例，并鼓励病人与之交流，以消除顾虑，减轻恐惧心理。对急性上消化道出血病人，要专人看护，关心、安慰病人。

（二）术后护理

1. 一般护理

考点：分流术后体位、活动与饮食护理

（1）体位与活动：为防止分流术后血管吻合口破裂出血，48 小时内平卧位或 15°低半坐卧位；翻身动作轻柔；一般术后卧床 1 周，做好相应生活护理；避免受凉感冒；保持大小便通畅；分流术后短期内可发生下肢肿胀，可适当抬高下肢。

（2）饮食护理：在肠蠕动恢复后，可给流质饮食，逐步过渡到普食；分流术后应限制蛋白质摄入，防止肝性脑病发生；忌粗糙和过热的食物；禁烟酒。

2. 病情观察　监测神志和生命体征，密切观察有无术后并发症的发生。常见的并发症有：①腹腔内出血：主要是由于分流术后血管吻合口破裂所致，病人可有低血容量性休克的表现。②肝性脑病：分流术后含氨静脉血直接进入体循环，易诱发肝性脑病，因此，应观察病人有无性格行为异常、定向力减退、嗜睡与躁动交替等表现。③肠系膜静脉血栓形成：脾切除后血小板迅速增高可引起病人发热、腹痛、腹胀、血便等。④感染。

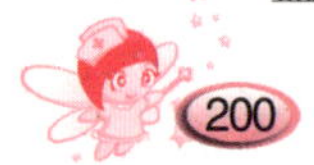

3. 配合治疗护理

（1）预防感染：术后继续使用抗生素；做好口腔护理；保持皮肤清洁。

（2）防止脾切除术后静脉血栓形成：术后2周内定期复查血小板计数，如超过600×10^9/L时，考虑给抗凝处理，注意用药前后的凝血时间变化。脾切除术后不再使用维生素K及其他止血药物。

（3）腹腔引流管护理：膈下引流管要保持通畅，必要时负压吸引，观察并记录引流液的量及性状。每日更换引流袋，注意无菌操作。一般术后2～3日，引流量减少至每日10ml以下，色清淡，即可拔管。

（4）保护肝功能：继续采取保肝措施。

4. 心理护理　耐心解释各种诊疗、护理操作的必要性、安全性和注意事项。关心、体贴病人，使之增强信心，积极配合治疗和护理。

（三）健康指导

主要目的是保护肝功能，防止食管-胃底曲张静脉再次破裂出血。

1. 病人出院后进食高热量、高维生素饮食；肝功能尚好者，可酌情摄取优质高蛋白饮食；肝功能严重受损及分流术后病人，限制蛋白质的摄入；有腹水者限制水和钠的摄入。禁烟酒、粗糙、过热及刺激性食物。

2. 保证足够休息，避免劳累和过度活动；避免引起腹内压增高的因素，以免诱发曲张静脉破裂出血。

考点：门静脉高压症的健康指导

3. 保持心情乐观愉快，避免精神紧张、抑郁等不良情绪。

4. 遵医嘱使用保肝药物，定期来医院复查。

六、护理评价

病人恐惧心理是否减轻或缓解，情绪稳定；病人肝功能及全身营养状况是否得到改善；病人是否能正确描述预防上消化道再出血的有关知识，自我保健能力是否得到提高；病人是否发生并发症，或并发症是否得到及时发现和处理。

小结

门静脉高压症指门静脉血流受阻、血液淤滞引起门静脉系统压力增高，继而出现脾肿大及脾功能亢进、食管-胃底静脉曲张或破裂出血、腹水等一系列表现的临床病症。肝炎后肝硬化或血吸虫病肝硬化所致的肝内型门静脉高压症在我国最为多见。外科治疗的主要目的是消除食管-胃底曲张静脉破裂大出血，以及严重的脾肿大伴明显的脾功能亢进及肝硬化引起的顽固性腹水。术前护理要注意加强营养，采取保肝措施；防止食管-胃底曲张静脉破裂出血。术后要做好一般护理，密切观察有无并发症的发生，并认真做好健康指导工作。

自测题

A_1/A_2 型题

1. 门静脉的正常压力是

A. 2～6cmH_2O

B. 6～12cmH_2O

C. 13～24cmH_2O

D. 24～36cmH_2O

E. 30～50cmH_2O

2. 引起门静脉高压症的主要原因是

A. 门静脉血栓形成

B. 门静脉无瓣膜结构

C. 肿瘤压迫肝外门静脉
D. 门静脉炎症反应
E. 肝硬化

3. 门-腔静脉交通支中,最重要的是
A. 直肠下端交通支
B. 腹壁交通支
C. 腹膜后交通支
D. 胃底-食管下段交通支
E. 肠系膜血管交通支

4. 门静脉高压症引起腹水的原因,不包括
A. 门静脉系的毛细血管床滤过压增加
B. 醛固酮和血管升压素增加
C. 肝内淋巴液容量增加,回流不畅
D. 血浆白蛋白降低
E. 醛固酮减少

5. 肝硬化门静脉高压症的常见临床表现不包括
A. 脾大　　B. 呕血
C. 黄疸　　D. 腹水
E. 腹痛

6. 门静脉高压症病人禁食粗糙、辛辣食物的目的是
A. 避免诱发肝性脑病
B. 避免诱发食管-胃底曲张静脉破裂出血
C. 减少腹水形成
D. 减少胃肠道刺激
E. 避免诱发内痔

7. 脾-肾静脉分流术后护理错误的是
A. 术后早期活动
B. 下肢肿胀者,可予适当抬高
C. 保持大小便通畅
D. 保持腹腔引流通畅
E. 术后平卧48小时

8. 门-腔静脉分流术后为防止血管吻合口破裂出血,卧床时间为
A. 1天　　B. 1周
C. 3天　　D. 3周
E. 4周

A_3/A_4 型题

(9、10题共用题干)

病人,男性,48岁。肝硬化2年,因2小时前呕血500ml而急诊入院,BP 90/60mmHg,P 100次/分,R 23次/分。

9. 下列哪项护理措施不妥
A. 平卧位头偏向一侧
B. 密切观察生命体征及神志变化
C. 立即建立有效静脉通路
D. 备三腔管待用
E. 给予流质饮食

10. 护士应估计到该病人大出血后可能诱发
A. 心力衰竭　　B. 肾衰竭
C. 肝衰竭　　D. 腹水
E. 肝性脑病

(康　萍)

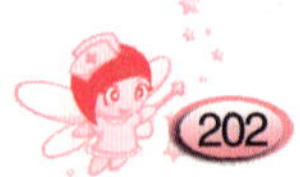

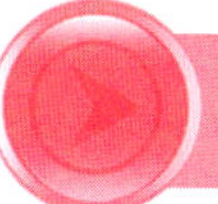

第19章　原发性肝癌病人的护理

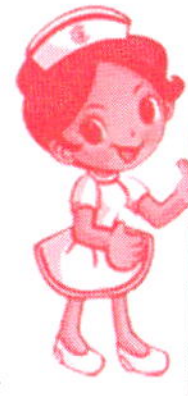

原发性肝癌是临床上最常见的恶性肿瘤之一，全球发病率逐年增长，病死率高。我国发病人数约占全球的55%。因此，肝癌严重威胁着人类的健康和生命。护理人员应采取积极有效的健康教育及护理措施降低发病率，改善人们的生活质量。

案例19-1

病人，男性，50岁。患乙型肝炎10年，近半年来，病人自述右上腹部持续性钝痛，伴乏力、食欲减退，体重减轻。查体：肝下缘于右肋下3cm触及，质地硬，边缘不整齐，可触及大小不等的结节，有压痛。

问题：1. 该病人可能患何种疾病？

2. 确诊的首选检查方法是什么？

3. 如何做好手术前后的护理？

一、概　　述

原发性肝癌指发生在肝细胞和肝内胆管上皮细胞的癌，是我国常见的恶性肿瘤之一。好发于40～50岁，男女比例为2∶1，高发于东南沿海地区。

考点：肝癌最常见的原因是乙型肝炎

（一）病因

原发性肝癌的病因尚未明确，可能与下列因素有关：①病毒性肝炎：是我国肝癌最常见的原因。乙肝表面抗原阳性者其肝癌发病的危险性比乙肝标志物阴性者高10倍。②肝硬化：肝癌合并肝硬化的发生率较高，提示肝癌的发生与肝硬化有一定关系。③真菌及其毒素：以黄曲霉素最为重要。④寄生虫、亚硝胺、饮酒、遗传等因素与肝癌有一定的关系。

考点：引起原发性肝癌的真菌及其毒素中最重要的是黄曲霉素

（二）病理

1. 病理形态分型　按全国病理协作组分类（1982年），肝癌的大体类型可分以下四种：结节型、块状型、弥漫型和小肝癌型，以结节型多见。

2. 组织学分型　按组织病理学可分为肝细胞型肝癌、胆管细胞型肝癌和混合型三类。最常见的是肝细胞型，约占91.5%。

3. 转移途径

（1）直接蔓延：癌肿直接侵犯临近组织、脏器，如膈肌、胸腔等。

（2）血运转移：通常先形成肝内播散，然后再出现肝外转移。肝外血行转移部位最多见于肺，其次为骨、脑等。

考点：肝外血运转移部位最常见的是肺

考点：淋巴转移主要累及的是肝门淋巴结

（3）淋巴转移：主要累及肝门淋巴结，其次为腹膜周围、腹膜后主动脉旁和锁骨上淋巴结。

（4）种植转移：癌细胞脱落可发生腹腔、盆腔等转移。

二、护理评估

（一）健康史

了解病人是否居住于肝癌高发区；有无进食霉变的食品、接触亚硝胺类致癌物质；家族中有无肝癌的病人；既往有无肝炎、肝硬化、其他部位肿瘤病史和手术治疗史等。

（二）身心状况

1. 躯体表现　早期缺乏特异性表现，晚期可有局部和全身表现。

（1）肝区疼痛：为最常见和最主要症状，约半数以上病人以此为首发症状，多呈持续性钝痛、刺痛或胀痛，左侧卧位明显，夜间或劳累后加重，位于肝右叶顶部的癌肿累及横膈时可有右肩背部牵涉痛。肝癌结节坏死、破裂引起腹腔内出血、胆汁漏时，可突然出现右上腹剧痛、腹膜刺激征等表现。

（2）消化道和全身症状：早期表现不易引起重视，常表现为乏力、食欲减退、消瘦、腹胀等，部分病人可伴有恶心、呕吐或腹泻等症状。晚期体重呈进行性下降，可伴有贫血、出血、黄疸、水肿及恶病质表现。可有不明原因的持续性低热或不规则发热，抗菌药治疗无效。肝癌结节破裂出血时，突然出现内出血及急性腹膜炎的表现。

考点：原发性肝癌最常见和最主要的症状

（3）肝大：为中、晚期肝癌的主要临床体征。肝呈进行性肿大，质地较硬，边缘不规则，表面高低不平，有大小结节或巨块。

（4）其他：可有脾肿大、腹水、侧支循环曲张等门静脉高压表现；如发生肝外转移，还可出现相应部位的临床症状；病人还可出现肝性脑病、上消化道出血、癌肿破裂等并发症。

2. 心理-社会状况　因疾病、拟采取的手术及可能的术后并发症，以及手术、化疗、放疗等带来的经济压力，易使病人产生焦虑、恐惧、抑郁甚至绝望等心理。

（三）辅助检查

考点：诊断早期原发性肝癌的特异性指标

1. 甲胎蛋白（AFP）测定　是目前诊断原发性肝癌的特异性指标，有助于诊断早期原发性肝癌。测定 AFP 值升高，且排除活动性肝病、生殖腺胚胎性肿瘤、妊娠外，即可考虑肝癌的诊断。

2. 影像学检查

（1）B 超：能发现直径为 2～3cm 或更小的病变，可显示肿瘤的部位、大小、形态及肝静脉或门静脉有无栓塞等，诊断正确率可达 90%，是目前肝癌定位检查中首选的方法。

（2）X 线：腹部透视或摄片可见肝阴影扩大。

考点：目前肝癌定位检查中首选的方法

（3）CT 和 MRI 检查：能显示肿瘤的位置、大小、数目及其与周围器官和重要血管的关系，可检出直径 1.0cm 左右的小肝癌，对判断能否手术切除很有价值。

（4）肝动脉造影：诊断肝癌的准确率高达 95% 左右。但病人要接受大量 X 线照射，并具有创伤、价格昂贵等特点，故仅在上述检查未能确诊时才考虑采用。

3. 其他检查　①血清酶学检查。②肝功能及乙肝抗体系统检查：肝功能异常及乙肝标志阳性常提示有原发性肝癌的疾病基础，结合其他参数，有助于肝癌的定性诊断。

（四）治疗要点与反应

早诊断、早治疗是提高肝癌治疗疗效的关键。

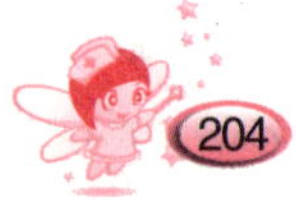

1. 手术治疗 是目前治疗肝癌首选和最为有效的方法。常用术式有肝叶切除、半肝切除、肝三叶切除和局部肝切除等。

2. 化学药物治疗 可作为手术前后的综合辅助治疗,也适用于不能手术切除的晚期病人。常用有静脉化疗、肝动脉插管化疗等。

考点:目前治疗肝癌首选的方法

3. 其他 放射治疗,中医中药治疗,B 超引导下经皮穿刺,肿瘤行射频、微波或无水乙醇注射治疗等。

三、护理诊断与医护合作性问题

1. 疼痛 与肿瘤迅速生长导致肝包膜张力增加或手术、放疗、化疗后的不适有关。

2. 营养失调:低于机体需要量 与食欲减退、化学药物治疗导致胃肠道不良反应、恶性肿瘤高代谢状态有关。

3. 恐惧 与担忧疾病及疗效、预后、麻醉、手术安全等有关。

4. 潜在并发症 肝癌破裂出血、肝性脑病、上消化道大出血。

四、护理目标

病人疼痛得到有效处理,程度减轻或缓解;病人能主动进食富含蛋白、能量、维生素等营养均衡的食物或接受营养支持治疗;病人愿意表达出引起恐惧的因素,情绪稳定,能正确面对疾病、手术和预后;病人未发生并发症,或并发症被及时发现和处理。

五、护理措施

(一) 术前护理

1. 一般护理

(1) 改善营养状况:宜采用高蛋白、高热量、高维生素饮食,少量多餐,不宜摄入过冷过热、辛辣刺激、粗糙的食物。遵医嘱给予静脉营养支持、输血等,以纠正低蛋白血症,提高手术的耐受能力。

(2) 维持体液平衡:对有腹水者,严格控制水和钠盐的摄入,准确记录 24 小时出入量,每日观察、记录体重、腹围的变化。

(3) 卧床休息:帮助病人取舒适的体位,避免癌结节破裂的诱因,如用力排便、剧烈咳嗽等使腹内压骤升的动作。

2. 病情观察 病人术前可能发生各种并发症,如肝癌破裂出血、肝性脑病等,要加强病人意识与精神、生命体征、腹部情况、出入液量的观察。如突然出现腹痛,伴腹膜刺激征,应高度怀疑肝癌破裂出血,立即通知医生,积极配合抢救。

3. 配合治疗护理

(1) 改善肝功能:采取有效的保肝措施,如补充白蛋白、维生素、极化液、血浆、支链氨基酸及保肝药等,避免使用对肝功能有损害的药物。

(2) 防治感染:术前 2 日使用抗生素预防术后感染,注意药物的配伍禁忌。

(3) 疼痛护理:遵医嘱给予吗啡等止痛剂,或采用镇痛泵镇痛。

考点:为防止出血,肝癌病人术前需补充维生素 K_1

(4) 术前准备:①肠道准备:为清除肠道内粪便,抑制肠道内细菌,减轻术后腹胀及减少血氨的来源,防止肝性脑病的发生,术前 3 日口服肠道不吸收的抗生素,术前晚清洁灌肠。②改善凝血功能:了解病人的出、凝血时间及凝血酶原时间、血小板计数等,术前 3 日起补充维生素 K_1。③按腹部手术,做好常规术前准备。

(二) 术后护理

1. 一般护理

(1) 体位及活动:术后 24 小时内卧床休息,病情平稳后可取半卧位。为防止术后肝断面出血,肝脏手术后病人不宜早期离床活动,一般卧床 1 周。但可卧床活动,鼓励深呼吸及咳嗽,防止肺炎、肺不张等并发症发生。

(2) 饮食与输液:术后禁食、胃肠减压,同时输液支持,保持水、电解质及酸碱平衡。待肠蠕动恢复后逐步给予流质、半流质、普通饮食。术后适量补充白蛋白和血浆,以提高机体抵抗力。

(3) 吸氧:广泛性肝叶切除或肝血管血流阻断术后应间歇性吸氧 2 ~4 天。

2. 病情观察 ①注意监测生命体征。②严密观察意识变化、腹腔引流、出血征象、黄疸、腹水、尿量、腹部及胸部情况等。③观察辅助检查结果。④密切观察有无腹腔内出血、胃肠出血、肝性脑病或肝功能衰竭、腹水、胆汁渗漏、腹腔感染、胸腔积液等并发症。

3. 配合治疗护理

(1) 继续采取保肝措施,避免使用对肝脏有损害的药物。

(2) 预防感染:术后遵医嘱常规给予抗生素预防感染;保持腹腔引流管通畅是预防腹腔感染的重要措施。

(3) 引流管护理:妥善固定各种引流管;避免受压、扭曲和折叠,防止意外脱出,保持引流通畅;观察引流液色、质、量;注意无菌操作,每天更换引流瓶或引流袋;肝周引流管一般放置 3 ~5 天,待引流量每天少于 10ml,色清、淡,病人一般情况良好,则可拔除引流管。

(4) 疼痛护理:术后疼痛剧烈者,应给予积极有效的镇痛措施,观察药物效果及不良反应。

(5) 介入治疗(肝动脉插管化疗)的护理:①术后穿刺处沙袋加压 1 小时,穿刺侧肢体制动 6 小时。注意观察穿刺侧肢体皮肤的颜色、温度及足背动脉搏动,穿刺处有无出血现象。②导管妥善固定和维护。严格遵守无菌原则,每次注药前消毒导管,注药后用无菌纱布包扎,防止细菌沿导管发生逆行性感染;为防止导管堵塞,注药后用肝素稀释液 2 ~3ml(25U/ml)冲洗导管。③当白细胞计数 $<4\times10^9$/L 时,应暂停化疗,并应用升白细胞药物。④介入治疗后嘱病人大量饮水,减轻化疗药物对肾的毒副作用,观察排尿情况。⑤拔管护理:拔管后局部加压 15 分钟,卧床 24 小时,防止局部出血。

(6) 并发症的防治

1) 出血:术后出血是常见的并发症之一,术后 48 小时内专人护理,动态观察病人生命体征的变化,观察引流液的颜色、性状、量。一般情况下,手术后当日可从肝旁引流管引流出血性液体 100 ~300ml,若短期内或持续引流较大量的血液,或病人血压不稳、心率细速、意识紧张或淡漠、面色苍白等,应警惕腹腔内出血。若经止血药物、输血等处理后仍不能止血者,应做好再次手术止血的准备。

2) 肝性脑病:病人因肝解毒功能降低及手术创伤,易致肝性脑病。防治措施:①遵医嘱使用降血氨药物,如谷氨酸钾、谷氨酸钠静脉滴注。②给予富含支链氨基酸的制剂或药物,纠正氨基酸比例失调。③肝性脑病者限制蛋白质的摄入,减少血氨来源。④便秘者口服乳果糖,促进肠道内氨的排出。⑤禁止肥皂水灌肠。

3) 膈下感染:膈下积液、积脓是肝手术后的一种严重并发症。多发生在术后 1 周左右,病人体温正常后再升高,或持续不降,伴有上腹部或右季肋部胀痛、呃逆、脉快、白细胞增多、中性粒细胞 0.90 以上等表现时,应考虑膈下感染。应协助病人取半卧位,遵医嘱正确使用抗生素和全身支持治疗,积极配合医生采取穿刺抽脓、引流等措施。

(三) 心理护理

病人一旦确诊为肝癌,无论对其本人还是家庭都是巨大的打击。护士应与病人及家属进行有效的沟通,尊重病人的意见及情感,解释各种治疗与护理知识。术后在病人痛苦时,应提供一种开放且支持性的环境,尊重、同情和理解病人,并让家属了解发泄的重要性。给病人精神上的支持,鼓励病人和家属共同面对疾病,树立信心,使其接受和配合及护理。

(四) 健康指导

1. 注意防治肝炎,不吃霉变食物。有肝炎、肝硬化病史者和肝癌高发区人群应定期体检,作 AFP 测定、B 超检查,以期早期发现、早期诊断。

2. 注意休息、合理营养,病情允许的情况下适当活动;多吃含热量、蛋白质和维生素的食物和新鲜蔬菜、水果。若有腹水、水肿,应控制食盐的摄入量。

3. 保持大便通畅,防止便秘,可适当应用缓泻剂,预防血氨升高。

4. 自我观察和定期复查,嘱病人及家属注意有无水肿、体重减轻、出血倾向、黄疸和疲乏等症状,必要时及时就诊。定期随访,每 2 ~ 3 个月复查 AFP、胸片和 B 超 1 次,若发现复发或转移迹象,应立即采取治疗措施。

六、护理评价

病人疼痛是否减轻或缓解;病人营养状况是否改善,体重是否稳定或有所增加;病人能否正确面对疾病、手术和预后,情绪是否稳定;病人是否发生并发症,或并发症是否被及时发现和处理。

小 结

原发性肝癌是我国常见的恶性肿瘤之一,病因及发病机制迄今未明,在我国原发性肝癌最常见的病因是乙型肝炎,预后较差。肝癌通常先有肝内播散,然后再出现肝外转移,依次为肺、骨、脑等转移。AFP 是肝癌的特异性指标,是目前诊断原发性肝癌最常用、最重要的方法。早期缺乏特异性表现,以肝区疼痛为最主要的症状。治疗以手术治疗为首选,早期切除是提高生存率的关键。护理上通过密切观察病情、改善全身营养状况、改善凝血功能、正确的肠道准备等措施增强病人对手术的耐受能力,预防术中、术后的并发症。

自测题

A_1/A_2 型题

1. 原发性肝癌普查方法为
   A. CT　B. AFP
   C. MRI　D. AKP
   E. B 超
2. 原发性肝癌血行转移时,最常见的转移部位是
   A. 脑　B. 肺
   C. 肾　D. 骨
   E. 肠
3. 病人,男性,60 岁,诊断为原发性肝癌,行肝叶切除术后第 3 天,出现嗜睡、烦躁不安、黄疸等,可能的原因是
   A. 胆汁性腹膜炎　B. 膈下脓肿
   C. 肝性脑病　D. 内出血
   E. 休克
4. 肝脏手术后最严重的并发症是
   A. 出血　B. 肺部感染
   C. 腹腔感染　D. 胆汁性腹膜炎
   E. 腹水

(吴慧琼)

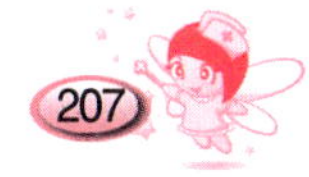

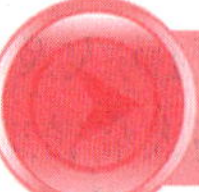

第20章　胆道疾病病人的护理

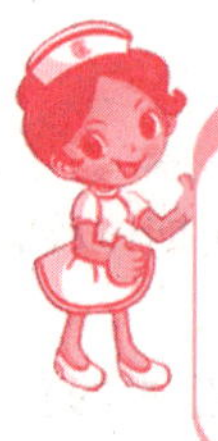

胆道疾病在我国广大地区是一种常见病、多发病。病人发病急，易出现并发症，需采取紧急处理措施，护理人员应正确认识胆道疾病发生的原因、类型，掌握各种胆道疾病的表现、诊断、治疗和护理，预防和减少胆道疾病的发生、发作，避免引起严重的并发症。

第1节　胆石症和胆道感染病人的护理

案例20-1

病人，男性，44岁。既往有胆囊结石。3天前，病人出现上腹部疼痛，寒战、高热，T 39.1℃，皮肤出现黄疸，经输液治疗后，未见好转。目前，病人出现意识不清，BP 90/60mmHg。

问题：1. 该病人可能患何种疾病？

2. 处理的关键措施是什么？

一、概　　述

（一）概念

胆石症指发生在胆囊和胆管的结石，是胆道系统的常见病、多发病。随着年龄增长发病率增加，女性高于男性。胆囊结石的发病率高于胆管结石，胆固醇结石多于胆色素结石。胆道感染以急性梗阻性化脓性胆管炎最为严重，病死率较高。

（二）病因与病理生理

胆道感染可引起胆石症，胆石症可导致胆道梗阻而诱发感染；胆道蛔虫病又是引起胆道感染和胆石症的重要因素。因此，蛔虫、结石与感染之间相互联系，相互影响，互为因果。

1. 胆石症

（1）病因：胆石症病因复杂，至今未完全阐明。主要与代谢异常和胆道感染等因素有关。①代谢异常：由于饮食、代谢因素，胆汁中胆固醇呈过饱和状态，因而发生沉淀和结晶，形成胆固醇结石。②胆道感染：由于胆汁滞留，细菌或寄生虫入侵而致胆道感染，胆汁中的大肠埃希菌产生β-葡萄糖醛酸酶，使可溶性的结合胆红素水解为为游离胆红素，后者和钙结合后沉淀析出形成胆红素结石。虫卵、成虫尸体也可作为核心形成结石。

考点：胆管结石形成的主要原因

（2）分类：

1）胆石按成分可分为胆固醇结石、胆色素结石和混合性结石三种。

A. 胆固醇结石：以胆固醇为主要成分，占结石总数的50%，其中80%发生于胆囊。X线

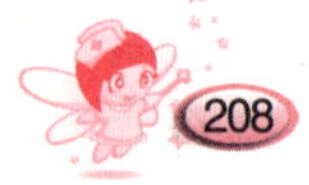

检查多不显影。

B. 胆色素结石:含胆色素为主,占结石总数的37%,其中75%发生于胆管内。与胆道感染、胆道寄生虫、胆汁淤滞有关。X线检查多不显影。

C. 混合型结石:主要由胆色素、胆固醇、钙盐等混合而成,约占结石总数的6%,其中60%的混合性结石发生于胆囊内。由于结石含钙盐较多,X线检查常显影。

2)按结石所在的部位分为胆囊结石、肝外胆管结石、肝内胆管结石(图20-1)。胆囊结石多于胆管结石。胆囊结石多为胆固醇结石或以胆固醇为主的混合性结石。肝内外胆管结石多为胆色素结石或以胆色素为主的混合性结石。

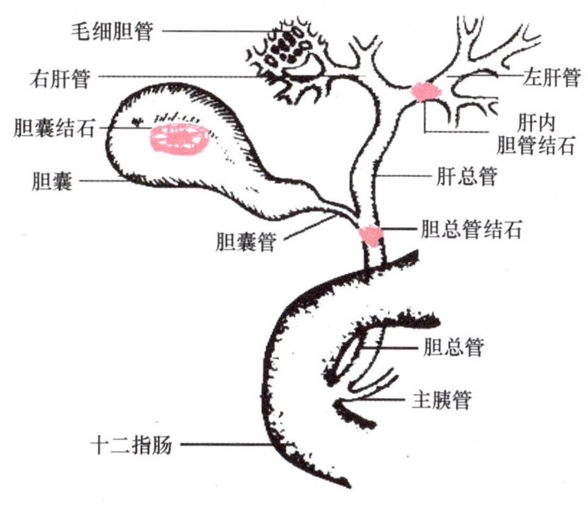

图20-1 胆道系统及结石类型

2. 急性胆囊炎的病理分型

(1)急性单纯性胆囊炎:病变局限于黏膜层,仅有充血、水肿和渗出。

(2)急性化脓性胆囊炎:炎症扩散到胆囊全层,白细胞弥漫性浸润,黏膜层出现坏死、溃疡,胆汁呈脓性,浆膜面有脓性渗出。

(3)急性坏疽性胆囊炎:病变继续加重,胆囊内压力持续增高,压迫囊壁致血运障碍,引起胆囊壁坏死、穿孔和胆汁性腹膜炎。

急性胆囊炎反复发作,使胆囊壁纤维化,结缔组织增生,胆囊萎缩,形成慢性胆囊炎。

3. 急性梗阻性化脓性胆管炎(AOSC)或称急性重症胆管炎 由于各种原因造成胆管梗阻或狭窄,胆汁排除不畅,胆汁淤积,继发感染。胆管组织充血、水肿、渗出。随病情不断加重,胆管完全梗阻,压力持续增高,胆管壁糜烂、水肿、坏死,形成脓性胆汁,引起胆源性脓毒症或感染性休克。其中最常见的原因是胆管结石梗阻,其次是胆道蛔虫、胆道狭窄等。

二、护理评估

(一)健康史

胆石症与胆道感染有反复发作史,对中年妇女特别是肥胖及多次妊娠者,应注意询问其饮食情况;有无胰腺炎病史;是否出现过腹痛、寒战、高热、黄疸等情况;考虑为胆道蛔虫病者,注意有无驱虫、便虫史等。

(二)身心状况

1. 躯体表现

(1)胆囊结石与胆囊炎

1)胆囊结石:20%~40%的胆囊结石为无症状的静止性胆囊结石,在体检或手术时偶然发现。当结石阻塞胆囊管时可发生剧烈的胆绞痛,继发感染则形成急性胆囊炎。部分病人转为慢性胆囊炎。

2）急性胆囊炎：①胆绞痛：表现为突发的右上腹阵发性剧烈绞痛，可向右肩部或背部放射，常发生于饱餐、进食油腻食物后。②消化道症状：常伴恶心、呕吐、厌食等消化道症状。③体征：早期出现墨菲（Murphy）征阳性，有时可在右上腹部触及肿大的胆囊。④并发症：急性化脓性胆囊炎、坏疽性胆囊炎可致局限性腹膜炎或弥漫性腹膜炎；脓性胆汁进入胆管和胰管，可引起胆管炎、胰腺炎。

考点：急性胆囊炎的主要临床特点

3）慢性胆囊炎：表现不典型，多数病人有典型胆绞痛史。其后有腹胀不适、厌油腻、嗳气等消化道症状，易误诊为“消化不良或胃病”。体检时右上腹胆囊区轻度压痛或不适感。

（2）胆管结石与胆管炎

1）肝外胆管结石与胆管炎：肝外胆管结石一般可无症状，但若结石阻塞胆管并继发感染时可出现典型的查科（Charcot）三联征：腹痛、寒战高热、黄疸。①腹痛：发生在剑突下或右上腹部，多为绞痛，呈阵发性，或持续性疼痛阵发性加剧，可向右肩背部放射，伴恶心、呕吐。②寒战、高热：系胆管梗阻并继发感染后引起的全身性中毒症状。多发生于剧烈腹痛后，体温可高达39～40℃，呈弛张热。③黄疸：系胆管梗阻后胆红素逆流入血所致。黄疸的程度取决于梗阻的程度及是否继发感染，若梗阻不完全或结石有松动，则黄疸程度轻且呈波动性；若为完全性梗阻，则黄疸呈进行性加深；病人可有尿色变黄或茶色、皮肤瘙痒等症状。④体征：剑突下偏右有深压痛，腹膜刺激征不明显。

考点：肝外胆管结石的主要临床表现

2）肝内胆管结石与胆管炎：肝内胆管结石常与肝外胆管结石并存，其临床表现与肝外胆管结石相似。当梗阻和感染仅发生在部分肝叶、段胆管时，病人可无症状或仅有轻微的肝区和患侧胸背部胀痛。若一侧肝内胆管结石合并感染，如处理不及时，可发展为叶、段胆管积脓或肝脓肿，病人可出现消瘦、体弱等高消耗表现，部分病人可有肝大、肝区压痛及叩痛等体征。反复感染还可导致胆汁性肝硬化、门静脉高压症等。

3）急性梗阻性化脓性胆管炎（AOSC）：发病急，病情进展迅速，除具有查科三联征外，病人还可出现休克、中枢神经系统抑制的表现，称为雷诺（Reynolds）五联征。①起病初期即出现腹痛、寒战高热，绝大多数病人有较明显的黄疸。②神经系统症状：主要表现为神志淡漠、嗜睡甚至昏迷；合并休克时可表现为躁动、谵妄等。③休克表现：严重者可在短期内出现感染性休克表现，如呼吸急促、出冷汗、脉搏细速，可达120次/分以上，血压下降，可出现全身发绀或皮下瘀斑。④剑突下及右上腹有腹膜刺激征，可有肝肿大和肝区叩痛，有时可扪及肿大的胆囊。如未及时有效地治疗，病情将继续恶化，发生急性呼吸衰竭和急性肾衰竭，导致MODS，严重者可在短期内死亡。

考点：急性梗阻性化脓性胆管炎的临床特点

2. 心理-社会状况　评估病人对疾病的发展、对治疗护理的了解程度；评估病人心理承受能力，因胆道疾病与病人的饮食、生活方式关系密切，干预其行为可使病人产生不适感，同时疾病的反复发作使病人焦虑不安，当告知需手术治疗后可能会产生恐惧感；评估病人家庭经济承受能力以及家人的支持程度。

（三）辅助检查

1. 实验室检查　三大常规、肝肾功能、血电解质测定、血清淀粉酶测定、血气分析等。

2. 影像学检查　可酌情采取B超、CT、MRI、经皮肝穿刺胆管造影（PTC）、经内镜逆行胰胆管造影（ERCP）等检查，其中B超是首选的检查方法。

考点：胆道疾病的首选检查方法

3. 纤维胆道镜检查。

(四) 治疗要点与反应

1. 胆囊结石与胆囊炎 胆囊切除术是最佳的治疗方法。根据病情选择经腹或腹腔镜作胆囊切除术。但对无症状的胆囊结石,一般无须立即手术切除胆囊,只需观察和随诊。对合并严重心血管疾病不能耐受手术的老年病人,可采取溶石或排石疗法。

腹腔镜胆囊切除术 链接

腹腔镜胆囊切除术是在电视腹腔镜窥视下,通过腹壁的3~4个小孔,将腹腔镜手术器械插入腹腔行胆囊切除术。该术式为微创手术,具有创伤小、恢复快、瘢痕小等优点,已得到迅速普及。除了胆囊切除外,腹腔镜还可用于腹腔阑尾切除术、疝修补术、高选择迷走神经切除术、脾切除术、胆总管探查术等。

考点:胆囊结石及胆囊炎治疗首选的方法。

2. 胆管结石与胆管炎 以手术治疗为主。原则为切开取石,解除胆道梗阻或狭窄,尽早降低胆管内压力,积极控制感染。

(1) 肝外胆管结石:常用的手术方法有①胆总管切开取石加"T"管引流术。②胆肠吻合术,又称胆肠内引流术,常用的术式是胆总管空肠 Roux-en-Y 吻合术。③Oddi 括约肌成形术。④经内镜 Oddi 括约肌切开取石术。

(2) 肝内胆管结石:采取以手术为主的综合治疗。合并感染时,给予有效的抗生素,加强营养支持治疗,维持水、电解质、酸碱平衡。

(3) 急性梗阻性化脓性胆管炎(AOSC):其治疗原则是紧急手术解除胆道梗阻并引流,尽早有效降低胆管内压力,积极控制感染和抢救休克。术前应早期、足量使用有效抗生素控制感染,积极纠正水、电解质、酸碱平衡紊乱,迅速扩充血容量纠正休克。手术多采用胆总管切开减压加"T"管引流术。

考点:急性梗阻性化脓性胆管炎病人治疗原则

三、护理诊断与医护合作性问题

1. 体液不足 与呕吐、禁食、胃肠减压、发热和感染性休克等有关。
2. 低效性呼吸型态 与感染中毒有关。
3. 体温过高 与胆道梗阻、感染有关。
4. 营养失调:低于机体需要量 与高热、呕吐、禁食有关。
5. 潜在并发症 感染性休克、体液代谢失衡、MODS。

四、护理目标

病人体液得到及时补充,血容量得到恢复,病人能够维持有效呼吸;病人感染得到有效控制,体温恢复正常;病人营养失调得到改善和纠正;病人未发生并发症,或发生后能得到及时发现和处理。

五、护理措施

(一) 一般护理

1. 体位 病人应卧床休息,根据病情选择合适的体位。有腹膜炎但不伴有休克者,宜采取半卧位;术后早期采用平卧位,待血压平稳后,采取半卧位。

2. 饮食护理 胆道疾病病人对脂肪的消化吸收能力下降,常伴有肝功能损害,应指导病人进食低脂、高糖、高维生素饮食。肝功能正常者可给富含蛋白质的饮食。病情严重者,应暂禁食和胃肠减压,静脉补液,以维持和改善营养、水、电解质和酸碱平衡。术后病人恢复进食后应从清淡流质饮食逐步过渡为普通饮食。

3. 吸入氧气　重症病人给予吸氧，选择合适的流量及方式，以维持正常的血氧饱和度，改善对组织细胞的供氧。

4. 降低体温　根据病人的体温情况，采取物理降温或（和）药物降温的方法，维持病人正常的体温。

5. 皮肤护理　黄疸病人常伴皮肤瘙痒，指导病人不要抓挠，以防抓破，可用炉甘石洗剂止痒、温水擦浴。

6. 做好术前准备　完善各项术前检查，做好备皮、药物过敏试验、备血等相关的术前准备。

（二）病情观察

1. 生命体征及神志　严密观察病人的生命体征，尤其是心率和心律的变化。胆道感染时，体温升高，呼吸、脉搏增快；如果血压下降，神志改变，说明病情严重。术后应注意观察有无出血、感染等并发症。

2. 腹部症状与体征　观察腹痛的部位、性质、程度及有无伴随症状、腹膜刺激征。若腹痛进行性加重且范围扩大，出现腹膜刺激征，同时伴有寒战、高热等症状，提示病情加重，或继发腹膜炎、胰腺炎或胆囊穿孔等并发症。

3. 引流液的观察　术后注意观察“T”管引流、腹腔引流液的颜色、性状、量。若“T”管引流持续呈血性，应考虑胆道出血；若腹腔引流呈黄绿色胆汁样，应警惕胆瘘的可能。

4. 黄疸的观察　密切观察黄疸的程度及消退情况，观察和记录大便的颜色，检测胆红素的浓度，了解胆道是否通畅。

5. 其他　及时了解各项辅助检查的结果，密切观察尿量，准确记录24小时出入量，为治疗提供依据。

护考链接　病人，女性，43岁。因右上腹阵发性绞痛，伴恶心、呕吐4小时来院。检查：T 37℃，右上腹轻度深压痛，无腹肌紧张，Murphy征阳性。

1. 为确诊进一步检查应首选

A. 白细胞计数和分类　　B. 腹部X线平片　　C. B超

D. 测血清淀粉酶　　E. PTC

2. 治疗期间，首要观察的是

A. 生命体征　　B. 腹部症状、体征　　C. 实验室检查结果

D. 准确记录24小时出入液量　　E. 尿量

点评：①胆囊炎病人检查首选B超。②急性胆囊炎病人主要观察的是腹部症状、体征。

（三）配合治疗护理

1. 控制感染　遵医嘱应用抗生素，注意观察药物的疗效及不良反应。

2. 解痉止痛　对诊断明确的胆绞痛发作的病人，可遵医嘱给予解痉止痛的药物，常用哌替啶50～100mg、阿托品0.5mg肌内注射；不可使用吗啡，因吗啡能使Oddi括约肌痉挛，加重胆道梗阻。

3. 静脉补液　遵医嘱补液，维持营养、水、电解质、酸碱平衡。重症、休克病人应迅速建立静脉输液通路，补液扩容，尽快恢复血容量；遵医嘱正确使用糖皮质激素，必要时应用血管活性药物。

4. “T”管引流的护理　胆总管探查或切开取石的病人，术后一般都放置“T”管引流（图20-2）。

（1）目的：①引流胆汁、胆道减压：胆总管切开后，胆道水肿，胆汁排出受阻，胆总管内压力增高，胆汁外漏可引起胆汁性腹膜炎、膈下脓肿等并发症。②引流残余结石：将胆道内及胆

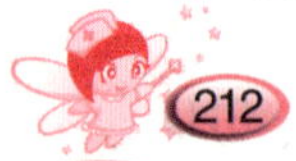

囊内的残余结石,尤其是泥沙样残余结石排出体外。③支撑胆道:避免术后胆总管切口处瘢痕狭窄、管腔粘连、变小等。④经“T”管溶石、造影:术后检测胆道是否通畅,可经“T”管造影。

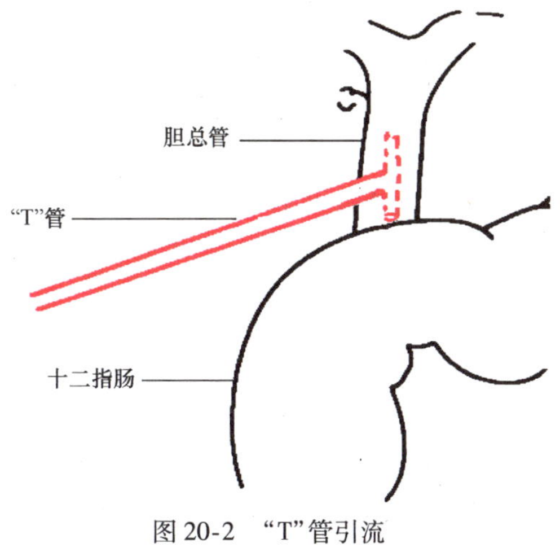

图 20-2 “T”管引流

(2)护理方法

1)妥善固定引流管:用缝线和胶布将引流管妥善固定于腹壁皮肤,末端接引流袋或引流瓶。连接管不宜过长或过短,以防病人在翻身或活动时被牵拉而脱出。

2)保持引流通畅:平卧位时,引流管的高度不可高于腋中线;站立位时,引流袋可悬吊于裤带上,位置应低于腹壁引流口,防止胆汁逆流引起感染。注意观察引流管是否通畅,避免引流管扭曲、折叠、受压、阻塞,定期从引流管的近端向远端挤捏。如有阻塞,应用无菌生理盐水缓慢冲洗,不可用力推注。

3)观察记录引流液量、颜色、性状:注意观察并记录引流液的量、颜色及性状,有无结石、沉淀物等。成人正常每日的胆汁分泌量是800~1200ml,呈深绿色或黄棕色,较清晰,无沉淀物。病人术后24小时内引流量为300~700ml,量过少可能因“T”管阻塞或肝衰竭所致;量多应考虑胆总管下端不通畅;颜色过淡或过于稀薄说明肝功能不佳,浑浊表示有感染,有泥沙样沉淀物说明有残余结石。

4)预防感染:严格无菌操作,连接管与引流袋每日更换,引流管周围的皮肤用聚维酮碘或75%乙醇消毒,管周垫无菌纱布,保持皮肤干燥。引流管周围皮肤用氧化锌软膏涂擦,防止胆汁浸润皮肤引起炎症反应。

5)观察全身情况:如病人体温下降,大便颜色加深,黄疸消退,说明胆道炎症消退,胆汁顺利进入肠道;否则说明胆管下端不畅。如有发热、腹痛,出现腹膜刺激征,应考虑胆汁性腹膜炎的可能。

6)拔管:“T”管一般放置2周,如无腹痛、发热,黄疸消退,血象正常,胆汁引流量减少至每天200ml,性状清亮,胆管造影或胆道镜检查无异常,可考虑拔管。拔管前夹管1~2天,夹管后注意观察病人无腹痛、发热、黄疸等现象,无异常可拔管。拔管后引流口有少量胆汁流出,为暂时现象,可用无菌纱布覆盖,数日后即可愈合。拔管后要继续观察病人体温、腹痛、有无黄疸出现等异常情况。如发现异常及时报医生处理。

考点:“T”管引流的护理、拔管指征

(四)心理护理

胆道疾病往往发病急骤,疼痛剧烈,严重者有休克等情况,病人常常焦虑不安,护士应鼓励病人保持积极乐观的情绪,正确对待疾病和预后,在心理上给予安慰和支持,生活上给予关心照顾,尽量满足其要求,缓解其心理压力,主动配合治疗与护理。

(五)健康指导

1. 合理饮食　指导病人选择低脂肪、高蛋白、高维生素、易消化的食物,定时进餐可减少胆汁在胆囊中贮存的时间并促进胆汁酸循环,预防结石的形成。

2. 自我监测　出现腹痛、发热、黄疸等情况,及时到医院诊治。

3. 病人带管出院时，应告知病人留置“T”管的目的，指导其进行自我护理。告知病人若有引流管脱出、引流液异常、引流不畅、有其他不适等应及时就诊。

六、护理评价

病人体液代谢是否维持平衡；病人是否维持有效呼吸；病人感染是否得到有效控制，体温是否恢复正常；病人的营养状况是否得到改善或维持；病人是否发生并发症，或发生后是否得到及时发现和处理。

第2节 胆道蛔虫病病人的护理

案例20-2

9岁男童，日前因驱虫不当突发上腹部钻顶样剧痛，大汗淋漓，呕吐，几分钟后缓解，但不久后又反复发作。查体：腹软，剑突右下轻度深压痛。

问题：1. 该病人腹痛的可能原因是什么？

2. 如何配合治疗护理？

胆道蛔虫病指肠道蛔虫上行钻入胆道所引起的一系列临床症状，是常见的外科急腹症之一。多见于青少年和儿童，农村发病率明显高于城市。近年来，随着生活、卫生条件改善和防治工作的开展，本病的发生率已明显下降。

一、概述

1. 病因　是肠道蛔虫上行钻入胆道后造成。

2. 病理生理　蛔虫寄生于小肠中下段，有钻孔的习性，喜碱性环境，当某些因素使寄生环境发生改变，如胃肠道功能紊乱、饥饿、发热、驱虫不当、妊娠、Oddi括约肌功能失调时，肠道内蛔虫即可上行钻入胆道。蛔虫钻入时的机械性刺激可引起Oddi括约肌痉挛，诱发剧烈绞痛，也可诱发急性胰腺炎。虫体带入的肠道细菌可引起胆道感染，严重时可引起急性重症胆管炎或肝脓肿。蛔虫经胆囊管进入胆囊，可引起胆囊穿孔。蛔虫在胆道内死亡后，其残骸和虫卵在胆道内沉积，可成为结石形成的核心。

考点：蛔虫成虫寄生的位置，引起的并发症

二、护理评估

1. 健康史　了解病人的年龄、居住地、生活卫生环境及条件，以及有无呕吐及排出蛔虫史、驱虫治疗史。

2. 身心状况

(1) 躯体表现：特点为临床症状与体征不相符，即临床症状重而体征轻微。

1) 症状：为突发性剑突下或上腹部钻顶样剧烈疼痛，可向右肩背部放射，坐卧不安，大汗淋漓，伴恶心、呕吐，呕吐物中有时可见蛔虫。疼痛可间歇性、反复发作，持续时间不等，间歇期内可无任何症状。由于蛔虫钻入引起的梗阻多为不完全性，因而黄疸较少见或较轻。

考点：胆道蛔虫病腹痛特点

2) 体征：剑突下或右上腹可有轻度的深压痛。若继发感染或胆道梗阻时，可出现急性胆囊炎、胆管炎、胰腺炎、肝脓肿的相应症状和体征。

(2) 心理-社会状况：胆道蛔虫病常伴有剧烈的疼痛，病人常有焦虑不安，如有呕虫或便

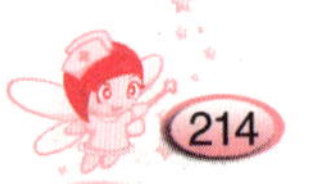

虫情况，则伴有不同程度的恐惧。

3. 辅助检查

（1）实验室检查：血常规检查可见白细胞计数和嗜酸粒细胞比例升高。

（2）B 超检查：是诊断本病的首选方法，可见蛔虫体。

（3）ERCP：可用于检查胆总管下段的蛔虫，也可在 ERCP 下取出虫体而作为治疗的手段。

4. 治疗要点与反应　以非手术治疗为主，非手术治疗原则为解痉止痛、利胆驱虫、防治感染。方法有：①解痉止痛：疼痛发作时，可遵医嘱注射阿托品、山莨菪碱（654-2）等胆碱能受体阻滞剂，必要时可应用哌替啶。②利胆驱虫：采用中西医结合治疗，如口服乌梅汤、食醋、30%硫酸镁，针刺穴位，可经胃管注入氧气以驱虫。缓解期驱虫可选用哌嗪（驱蛔灵）、驱虫净或左旋咪唑等驱虫药，驱虫后需继续服用消炎利胆药 2 周，以排出虫体或虫卵，防止结石形成。③防治感染：适当应用抗生素。

非手术治疗无效或出现严重并发症时考虑手术。手术方式通常采用胆总管探查取虫、“T”管引流术。

三、护理诊断与医护合作性问题

1. 疼痛　与蛔虫刺激导致 Oddi 括约肌痉挛有关。

2. 知识缺乏　缺乏饮食、卫生保健相关知识。

四、护理目标

病人自述疼痛减轻；病人及家属了解饮食、卫生保健的相关知识，能积极配合。

五、护理措施

1. 一般护理

（1）休息与活动：协助病人卧床休息和采取舒适体位，指导病人进行有节律的深呼吸，起到放松和减轻疼痛的目的。

（2）对症护理：病人呕吐时应作好呕吐的护理；大量出汗时应及时协助病人更衣，合理饮食，保证足量水分摄入。

2. 病情观察　观察生命体征、腹部症状与体征、伴随表现，有无发热、黄疸、腹膜刺激征等并发症表现，有无虫体排出。

3. 配合治疗护理

（1）疼痛护理：根据疼痛的程度，采取非药物或药物的方法止痛。必要时遵医嘱给予解痉止痛药。注意观察药物使用的效果及不良反应。

（2）手术治疗的护理：对于手术治疗的病人，按胆总管探查及“T”管引流术后的护理措施进行护理。

4. 健康教育

（1）养成良好的饮食及卫生习惯：不喝生水，不吃不洁食物，蔬菜要洗净煮熟，水果应洗净或削皮，饭前便后要洗手。

（2）正确服用驱虫药：严格按医嘱服用驱虫药，一般于晚上临睡前及清晨空腹服用，服药后注意观察大便中是否有蛔虫排出。

考点：驱虫药的服用方法

六、护理评价

病人疼痛是否减轻;病人是否了解饮食卫生保健的相关知识,配合程度如何。

小 结

胆道疾病包括胆石症、胆道感染、胆道蛔虫病以及胆道肿瘤和畸形等,其中以胆石症和胆道感染最为常见,急性化脓性梗阻性胆管炎最为严重,病死率最高。胆道感染可引起胆石症,胆石症可导致胆道梗阻而诱发感染,胆道蛔虫又是引起胆道感染和胆石症的重要因素。因此,蛔虫、胆石与感染之间相互联系,相互影响,互为因果。急性胆囊炎按病理可分为急性单纯性、化脓性、坏疽性胆囊炎,其中坏疽性胆囊炎可出现胆囊穿孔。胆囊结石病人急性发作时有明显的胆绞痛,早期体检时 Murphy 征阳性;胆管结石和急性胆管炎病人出现查科三联征;急性梗阻性化脓性胆管炎病人可出现雷诺五联征;胆道蛔虫病病人表现为突发性剑突下或上腹部钻顶样剧烈疼痛,可向右肩背部放射。确诊胆道疾病最安全、经济、首选的检查方法是 B 超。治疗大多采取以手术治疗为主的综合治疗方法。护士要密切观察病人的病情变化、加强饮食护理、积极控制感染、做好术后引流管的护理。

自测题

A_1/A_2 型题

1. 急性胆囊炎常见发病原因是
   A. 胆道蛔虫病　B. 胆囊结石
   C. 细菌感染　D. 创伤
   E. 胰液反流
2. 胆石症病人出现胆绞痛时禁用
   A. 阿托品　B. 硫酸镁
   C. 吗啡　D. 654-2
   E. 地西泮
3. 急性胆管炎的查科三联征是
   A. 黄疸、休克、昏迷
   B. 腹痛、寒战高热、黄疸
   C. 寒战高热、黄疸、昏迷
   D. 黄疸、呕吐、休克
   E. 腹痛、寒战高热、呕吐
4. 观察"T"管引流的胆汁,哪项表示胆总管下端有堵塞的可能
   A. 胆汁浑浊　B. 胆汁量过多
   C. 胆汁量少而色淡　D. 胆汁量过少,色深
   E. 胆汁棕色稠厚
5. 8 岁女童,阵发性剑突下钻顶样痛半天,伴恶心、呕吐,既往有类似发作史,查体 T 37.5℃,剑突下深压痛,无腹肌紧张,拟诊断为
   A. 肝内胆管结石　B. 胆总管结石
   C. 胆囊结石　D. 胆道蛔虫病
   E. 急性胆管炎

A_3/A_4 型题

(6~8 题共用题干)

病人,女性,45 岁。行胆总管切开取石、"T"管引流术后第 10 日,"T"管引流液每天 200ml 左右。无腹胀、腹痛,手术切口已拆线。体检:皮肤及巩膜黄疸逐渐消退,T 36.5℃,P 80 次/分,BP 105/65mmHg。

6. 根据该病人术后时间及病情,可考虑
   A. 夹闭"T"管 1~2 天
   B. 带"T"管出院
   C. 继续保留"T"管 1 周
   D. 继续保留"T"管 2 周
   E. 继续保留"T"管 4 周
7. 夹管期间,应注意观察的内容是
   A. 饮食、睡眠　B. 腹痛、发热、黄疸
   C. 大便的颜色　D. 引流口有无渗液
   E. 神志、血压和脉搏
8. 拔除"T"管后应重点观察有无下列哪项并发症
   A. 肠瘘　B. 胰瘘
   C. 胆瘘　D. 腹膜炎
   E. 腹腔脓肿

(吴慧琼)

第21章　胰腺疾病病人的护理

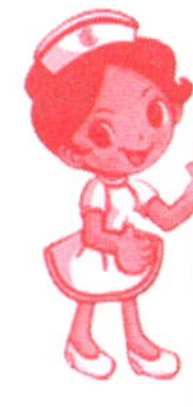

胰腺是腹腔内最重要的消化器官之一。近年来,随着人民生活水平的不断提高,生活节奏的加快,胰腺疾病的发病率有逐年增高的趋势。胰腺疾病十分凶险,发病急,并发症多。根据流行病学调查,该病现已成为21世纪严重危害人类生命健康的一类疾病。护理人员应掌握相关的知识与技能,以减轻病人的痛苦,控制并发症的发生。

第1节　急性胰腺炎病人的护理

案例21-1

病人,男性,42岁。晚间赴酒宴归来后突发上腹部持续性剧痛,伴恶心呕吐8小时。体检:T 38.5℃,BP 90/60mmHg,上腹部压痛及反跳痛(+),肠鸣音消失,血淀粉酶1000U/L,血白细胞计数20×10^9/L。

问题:1. 该病人可能出现了何种情况?

2. 主要的致病因素是什么?

3. 存在哪些主要的护理问题?如何护理?

一、概　　述

急性胰腺炎指胰腺分泌的消化酶被激活后,对自身器官及其周围组织产生自我消化所引起的急性炎症反应,是外科常见的急腹症。

按病理分类可分为单纯性(水肿性)和出血坏死性(重症)胰腺炎。前者病情较轻,预后好;后者病情险恶、发展快、死亡率高。急性胰腺炎的病因比较复杂,一般认为与下列因素密切相关:

1. 胆道疾病　是国内最常见的病因,占急性胰腺炎发病原因的50%以上。以胆道结石最为常见。

考点: 急性胰腺炎最常见的病因

2. 过量饮酒和暴饮暴食　酒精能直接损害胰腺腺泡细胞,还可间接刺激胰液分泌;暴饮暴食常促使胰液分泌增多,当同时伴有胰管部分梗阻,则导致胰腺炎的发生。

3. 十二指肠液反流　当十二指肠内压力增高,十二指肠液可向胰管内反流,其中肠激酶等物质可激活胰液中各种酶,从而导致急性胰腺炎的发生。

4. 其他　胰腺组织损伤;某些感染,如腮腺炎病毒等,可能累及胰腺;高脂血症、高钙血症、妊娠有关的代谢、内分泌和遗传因素等,也可增加急性胰腺炎的发病率。

二、护理评估

(一) 健康史

了解病人有无胆道疾病、酗酒、暴饮暴食、腹部手术、感染等诱发因素。

(二) 身心状况

1. 躯体表现

考点:急性胰腺炎腹痛的特点、位置

(1) 腹痛:是主要症状,常于饱餐或饮酒后突然发作,腹痛剧烈,呈持续性、刀割样。位于上腹正中或左上腹,向左肩及左腰背部放射。

(2) 腹胀:与腹痛同时存在,是腹腔神经丛受刺激产生肠麻痹所致。

(3) 恶心、呕吐:常与腹痛伴发,呕吐剧烈而频繁,呕吐物为十二指肠内容物,呕吐后腹痛不缓解。

(4) 腹膜炎体征:急性水肿性胰腺炎时,中上腹部压痛,常无明显肌紧张。急性出血坏死性胰腺炎时压痛明显,并有肌紧张和反跳痛,范围较广或波及全腹,移动性浊音阳性,肠鸣音减弱或消失。

考点:出血坏死性胰腺炎的特征

(5) 皮下出血:病人腰部、季肋部和腹部皮肤出现大片青紫色瘀斑,称 Grey-Turner 征;瘀斑出现在脐周,称 Cullen 征,见于少数严重出血坏死性胰腺炎。

(6) 水、电解质、酸碱平衡紊乱:病人可有程度不等的脱水、代谢性酸中毒、代谢性碱中毒及低血钙等,多由于呕吐和腹膜渗出所致。

(7) 其他:①休克:出血坏死性胰腺炎病人出现休克,早期以低血容量性休克为主,晚期以感染性休克为主。②黄疸:当胆道结石或胰头肿大压迫胆总管时病人可出现黄疸。③发热:胰腺坏死伴感染时,呈持续高热。④重症胰腺炎可出现急性呼吸衰竭及胰性脑病。

2. 心理-社会状况　病人由于发病突然,病情进展快,大多数需重症监护,易产生恐惧心理;病程长,病情反复,病人易产生悲观、消极情绪。

(三) 辅助检查

考点:血、尿淀粉酶测定意义

1. 胰酶测定　血清、尿淀粉酶测定最为常用。血清淀粉酶在发病 3 小时内升高,24 小时达高峰,5 天后逐渐降至正常;尿淀粉酶在发病 24 小时才开始上升,48 小时达高峰,1 ~ 2 周恢复正常。血清淀粉酶升高(正常值 40 ~ 180U/L,Somogyi 法)或尿淀粉酶升高(正常值 80 ~ 300U/L, Somogyi 法)具诊断意义。

2. 血生化检查　血钙下降,血糖升高,血气分析指标异常等。

3. 影像学检查　腹部 B 超为首选,可见胰腺均匀肿大或胰腺组织回声不均匀等水肿性或出血坏死性胰腺炎表现,可显示有无胆道结石及腹水。因胃肠胀气可影响诊断的准确性,故腹部增强 CT 扫描有较高的有诊断价值。

4. 诊断性腹腔穿刺　穿刺液淀粉酶升高,抽出血性腹水对诊断出血坏死性胰腺炎有价值。

(四) 治疗要点与反应

1. 非手术治疗　急性胰腺炎全身反应期、水肿性胰腺炎、尚无感染的出血坏死性胰腺炎,均应先采取非手术治疗。非手术治疗的原则是减少胰液的分泌,防止感染及 MODS 的发生。采用综合治疗措施,包括禁食、胃肠减压;补液,纠正休克和水、电解质、

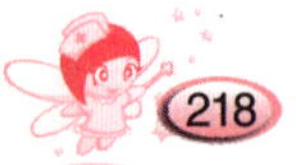

酸碱平衡失调；解痉止痛；早期使用抑制胰腺分泌或胰酶活性的药物和广谱抗生素以防治感染。

2. 手术治疗 急性出血坏死性胰腺炎继发感染者需手术治疗，最常用的为坏死组织清除加引流术。伴胆道下端梗阻或胆道感染的重症病人，应早期行胆管探查术。

三、护理诊断与医护合作性问题

1. 疼痛 与胆道梗阻、胰腺及其周围组织炎症、坏死有关。
2. 体液不足 与渗出、出血、呕吐、禁食、胃肠减压、发热等有关。
3. 营养失调：低于机体需要量 与呕吐、禁食、胃肠减压和大量消耗有关。
4. 知识缺乏 缺乏疾病防治及康复的相关知识。
5. 潜在并发症 休克、MODS、出血、胰瘘或肠瘘、感染等。

四、护理目标

病人自述疼痛减轻或疼痛得到控制；病人体液维持平衡；病人营养状况得到维持；病人掌握与疾病及康复有关的知识；病人未出现并发症，或并发症出现时能及时发现和处理。

五、护理措施

(一) 非手术治疗护理

1. 一般护理

(1) 体位：无休克者，取半卧位，协助病人更换卧位，放松腹部肌肉以缓解疼痛；休克病人采取休克卧位。

(2) 禁食、胃肠减压：以减少对胰腺的刺激。

(3) 营养支持：禁食期间给予TPN支持治疗，待病情稳定、血淀粉酶恢复正常、肠麻痹消除后，可通过空肠造瘘管给予少量肠内营养，以要素膳和短肽类制剂为宜。如病人无不良反应，可逐步过渡到全胃肠内营养及经口进食。开始进食以少量米汤、藕粉为宜，逐渐增加营养素，限制高脂肪饮食。

(4) 维持有效呼吸：保持呼吸道通畅，给氧。协助病人翻身、叩背，鼓励病人深呼吸、有效咳嗽、排痰；若病人出现严重呼吸困难、缺氧症状，应配合做好气管插管或气管切开、呼吸机辅助呼吸等。

2. 病情观察

(1) 密切观察病人生命体征、意识状态：注意有无感染、休克、心力衰竭、呼吸衰竭、代谢性酸中毒、胰性脑病等并发症发生。

(2) 观察皮肤黏膜温度和色泽：注意有无发绀、皮下出血点、瘀斑等征象。

(3) 准确记录24小时出入液量：观察有无水、电解质失衡表现，必要时留置导尿，记录每小时尿量。若病人出现少尿或无尿，应警惕急性肾衰竭的发生。

(4) 观察腹部症状、体征：定时观察有无腹痛、腹胀、腹膜刺激征等，注意其程度、范围。

(5) 其他：动态监测动脉血尿淀粉酶、血气分析、电解质、肝肾功能变化。定期测定血糖、尿糖、血常规变化。

考点：急性胰腺炎解痉止痛时禁用吗啡

3. 配合治疗护理

（1）解痉止痛：对腹痛较重的病人遵医嘱给予阿托品和哌替啶，禁用吗啡，以免引起 Oddi 括约肌痉挛。

（2）控制感染：急性胰腺炎在发病数小时内即可引起感染，应及早使用抗菌药预防感染。注意加强基础护理，预防口腔、肺部、尿路感染。

（3）抑制胰液分泌的药物：遵医嘱应用抑制消化腺分泌的药物，如奥曲肽、施他宁等。

（4）维持体液平衡，防治休克：静脉输液，补充电解质，纠正酸中毒，维持循环稳定，改善微循环。

（二）手术治疗的护理

1. 手术前护理　按照非手术治疗的护理措施；做好腹部手术前常规准备，配血；有休克者，先纠正休克再手术；病情危急者，在抗休克的同时积极准备手术。

2. 手术后护理

（1）一般护理：①病人麻醉清醒、血压平稳后取半卧位。②继续禁食、胃肠减压。禁食期间给予 TPN 支持治疗；待病情稳定、胃肠功能恢复、血尿淀粉酶恢复正常后，进食少量流质，并逐渐过渡到清淡的正常饮食，注意少量多餐。③鼓励并协助病人定时翻身、深呼吸和有效地咳嗽，加强口腔护理和留置导尿管护理。

（2）病情观察：密切观察病人神志、生命体征、腹部症状及体征、切口及引流情况、液体出入量等，注意观察血尿淀粉酶、血气分析、血电解质、肝肾功能、血糖等变化，及时发现并发症。

（3）配合治疗护理

1）引流管护理：急性胰腺炎病人术后常留置多根引流管，包括胃管、腹腔双套管、“T”管、空肠造瘘管、胰引流管、导尿管等。应分清每根导管的名称和部位，正确连接固定。防止引流管扭曲、堵塞和受压。定期更换各种引流瓶、袋，注意严格无菌操作。仔细观察、记录各类引流液的颜色、性状和量。

2）控制感染：根据医嘱正确应用有效抗生素，加强基础护理，防治感染。

3）伤口护理：注意观察切口有无渗出，渗出物的颜色、性状和量，有无伴随症状。伤口及时换药，严格遵守无菌操作规程，防止交叉感染。

4）并发症的观察与护理：密切观察病情变化，配合医生及时诊断和治疗术后出血、胰瘘、胆瘘或肠瘘、胰腺或腹腔脓肿等并发症。

A. 术后出血：遵医嘱给予止血药，定时测量生命体征、观察病人的引流液、呕吐物、排泄物。若因胰腺坏死引起胃肠道糜烂、穿孔、出血等，应立即做好急诊手术的准备。

B. 胰瘘、胆瘘或肠瘘：部分急性出血坏死性胰腺炎病人可并发胰瘘、胆瘘或肠瘘，从腹壁渗出或引流出无色透明或胆汁样液体时应疑为胰瘘或胆瘘；若腹部出现明显的腹膜刺激征，且引流出粪汁样或输入的肠内营养样液体时，则要考虑肠瘘。应保持引流通畅，保护创口周围皮肤，密切观察病情变化。

C. 胰腺或腹腔脓肿：急性胰腺炎术后 2 周，病人出现发热、腹部肿块，应警惕胰腺脓肿和腹腔脓肿的发生，配合医生及时诊断和治疗。

（三）心理护理

病人由于发病突然，病情进展迅速，易产生悲观消极情绪。护士应耐心解答病人的问题，讲解有关疾病治疗和康复的知识，配合病人家属，帮助病人树立战胜疾病的信心。

(四) 健康指导

1. 告知病人饮酒、暴饮暴食与胰腺炎发病的关系。指导病人戒烟、戒酒，养成良好的饮食习惯。

2. 积极治疗胆道结石和胆道疾病，防止诱发胰腺炎。

3. 加强自我观察，定期随访。胰腺炎渗出物往往需要3～6个月才能完全被吸收。如出现腹痛、腹胀等症状，或腹部肿块、压痛等体征，应及时就诊。

4. 出院后4～6周，避免举重物和过度疲劳；避免情绪激动，保持良好的精神状态。

六、护 理 评 价

病人主诉腹痛程度是否减轻；病人体液是否维持平衡；病人营养是否得到适当补充；病人是否掌握与疾病康复有关的知识；病人并发症是否得到预防、及时发现和处理。

第2节 胰腺癌病人的护理

胰腺癌是消化系统较常见的恶性肿瘤，在我国发病率有逐年上升的趋势。好发年龄为40岁以上，男性高于女性。早期诊断率不高，中晚期手术切除率低，预后差。根据病变部位，胰头癌最为常见，其次为胰体、尾部癌。

考点：胰腺癌好发部位

一、概 述

(一) 病因

病因尚不清楚，可能与吸烟、高蛋白和高脂肪饮食、糖尿病、慢性胰腺炎、遗传因素等有关。

(二) 病理生理

胰腺癌的组织类型以导管细胞腺癌多见，其次为黏液性囊腺癌和腺泡细胞癌。转移途径主要有局部浸润、淋巴转移、血行转移：早期可经淋巴转移至胰十二指肠后淋巴结及胰腺上缘淋巴结；晚期可转移至锁骨上淋巴结；胰头癌也可直接侵犯胆总管，还可通过胰内淋巴管转移到胆管周围，造成“围管”现象；此外，还可经血行转移至肝、肺、骨、脑等处。

二、护 理 评 估

(一) 健康史

询问病人家族中有无胰腺肿瘤或其他肿瘤病人；是否长期进食高蛋白、高脂肪饮食；注意询问有无吸烟史；有无其他疾病，如糖尿病、慢性胰腺炎等。

(二) 身心状况

考点：胰腺癌最常见的首发症状

1. 躯体表现

(1) 腹痛：是最常见的首发症状。早期由于胰管或胆管部分梗阻，造成胰管及胆道压力增高，出现持续且进行性加重的上腹部钝痛、胀痛，可放射至腰背部；晚期疼痛症状加剧，夜间

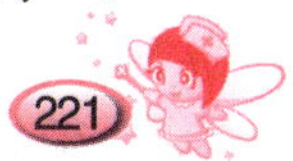

尤甚,一般止痛药无法缓解。胰体、胰尾癌出现腹痛往往已属晚期。

(2) 黄疸:梗阻性黄疸是胰头癌病人最突出的症状,呈进行性加重,但不是早期症状。常伴有皮肤瘙痒、尿呈红茶色、大便呈陶土色。

(3) 消化道症状:病人常有食欲不振、上腹饱胀、消化不良、便秘或腹泻;部分病人可有恶心、呕吐。晚期癌肿侵及十二指肠可出现上消化道梗阻或消化道出血。

(4) 消瘦和乏力:病人在短时期内即可出现明显的消瘦和乏力,同时可伴有贫血、低蛋白血症等营养不良症状。

(5) 其他:胆道梗阻若继发感染,病人则出现反复发热;晚期病人偶可扪及上腹肿块,质硬,固定,可有腹水或远处转移症状。

2. 心理-社会状况　病人因腹痛影响睡眠,常出现焦虑、悲观情绪;加之胰腺癌预后差,手术机会小,常出现否认、悲哀、愤怒等不良情绪,甚至拒绝接受治疗。

(三) 辅助检查

1. 实验室检查　血清总胆红素和直接胆红素升高;血清碱性磷酸酶升高。少数病人空腹或餐后血糖升高;血、尿淀粉酶可有一过性升高;尿胆红素阳性。免疫学检查血清癌胚抗原(CEA)、胰胚抗原(POA)、糖类抗原 CA19-9 增高。其中,CA19-9 是最常用的辅助诊断和随访项目。

2. B 超　可以发现直径 2cm 以上的肿块,是临床上筛选胰腺癌病人的首选影像学手段。还可发现胆管、胰管扩张,肝胆肿大等情况。

3. CT　是检查胰腺疾病的可靠方法。能清楚显示肿瘤部位及与之毗邻器官的关系,以及腹膜后淋巴结转移情况。

4. 经内镜逆行胰胆管造影(ERCP)　可直接观察十二指肠乳头部的病变,造影可显示胆管或胰管的狭窄或扩张,并能进行活检。检查的同时可在胆管内植入支撑管,达到术前减轻黄疸的目的。

5. 细胞学检查　收集胰液查找癌细胞,或在 B 超、CT 指引下,经皮细针穿刺胰腺病变组织,行细胞学检查。

(四) 治疗要点与反应

考点:胰腺癌唯一有效的根治方法

早期手术切除是目前唯一有效的根治方法。根治手术切除范围包括胰头、远端胃、十二指肠、上段空肠、胆囊和胆总管。晚期病人无法行根治术时,可行姑息性手术,如对黄疸病人行胆管-空肠吻合术,对十二指肠梗阻者行胃-空肠吻合术,以解除梗阻。此外,辅以放疗、化疗,对延长生存期有一定作用。

三、护理诊断与医护合作性问题

1. 焦虑　与担心疾病的预后有关。
2. 疼痛　与晚期癌肿侵犯周围组织、脏器有关。
3. 营养失调:低于机体需要量　与肿瘤得到消耗增加有关。
4. 潜在并发症　术后出血、胰瘘、胆瘘、切口感染等。

四、护理目标

病人自述焦虑感减轻,主动配合治疗、护理;病人经止痛处理后,疼痛减轻;病人营养状况

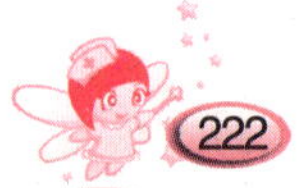

改善,体重增加;病人未发生并发症,或发生并发症时能及时发现、处理。

五、护理措施

(一) 术前护理

1. 一般护理

(1) 营养支持:营养状况较差的胰腺癌病人,术前需要进行营养支持。给予高蛋白、高热量、低脂和高维生素的饮食。必要时遵医嘱静脉输注白蛋白、氨基酸、新鲜全血等,以改善营养状况。

(2) 对症护理:皮肤瘙痒者,可外用炉甘石洗剂止痒,防止抓破皮肤,每日用温水擦浴1~2次;疼痛者遵医嘱给予止痛处理。

(3) 其他:术前安置胃管、并做好其他常规准备。

2. 病情观察 观察病人营养状况,如精神状况、血浆蛋白水平、免疫功能状况、血细胞值、体重等;观察有无水、电解质、酸碱失衡情况;动态检测肝功能、凝血功能、血糖、尿糖和酮体的变化。

3. 配合治疗护理

(1) 控制血糖:部分胰腺癌病人合并糖尿病,应遵医嘱使用胰岛素,将血糖控制在7.2~8.9mmol/L、尿糖(-~+)、无酮症酸中毒方可考虑手术。

(2) 保肝护理:至少在术前1周遵医嘱施行保肝措施,注意补充维生素K。

(3) 预防、控制感染:有胆道梗阻者,遵医嘱给予抗生素控制感染。为预防术后感染,术前1日开始使用抗生素。

(4) 做好术前各项准备。

(二) 术后护理

1. 一般护理

(1) 体位:术后麻醉清醒,血压平稳,采取半卧位。

(2) 营养支持:术后禁食、胃肠减压期间,静脉补充营养。肠蠕动恢复并拔除胃管后可给予少量流质,再逐渐过渡至正常饮食。

2. 病情观察 加强对生命体征、意识状况、腹部症状与体征、切口与引流、出入液量、辅助检测项目、并发症的观察。

(1) 术后出血:可有腹腔内出血、消化道出血等并发症。术后密切观察生命体征、伤口渗血及引流液,准确记录24小时出入液量。出血表现为经引流管引流出血性液体、呕血、便血等,同时伴有出汗、脉速、血压下降等现象。出血量少者可予静脉补液,应用止血药、输血等治疗;若经上述处理仍不能止血者,需手术止血。

(2) 术后感染:术后病人一般放置"T"管、腹腔引流管、烟卷引流、胰腺断面引流管、导尿管等。除妥善固定各种引流管、保持引流通畅外,应注意观察引流液的性状和量,若为浑浊或血性液体,需考虑吻合口瘘或继发感染的可能。

(3) 胰瘘:术后1周左右,表现为突发剧烈腹痛、持续腹胀、发热,腹腔引流管或伤口流出清亮液体,引流液测得淀粉酶。应予以持续负压引流,保持引流装置有效。

(4) 胆瘘:多发生于术后5~10天。表现为发热、右上腹痛、腹肌紧张及腹膜刺激征,"T"管引流量突然减少,但可见腹腔引流管或腹壁伤口溢出胆汁样液体。此时应保持"T"管通畅，作好观察和记录，加强支持治疗，同时作好手术处理的准备。

3. 配合治疗护理

(1) 了解各种引流管的部位和作用，做好引流护理。腹腔引流管一般放置5~7日，胃肠减压管一般留至胃肠蠕动恢复，胆管引流管需2周左右，胰管引流管一般在2~3周后拔除。

(2) 根据医嘱补液、支持治疗，维持病人营养、体液代谢平衡。

(3) 按医嘱正确使用抗生素，预防和控制感染。

(4) 做好对症护理，如疼痛者给予有效止痛，高热者做好降温护理。

(5) 做好放疗、化疗护理。

(三) 心理护理

胰腺癌病人大多预后较差，常出现悲观情绪，护理人员应尽力作心理疏导，使病人能配合治疗与护理，促进疾病的康复。

(四) 健康指导

1. 饮食宜少量多餐，均衡饮食。

2. 定期复查。如出现消化不良、腹泻等，可能与术后剩余胰腺功能不足有关，应在医生指导下适当应用胰酶治疗。出院后按时到医院复诊。

六、护理评价

病人自述焦虑感是否减轻，是否能主动配合治疗、护理；病人疼痛是否减轻；病人营养状况是否改善，体重是否增加；病人有无发生并发症，或发生并发症时能否及时发现、处理。

小结

急性胰腺炎是一种自身消化性疾病，是外科常见的急腹症之一。其临床上以急性腹痛、左肩及左腰背部放射痛、发热、恶心呕吐、血与尿淀粉酶增高为特点。急性胰腺炎如无继发感染者，均应先采取禁食、胃肠减压、抑制胰酶、维持体液平衡、控制感染、防治休克等非手术治疗措施。急性出血坏死性胰腺炎继发感染者需手术治疗。胰腺癌是消化系统较常见的恶性肿瘤，以胰头癌最为常见，病因尚不清楚，临床上以腹痛为最常见的首发症状，早期手术切除是唯一有效的根治方法。

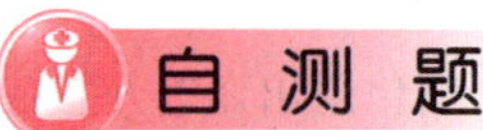

A_1/A_2 型题

1. 急性胰腺炎是
   A. 感染性疾病　B. 遗传性疾病
   C. 自身免疫性疾病　D. 自身消化性疾病
   E. 结缔组织病

2. 在我国，急性胰腺炎最常见的病因是
   A. 胆石症与胆道疾病　B. 手术与创伤
   C. 暴饮暴食　D. 大量饮酒
   E. 胰管堵塞

3. 病人，女性，54岁，胆源性胰腺炎发作多次，为预防再发，应教育病人
   A. 注意饮食卫生　B. 服用抗生素
   C. 经常服用消化酶　D. 治疗胆道疾病
   E. 控制血糖

4. 病人，女性，27岁。今晨突感上腹疼痛，伴呕吐，怀疑急性胰腺炎，最有诊断价值的实验室指标是
   A. 血清钙　B. 血清钾
   C. 血清淀粉酶　D. 血清脂肪酶
   E. 尿淀粉酶

5. 出血坏死性胰腺炎时，Cullen 征常见于病人的
   A. 胸部　　B. 腰部
   C. 背部　　D. 脐周
   E. 臀部
6. 病人，男性，27 岁，上腹痛已 2 天，能忍受，但中午进食后疼痛加剧，伴有呕吐，吐后疼痛不缓解，疑为急性胰腺炎，病情处理不当可能会出现
   A. 穿孔
   B. 梗阻
   C. 出血坏死性胰腺炎
   D. 大出血
   E. 急性胆囊炎

（吴慧琼）

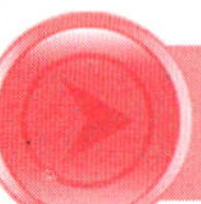

第22章 外科急腹症病人的护理

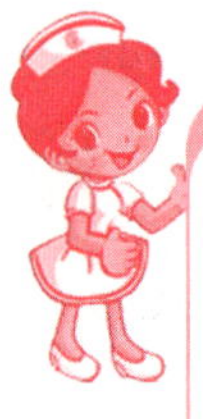

急性腹痛是临床的常见症状，也是病人就诊的常见原因之一。腹痛的原因、部位、性质、程度、伴随症状和体征各不相同，治疗与护理措施也各异。错误的判断与处理可能对病人造成严重的伤害。护士应正确认识急性腹痛的常见原因和表现，对以急性腹痛为主要表现的疾病能正确地评估、鉴别，制订并实施正确的护理计划。

案例22-1

病人，男性，42岁。晚宴后突发上腹部持续剧烈疼痛2小时，并伴恶心。到医院急诊科就诊，要求打止痛针。值班护士解释："请你不要紧张，现在不能打止痛针，以免掩盖病情，影响医生诊断。你现在不要吃东西、喝水……"护士一边安慰病人，一边协助病人取半卧位。查体：T 38.5℃，P 102次/分，R 24次/分，BP 80/50mmHg，上腹部压痛及反跳痛，肠鸣音消失。实验室检查：血淀粉酶增高，血白细胞 15×10^9/L，中性粒细胞0.90。

问题：1. 病人发生了什么情况？

2. 如何对病人进行评估？

一、概　　述

外科急腹症是以急性腹痛为突出表现，需要早期诊断和紧急处理的腹部外科疾病。外科急腹症具有发病急、病情重、变化快、病情复杂的特点，一旦延误诊治，将会给病人带来严重的危害、甚至死亡。而且在治疗护理过程中，也容易出现诸多并发症。因此，加强病情观察和动态评估并及时采取护理措施是十分重要的。

（一）病因

1. 炎症性疾病　如急性胆囊炎、急性胰腺炎、急性阑尾炎、急性盆腔炎、消化道穿孔等。
2. 出血性疾病　如肝破裂、脾破裂等。
3. 梗阻性疾病　如肠梗阻、胆结石、胆道蛔虫病、泌尿系统结石等。
4. 缺血性疾病　如肠系膜动脉栓塞、脾栓塞、卵巢囊肿扭转等。

（二）分类

考点：急性腹痛的分类及特点

1. 内脏痛　受自主神经支配的内脏与脏腹膜，对切割、针刺、压迫、烧灼等刺激不敏感，但对牵拉、膨胀、痉挛等张力刺激及缺血、炎症则敏感。疼痛定位不精确，痛觉弥散，常伴焦虑、不安、恐惧等情绪或精神反应。

2. 躯体痛　在腹部疼痛即为腹壁痛，主要是壁腹膜受腹腔病变（血液、尿液、消化液、炎症等）刺激所致。其特点是疼痛定位准确，常引起反射性腹肌紧张。

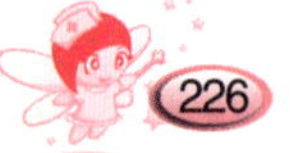

3. 牵涉痛(放射痛) 指某个内脏病变产生的痛觉信号被定位于远离该内脏的身体其他部位。如急性胰腺炎在上腹痛的同时伴左肩或腰背部束带状疼痛。

二、护理评估

(一) 健康史

1. 了解有无不当饮食、运动史 如进食油腻食物后可诱发胆囊炎、胆石症;过度饮食或过量饮酒是急性胰腺炎的诱因。如饱餐后剧烈活动时突然腹痛有可能是肠扭转。

2. 询问月经史 如宫外孕破裂多有停经史;卵巢滤泡或黄体破裂常在两次月经的中期发病。

3. 了解既往史 粘连性肠梗阻多有腹部手术史;消化性溃疡穿孔常有溃疡病史;有胆管结石手术史者,应考虑是否有胆管残余结石或复发结石。

(二) 身心状况

1. 躯体表现

(1) 腹痛

1) 腹痛的部位及范围:腹痛开始部位或最显著的部位一般就是病变器官的部位,且范围越大提示病情越严重。但某些炎症性、梗阻性疾病的早期,腹痛定位不明确,当炎症波及壁腹膜时,疼痛才转移或反映到病变器官所在的部位,即转移性腹痛,如急性阑尾炎、胆道疾病、急性胰腺炎等可引起牵涉痛。

2) 腹痛的性质:①阵发性绞痛:由于平滑肌痉挛所致,见于空腔脏器梗阻,如机械性肠梗阻、输尿管结石等。②持续性腹痛:由于腹腔炎性刺激或内脏缺血所致,如胃十二指肠溃疡穿孔、急性胰腺炎、麻痹性肠梗阻等。③持续性腹痛阵发性加剧:当空腔脏器梗阻合并绞窄、感染时发生,如绞窄性肠梗阻等。

3) 腹痛的程度:炎性病变(如急性阑尾炎)引起的腹痛程度较轻,空腔脏器痉挛或梗阻、脏器嵌顿、扭转、绞窄等引起的腹痛则较重;消化道穿孔时,消化液的化学性刺激所产生的腹痛剧烈,呈刀割样;胆绞痛和肾绞痛常使病人辗转不安。

一般情况下,腹痛加剧常提示病情加重,腹痛减轻可能是病情缓解,但有时腹痛减轻却是病情恶化的标志,如阑尾炎坏死穿孔。需要注意的是,老年人和小儿有时病变发展严重,而腹痛表现不很明显。

(2) 腹痛伴随症状

1) 厌食:小儿急性阑尾炎常先有厌食后有腹痛发作。

2) 恶心呕吐:腹痛开始常因内脏神经末梢受刺激而有较轻的反射性呕吐;腹膜炎导致肠麻痹时,呕吐呈溢出性;幽门梗阻时呕吐大量宿食且不含胆汁;小肠梗阻者呕吐较结肠梗阻者出现早且频繁;呕吐物为粪汁样提示为低位肠梗阻;血性或咖啡色呕吐物常提示发生了肠绞窄。

3) 腹胀:如逐渐加重,应考虑低位肠梗阻或腹膜炎病情恶化而发生了麻痹性肠梗阻。

4) 排便排气改变:肛门停止排便排气是肠梗阻典型症状之一;腹内脏器炎性病变伴大便次数增多或里急后重感,考虑盆腔脓肿形成;果酱样血便是小儿肠套叠的特征;如排出柏油样黑便则为上消化道出血的典型表现。

5) 其他伴随症状:①发热:腹痛后发热,表示有继发感染。②黄疸:可能与肝、胆、胰疾病有关。③尿频、尿急、尿痛、血尿、排尿困难:应考虑泌尿系疾病。④贫血、休克:考虑是否有腹腔内出血或消化道出血。

考点:急腹症的躯体表现

(3) 腹部体征:①观察腹部形态及腹式呼吸运动,有无肠型、胃肠蠕动波,有无局限性隆起等。②压痛部位常是病变器官所在处。如有腹膜刺激征,应了解其部位、范围及程度。弥漫性腹膜炎的压痛和腹肌紧张的显著处也常为原发病灶处。若触及腹部包块,应注意其部位、大小、质地、压痛情况、活动度等,并结合其他症状和检查,以区别炎性包块、肿瘤、肠套叠或肠扭转、尿潴留等。③肝浊音界缩小或消失常提示消化道穿孔;移动性浊音阳性提示腹腔内有大量渗液或积血;鼓音则表示肠管胀气;膈下感染者在季肋区叩痛明显。④肠鸣音减弱或消失多提示为腹膜炎、肠麻痹或绞窄性肠梗阻晚期;肠鸣音亢进、音调高亢伴气过水声、金属音是机械性肠梗阻的特征。⑤直肠指诊,盲肠后位阑尾炎时,直肠右侧壁有触痛;盆腔积液或积血时,膀胱或子宫直肠凹饱满或有波动感;指套染有血性黏液时应考虑肠绞窄或肠套叠。

2. 心理-社会状况　对突发的腹部疼痛,病人无足够的心理准备,表现出极度紧张、焦虑不安;由于知识的缺乏,对疾病的治疗缺乏信心,对手术有恐惧心理;因腹痛影响病人日常生活及工作,易产生急躁情绪。

(三) 辅助检查

1. 腹腔穿刺或腹腔灌洗　根据抽出液的性质(脓性、血性、粪便性)、颜色、浑浊度或涂片显微镜检查、淀粉酶值测定结果等协助诊断,可估计病因及病情程度。对腹腔穿刺无结果的急腹症,可进行腹腔灌洗。疑有盆腔内脓肿、淤血的女性病人,可经阴道后穹隆穿刺检查。

2. 其他检查　根据急腹症的病情需要评估其他检查,白细胞计数检查可提示有无炎症、中毒;红细胞、血红蛋白、血细胞比容的连续观察可判断有无腹腔内出血;尿中大量红细胞提示泌尿系损伤或结石;血尿淀粉酶升高提示急性胰腺炎。另外,X 线、超声检查、CT、MRI、内镜或选择性动脉造影等特殊检查,对进一步明确病变部位和性质都有一定意义。

(四) 急腹症的鉴别

急腹症是临床上一组常见疾病,护士只有掌握了涉及外科、内科、妇科等多学科的急性腹痛特点,才能做好急腹症病人接诊、分诊、病情评估、护理等工作。

1. 内科急腹症　包括急性胃肠炎、心肌梗死、腹型过敏性紫斑、大叶性肺炎等,腹痛特点如下:①先有发热后有腹痛,腹痛多无固定部位,无明显的反跳痛和腹肌紧张。②常伴有发热、咳嗽、胸闷、气促、心悸、心律失常、呕吐、腹泻等症状。③查体、实验室检查、X 线、心电图等可有助于疾病诊断。

2. 妇科急腹症　①以下腹部或盆腔内疼痛为主。②常伴有白带增多、阴道流血,或有停经史、月经不调,或与月经周期有关:育龄妇女月经周期前半期可发生卵巢滤泡破裂出血,后半期可发生黄体破裂出血;月经周期延后且本次血量少时,可能有异位妊娠破裂出血;急性盆腔炎有发热、白带多;卵巢囊肿蒂扭转有腹部肿块史,突发剧烈腹痛。③妇科检查、超声检查等可明确疾病诊断。

3. 外科急腹症

(1) 外科腹痛特点:①先有腹痛,后出现发热等伴随症状。②腹痛或压痛部位较固定,程度重。③常出现腹膜刺激征,甚至休克。④可伴有腹部肿块或其他外科特征性表现。

(2) 外科急腹症不同病理情况的区别:①炎性疾病:一般起病较缓,腹痛由轻至重,定位由模糊到清晰,呈持续性;有固定压痛点,伴反跳痛和腹肌紧张;体温升高,白细胞计数和中性

粒细胞数可增高。②穿孔性病变：腹痛突然发生，呈刀割样持续性剧痛；腹膜刺激征明显，易波及全腹，以病变处最为明显；可有气腹表现，如肝浊音界缩小或消失，X线检查见膈下游离气体；可有移动性浊音，肠鸣音消失。③梗阻性病变：发病急，以阵发性腹部绞痛为主要表现；除非已发生肠绞窄、穿孔，一般无腹膜刺激征，X线可协助诊断。④出血性病变：多有外伤史，以失血为主要表现，重者常导致失血性休克；腹痛和腹膜刺激征较轻，伴有胆汁、胰液外漏时，腹痛和腹膜刺激征则严重；腹腔积血在500ml以上时可叩出移动性浊音；腹腔穿刺可抽出不凝固血液；血红蛋白和红细胞数进行性下降。⑤绞窄性病变：起病急，呈持续性剧痛阵发性加剧；易出现腹膜刺激征或发生休克；可有黏液血便或腹部局限、固定的浊音区等；根据病史、腹痛部位、化验及其他辅助检查可明确诊断。

考点：急腹症的鉴别

（五）治疗要点与反应

外科急腹症多需急症手术治疗，具体参见各个疾病的治疗要点。在观察期间及手术前，参照急性腹膜炎非手术疗法的措施。

三、护理诊断与医护合作性问题

1. 疼痛　与腹腔炎症、穿孔、出血、损伤、梗阻或绞窄等有关。
2. 焦虑/恐惧　与突然发病、剧烈腹痛、紧急手术、担心疾病预后等有关。
3. 体液不足　与限制摄入（禁饮食）与液体丢失过多等有关。
4. 体温过高　与腹部脏器炎症或继发腹腔感染有关。
5. 潜在并发症　休克、腹腔脓肿、出血和口咽部黏膜损伤。

四、护理目标

病人腹痛缓解；病人焦虑、恐惧情绪减轻或解除；病人体液不足情况得到改善；病人体温恢复正常；病人无发生并发症，或并发症能得到及时预防与处理。

五、护理措施

（一）一般护理

1. 体位的安置　一般情况良好者或病情允许时，宜取半卧位；有大出血休克体征者给予平卧位或中凹位。

2. 饮食要求　根据病情及医嘱，做好相应的饮食护理。一般病人入院后都暂禁饮食；对诊断不明或病情较重者必须严格禁饮食。

3. 胃肠减压　根据病情或医嘱决定是否施行胃肠减压。但急性肠梗阻、胃肠道穿孔等病人，必须做胃肠减压，并保持有效引流，避免消化液进一步漏入腹腔。

4. 其他护理　高热者给予药物或物理降温，加强基础护理、营养支持护理等。

（二）病情观察

1. 严密观察生命体征　每15～30分钟测体温、脉搏、呼吸、血压1次，随时观察病人病情的变化，注意有无脱水等体液紊乱或休克表现。

2. 严密观察腹部症状和体征　如有腹痛应注意腹痛的部位、范围、性质和程度，有无牵涉性痛。如腹部检查见腹膜刺激征出现或加重，多提示病情恶化。

3. 注意观察有无伴随症状　如呕吐、腹胀、发热、大小便改变、黄疸等以及呼吸、心血管、妇科等其他系统相关表现。

4. 动态观察实验室检查结果　如血尿便常规、血电解质、血气分析、肝肾功能等检查；注意X线检查、B超检查、腹腔穿刺、直肠指检等特殊检查结果。

5. 注意详细记录液体出入量。

6. 观察有无腹腔脓肿、休克等并发症发生。

（三）配合治疗护理

1. 输液或输血　立即建立静脉输液通道，必要时输血或血浆等。以防治休克，纠正水、电解质、酸碱平衡紊乱，纠正营养失调。

2. 有效控制感染　遵医嘱合理、正确使用抗菌药物，注意给药浓度、时间、途径及配伍禁忌等。

3. 疼痛护理　采取相应的措施，如安慰病人、给予舒适的体位等。在病情观察期间，慎用止痛剂。对诊断明确的单纯性胆绞痛、肾绞痛等可给予解痉剂和镇痛剂；对诊断不明或治疗方案未确定的急腹症病人应禁用吗啡、哌替啶类麻醉性镇痛药，以免掩盖病情；对已决定手术的病人，可以适当使用镇痛药，以减轻其痛苦。

4. 诊断不明时，严格执行"四禁"　①禁用吗啡类止痛剂：以免掩盖病情。②禁饮食：以免增加消化道负担，或加重病情。③禁服泻药。④禁灌肠：以免导致炎症扩散或加重病情等。

5. 手术病人的护理　在病情观察或非手术治疗期间，如发现以下情况，应及时与医师联系，考虑中转手术处理：①全身情况不良或发生休克。②腹痛和腹膜刺激征加剧。③有明显的内出血表现。④经非手术治疗短期内(6～8小时)病情未见改善或更趋恶化者。

考点：急腹症病人的护理措施

（1）术前准备：及时做好药物过敏试验、配血、备皮、有关常规实验室检查或器官功能检查等，以备应急手术。

（2）术后护理：参考其他有关疾病的术后护理。

（四）心理护理

应充分理解病人焦虑不安的心情，关心、安慰病人，适当地向家属、病人说明可能的病情变化、有关治疗方法以及护理措施的意义，以便配合医护工作。

（五）健康指导

1. 指导病人积极控制诱发急腹症的诱因，如避免饱餐后剧烈运动；消化性溃疡病人要按时服药，正规治疗，避免暴饮暴食。

2. 指导病人加强营养、促进康复；手术治疗者术后注意早期活动，预防粘连性肠梗阻。

六、护理评价

病人腹痛是否缓解；病人焦虑、恐惧感是否减轻或解除；病人体液不足情况是否得到改善；病人体温是否恢复正常；病人是否发生并发症，或并发症是否得到及时预防与处理。

小　结

外科急腹症是以急性腹痛为突出表现，需要早期诊断和紧急处理的腹部外科疾病。腹痛从机制上可分为内脏痛、躯体痛和牵涉痛。引起急性腹痛的病因大体上分为炎症性、出血性、梗阻性、缺血性四类。急腹症常涉及内、外、妇等多学科，一旦延误诊治，将会给病人带来严重的危害，

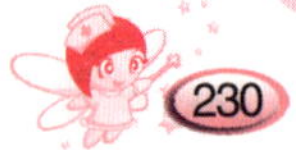

甚至死亡。通过评估病人的现病史、女性病人的月经史、既往史和腹痛的性质、程度、范围、伴随症状以及详细的腹部体检、辅助检查，有助于尽早鉴别诊断急腹症的病因。在护理外科急腹症病人时，应重点做好病情观察，禁食、胃肠减压，维持体液平衡，抗感染、抗休克以及解痉、止痛、镇静，必要时做好术前准备，这对于降低外科急腹症的并发症和病死率，提高疗效具有十分重要的意义。

自测题

A_1/A_2 型题

1. 外科急腹症的特点是
   A. 有停经和阴道流血史
   B. 卧床休息后腹痛好转
   C. 腹痛在前，发热、呕吐在后
   D. 以呕吐、心悸为主要症状
   E. 腹部压痛一般不明显
2. 外科急腹症病人，在未明确诊断时应严格执行“四禁”。下列哪项不属于“四禁”内容
   A. 禁用吗啡类药止痛　B. 禁饮食
   C. 禁服泻剂　D. 禁灌肠
   E. 禁腹部透视
3. 急性胆囊炎表现有右肩背部疼痛，这属于
   A. 内脏性疼痛　B. 躯体性疼痛
   C. 牵涉性疼痛　D. 转移性疼痛
   E. 胆绞痛
4. 鉴别腹腔出血性疾病与炎症性疾病可靠的辅助检查方法是
   A. X 线检查　B. 腹部 B 超
   C. 血常规检查　D. 内镜检查
   E. 腹腔穿刺
5. 急腹症护理不妥的是
   A. 非手术治疗的急性单纯性阑尾炎病人可进流食
   B. 凡急性坏疽性阑尾炎病人都应禁饮食
   C. 非手术治疗的病情很轻的溃疡病穿孔不必胃肠减压
   D. 凡急性肠梗阻应早期施行胃肠减压
   E. 一般急腹症病人都给抗生素并静脉输液
6. 病人，男性，38 岁，既往有胃溃疡病史 9 年。午餐后突发上腹部剧痛并波及右下腹，检查右侧腹膜刺激征明显。拟诊断为胃溃疡穿孔并发急性腹膜炎。最重要的护理措施是
   A. 半卧位　B. 禁食、胃肠减压
   C. 输液　D. 观察血压、脉搏
   E. 应用抗生素

A_3/A_4 型题

（7、8 题共用题干）

病人，男性，32 岁。暴饮暴食后出现腹痛 2 小时，并向腰背部放射，怀疑为急性胰腺炎。

7. 首选的化验是
   A. 血清钾、钙测定　B. 尿淀粉酶测定
   C. 血清淀粉酶测定　D. 血清脂肪酶测定
   E. 血常规检查
8. 病人的饮食要求为
   A. 普食　B. 软食
   C. 半流食　D. 流食
   E. 禁食

（牛子劲）

第23章　周围血管疾病病人的护理

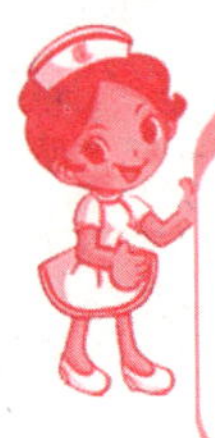

生活中常有人诉说下肢发凉、走路稍长即出现小腿麻木酸痛，常可见到有人小腿静脉弯弯曲曲，有人腿上皮肤经常出现红斑、破溃。很多人认为这是中老年人常有的现象，其实，这不仅仅是年龄的问题，很可能是周围血管病的表现。

第1节　下肢静脉曲张病人的护理

案例23-1

病人，女性，42岁。右下肢酸胀沉重，小腿出现“蚯蚓状”团块6年。查体：左下肢正常，右小腿可见明显的静脉曲张团块，内踝处皮肤增厚，有色素沉着。波氏试验(+)，曲氏试验(+)。

问题：1. 病人可能患了什么病？

2. 病人存在哪些主要护理问题？如何护理？

下肢静脉曲张指下肢浅静脉伸长、迂曲和扩张而呈曲张状态，晚期常并发小腿慢性溃疡。下肢静脉曲张是下肢血管最常见的疾病之一。

一、概　　述

深静脉通常不会发生曲张，浅静脉可发生单纯性及继发性下肢静脉曲张。按病因不同分为下列两种。

1. 单纯性(原发性)下肢静脉曲张　最多见。主要因为先天性静脉壁薄弱、静脉瓣膜缺陷，静脉内压力持久升高(如长时间站立、重体力劳动、妊娠、慢性咳嗽、习惯性便秘)，使血液由上而下、由深而浅倒流，浅静脉逐渐延长、迂曲、扩张。

考点：下肢静脉曲张的病因

2. 继发性下肢静脉曲张　相对较少。主要是下肢深静脉受压(如妊娠、盆腔肿瘤压迫髂外静脉)或下肢深静脉功能不全(如深静脉瓣膜关闭不全、深静脉血栓后遗症)引起深静脉回流障碍，导致继发性浅静脉曲张。

二、护理评估

(一) 健康史

了解病人有无遗传性的下肢静脉疾病家族史，有无长时间站立、重体力劳动、妊娠、慢性咳嗽、习惯性便秘等可导致下肢浅静脉压升高的因素。

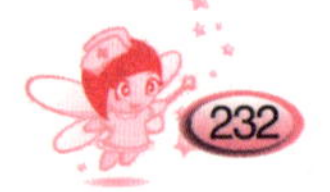

(二) 身心状况

1. 躯体表现　以大隐静脉曲张多见，其次是小隐静脉或两者同时发生。病变早期一般无不适，随着病变的进展，病人久站或行走后出现患肢酸胀不适、乏力甚至疼痛，休息后可缓解，有晨轻暮重的特点；此后小腿可逐渐出现浅静脉迂曲扩张、隆起，足部水肿，站立时更明显。后期可出现足靴区(小腿下1/3至内踝上方)皮肤萎缩、脱屑、瘙痒、色素沉着、出血、湿疹、慢性溃疡和癌变等并发症。

考点：下肢静脉曲张的临床表现

2. 心理-社会状况　本病虽然起病缓慢，但久病时可影响正常的工作和生活，影响病人的活动能力和下肢外观，从而出现不同程度的焦虑心理。

(三) 辅助检查

1. 影像学检查　下肢静脉造影是检查下肢深静脉通畅情况和瓣膜功能的最可靠和最有效方法；超声多普勒检查可以准确反映出血管内血液的流动方向、速率等情况，同时还能直接测出血管的厚度、弹性等信息等，也是手术前必要的检查手段。

考点：检查下肢深静脉通畅情况和瓣膜功能最可靠的方法

2. 物理检查

(1) 深静脉通畅试验(Perthes 试验——波氏试验)：病人站立，待浅静脉明显充盈时，于大腿中部绑扎止血带，嘱病人用力踢腿20次或反复下蹲3～5次。若活动后曲张静脉消失或充盈度减轻，表示深静脉通畅，可以手术治疗；若静脉充盈不减轻，甚至加重，则表示深静脉不通畅，不能进行手术治疗。

(2) 大隐静脉及交通支瓣膜功能试验(Trendelenburg 试验——曲氏试验)

1)曲氏试验Ⅰ：检查大隐静脉瓣膜功能。检查时，先让病人平卧，抬高患肢，使浅静脉血液回流排空，在大腿根部绑扎止血带后，让病人站立，立即松开止血带，若曲张静脉自上而下迅速逆向充盈，提示大隐静脉瓣膜功能不全。

2)曲氏试验Ⅱ：检查交通静脉瓣膜功能。检查方法基本与试验Ⅰ相同，但在病人站立后未放开止血带前，下方的静脉在30秒内已充盈并曲张，则表明交通静脉瓣膜功能不全。

考点：下肢静脉曲张的检查方法和意义

(四) 治疗要点与反应

1. 非手术性治疗　穿弹力袜或用弹力绷带，压迫迂曲、扩张的静脉，防止症状加重。避免久站，休息时抬高患肢。适用于病变局限者、妊娠期妇女及年老体弱、脏器功能不全不能耐受手术者。

2. 硬化剂注射疗法　主要用于治疗术后残留的曲张静脉，或术后局部复发者。将5%鱼肝油酸钠硬化剂注入曲张静脉内，局部绷带加压包扎3～6周，鼓励行走，但不宜久站。

3. 手术治疗　凡深静脉通畅、无手术禁忌证的病人可行手术治疗。手术包括浅静脉高位结扎、曲张静脉剥脱切除、结扎功能不全的交通支静脉三个方面。

三、护理诊断与医护合作性问题

1. 活动无耐力　与下肢静脉曲张致血液淤滞有关。
2. 知识缺乏　缺乏本病的预防知识。
3. 潜在并发症　小腿慢性溃疡、术后出血、感染、深静脉血栓形成。

四、护理目标

病人患肢酸痛感减轻，舒适改善；病人能够复述本病的预防知识，并在医务人员指导下有

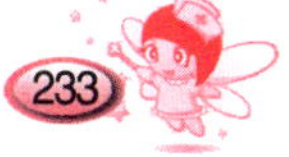

行为改变;病人病情变化能够得到及时发现和处理。

五、护理措施

(一) 一般护理

加强营养,指导病人下床活动时要穿弹力袜或用弹力绷带。休息时抬高患肢30°,以利静脉和淋巴回流。经常变换体位,维持良好姿势。

(二) 病情观察

注意观察病人局部症状和体征的变化,选择手术时机。手术后注意观察足背有无水肿,密切观察病人的体温、呼吸、脉搏、血压,了解有无患肢疼痛等不适,如发现血栓静脉炎、深静脉血栓形成等并发症,及时报告医生,并协助处理。

(三) 配合治疗护理

1. 非手术治疗护理

(1) 穿弹力袜或包扎弹力绷带:可以使患肢产生远侧高而近侧低的压力差,以外部压力抵消各种原因引起的静脉压力增高,防止深静脉血液经交通支逆流入浅静脉。手术后弹力绷带一般需维持2周方可拆除。

(2) 硬化剂治疗护理:硬化剂治疗后应缠绕弹力绷带,范围从足踝处至注射处近侧,然后立即开始患肢主动活动。大腿部压迫约3周,小腿部压迫约6周。

(3) 并发症护理:有皮肤慢性炎症者,需加强换药,应用抗生素及局部外敷消炎药;曲张静脉破裂出血者须及时止血;溃疡多年不愈应警惕癌变。

2. 手术病人的护理

(1) 术前护理

1) 皮肤准备:术前沐浴,修剪趾甲,做好皮肤准备。有小腿慢性溃疡者,溃疡周围皮肤用70%乙醇擦拭,加强换药,直至炎症消退后再手术。清洗肛门、会阴部。

2) 了解病人既往有无出血倾向或血液病史,并进行凝血功能测定。

3) 其他同非手术治疗护理。

(2) 术后护理

1) 抬高患肢30°~40°,弹力绷带包扎维持2周。

2) 卧床期间指导病人作足背伸屈运动。术后24~48小时,鼓励病人下床行走,以促进静脉回流。

3) 预防处理并发症:术后早期观察有无局部出血、感染和血栓形成。一旦发生下肢深静脉血栓,应绝对卧床休息2周以预防肺动脉栓塞,期间严禁按摩、压迫患肢。若发生肺动脉栓塞,嘱病人平卧位,吸氧,避免深呼吸、咳嗽、剧烈翻身,积极抢救。

(四) 心理护理

对早期病人,应充分理解病人焦虑不安的心情,关心、安慰病人,给予耐心细致的护理。病情严重者,各项操作应轻柔,尽量减少病人的痛苦。

(五) 健康指导

1. 避免下肢压力过高　避免长时间站立、安排适当运动;保持大便通畅、治疗慢性咳嗽;不穿过紧内裤;坚持穿弹力袜或应用弹性绷带;肥胖者需减肥。

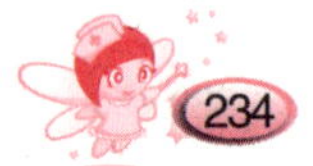

2. 保护下肢 防止碰伤和过度搔抓，以免静脉破裂出血和皮肤感染。

3. 适当体育锻炼 增强腿部肌肉和血管弹性，促进血液回流，减缓静脉曲张。

考点：下肢静脉曲张的护理措施

六、护理评价

患肢酸痛感是否减轻，舒适感是否改善；病人是否能够复述相关知识，并在医务人员指导下有行为改变；病人病情变化是否得到及时发现和处理。

第2节 血栓闭塞性脉管炎病人的护理

案例23-2

病人，男性，35岁。吸烟10年，出现右下肢麻木、发凉、间歇性跛行8年。初步考虑为右下肢血栓闭塞性脉管炎。

问题：1. 血栓闭塞性脉管炎主要的躯体表现有哪些？

2. 如何准确判断血栓闭塞性脉管炎闭塞部位？

一、概 述

血栓闭塞性脉管炎（thromboangitis obliterans，TAO）又称Buerger病，是周围中、小动静脉的一种慢性非化脓性炎症，可导致血管节段性狭窄、闭塞。北方多见，好发于青壮年男性。

血栓闭塞性脉管炎的病因至今尚不清楚，一般认为与下列因素有关。

1. 外部因素 与长期吸烟，潮湿寒冷的环境，外伤以及感染有重要的关系。其中吸烟是最重要的因素。

2. 内在因素 包括营养不良、激素紊乱、遗传、血管神经调节障碍和自身免疫功能紊乱等有一定关系。

考点：血栓闭塞性脉管炎病人的病因

二、护理评估

（一）健康史

本病多见于男性青壮年。了解病人吸烟史、生活环境史；有无外伤、感染；有无营养不良、激素紊乱、血管神经调节障碍、自身免疫功能紊乱以及家族史。

（二）身心状况

1. 躯体表现 起病隐匿，进展缓慢，周期性发作。按肢体缺血程度可分为三期：

（1）局部缺血期：以血管痉挛为主。表现为间歇性跛行，足背或胫后动脉搏动减弱，患肢皮温低于正常、肢端发凉、怕冷、麻木，足背静脉充盈时间延长等。部分病人可出现游走性浅静脉炎。

（2）营养障碍期：除了血管痉挛加重外，还有明显的血管壁增厚及血栓形成。表现为静息痛，夜间可有明显的肌肉抽搐，足背和（或）胫后动脉搏动消失，患肢皮温显著降低，明显苍白或出现紫斑，可伴有皮肤干燥、汗毛脱落、趾（指）甲增厚变形、小腿部肌肉萎缩等。

考点：血栓闭塞性脉管炎各期典型的表现

（3）坏疽期：动脉完全闭塞。表现为相应部位发黑坏死（干性坏疽），继发感染后成为湿

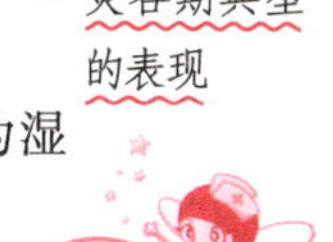

性坏疽，全身感染中毒症状严重。病人疼痛剧烈，呈典型的屈膝抱足体位，可彻夜难眠。

2. 心理-社会状况　病人有持续而严重的疼痛，影响正常的工作、生活；一般止痛药难以奏效，但病人又担心使用麻醉性镇静剂会有药物成瘾，心情矛盾；截肢后病人工作和生活能力将受到影响，病人可出现悲观、忧虑、暴躁的心理反应，甚至对治疗、生活失去信心。

（三）辅助检查

1. 一般检查

（1）测定跛行距离与时间：若跛行距离或时间缩短，则表明血管闭塞的程度加重。

（2）测定皮肤温度：在15～25℃的室温下，若双侧肢体对应部位皮肤温度相差2℃以上，提示皮温降低侧肢体动脉血流减少。

（3）肢体抬高试验：病人平卧，患肢抬高45°，3分钟后若出现麻木、疼痛、足部皮肤呈苍白或蜡黄色者为阳性。再让病人坐起，下肢自然下垂于床沿下，若足部皮肤出现潮红或斑片状发绀则提示患肢有严重供血不足。

2. 特殊检查

（1）超声检查：超声多普勒检查可显示患肢动脉波动波形降低；血管三维彩超有助于了解血管狭窄和闭塞的部位和程度。

（2）肢体血流图（如电阻抗血流测定）：了解血管内血流通畅程度、血流量、血管壁状态及神经对血管的调节作用。

（3）动脉造影：造影剂注入股动脉内，摄X线片后可以明确动脉阻塞的程度、范围及侧支循环建立情况。

（四）治疗要点与反应

1. 一般疗法　①绝对戒烟。②应用止痛剂。③适当保暖、防寒、防潮、防外伤。④患肢运动练习（Buerger运动）。

2. 药物治疗　①血管扩张剂（如前列腺素E_1、妥拉唑啉、硫酸镁）：缓解血管痉挛，改善血液循环。②低分子右旋糖酐：降低血液黏稠度，改善微循环，防止血栓发展和蔓延。③合并感染者，应用敏感的抗菌药。

3. 高压氧疗法　能够提高血氧含量，增加肢体供氧量，从而减轻患肢疼痛，促进溃疡愈合。

4. 手术治疗　手术方法包括血管重建术，动、静脉转流术，大网膜移植术，腰交感神经切断术等。若肢体远端已发生坏疽，需做截肢（趾、趾）术。

三、护理诊断与医护合作性问题

1. 疼痛　与患肢缺血、组织坏死有关。
2. 焦虑　与患肢剧烈疼痛、久治不愈、对治疗失去信心有关。
3. 组织完整性受损　与肢端坏疽、脱落有关。
4. 知识缺乏　缺乏本病的预防知识和患肢锻炼的方法。

四、护理目标

病人主诉疼痛减轻，舒适感增加；病人焦虑减轻或消除，情绪稳定，对治疗和生活有信心；病人患肢得到保护，未发生损伤、坏疽或程度减轻，坏疽创面未发生感染；病人获得预防与肢

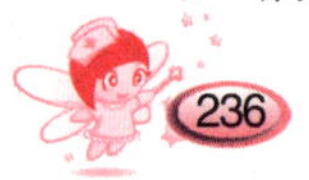

体功能锻炼的相关知识,能适应日常生活及一般工作。

五、护理措施

(一)一般护理

1. 保护患肢　保持足部清洁干燥,注意营养,提高机体修复能力;指导病人加强患侧肢体运动和行走锻炼。

2. 绝对戒烟　坚持戒烟是血栓闭塞性脉管炎治疗的关键。戒烟能使血栓闭塞性脉管炎病人病情缓解,再度吸烟又可使病情恶化。

3. 适当保暖　适当保暖有助于防止病变进一步加重和出现并发症,保持室内温度保持在21℃以上,避免肢体受潮受寒;但应避免用热水袋、热垫或热水直接给患肢加温。

(二)病情观察

密切观察病人的生命体征和患肢局部表现。动脉重建术后如出现患肢肢端肿胀、麻木、疼痛、苍白、皮温降低、皮肤发绀、动脉搏动减弱或消失等,应考虑是血管重建部位发生痉挛或继发性血栓形成,应及时报告医生。

(三)配合治疗护理

1. 缓解疼痛　疼痛是病人最痛苦的症状,也是护理过程中的难题。根据病情选择适当的止痛方法。

2. 预防组织损伤和感染　注意保持皮肤清洁干燥,避免搔抓,避免损伤;有溃疡者应卧床休息,减少损伤部位的耗氧量;干性坏疽创面应在75%乙醇消毒后用无菌敷料包扎,湿性坏疽应加强局部换药,遵医嘱应用抗菌药物,待感染控制后做截肢(跖、趾)术。

3. 患肢运动　患肢运动练习(Buerger 运动)有助于促进患肢侧支循环建立,增加患肢血供。方法是:平卧位,患肢抬高45°,维持2~3分钟;然后坐起,患肢下垂床边2~5分钟,并做足部旋转、伸屈运动10次;最后将患肢放平休息2分钟。每次重复练习5回,每日练习数次。

4. 术后护理

1)体位和活动:术后患肢平放。除了关节附近的血管或大血管手术外,其他下肢手术均应尽早活动,以减少血栓形成的机会。动脉重建术后病人应卧床制动2周。

2)防治感染:术后若发现伤口红、肿、热、痛等感染征象,应及时使用抗菌药物。

考点: 血栓闭塞性脉管炎病人的护理措施

(四)心理护理

向病人讲解稳定情绪及接受止痛治疗的必要性和安全性,消除病人顾虑,解除紧张不安和悲观情绪;对于需要截肢者给予理解和同情,帮助其克服悲观急躁情绪,树立治疗信心。

(五)健康指导

1. 绝对戒烟　提倡戒烟,宣传吸烟的危害。

2. 保护患肢　保持足部清洁干燥,避免感染;保暖、防寒、防潮、防外伤;坚持患肢锻炼,定时改变体位,避免跷二郎腿。

3. 预防血栓形成　应用抗凝剂时应严格按照医嘱执行,不可自行减药或停药。

4. 加强营养支持　多吃富含维生素B和维生素C的食物,以维持血管平滑肌的弹性,促进伤口愈合;进食低盐、低脂、低糖饮食,以防动脉粥样硬化;多摄入水分,降低血液黏稠度,防止血栓形成;肥胖者应控制体重,以免增加动脉负担,影响静脉血液回流。

六、护理评价

患肢酸痛感是否减轻,舒适感是否改善;病人焦虑是否减轻,情绪是否稳定;病人患肢是否发生损伤、坏疽或程度减轻;病人是否能够复述相关知识。

小结

单纯性下肢静脉曲张主要病因是静脉壁软弱、静脉瓣膜缺陷以及浅静脉内压力升高。临床主要表现为下肢沉重酸胀感,皮下出现曲张浅静脉。非手术治疗应注意休息和抬高患肢,正确使用弹力袜或弹力绷带;手术治疗须做好皮肤准备,术后抬高患肢并做好病情观察。血栓闭塞性脉管炎是一种主要累及下肢中小动静脉的炎症性、节段性和周期性发作的慢性闭塞性疾病。临床表现主要分为局部缺血期、营养障碍期和组织坏死期。非手术治疗的护理包括止痛、戒烟、防潮和保暖、防损伤和进行肢体抬高运动等;手术后病人应尽早活动以防血栓形成。

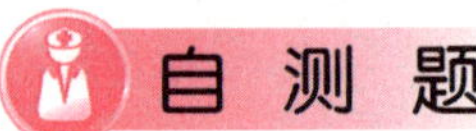

A_1/A_2 型题

1. 下肢静脉曲张的主要原因是
   A. 心脏功能不全　B. 静脉瓣膜破坏
   C. 下肢肌肉收缩减退　D. 皮下脂肪减少
   E. 胸腔负压作用减低
2. 下肢静脉曲张术后早期活动是为了防止
   A. 切口延迟愈合　B. 血栓性静脉炎
   C. 术后复发　D. 患肢僵直
   E. 血管痉挛
3. 病人,男性,50岁。久站后左下肢出现酸胀感,小腿内侧可见静脉突起,诊断为下肢静脉曲张。对此病人护理中不正确的是
   A. 避免久站　B. 尽量避免患肢外伤
   C. 休息时抬高患肢　D. 使用弹力袜
   E. 尽量减少下肢活动
4. 血栓闭塞性脉管炎诱发因素不包括
   A. 潮湿　B. 寒冷
   C. 血压升高　D. 情绪激动
   E. 外伤
5. 血栓闭塞性脉管炎营养障碍期的特征性表现是
   A. 间歇性跛行　B. 足背动脉搏动增强
   C. 肢体坏疽　D. 游走性浅静脉炎
   E. 静息痛
6. 血栓闭塞性脉管炎护理中,促进侧支循环建立的措施是
   A. 严禁吸烟、肢体保暖
   B. 做伯格运动
   C. 高压氧疗法
   D. 应用扩血管药物
   E. 腰交感神经封闭

A_3/A_4 型题

(7、8题共用题干)

病人,男性,26岁,农民。右下肢足部皮肤温度低,色泽较苍白,足背动脉搏动弱,行走2小时左右出现患肢疼痛,坐下休息半小时左右疼痛减轻,可继续行走。经检查后诊断为右下肢血栓闭塞性脉管炎。

7. 此病人属于
   A. 血栓闭塞性脉管炎局部缺血期
   B. 血栓闭塞性脉管炎营养障碍期
   C. 血栓闭塞性脉管炎坏死期
   D. 下肢静脉曲张
   E. 下肢深静脉血栓形成
8. 对此病人的护理中不妥的是
   A. 保暖,避免受潮湿
   B. 保持足部清洁
   C. 按时热水袋外敷
   D. 防止外伤后感染
   E. 忌用刺激性外用药

(牛子劲)

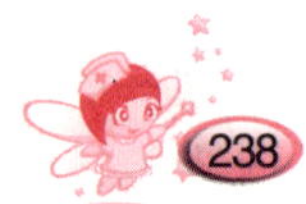

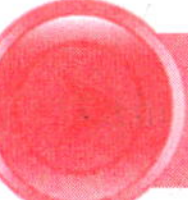

第24章 颅脑疾病病人的护理

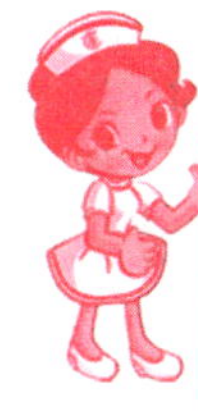

颅内压增高是一种渐进演变的临床综合征,生活中各种严重颅脑创伤、某些全身性疾病等都可能引起颅内压增高。颅脑损伤多见于交通、工矿等事故,自然灾害,高处坠落、跌倒、爆炸、火器伤及各种锐器、钝器对头部的伤害,常与身体其他部位的损伤复合存在,约占全身损伤的10% ~15%,仅次于四肢损伤,其病死率和致残率均居首位。颅脑损伤包括头皮损伤、颅骨损伤与脑损伤,三者可单独发生,亦常合并存在。颅脑损伤的预后中起决定性作用的是脑损伤程度及其处理效果。

第1节 颅内压增高病人的护理

案例24-1

病人,女性,35岁。被人用铁棍击中头部,立即昏迷。送往医院途中曾清醒,但头痛呕吐多次,入院时又发生昏迷。体检:左侧瞳孔直径5mm,右侧瞳孔直径2mm,右侧肢体无自主运动。

问题:1. 病人发生了何种脑损伤?

2. 应立即采取何种抢救措施?用何种药物?

3. 首要的护理措施是什么?

一、概　述

由于各种病因导致颅内压持续在200mmH_2O (2.0kPa)以上,从而引起相应症状的临床病理综合征称为颅内压增高。

(一) 分类

颅内压增高根据病因可分为两类:弥漫性颅内压增高和局灶性颅内压增高。根据病变发展的急缓可分为三类:急性、亚急性和慢性颅内压增高。

(二) 病因及病理

1. 病因

(1) 颅腔内容物的体积或量的增加:如各种原因引起的脑水肿;脑脊液的分泌和吸收失调,如脑积水;脑血流量或静脉压的持续增加,如颅内静脉回流受阻、恶性高血压等。

考点: 外科颅内高压的主要病因

(2) 颅内占位性病变致使颅内空间相对缩小:如各种颅内血肿、脑肿瘤、脑脓肿及各种肉芽肿等。

(3) 颅腔容积缩减:如狭颅畸形、颅底凹陷症、颅骨大面积凹陷骨折、颅骨异常增生症、向内生长的颅骨骨瘤等。

链接　颅内压如何测定

通常以侧卧位时颅脑脊液压力为代表。穿刺小脑延髓池或侧脑室,以测压管或压力表测出的读数,即为临床的颅内压力。

2. 病理　颅内压指颅内容物对颅腔内

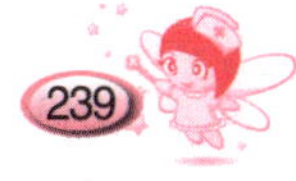

壁所产生的压力。颅腔内容物包括脑组织、血液和脑脊液，三者的体积与颅腔容积相适应并使颅内保持一定的压力，通常以人体侧卧位腰椎穿刺时测得的脑脊液压力来表示。成人正常颅内压为 70 ~ 200mmH_2O（0.7 ~ 2.0kPa），儿童正常颅内压为50 ~ 100mmH_2O（0.49 ~ 0.98kPa）。其中任何一项颅腔内容物体积和量的增加，均会导致另两项内容物的缩减以维持正常的颅内压。当颅内容物增加或颅腔容积缩减超出了代偿范围时，即产生颅内压上升，当持续超过 200mmH_2O 时，即为颅内压增高。颅内压增高时，脑血流量减少，脑组织处于严重缺血缺氧的状态。严重的脑缺氧会造成脑水肿，进一步加重颅内压增高，形成恶性循环。当颅内压增高到一定程度时，会使一部分脑组织通过生理性间隙从高压区向低压区移位，形成脑疝，引起一系列临床综合征。

二、护理评估

（一）健康史

1. 询问病人是否有颅脑外伤、脑肿瘤、高血压等病史，初步判断颅内压增高的原因。
2. 了解病人有无合并其他系统的疾病；有无咳嗽、便秘、癫痫等导致颅内压增高的诱因。
3. 询问症状出现的时间和病情进展情况，以及发病以来所做的检查和用药等情况。

（二）身心状况

1. 躯体表现

考点：颅内高压“三主征”

（1）颅内压增高“三主征”：头痛、呕吐、视神经盘水肿。①头痛：是最常见的症状，以早晨和晚间较重，多位于前额和颞部，程度可随颅内压增高而加重，当低头、弯腰、用力、咳嗽时加重。②呕吐：呈喷射状，可伴有恶心，与进食无关，呕吐后头痛可有缓解。③视神经盘水肿：是颅内压增高的重要客观体征，因视神经受压，眼底静脉回流受阻，眼底镜检查可见视神经盘水肿、充血、模糊不清、中央凹陷消失，视网膜静脉怒张，严重者可见出血。急性颅内压增高病情进展迅速，眼底检查不一定见到视神经盘水肿。

（2）意识障碍：急性颅内压增高时常有进行性意识障碍。疾病初期可出现嗜睡、反应迟钝，严重病例可出现昏睡、昏迷。慢性颅内压增高的病人，往往神志淡漠，反应迟钝，症状时轻时重。

考点：颅内高压生命体征变化特点

（3）生命体征变化：早期（颅内高压代偿期）生命体征变化为血压升高，脉搏缓慢有力，呼吸加深变慢，即“二慢一高”，称为库欣（Cushing）反应。这种改变是脑组织对急性缺氧的一种代偿反应。病危状态时（颅内高压失代偿期）则血压下降，脉搏细速，呼吸不规则甚至呼吸停止，终因呼吸、循环衰竭而死亡。

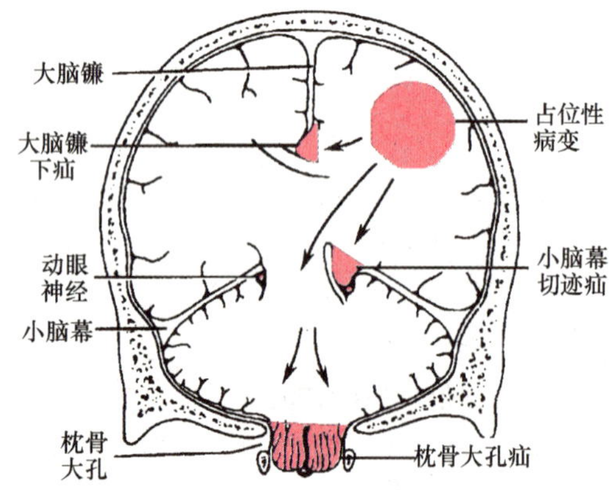

图 24-1 小脑幕切迹疝、枕骨大孔疝、大脑镰下疝

考点：脑疝出现的象征意义

（4）脑疝：是由于颅内压增高超过一定限度，脑组织可从高压力区向低压力区移位，导致脑组织、血管及脑神经等重要结构受压和移位，有时被挤入硬脑膜的间隙或孔道，从而产生一系列严重临床症状和体征。脑疝的发生是颅内压增高的最危重后果，常预示病人有生命危险或预后不良。常见的有小脑幕切迹疝、枕骨大孔疝、大脑镰下疝（图 24-1）。

1）小脑幕切迹疝又称颞叶钩回疝：是颞叶

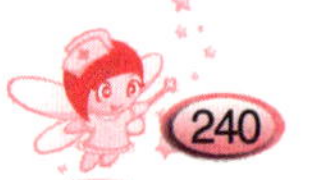

的海马回、钩回通过小脑幕切迹被推移至幕下。表现为:①剧烈头痛和与进食无关的频繁喷射性呕吐,头痛程度进行性加重伴烦躁不安,可出现嗜睡、浅昏迷甚至深昏迷。②生命体征紊乱,表现为体温可高达41℃以上或体温不升、心率减慢或不规则、血压忽高忽低、呼吸不规则,最终因呼吸循环衰竭而致呼吸停止、血压下降、心脏停搏。③病初患侧瞳孔缩小,随病情发展瞳孔逐渐散大,对光反射减弱或消失。④病变对侧肢体的肌力减退或消失,病情进展则双侧肢体自主活动消失,严重时出现头颈后仰,四肢挺直,躯背过伸,呈角弓反张状,称为去大脑强直,这是脑干严重受损的信号。

2) 枕骨大孔疝:又称小脑扁桃体疝,是小脑扁桃体及延髓经枕骨大孔推挤向椎管内形成。由于脑脊液循环堵塞,加重颅内压,病人剧烈头痛,频繁呕吐,颈项强直,生命体征紊乱出现较早,意识障碍出现较晚,瞳孔可忽大忽小。早期可突发呼吸骤停而死亡。

考点: 小脑幕切迹疝与枕骨大孔疝的表现

3) 大脑镰下疝又称扣带回疝:是一侧半球的扣带回经镰下孔被挤入对侧分腔。

(5) 其他:其他症状和体征有头昏、复视、头皮静脉怒张、猝倒等。小儿病人可有头颅增大、前囟饱满、颅缝增宽或分裂。头颅扣诊时呈"破罐声"及头皮和额眶部浅静脉扩张。

2. 心理-社会状况 颅内压增高的病人可因头痛、呕吐等引起烦躁不安、焦虑、紧张等心理反应。

(三) 辅助检查

1. CT 是对颅内占位性病变进行定性与定位诊断首选的检查方法。

考点: 诊断颅内占位性病变首选的检查方法

2. MRI 在CT不能确诊的情况下,可行MRI检查,以利进一步确诊。

3. 头颅X线摄片 可显示颅内压增高征象,如颅缝增宽、指状压迹增多,鞍背骨质稀疏、蝶鞍扩大等。

4. 脑血管造影 主要用于疑有脑血管畸形或动脉瘤等疾病的病例。

5. 腰椎穿刺 通过腰椎穿刺间接测量颅内压,同时可作脑脊液检查,但腰椎穿刺对颅内压明显增高的病人有引起脑疝的危险,应慎用。

考点: 颅内高压慎做腰椎穿刺检查

(四) 治疗要点与反应

根本的治疗方法是去除颅内压增高的病因,如手术去除占位性病变;有脑积水者,行脑脊液分流术;脑室穿刺外引流术等。对病因不明或暂时不能去除病因者可先采取降低颅内压的方法,如限制液体入量,应用脱水剂和糖皮质激素,冬眠低温疗法等以减轻脑水肿,降低颅内压。

三、护理诊断与医护合作性问题

1. 疼痛 与颅内压增高有关。
2. 组织灌流量改变 与颅内压增高,导致脑血流下降有关。
3. 体液不足 与频繁呕吐和应用脱水剂有关。
4. 潜在并发症 脑疝等。

四、护理目标

病人颅内压降低,头痛减轻,病情逐渐平稳;病人脑组织灌流量改善;病人水、电解质代谢和酸碱平衡得到维持;病人未发生并发症,或发生时得到及时发现和处理。

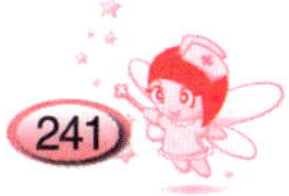

五、护理措施

(一) 一般护理

1. 体位　合适的体位有利于颅内静脉回流和脑部供血,有利于脑水肿的消退和颅内压降低。因此,应给予病人平卧,同时抬高床头15°~30°呈斜坡位。昏迷病人应取侧卧位或平卧时将头偏向一侧,以防止误吸。

2. 吸氧　保持呼吸道通畅,吸氧,以改善脑缺氧,减轻脑水肿。

考点:体位安置及出入液量控制

3. 控制液体摄入量　不能进食者,一般每日遵医嘱输液不超过2000ml,保持尿量在600ml以上;控制输液速度,防止输液过快而加重脑水肿;注意水、电解质、酸碱、营养代谢平衡,防止体液代谢紊乱。

4. 其他　加强皮肤护理,防止压疮;保持大小便通畅,病人有尿潴留和便秘时,应导尿或协助排便。

(二) 病情观察

1. 意识　反映了大脑皮质和脑干的功能状态;评估意识障碍的程度、持续时间和演变过程,是分析病情变化的重要指标。意识障碍的程度,目前通用的是格拉斯哥昏迷计分法(glasgow coma scale,GCS)。评定睁眼、语言及运动反应,以三者积分来表示意识障碍轻重,最高15分,表示意识清醒,8分以下为昏迷,最低3分(表24-1)。

表24-1　格拉斯哥昏迷计分表

睁眼反应	言语反应	运动反应	睁眼反应	言语反应	运动反应
自动睁眼4	回答正确5	遵嘱活动6	不能睁眼1	只能发声2	刺痛屈曲3
呼唤睁眼3	回答错误4	刺痛定位5		不能发声1	刺痛肢伸2
刺痛睁眼2	语无伦次3	躲避刺痛4			不能活动1

2. 瞳孔　对比双侧是否等大、等圆,是否扩大或缩小,有无对光反应。

3. 生命体征　观察脉搏的频率、节律及强度;血压、脉差;呼吸的频率、幅度和类型等。

4. 肢体功能　是否存在对侧肢体肌力的减弱和麻痹;是否存在双侧肢体自主活动的消失;有无阳性病理征等。

(三) 配合治疗护理

1. 防止颅内压骤升的护理

(1) 休息与活动:病人应卧床休息,减少搬动,不能坐起。避免情绪激动,以免血压骤升而加重颅内压升高。

考点:避免引起颅内压增高的诱因

(2) 避免导致颅内压增高的诱因:避免剧烈咳嗽和用力排便使胸、腹压上升导致颅内压增高;便秘者可用缓泻剂或低压灌肠,忌高压灌肠。

(3) 保持呼吸道通畅:及时清除分泌物和呕吐物;舌根后坠者要托起下颌和放置口咽通气管;对意识不清或排痰困难者,应配合医生尽早施行气管切开术。

(4) 控制癫痫发作:遵医嘱及时或定期给予抗癫痫药物。

2. 观察药物副作用　高渗性脱水剂的使用必须与监测出、入液体量和血浆渗透压相结合,防止过分脱水导致低血容量和血液浓缩的高渗状态,防止出现相关并发症,如高渗性高血

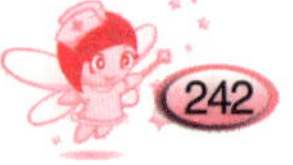

糖非酮症性昏迷、肾衰竭等;使用巴比妥类药物疗法时,要监测血压、心电图、颅内压和体温,注意有无尿量减少、胃肠活动减弱和支气管肺炎等并发症的发生;应用肾上腺皮质激素时要注意防止感染和应激性溃疡。

3. 对症护理

(1) 遵医嘱用药:观察病人头痛情况,给予镇痛剂,禁用吗啡、哌替啶;烦躁病人给予镇静剂;抽搐病人给予抗癫痫药。

(2) 呕吐病人护理:应预防呕吐物呛入气管,防止发生吸入性肺炎,应行口腔护理。

(3) 尿潴留病人护理:可在经诱导刺激无效后行导尿术。大小便失禁者应注意保持会阴部清洁干燥,预防发生会阴部湿疹、皮炎、糜烂。

4. 冬眠低温疗法护理　低温能降低脑细胞耗氧量,提高神经元对缺氧的耐受性,减轻脑水肿,降低颅内压。常用药物为复方氯丙嗪和冬眠Ⅰ号、冬眠Ⅱ号等。按医嘱静脉滴注冬眠药物,通过滴速控制冬眠的深度。给予冬眠药物半小时,机体进入睡眠状态后,方可进行物理降温。降温速度以每小时下降1℃为宜,体温降至肛温31~34℃为理想,体温过低易诱发心律失常。在冬眠降温期间不宜翻身或移动体位,以防发生直立性低血压。严密观察病人生命体征的变化,若脉搏超过100次/分、收缩压低于100mmHg、呼吸慢而不规则时,则应立即通知医生停药。冬眠的时间一般为3~5日。停止冬眠疗法时,应先停止物理降温,再停用冬眠药物。加盖棉被保温让体温自然回升,切忌复温过快。

5. 脑疝的急救与护理　脑疝是颅内压增高引起的严重并发症,可危及生命。护理人员应尽早发现脑疝发生的早期征象,并做好护理。

脑疝早期征象:①剧烈头痛、恶心呕吐、出冷汗。②烦躁不安或表现兴奋。③进行性意识障碍加重。④强迫头位或体位。⑤双侧瞳孔变小或由相等转为病侧小于对侧。⑥血压升高或脉搏缓慢(<60次/分)。⑦呼吸有进行性减慢趋势(≤14次/分)。一旦确诊发生脑疝,则应争分夺秒进行抢救。

护理要点:①快速静脉滴注或推注20%甘露醇200~400ml,一般应于15~20分钟内输入。采用留置导尿观察脱水效果,利于指导治疗。②保持呼吸道通畅,给予氧气吸入。③发生枕骨大孔疝者,可行脑室引流术。待病情缓解,再行病因治疗,如侧脑室体外引流术、脑脊液分流术、减压术等,护理人员应积极快速做好术前准备,为抢救病人争取时间。

考点:脱水剂的正确使用方法

护考链接

病人,男性,30岁。头部外伤后昏迷2小时,曾呕吐数次。入院时测BP 150/80mmHg,P 60次/分。考虑为脑挫裂伤,给予非手术治疗。

1. 降低颅内压的主要措施是

A. 床头抬高15~30cm　B. 限制每日输液量　C. 及时使用甘露醇

D. 吸氧、物理降温　E. 保持呼吸道通畅

2. 为及时发现小脑幕切迹疝,应重点观察

A. 瞳孔、肢体活动　B. 血压、脉搏、尿量　C. 意识、肌张力

D. 呼吸、体温、血压　E. 压迫眶上孔的反应

点评:①颅内高压的主要非手术疗法是脱水剂的使用。②瞳孔的改变和肢体活动异常是小脑幕切迹疝的主要表现。

6. 脑室引流病人的护理

(1) 严格无菌操作,防止感染的发生。

(2) 引流管应妥善固定,保持引流通畅,防止受压、折叠、扭曲、成角等情况。固定引流袋

位置,应使最高处距侧脑室的距离为10~15cm,勿将引流袋倒置以防止脑脊液倒流而致感染。每日定时更换引流袋,更换时应夹管,防止脑脊液逆流。

(3)观察脑脊液的流量和性质。控制脑脊液的流速,以每日不超过500ml为宜,并作好记录。观察脑脊液性状,如为血性且量多则提示脑室内出血,如为浑浊则可能有感染情况存在。有异常情况时应及时通知医生做处理,并可同时留取脑脊液标本送检。

(4)拔管引流时间一般为1~2周,开颅术后不超过3~4天。据病人病情拔管,拔管前先行头颅CT检查,并行夹管试验,如无颅内压增高征象则可拔管。拔管后如有脑脊液漏,应妥善缝合,以免引起颅内感染。

(四)心理护理

对于意识清醒的病人讲解疾病有关知识,以缓解病人紧张情绪或恐惧心理。改善病人心态,让病人更配合治疗护理工作。

(五)健康指导

1. 告知病人尽量避免加重颅内压增高的诱发因素,以防加重病情。
2. 有侧脑室引流、颅内压监测的病人告知病人和家属有关知识及简单护理方法。
3. 告知病人和家属记录24小时出、入液量的目的,配合护理人员工作。
4. 嘱病人及时诉说不适,如头痛加剧、视力变化等,以利及时发现危情。
5. 颅脑手术后可能遗留神经系统功能的障碍,病人应遵循康复计划,循序渐进地进行多方面的训练,以最大程度恢复其生活能力。

六、护理评价

病人头痛症状是否得到缓解;病人脑组织灌流量是否改善;病人水、电解质代谢和酸碱平衡是否得到维持;病人是否发生脑疝,发生后是否得到及时有效的控制。

第2节 头皮损伤病人的护理

案例24-2

病人,男性,15岁。被人用木棍击中头部。病人自诉头晕、头痛,余无不适。查体:头皮上有一血肿,血肿约2cm×3cm×3cm,质软,有压痛。

问题:1. 该病人属何种头皮损伤?
2. 应如何护理?

一、概述

头皮损伤是因外力作用使头皮的完整性受损或头皮内发生改变,是颅脑损伤中最常见的一种。常见的头皮损伤有头皮血肿、头皮裂伤和头皮撕脱伤。引起头皮损伤的原因主要有三种:①钝器击伤可致头皮血肿和头皮裂伤。②锐器可致头皮裂伤。③机械力牵扯可致头皮撕脱伤。

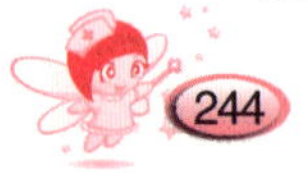

二、护理评估

(一) 健康史

了解病人有无外伤史,询问受伤当时的情况以及受伤后的意识情况,有无其他不适。

(二) 身心状况

1. 躯体表现

(1) 头皮血肿:多因钝器伤所致。按血肿存在于头皮内的具体层次可将头皮血肿分为皮下血肿、帽状腱膜下血肿和骨膜下血肿三种(表24-2和图24-2)。

(2) 头皮裂伤:可由锐器或钝器造成。伤口的形态或数目不一、大小与深浅各异,病人可有组织缺损。由于头皮血管丰富,因此出血较多,可引起失血性休克。

(3) 头皮撕脱伤:多因发辫受机械力牵扯,致使大块头皮自帽状腱膜下层被撕脱,或整个头皮甚至连额肌、颞肌或部分骨膜一起撕脱,使骨膜或颅骨外板暴露。头皮动脉断裂出血,创面可出现广泛性渗血。头皮撕脱伤可导致失血性或疼痛性休克。

考点: 头皮损伤的分类及最严重的撕脱伤

表24-2 三种头皮血肿鉴别表

	皮下血肿	帽状腱膜下血肿	骨膜下血肿
部位	皮下组织	帽状腱膜下层	颅骨骨膜下层
范围	小	大,可超过骨缝	限于某块颅骨范围内
质地	周围硬,中心部软	软	稍硬
波动感	有或无	有	有

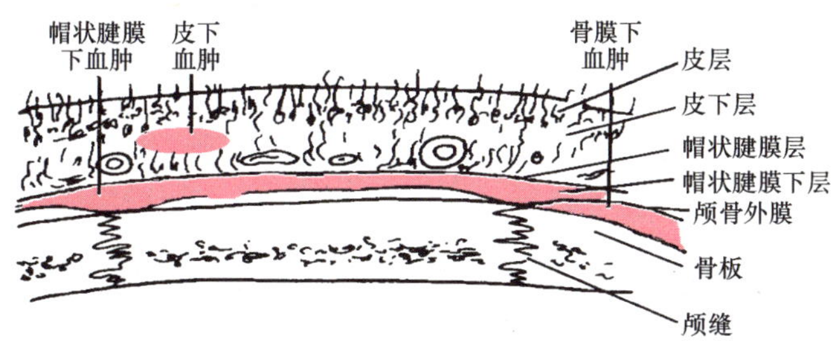

图24-2 头皮层次及血肿示意图

2. 心理-社会状况 病人可因出血、疼痛出现不同程度的紧张、焦虑或恐惧心理。

(三) 治疗要点与反应

1. 较小的头皮血肿在1~2周可自行吸收,早期可加压冷敷;血肿较大者可望在4~6周吸收,必要时可在严格无菌操作下穿刺抽吸后加压包扎。

2. 头皮裂伤应尽早清创缝合。

3. 头皮撕脱伤除了紧急加压包扎止血,防止休克外,要将撕脱的头皮用无菌巾包好,随病人速送医院,争取在6~8小时内进行清创植皮。

三、护理诊断与医护合作性问题

1. 疼痛　与损伤有关。
2. 组织完整性受损　与损伤有关。
3. 潜在并发症　休克、感染。

四、护理目标

病人疼痛减轻、消除；病人组织受损得以较好修复；病人并发症被有效预防或控制。

五、护理措施

（一）一般护理

注意适度休息，加强营养支持，保持敷料清洁、干燥。头皮撕脱伤植皮术病人，按术后一般常规护理。

（二）病情观察

密切观察病情、监测神志、生命体征和尿量，注意有无休克及颅脑损伤的发生，观察头皮血肿有无增大，头皮裂伤创口有无渗血渗液，头皮撕脱伤缝合后有无皮瓣坏死、感染等。

（三）配合治疗护理

1. 预防感染　观察有无全身感染症状及局部感染表现。头皮裂伤、头皮撕脱伤的病人遵医嘱常规使用抗生素，术后护理应严格执行无菌操作原则以防感染的发生。

2. 镇静止痛　必要时遵医嘱给予镇静剂、镇痛剂，以缓解病人紧张情绪、减轻疼痛。一旦并发脑损伤，应禁用吗啡类药物。

（四）心理护理

由于头皮损伤者出血较多，病人易产生恐惧，因此，应给予精神和心理上的支持。

（五）健康指导

1. 介绍头皮损伤的康复知识，减少病人恐惧心理。
2. 加强安全教育，避免意外损伤。

六、护理评价

病人疼痛是否减轻、消除；病人组织受损是否得到修复；病人并发症得到有效预防或控制。

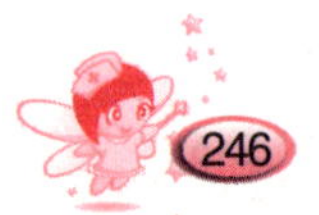

第3节 颅骨骨折病人的护理

案例24-3

病人，男性，50岁。被摩托车撞伤头部，出现视物模糊、脑脊液鼻漏、眼睑青肿、眼结膜下出血。

问题：1. 该病人可能发生了什么情况？

2. 病人主要存在哪些护理诊断？如何护理？

一、概　　述

颅骨骨折指颅骨受暴力作用所致颅骨结构改变，常合并脑损伤。颅骨骨折的严重性并不在于骨折本身，而在于可能同时存在颅内血肿和脑损伤而危及生命。颅骨骨折按骨折部位分为颅盖骨折与颅底骨折；按骨折形态分为线形骨折与凹陷性骨折；按骨折是否与外界相通分为开放性骨折与闭合性骨折。

二、护理评估

（一）健康史

1. 询问病人受伤的过程，如暴力的作用方式、大小、方向。

2. 了解病人有无意识障碍及口鼻流血、流液情况，初步判断有无脑损伤和其他损伤。

（二）身心状况

1. 躯体表现

（1）颅盖骨折：常是直接暴力所致，分线形骨折和凹陷性骨折两种，以线形骨折居多，可单发或多发。①线形骨折：呈线状裂纹，须X线摄片方能确诊。伤处可有压痛、肿胀，有时会同时存在头皮血肿。但若骨折线超越脑膜中动脉沟，要高度警惕硬脑膜外血肿；超越鼻旁窦者，则应预防和控制颅内感染。②凹陷性骨折：骨折片向颅腔内塌陷，伤处可能触及骨凹陷。如骨片陷入颅内深度大于1cm，会压迫局部脑组织或合并颅内血肿。若凹陷直径大于5cm可引起颅内压增高。

（2）颅底骨折：多因强烈的间接暴力作用于颅底所致。根据发生部位可分为颅前窝骨折、颅中窝骨折、颅后窝骨折，可合并严重脑损伤（表24-3和图24-3）。

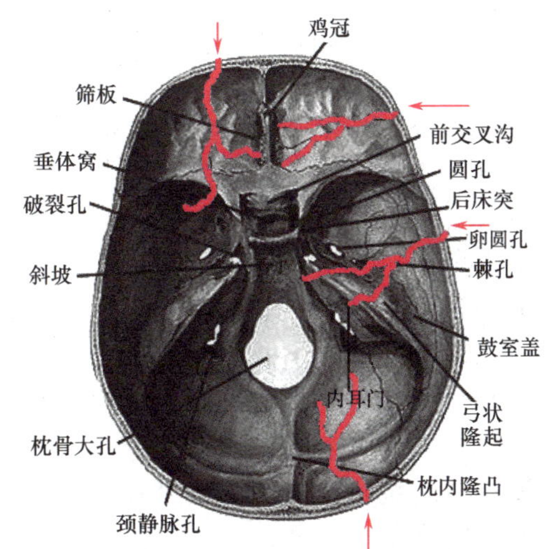

图24-3　颅底线性骨折着力点和骨折线示意图

考点：颅底骨折的典型表现

表 24-3 三种颅底骨折的临床特征

骨折部位	软组织出血	脑脊液漏	脑神经损伤
颅前窝	眼眶青紫,球结膜下出血,呈熊猫眼征	自鼻或口腔流出	嗅神经——嗅觉障碍 视神经——视觉减退或失明
颅中窝	咽黏膜下、乳突部皮下瘀斑	自耳道流出	面神经——周围性面瘫 听神经——耳鸣,听力障碍
颅后窝	乳突后、枕下区皮下瘀斑	漏至乳突后皮下及胸锁乳突肌	偶有Ⅸ、Ⅹ、Ⅺ、Ⅻ对脑神经损伤

2. 心理-社会状况　病人可因头部外伤而出现焦虑、害怕、恐惧等心理反应,对骨折后的康复疑虑重重等。

(三) 辅助检查

颅骨 X 线片和 CT 检查,可明确骨折的部位和性质,但有局限性,因为 X 线片检查仅30% ~ 50% 能显示骨折线,CT 检查对眼眶及视神经管骨折的诊断有帮助,同时还可以了解脑损伤。

(四) 治疗要点与反应

考点: 脑脊液漏的手术指征

颅底骨折本身无须特别治疗,应着重于观察有无脑损伤及处理脑脊液漏、脑神经损伤等合并症。凹陷性骨折,如有脑组织受压或直径大于 5cm,深度达 1cm 者,应给予手术整复。合并脑脊液漏时,绝大多数漏口会在伤后 1 ~ 2 周内自行愈合。如超过 1 个月仍未停止漏液,可考虑行手术修补硬脑膜,以封闭漏口。

三、护理诊断与医护合作性问题

1. 疼痛　与头部创伤和颅骨骨折有关。
2. 焦虑　与头痛的折磨、对脑脊液外漏和脑神经损伤担忧等有关。
3. 有感染的危险　与脑脊液漏、骨折线通过鼻窦等有关。
4. 潜在并发症　颅内血肿、偏瘫、癫痫、颅内感染等。

四、护理目标

病人自诉疼痛减轻或消失;病人焦虑情绪减轻或消失,并能主动配合治疗和护理;病人生命体征平稳,无颅内感染发生;病人无并发症发生,或并发症发生时能及时发现和处理。

五、护理措施

(一) 一般护理

1. 体位　有脑脊液漏者取头高位,即抬高床头 15 ~ 30cm,以防脑脊液逆流进入颅内。

2. 饮食　加强营养支持和维持水、电解质、酸碱平衡,给予高蛋白质和维生素饮食。饮食不足者,遵医嘱合理补液。

3. 吸氧　症状明显或有颅高压症状者,给予吸氧。

(二) 病情观察

颅骨损伤的病人应密切观察意识状态、瞳孔大小和形状的变化、生命体征、肢体活动,注意有无颅内压增高症状和颅内感染征象,及早发现异常情况并报告医师处理。

(三) 配合治疗护理

1. 脑脊液外漏的护理 ①卧床休息,病人取头高位,促使漏口封闭。②清洁、消毒外耳道或鼻前庭,每日2次。③禁忌挖耳、抠鼻、堵塞或冲洗耳鼻腔及从耳鼻腔滴药,禁忌从鼻腔吸痰或插胃管。④禁忌作腰椎穿刺。⑤避免用力咳嗽、擤鼻涕和打喷嚏。⑥加强口腔护理。⑦密切观察生命体征及意识、瞳孔的变化,直至脑脊液漏停止后3天。⑧观察和记录脑脊液流出量。

考点:脑脊液外漏的护理

护考链接

病人,男性,30岁,汽车撞伤头部,自诉头痛,未发生呕吐,未昏迷。查体:眶周青紫,鼻腔有血性液体流出,嗅觉减退。

1. 该病人可能的诊断是

A. 脑挫裂伤 B. 颅前窝骨折 C. 硬脑膜外血肿 D. 脑震荡 E. 头皮血肿

2. 护理错误的是

A. 床头抬高15°~30° B. 用抗生素溶液冲洗鼻腔 C. 禁忌堵塞鼻腔

D. 禁止腰椎穿刺 E. 枕部垫无菌巾

点评:①颅底骨折的特征性表现是脑脊液漏,该病人出现眶周青紫、鼻腔有血性液体流出、嗅觉减退等症状,此乃颅前窝骨折表现。②发生脑脊液漏时为预防逆流,病人取头高位,禁止用抗生素溶液冲洗和禁堵塞鼻腔、禁止腰椎穿刺等,B项护理是错误的。

2. 预防感染 预防性应用抗生素和破伤风抗毒素。

3. 其他 遵医嘱应用镇静剂、镇痛剂,减轻病人疼痛与不适。

(四) 心理护理

向病人耐心介绍病情、治疗方法,使其能缓解紧张、恐惧心情,配合治疗。对特殊体位的病人应做好解释工作,以取得理解和配合。

(五) 健康指导

1. 向病人讲解颅骨骨折后的相关康复知识。

2. 加强安全教育,避免意外损伤。

六、护理评价

病人是否自诉疼痛减轻或消失;病人焦虑情绪是否减轻或消失,是否能主动配合治疗和护理;病人生命体征是否平稳,有无颅内感染发生;病人有无并发症发生,或并发症发生时能否得到及时发现和处理。

第4节 脑损伤及颅内血肿病人的护理

案例24-4

病人,男性,38岁。高空作业时不慎坠落,当即昏迷,约20分钟后清醒,主诉头痛、恶心,右侧外耳道有血性液体流出,双侧瞳孔等大等圆,对光反射存在,肢体活动尚可。约2小时后,病人再次昏迷,右侧瞳孔散大,对光反射消失,左侧肢体偏瘫,腱反射亢进,巴宾斯基征(Babinski 征)阳性。

问题:1. 该病人最主要的病变是什么?

2. 对该病人采取的主要救治措施应是什么?

3. 如何安置病人体位?

一、概　　述

脑损伤指脑膜、脑组织、脑血管以及脑神经的损伤。按伤后脑组织与外界相通与否可分为两类:开放性脑损伤和闭合性脑损伤。按脑损伤机制及病理改变可分为原发性和继发性脑损伤两类,前者指暴力作用后立即发生的脑损伤,如脑震荡、脑挫裂伤;后者是指受伤一段时间后出现的脑受损病变,包括脑水肿和颅内血肿等。

二、护理评估

(一) 健康史

1. 了解病人的受伤经过,如暴力的性质、大小、方向及速度。
2. 了解身体状况如何,有无意识障碍及程度和持续时间,有无其他不良反应。
3. 了解现场急救情况和既往健康情况。

(二) 身心状况

1. 躯体表现

(1) 脑震荡:是最常见的轻度原发性脑损伤。表现为一过性的脑功能障碍,无肉眼可见的神经病理改变。主要表现是受伤后立即出现短暂的意识障碍,常为数秒或数分钟,一般不超过半小时。病人清醒后大多不能回忆受伤当时乃至伤前一段时间内的情况,称为逆行性遗忘。受伤较重者意识障碍期间可出现皮肤苍白、出汗、血压下降、心动过缓、呼吸浅慢、肌张力降低、各种生理反射迟钝或消失等表现,但随意识恢复很快恢复正常。此后可能出现头痛、头晕、恶心、呕吐、失眠、心悸等症状,短期内自行缓解。神经系统检查无阳性体征,脑脊液检查无红细胞,CT 检查颅内无异常情况。

考点:脑震荡典型表现

(2) 脑挫裂伤:为脑实质的损伤,包括脑挫伤、脑裂伤,两者常并存。因受伤部位不同临床表现差异较大。

1) 意识障碍:为最突出的临床表现,伤后立即出现,其程度和持续时间与脑挫裂伤的程度、范围有关,多数在 30 分钟以上,严重者可长期昏迷。

2) 局灶性症状与体征:受伤时立即出现与受伤部位相应的神经功能障碍和体征,如语言中枢受损出现失语,运动中枢受损出现对侧肢体瘫痪等。

3) 生命体征改变:由于脑水肿和颅内高压,早期可出现血压升高、脉搏缓慢、呼吸深慢等生命体征改变,严重者呼吸、循环功能衰竭。

4) 脑膜刺激征:合并有蛛网膜下隙出血时,病人有剧烈头痛、颈项强直、病理反射阳性,脑脊液检查有红细胞。

(3) 颅内血肿:是颅脑损伤中最常见、最危险的继发性病变。如不及时处理,其引起颅内压增高及脑疝往往可危及病人的生命。根据血肿的来源和部位分为硬脑膜外血肿、硬脑膜下血肿和脑内血肿(图 24-4 ~ 图 24-6)。

根据血肿引起颅内压增高及出现症状的时间,分为急性血肿:在 3 日内出现症状;亚急性血肿:在 3 日至 3 周内出现症状;慢性血肿:在 3 周以上才出现症状。

1) 硬脑膜外血肿:出血积聚于颅骨与硬脑膜之间,与颅骨损伤有密切关系。病人有以下表现:①意识障碍:典型临床表现是在原发性意识障碍后有一段中间清醒期,然后再度意识障碍,并逐渐加重;两次意识障碍的原因不同,前者是原发性脑损伤引起,后者为继发性血肿及

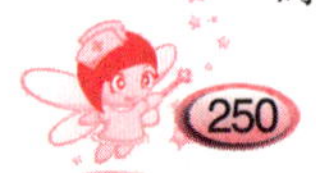

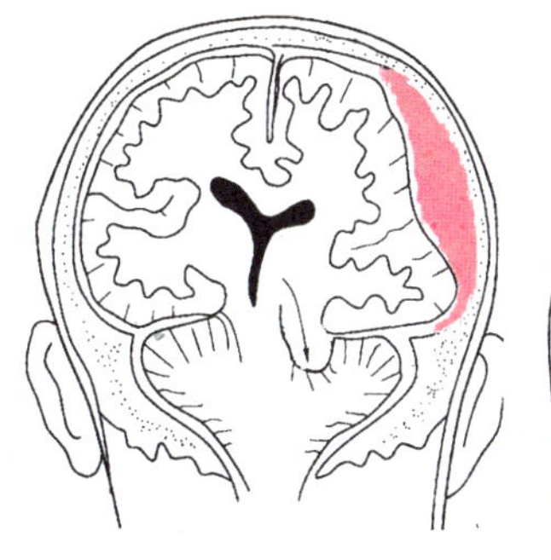
图 24-4 硬脑膜外血肿

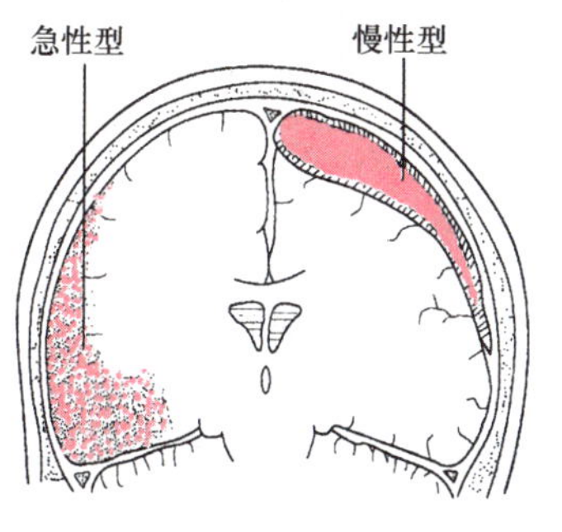

图 24-5 硬脑膜下血肿

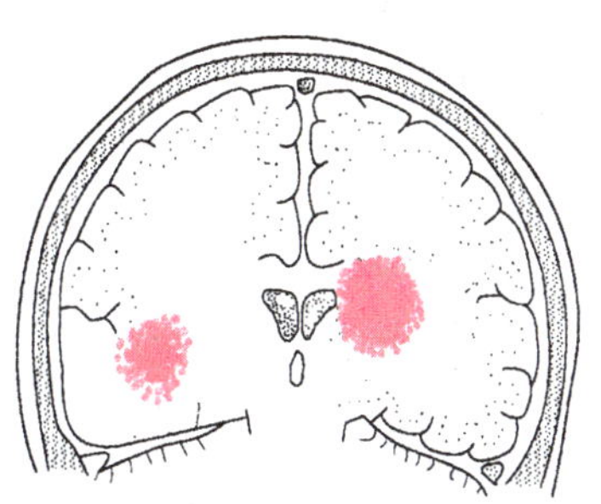
图 24-6 脑内血肿

颅内压增高所致。②生命体征紊乱：早期血压升高、心率缓慢、呼吸深慢、体温升高；后期血压下降、心率快弱、呼吸快而不规则。③瞳孔变化：患侧瞳孔先缩小后扩大，对光反射迟钝或消失，继而对侧瞳孔出现相似变化。④局灶症状和体征：病变对侧肢体肌力减退、偏瘫、失语、局灶性癫痫等。⑤颅内压增高：表现为头痛、呕吐、视神经盘水肿等。

考点：硬脑膜外血肿的典型表现

2）硬脑膜下血肿：血液积聚在硬脑膜下隙，是最常见的颅内血肿。多因脑挫裂伤导致脑实质内血管破裂所致。因多数与脑挫裂伤和脑水肿同时存在，故伤后持续性昏迷且进行性加重。较早出现颅内压增高和脑疝症状。

3）脑内血肿：发生在脑内，常与硬脑膜下血肿共同存在。临床表现与脑挫裂伤和急性硬脑膜下血肿类似；常常缺乏定位体征，若血肿累及重要脑功能区，可出现偏瘫、失语、癫痫等症状。

2. 心理-社会状况　因脑损伤多有不同程度的意识障碍和肢体功能障碍，故清醒病人在伤后对脑损伤及其功能的恢复有较重的心理负担，常表现为焦虑、悲观、恐惧等；病人意识和智力的障碍使家属有同样表现；此外，家庭对病人的支持程度和经济能力也影响着病人的心理状态。

（三）辅助检查

X线摄片可了解有无颅骨骨折。CT、MRI能清楚显示脑挫裂伤、颅内血肿的部位、范围和程度。

（四）治疗要点与反应

脑损伤治疗重点是处理继发性脑损伤，特别是颅内血肿的早期发现和处理，脑疝的预防和早期发现，以争取较好的疗效。脑震荡无需特殊治疗，一般卧床休息1～2周，适当予以镇静、镇痛等对症处理，预后良好。脑挫裂伤的一般处理包括卧床休息，保持呼吸道通畅，给予营养支持及维持水、电解质和酸碱平衡；防治脑水肿，对症处理等。重度脑挫裂伤在颅内压增高明显时应做脑室减压术或局部病灶清除术。颅内血肿确诊后根据血肿大小，采取手术或者保守治疗。

三、护理诊断与医护合作性问题

1. 清理呼吸道无效　与意识障碍，不能有效排痰有关。

2. 有窒息的危险　与意识不清造成分泌物或呕吐物误吸、不能有效地清理呼吸道造成气道堵塞有关。

3. 营养失调：低于机体需要量　与伤后进食障碍及高代谢状态有关。

4. 有皮肤完整性受损的危险　与昏迷、肢体瘫痪、长期卧床、排便排尿失常等有关。

5. 体温过高　与体温调节中枢受损有关。

6. 潜在并发症　出血、脑疝、癫痫等。

四、护理目标

病人呼吸道恢复通畅；病人意识逐渐恢复，无发生窒息；病人能维持较好的营养需求；病人皮肤完好无损，无压疮、湿疹及皮炎等表现；病人体温恢复正常；病人潜在并发症得以有效控制或妥善处理。

五、护理措施

(一) 急救护理

1. 保持呼吸道通畅　保障病人气体交换应放在所有抢救措施的前面。护理中应及时清除分泌物、呕吐物、保持呼吸道的通畅。深昏迷者置口咽通气管；发生误吸或短时不能清醒者，应尽早行气管切开并执行气管切开的护理常规；通气量显著下降者，应采用人工或机械辅助通气。

2. 妥善处理伤口　开放性颅脑损伤应剪短伤口周围头发，伤口局部不清洗、不用药，用无菌纱布保护外露的脑组织以避免受压。应遵医嘱尽早应用抗生素和破伤风抗毒素。

3. 防治休克　有休克征象者要查明有无其他部位的损伤和出血，如多发性骨折、内脏破裂等，要积极补充血容量，并做好手术前准备。

4. 做好护理记录　记录受伤经过、初期检查发现及处理经过；生命体征、意识、瞳孔及肢体活动的变化等。

(二) 一般护理

考点：脑损伤病人体位

1. 体位　意识清醒者采取床头抬高 15°～30°斜坡位，以减轻脑水肿。昏迷或吞咽功能障碍病人取侧卧位，以防误吸。

2. 营养支持　无法进食的病人应采用胃肠外营养，待肠蠕动恢复后，尽早恢复肠内营养。依据营养状况评估，及时调整营养供给量和配方。

3. 加强基础护理　预防口腔、皮肤感染的发生，高热者遵医嘱及时降温。

(三) 病情观察

动态的病情观察是为了早期发现、判断病情并予以及时处理，其中意识观察最重要。

1. 意识　反映大脑皮质和脑干的功能，意识障碍的程度可反映脑损伤的轻重。应注意观察有无中间清醒期、有无意识好转或意识障碍的进行性加重，观察有无脑疝发生的先兆表现。按 Glasgow 昏迷评分法可对脑损伤进行分级：评分为 13～15 分者定为轻度，评分为 9～12 分者定为中度，评分为 3～8 分定为重度。

考点：瞳孔的改变和损伤部位、病情的关系

2. 瞳孔　其变化可因动眼神经、视神经、脑干损伤引起。观察瞳孔的大小、形态、对光反射、眼裂大小、眼球的位置及活动情况，注意两侧对比。正常瞳孔两侧等大、等圆，直径 3～4mm，直接或间接对光反射灵敏。伤后一侧瞳孔进行性散大，对侧肢体瘫痪伴意识障碍，提示脑受压或脑疝。伤侧瞳孔先缩小后散大，伴对侧肢体运动障碍，提示伤侧颅内血肿。双侧瞳

孔散大、对光反射消失、眼球固定伴深昏迷,提示脑干损伤或临终表现。

3. 生命体征 伤后可出现持续的生命体征紊乱,应定时测量并记录生命体征。为避免病人活动影响准确性,应先测呼吸、脉搏,最后测血压。注意脉率、脉律及脉压的变化;注意呼吸节率、节律及呼吸型态的变化;如伤后血压上升、脉搏减慢、呼吸深慢,则提示颅内压增高;若同时出现意识障碍和瞳孔的变化,则可能发生脑疝。另外,下丘脑和脑干损伤常出现中枢性高热。

4. 神经系统体征 原发性损伤引起的偏瘫等局灶体征,在受伤当时已出现且不再继续加重。颅内血肿或脑水肿是继发性脑损伤,在伤后逐渐出现,若同时还有意识障碍进行性加重的表现,提示小脑幕切迹疝。

5. 颅内压监测 用于一部分重度脑损伤有意识障碍的病人。

(四) 配合治疗护理

1. 手术前后的护理

(1) 术前护理措施:①协助做好各项检查。②备皮,剃去所有头发。③留置导尿管。④气管切开者吸痰以保持呼吸道通畅。⑤行脑室引流者应夹闭引流管,待病人卧于手术台上再将引流袋悬挂于一定高度后才开放引流。

(2) 术后护理措施:①减少搬动。搬动病人时动作需轻稳,防止头颈部扭转或受震动。搬动病人后应监测呼吸及血压有无明显变化。②各种引流的护理。常见的有脑室引流、创腔引流、囊腔引流及硬脑膜下引流。护理时应严格执行无菌操作,保持引流通畅,并观察引流液的性质和数量,做好记录。③术后脑脊液漏者应严格执行脑脊液漏的护理原则,严防颅内感染的发生。④术后并发症的观察及护理。

2. 控制脑水肿 严重脑水肿可引起颅内压增高而引发脑疝,常常是致命因素。遵医嘱采取有效措施,如应用甘露醇、利尿剂、激素等控制脑水肿,防治颅内压增高。

3. 防治感染 遵医嘱预防性应用抗生素,防止感染的发生。已发生感染的选用有效、足量的抗生素治疗。

4. 营养支持 严重脑损伤可致代谢中枢受损,代谢改变严重而持久,负氮平衡可持续2~3周。应采取高糖、高维生素、高蛋白饮食。

5. 防治水、电解质和酸碱平衡失调 监测病人电解质、酸碱平衡情况,记录出、入液量,通过输液保持水、电解质和酸碱平衡。

6. 对症护理

(1) 高热:常为中枢性高热,也可由感染引起。常用物理降温,如体温过高物理降温无效或引起寒战时,须采用冬眠疗法。冬眠药物可降低血管张力,并使咳嗽反射减弱,故须监测血压,且为了保证呼吸道通畅,常需行气管切开。

(2) 外伤性癫痫:癫痫发作时用地西泮 10~20mg 静脉缓慢注射,如未能制止抽搐,需再重复注射,直至制止抽搐,然后将地西泮加入葡萄糖溶液中静脉滴注。癫痫完全控制后,应继续服药 1~2 年,须逐渐减量后才能停药。

(3) 躁动:突然的躁动不安常为意识恶化的征兆,提示有脑水肿或颅内血肿的可能;意识模糊的病人出现躁动,可能为疼痛、颅内压增高、尿潴留、体位或环境不适造成,须先寻找原因作相应处理,然后考虑给予镇静剂。

(五) 心理护理

对早期病人,应充分理解病人焦虑不安的心情,关心、安慰病人,给予耐心细致的护理;病情严重者，各项操作应轻柔，尽量减少病人的痛苦。鼓励指导病人树立正确的人生观，建立战胜疾病的信心和勇气。

（六）健康指导

1. 加强对病人安全意识和交通规则的宣传教育。
2. 讲解脑外伤有关知识，请病人配合治疗和护理。
3. 协助制订康复计划，耐心指导康复训练，以改善生活自理的能力和社会适应能力。
4. 癫痫发作的病人，嘱其按时服药，勿突然停药以防诱发癫痫发作，不做危险性活动，以防意外发生。
5. 向家属介绍有关生活护理的方法及其注意事项。

六、护理评价

病人呼吸道是否恢复通畅；病人意识是否逐渐恢复，有无窒息发生；病人是否能维持较好的营养需求；病人皮肤是否完好无损，有否压疮、湿疹及皮炎等发生；病人体温是否恢复正常；病人并发症有否发生，或发生后是否得到有效控制或处理。

第5节　颅内肿瘤病人的护理

一、概　　述

颅内肿瘤又称脑瘤，约半数为恶性肿瘤，是常见的神经外科疾病。以20～50岁年龄组最为常见，男性略多于女性。

颅内肿瘤的发病原因目前尚不明确，少数系先天发育过程中胚胎性残余组织演变而成。颅内肿瘤依据组织来源可分为两类：①原发性肿瘤：来源于脑组织、脑膜、脑血管、脑垂体、脑神经及残余胚胎组织。②继发性肿瘤：颅外其他部位的恶性肿瘤转移到颅内。

成年人以神经胶质瘤最常见，其次为脑膜瘤和垂体腺瘤等，称为颅内三大原发性肿瘤。少年儿童以髓母细胞瘤、星形瘤多见；老年人以胶质瘤和脑转移瘤多见。发病部位以大脑半球最多，其次是鞍区、小脑脑桥角、小脑等部位。

二、护理评估

（一）健康史

1. 询问症状出现的时间和病情进展情况，以及发病以来所做的检查和用药等情况。
2. 询问病人是否有脑肿瘤家族史、有无颅脑外伤史及其他颅脑疾病病史。

（二）身心状况

考点：颅内高压是颅内肿瘤的重要体征

1. 躯体表现

（1）颅内压增高：约90%以上的病人出现颅内压增高的症状和体征，通常呈慢性、进行性加重过程。随着肿瘤增大，若未得到及时治疗，轻者引起视神经萎缩，病人视力减退，重者可引起脑疝。

（2）局灶症状和体征：随不同部位脑肿瘤对脑组织的浸润破坏、直接刺激和压迫的不同，引起的症状亦各异，如一侧肢体运动和感觉障碍、精神异常、视觉障碍、共济失调等；鞍区肿瘤

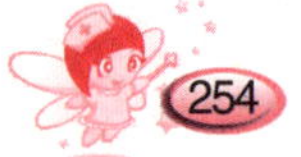

会引起视力改变和内分泌功能障碍；临床上可根据局灶症状判断病变部位。位于脑干等重要部位的肿瘤早期即出现局部症状，而颅内压增高症状出现较晚。

2. 心理-社会状况　颅内肿瘤的病人可产生悲观、恐惧心理。

（三）辅助检查

1. 影像学检查　包括头颅X线摄片、脑血管造影、脑室造影及超声波、CT和MRI检查。CT和MRI是目前最常用的辅助检查，对确定肿瘤部位和大小、脑室受压和脑组织移位、瘤周脑水肿范围有重要意义。

2. 血清内分泌激素检查　垂体腺瘤临床上出现内分泌功能障碍的表现，血清内分泌激素检查有助于确诊。

（四）治疗要点与反应

考点：颅内肿瘤的主要治疗方法

手术切除肿瘤是主要的治疗方法，辅以化疗和放疗。神经导航、微创外科技术在神经外科的应用，拓宽了手术适应证和范围。晚期病人亦可采用姑息性手术治疗，如脑室引流、去骨瓣减压术等以缓解颅内高压。

三、护理诊断与医护合作性问题

1. 疼痛　与颅内肿瘤压迫脑组织导致颅内高压有关。
2. 自理缺陷　与肿瘤压迫导致肢体瘫痪或开颅手术有关。
3. 潜在并发症　脑疝、颅内出血、癫痫、尿崩症。

四、护理目标

病人头痛症状减轻或消除；病人生活自理能力得到改善；病人并发症得到有效控制或治疗。

五、护理措施

（一）术前护理

1. 颅内压增高的护理　严格卧床休息，采取床头抬高15°～30°的斜坡卧位，利于颅内静脉回流，降低颅内压。避免剧烈咳嗽和用力排便，防止颅内压骤然升高导致脑疝的发生。便秘时可使用缓泻剂，禁止灌肠。

2. 预防意外损伤　评估病人生活自理的能力以及颅内压增高与癫痫发作的危险因素，采取相应的预防措施，防止跌倒及撞伤。

3. 皮肤准备　按头颅手术要求准备，病人手术前每日清洁头发，术前一天检查病人头部皮肤是否有破损或毛囊炎，手术前2小时剃光头发后，需要消毒头皮戴上手术帽。

（二）术后护理

1. 一般护理　①体位安置。如病人生命体征平稳后抬高床头15°～30°，以利颅内静脉回流，手术后体位要避免压迫减压窗而引起颅内压增高。为病人翻身时，应有人扶持头部，使头、颈、躯干成一直线，防止头颈部过度扭曲或震动。幕下开颅取去枕侧卧位或侧俯卧位；脑神经受损、吞咽功能障碍者取侧卧位，以免造成误吸；巨大占位性病变清除后，因颅腔留有较大空隙，24小时内手术区保持高位，以免突然翻动时发生脑和脑干移位。②做好饮食护理。

2. 病情观察　密切观察生命体征、意识、瞳孔、肢体活动状况等，并按Glasgow昏迷计分法进行评分和记录。注意切口敷料及引流情况，观察有无脑脊液漏，一旦发现有脑脊液漏，应及时通知医师，病人取半卧位，抬高头部以减少漏液。

3. 配合治疗护理

（1）保持呼吸畅通：颅后窝手术或听神经瘤手术易发生舌咽、迷走神经功能障碍，病人咳嗽及吞咽反射减弱或消失，气管内分泌物不能及时排出，极易并发肺部感染。应积极采取保持呼吸道通畅的措施，如翻身、拍背、雾化吸入、吸痰等，必要时做好气管切开的准备。

（2）引流管的护理：在肿瘤切除后的创腔内放置引流物，达到引流手术残腔内血性渗液和气体，使残腔逐步闭合的目的。手术后创腔引流瓶（袋）放置于头旁枕上或枕边，高度与头部创腔保持一致，以保证创腔内一定的液体压力，可避免脑组织移位。手术48小时后，可将引流瓶（袋）略放低，以便较快引流出腔内残留的液体，使脑组织膨出，以减少残腔，避免局部积液造成颅内压增高。引流放置3~4日，一旦血性脑脊液转清，即可拔除引流管，以免形成脑脊液漏。

4. 手术后并发症的观察和护理

（1）颅内出血：多发生在手术后24~48小时内。病人表现为意识清楚后又逐渐嗜睡，甚至昏迷或意识障碍进行性加重，并有颅内压增高和脑疝症状。一旦发现病人有颅内出血征象，应及时报告医师，并做好再次手术止血的准备。

（2）癫痫：手术后因脑损伤、脑缺氧、脑水肿等因素而诱发癫痫，癫痫发作时采取保护性措施，立即松解病人衣领，头部偏向一侧，保持呼吸道通畅。使用牙垫防止舌咬伤，保障病人安全。保持病室安静，减少外界刺激，禁止口腔测量体温，按时服用抗癫痫药，控制症状发作。

（3）尿崩症：垂体腺瘤等手术累及下丘脑影响抗利尿激素分泌，病人出现多尿、多饮、口渴，每日尿量大于4000ml。尿比重低于1.005。在给予垂体后叶素治疗时，应准确记录出入液量，根据尿量的增减和血清电解质含量调节用药剂量。

（三）心理护理

鼓励安慰病人，解除病人脑部手术后的恐惧心态；帮助病人建立战胜疾病的信心，以乐观的心态面对生活。

（四）健康指导

向病人和家属介绍后续治疗的必要性和方法；术后有功能障碍者，应与病人和家属制订康复计划；嘱病人出院后定期复查。

六、护理评价

病人头痛症状减轻或消除；病人生活自理能力得到改善；病人并发症是否得到有效控制或治疗。

小结

各种颅脑疾病发展到一定阶段可导致颅内压增高。典型的颅内高压综合征具有头痛、呕吐及视神经盘水肿等表现。治疗中要及时注意观察，消除原发病因，积极降颅压，预防脑疝及其他并发症的发生。颅脑损伤包括头皮损伤、颅骨骨折和脑损伤。颅脑损伤病人重点在于观察有无脑损伤。脑损伤的病人伴有意识障碍、头痛、呕吐、颅内压增高和脑疝等，治疗上主要是降低颅内压、保护脑功能、处理并发症。护理时应严密观察病人的意识、瞳孔、生命体征及神经系统体征，保持呼吸道通畅，降低颅内压，加强基础护理，预防并发症。

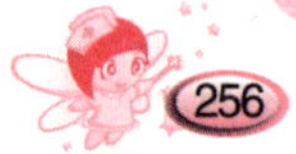

自 测 题

A_1/A_2 型题

1. 头皮血肿较局限,触诊有波动感的是
   A. 皮下血肿 B. 帽状腱膜下血肿
   C. 骨膜下血肿 D. 硬脑膜外血肿
   E. 硬脑膜下血肿
2. 最严重的头皮损伤是
   A. 头皮裂伤 B. 皮下血肿
   C. 帽状腱膜下血肿 D. 骨膜下血肿
   E. 头皮撕脱伤
3. 头皮不完全撕脱病人,进行清创缝合的时间应争取在伤后
   A. 2~4 小时内 B. 4~6 小时内
   C. 6~8 小时内 D. 8~10 小时内
   E. 10~12 小时内
4. 头皮裂伤的创口裂开较大,说明伤及
   A. 皮肤层 B. 帽状腱膜下层
   C. 皮下组织层 D. 颅骨骨膜
   E. 帽状腱膜层
5. 颅底骨折常为
   A. 闭合性骨折 B. 开放性骨折
   C. 不稳定性骨折 D. 凹陷性骨折
   E. 青枝骨折
6. 颅前窝骨折最易损伤
   A. 嗅神经 B. 滑车神经
   C. 动眼神经 D. 面神经
   E. 听神经
7. 硬脑膜外血肿继发昏迷的主要原因是
   A. 脑水肿 B. 脑血管痉挛
   C. 脑缺血 D. 血肿形成与发展
   E. 脑脊液循环障碍
8. 诊断脑震荡主要的依据是
   A. 昏迷数小时伴恶心呕吐
   B. 头痛、头晕,持续数日
   C. 意识短暂丧失伴逆行性遗忘
   D. 神经系统检查无阳性体征
   E. 脑脊液化验正常
9. 诊断颅底骨折的主要依据是
   A. 头部外伤史 B. 软组织瘀斑
   C. 脑脊液外漏 D. 脑神经损伤
   E. 颅内高压症
10. 病人,男性,20 岁。不慎从高处跌下,头部着地,伤后出现头痛,耳后乳突区青紫,耳道有血性水样液体流出。可能诊断是
    A. 颅中窝骨折 B. 颅前窝骨折
    C. 颅后窝骨折 D. 颞骨骨折
    E. 耳部外伤
11. 颅中窝骨折脑脊液耳漏时,禁忌外耳道堵塞和冲洗的目的是
    A. 预防颅内血肿 B. 降低颅内压力
    C. 避免脑疝形成 D. 减少脑脊液外漏
    E. 预防颅内感染
12. 颅底骨折有脑脊液耳、鼻漏时,处理错误的是
    A. 应用抗生素
    B. 忌腰穿
    C. 冲洗消毒后用棉球堵塞
    D. 禁擤鼻涕
    E. 床头抬高
13. 颅脑外伤病人出现"中间清醒期",应考虑
    A. 脑挫裂伤 B. 颅底骨折
    C. 脑干损伤 D. 硬脑膜外血肿
    E. 脑震荡
14. 外科导致颅内压增高最主要的原因是
    A. 脑水肿 B. 颅内血肿
    C. 脑积水 D. 颅骨凹陷性骨折
    E. 狭颅症
15. 颅脑手术后,头部翻转过剧可引起
    A. 脑出血 B. 休克
    C. 脑栓塞 D. 脑疝
    E. 脑干损伤
16. 颅内高压病人腰椎穿刺放脑脊液后,突然呼吸骤停,可能发生了
    A. 颞叶沟回疝 B. 枕骨大孔疝
    C. 小脑幕切迹疝 D. 脑室出血
    E. 脑肿瘤突发囊性变
17. 颅内压增高"三主征"为
    A. 头痛、偏瘫、视野缺损
    B. 头痛、呕吐、视神经盘水肿
    C. 血压升高、脉搏减慢、呼吸减慢
    D. 头痛、复视、呕吐

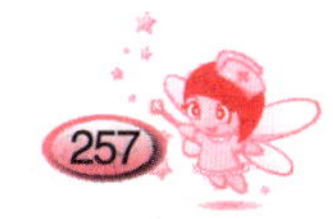

E. 头痛、呕吐、失眠

A_3/A_4 型题

(18、19 题共用题干)

病人,女性,39 岁。头部受伤后立即昏迷,15 分钟后清醒,清醒后不能回忆受伤当时的情况,主诉头痛、头晕。检查神经系统无阳性体征,脑脊液检查无红细胞,CT 检查颅内无异常发现。

18. 该病人最可能的诊断是
    A. 脑震荡　　B. 硬脑膜外血肿
    C. 颅内血肿　　D. 脑挫裂伤
    E. 硬脑膜下血肿

19. 对该病人的处理最重要的是
    A. 使用脱水剂　　B. 卧床休息 1 ~2 周
    C. 加强营养　　D. 适当镇痛
    E. 加强心理护理

(魏雪峰)

第25章　胸部疾病病人的护理

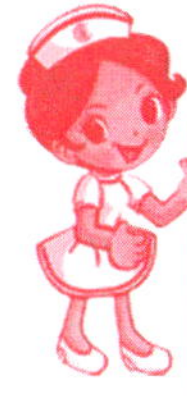

胸部损伤在临床上十分常见，其发生率和危害程度在创伤中占重要地位，既可以是单纯的胸壁损伤，也可合并胸腔内重要脏器伤，严重者可致心、肺损伤而危及生命。脓胸多是在继发胸部损伤后感染或肺部、邻近器官感染等并发，如不及时处理可因并发感染性休克等而危及性命。食管癌是典型的生活方式癌，治疗的关键是早发现、早诊断和早治疗。护士应掌握胸部疾病的急救和护理知识，加强健康教育，使病人能得到及时、有效的救治和护理。

第1节　胸部损伤病人的护理

案例25-1

病人，男性，32岁，左侧胸部被尖锐树枝刺伤4小时，被同伴送入医院，有胸痛，呼吸急促。查体：口唇青紫，P 120次/分，BP 70/40mmHg，左胸壁有伤口，呼吸时能听到空气出入胸膜腔的响声，气管移向健侧，叩诊呈鼓音，听诊呼吸音消失。

问题：1. 现在威胁到伤者生命情况的是什么？

2. 若你是急救中心的护士应如何配合医生施救？

胸部损伤包括肋骨骨折、气胸和血胸。根据胸膜腔是否与外界相通，胸部损伤分为闭合性损伤和开放性损伤两大类。闭合性损伤指胸壁软组织或壁胸膜完整性尚好，胸膜腔不与外界相通。多由于暴力挤压、冲撞或钝器打击胸部所致。轻者仅有胸壁软组织挫伤、单纯性肋骨骨折，重者多有胸膜腔内脏器或血管损伤，导致气胸、血胸，甚至造成心脏挫伤、裂伤而产生心包腔内出血。开放性损伤多由于锐器或火器等穿破胸膜所引起，可导致开放性气胸或血胸，影响呼吸和循环功能，严重者危及生命。胸部损伤病情凶险，护士观察病情时应认真、细致，不可疏漏，处理损伤务必及时、准确、有效。

一、肋骨骨折

胸部损伤以肋骨骨折最常见，常为闭合性损伤，以第4～7肋最多见。

考点：肋骨骨折最易发生的部位

(一) 概述

1. 病因与分类　常因外来暴力所致，分为直接暴力和间接暴力。直接暴力常引起受力处肋骨向内弯曲折断，刺破胸膜、肺组织形成气胸和血胸；间接暴力常因挤压胸部而致肋骨在腋中线附近向外过度弯曲而折断，易刺破皮肤形成开放性骨折。老年人偶尔可因咳嗽或喷嚏引起肋骨骨折；肿瘤侵犯肋骨或营养不良易发生病理性骨折。

肋骨骨折根据骨折后对生理功能的影响可分为两类：单根或多根肋骨单处骨折和多根肋

骨多处骨折。

2. 病理生理

(1) 单根或多根肋骨单处骨折:若上、下仍有完整的肋骨支撑胸廓,对呼吸的影响不大,但若尖锐的肋骨断端向内移位,刺破壁胸膜和肺组织,可产生气胸、血胸、皮下气肿、血痰、咯血等;若刺破肋间血管,可引起出血;若刺破动脉引起喷射性出血,则伤情迅速恶化。

考点:反常呼吸的含义

(2) 多根肋骨多处骨折:局部胸壁因失去完整肋骨的支撑而软化,可出现反常呼吸运动,又称为连枷胸。表现为吸气时软化区胸壁内陷;呼气时,该区胸壁向外凸(图 25-1)。若软化区的范围扩大,呼吸时胸膜腔的压力不均衡,可导致纵隔左右摆动,影响肺通气和静脉血的回流,导致缺氧和二氧化碳的潴留,重者发生呼吸和循环功能衰竭。

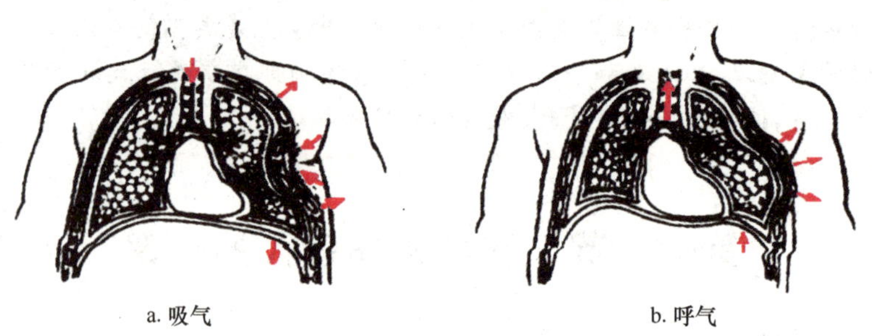

图 25-1 胸壁软化区的反常呼吸运动

(二) 护理评估

1. 健康史 询问病人有无胸部受伤史,了解是直接暴力损伤还是间接暴力损伤。

2. 身心状况

(1) 躯体表现

1) 单根或多根肋骨单处骨折:主要表现为骨折部位疼痛,在深呼吸、咳嗽或改变体位时加重;局部可有肿胀,压痛,畸形,有时可触及骨擦感(音)。若骨折断端向内移位刺破胸膜和肺组织,可产生气胸、血胸等;若刺破肋间血管,可引起大出血。

2) 多根肋骨多处骨折:伤侧胸壁出现反常呼吸运动,可发生气促、呼吸困难、发绀或休克等。若合并有内脏损伤则有相应的表现。

(2) 心理-社会状况:肋骨骨折损伤程度不同,病人可有不同心理反应,一般病人情绪较为稳定,当出现反常呼吸、气急,呼吸困难时,病人可表现出紧张、烦躁及恐惧的情绪反应。根据其发生原因做好心理疏导。

3. 辅助检查

(1) 实验室检查:肋骨骨折伴大量出血者,血常规检查可见血红蛋白或血细胞比容下降。

(2) 影像学检查:胸部 X 线检查可显示骨折部位及骨折错位情况、血气胸等。但无移位的肋骨线形骨折或不完全的肋骨骨折早期 X 线不能发现。

4. 治疗要点与反应

(1) 闭合性单根肋骨单处骨折:治疗重点是镇痛、固定胸廓和防治并发症。疼痛较轻者,一般不需特殊治疗。疼痛重者:可口服吲哚美辛、布洛芬、地西泮、可待因等镇痛、镇静药物或中药三七片、云南白药等;也可用1% 的普鲁卡因溶液行肋间神经阻滞或封闭骨折处。疼痛剧烈,影响呼吸者:可用多头胸带或宽胶布条叠瓦式固定胸廓两周,使病人有效呼吸和咳嗽,防

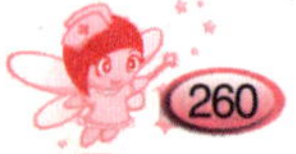

止发生肺不张、肺炎等并发症。

(2) 闭合性多根肋骨多处骨折:现场急救的重点是:①尽早用厚敷料和胸带在软化区的胸壁上加压包扎;也可采用牵引固定控制反常呼吸。②建立人工气道:对咳嗽无力、不能有效排痰或呼吸功能不全者,行气管插管或气管切开,呼吸机辅助呼吸。③预防感染:清除呼吸道分泌物,防止感染。

考点: 多根肋骨多处骨折急救原则

(3) 开放性肋骨骨折:争取伤后6~8小时,至少不超过12小时内彻底清创,修齐骨折端,用不锈钢丝或钢板作内固定,然后分层缝合、包扎。术后应用抗生素和TAT预防感染。合并血气胸者,需作闭式胸膜腔引流。

(三) 护理诊断与医护合作性问题

1. 疼痛　与胸部损伤肋骨骨折有关。
2. 气体交换障碍　与胸部损伤所致多根多处肋骨骨折引起反常呼吸有关。
3. 清理呼吸道无效　与局部疼痛不敢咳嗽等因素有关。
4. 潜在并发症　血气胸、脓胸等。

(四) 护理目标

病人疼痛减轻或消失;病人气体交换正常,呼吸恢复正常;病人气道通畅,呼吸平顺;病人无并发症发生,或发生并发症时得到及时预防与处理。

(五) 护理措施

1. 急救处理　对多根肋骨多处骨折病人需迅速控制反常呼吸,现场急救时可取用厚敷料覆盖软化区的胸壁,再用绷带加压包扎固定,以减轻局部的反常呼吸运动。如有大面积的胸壁软化区常需协助做骨折牵引固定术。

2. 一般护理　胸部损伤合并休克、昏迷者应取平卧位;剖胸探查术后6小时,若无异常,取半坐卧位,有利于咳嗽、排痰、呼吸、引流和减轻伤口疼痛。

3. 病情观察　密切观察病人呼吸血压情况,同时还需注意观察有无合并腹部损伤等情况。

4. 配合治疗护理

(1) 保持呼吸道通畅:吸氧、鼓励或协助病人有效排痰、及时清除呼吸道异物防止窒息。

(2) 疼痛的护理:当病人咳嗽时,协助和指导病人固定胸壁,减少胸壁的震动以减轻疼痛。协助医生使用宽胶布叠瓦状固定胸部,胶布过敏者可用多头带包扎固定胸部。必要时按医嘱给予止痛药。

(3) 预防肺部并发症:遵医嘱使用抗生素、化痰药物,鼓励病人早期下床活动、深呼吸,协助病人咳嗽排痰等。

5. 心理护理　护理病人时应耐心、细致、周到,鼓励病人对治疗充满信心,加强医护合作。

6. 健康指导

(1) 鼓励并指导病人早期活动并说明其意义。

(2) 告知病人出院3个月后复查胸部X线片,以了解骨折愈合情况,并嘱注意合理休息和加强营养;合并有心肺损伤严重者出院后定期来院复查。

(六) 护理评价

病人疼痛是否减轻或消失;病人气体交换是否正常,呼吸是否恢复正常;病人气道是否通畅,呼吸是否平顺;病人有否并发症发生,或发生并发症时是否得到及时预防与处理。

二、损伤性气胸

(一) 概述

创伤后,空气经伤口进入胸膜腔,称为损伤性气胸。在胸部损伤中仅次于肋骨骨折。

气胸是因利器或肋骨骨折断端刺破胸膜、肺及支气管后,空气进入胸膜腔所致。根据气胸的性质,可分为闭合性气胸、开放性气胸和张力性气胸三类。

1. 闭合性气胸　肋骨断端刺破肺表面,空气进入胸膜腔所致。空气经肺的伤口进入胸膜腔后,伤口立即闭合,气体不再继续进入胸膜腔。胸膜腔内压力仍低于大气压。

2. 开放性气胸　胸壁有开放性伤口,使胸膜腔与外界相通,空气随呼吸而自由出入胸膜腔。胸膜腔内压力接近大气压。

3. 张力性气胸　多见于较大的肺泡破裂、肺裂伤或支气管破裂,其裂口与胸膜腔相通且形成单向活瓣作用。吸气时,气体从裂口进入胸膜腔,而呼气时活瓣关闭,气体不能排出胸膜腔,使胸膜腔内气体不断增多,压力不断增高,又称为高压性气胸。

(二) 护理评估

1. 健康史　询问有无胸部受伤史,了解是钝器、锐器还是火器等所致胸壁组织损伤。

2. 身心状况

(1) 躯体表现

1) 闭合性气胸:其表现取决于气体进入胸膜腔的量和肺萎陷程度。胸膜腔内小量积气,肺萎陷在30%以下,可在伤后1~2周吸收,病人可无明显症状。肺萎陷在30%~50%为中量气胸或大量气胸(肺萎陷在50%以上),可出现胸闷、气促、胸痛、呼吸困难,出现明显缺氧症状。胸部体检发现患侧肋间隙饱满,气管向健侧移位,叩诊呈鼓音,听诊呼吸音减弱或消失。

2) 开放性气胸:病情多较严重,病人有明显的气促、烦躁不安、呼吸困难;重者口唇发绀,或出现休克症状。胸部体检发现患侧胸壁有伤口,呼吸时可闻及空气自由进出胸膜腔发出的嘶嘶声;胸部和皮下可触及捻发音,患侧胸部叩诊呈鼓音,听诊呼吸音减弱或消失;气管和心脏移向健侧。

3) 张力性气胸:随着胸膜腔内的压力进行性增高,病人表现为严重或极度呼吸困难、发绀、烦躁、意识障碍、大汗淋漓等,体检可见患侧胸部饱满,肋间隙增宽,呼吸运动度减弱,气管移向健侧,颈静脉怒张,可触及皮下气肿。叩诊呈鼓音,听诊呼吸音消失。

三种气胸比较见表25-1。

表25-1　三种气胸比较

	闭合性气胸	开放性气胸	张力性气胸
病因	肋骨骨折	锐器、火器、弹片	肺大疱、肺裂伤、支气管破裂
胸膜腔压力	<大气压	=大气压	>大气压
特点	不再继续发展	继续漏气	进行性呼吸困难
伤口	闭合性伤口	开放性伤口	伤口形成活瓣
临床表现	中度以上不同程度呼吸困难	伤侧肺完全萎陷呼吸困难、发绀	极度呼吸困难、发绀、休克

(2) 心理-社会状况:因发病突然,病人可出现焦虑、恐惧、不安、愤怒等心理反应。

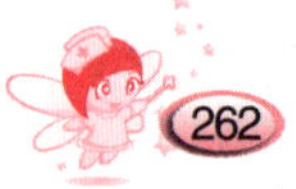

护考链接

病人,男性,23岁。左侧胸部被匕首刺伤半小时,有胸痛、呼吸急促,口唇发绀。P 120次/分,BP 70/40mmHg,左侧胸壁有伤口,呼吸时能听到空气出入伤口的响声,气管移向健侧,患侧叩诊呈鼓音。

1. 应首先考虑此病人为

A. 闭合性气胸　　B. 开放性气胸　　C. 张力性气胸

D. 损伤性血胸　　E. 胸壁软组织刺伤

2. 引起病人休克的主要原因是

A. 血容量不足　　B. 纵隔摆动,回心血量减少　　C. 伤侧肺完全萎陷

D. 心脏受压　　E. 健侧肺部分受压

3. 病人急救措施首先应

A. 迅速封闭伤口　　B. 立即开胸手术　　C. 输血、输液

D. 闭式胸膜腔引流　　E. 应用抗生素

点评:①根据病史及临床表现该病人应考虑为开放性气胸。②开放性气胸胸膜腔内出现压力差,可导致纵隔来回摆动,使回心血量减少,从而导致病人发生休克。③开放性气胸发生后主要是控制纵隔来回摆动,故应迅速封闭胸壁的伤口。

3. 辅助检查　X线检查是诊断气胸的重要方法,能显示肺萎陷的程度,肺内病变的情况。闭合性气胸显示不同程度的肺萎陷和胸膜腔积气;开放性气胸显示胸腔大量积气,气管、心脏、纵隔向健侧移位;张力性气胸时显示胸腔严重积气。

4. 治疗要点与反应　以抢救生命为首要原则,包括封闭胸壁开放性伤口,进行胸腔闭式引流排出积气及积液和防治感染。

(1) 闭合性气胸:肺萎陷在30%以下者,不需特殊治疗。超过30%者可经锁骨中线第2肋间隙行胸膜腔穿刺抽尽积气,或行胸腔闭式引流术,促使肺尽早膨胀,同时应用抗生素预防感染。

(2) 开放性气胸:立即封闭胸壁的伤口,用无菌敷料如凡士林纱布加棉垫封闭伤口,再用胶布或绷带包扎固定,使开放性气胸变为闭合性气胸。同时给予吸氧、补充血容量纠正休克、清创,缝合胸壁伤口、行胸腔闭式引流术、应用抗生素和TAT预防感染,若有胸腔内器官损伤或进行性出血者,需剖胸探查止血。

考点:开放性气胸的急救原则

(3) 张力性气胸:急救措施是立即排气,降低胸腔内压力。可用粗针头在伤侧锁骨中线第2肋间隙穿刺排气减压,并外接单向活瓣装置(图25-2),呼气时能排出胸膜腔内气体,吸气时指套塌陷防止气体进入。送达医院后行胸腔闭式引流术,在积气最高部位放置胸腔引流管(通常在伤侧锁骨中线第2肋间),连接水封瓶引流。一般肺裂口多在3~7日内闭合,待漏气停止24小时,经X线检查证实肺已膨胀后拔出引流管。若通过以上处理呼吸困难仍无改善应立即剖胸探查,并积极抗休克及抗感染治疗。

图25-2　高压性气胸穿刺放气法

考点:张力性气胸的急救原则

(三) 护理诊断与医护合作性问题

1. 焦虑/恐惧　与胸部损伤引起的气急、大出血、惧怕手术有关。

2. 疼痛　与胸部损伤有关。

3. 气体交换受损　与损伤性气胸使肺组织萎陷等因素有关。

4. 心排血量减少　与损伤性气胸等有关。

5. 潜在并发症　肺不张、脓胸等。

（四）护理目标

病人焦虑或恐惧减轻，情绪安定；病人自诉疼痛减轻或消失；病人气道通畅，呼吸平顺；病人循环功能改善，生命体征平稳；病人无并发症发生，或发生并发症时得到及时发现与处理。

（五）护理措施

1. 急救护理　对开放性气胸，应立即用凡士林纱布加厚敷料或毛巾等物品在病人呼气末封闭伤口并加压包扎；对于张力性气胸要立即用粗针头在伤侧锁骨中线第2肋间隙穿刺抽气减压，可在针尾缚一橡皮指套，末端剪开1cm的小口使气体只能排出而不能进入胸膜腔，并用血管钳将针头固定于胸壁。同时应积极抗休克治疗，按医嘱使用止痛剂，并及时转送到有条件的医院治疗。

2. 一般护理　胸部损伤合并休克、昏迷者应取平卧位；血压平稳后可取半坐卧位，以增加心排血量，促进肺扩张。

3. 病情观察　应严密观察生命体征及病情变化。如发现病人出现烦躁、口渴、面色苍白、呼吸短促、脉搏快弱、血压下降等，应考虑病人已进入休克状态，报医生并协助处理。

4. 配合治疗护理

（1）保持呼吸道通畅：吸氧、鼓励或协助病人有效排痰、及时清除异物防止窒息。

（2）协助医生做好胸腔穿刺抽气或胸腔闭式引流术：保持胸腔闭式引流通畅，观察引流的效果等（详见胸腔闭式引流护理）。

5. 心理护理　做好病人的安抚工作，向病人解释胸腔闭式引流的目的和注意问题，解除病人的顾虑，让病人积极配合治疗护理。

6. 健康指导

（1）指导病人训练腹式深呼吸：病人仰卧，腹部安置3～5kg重沙袋，吸气时保持胸部不动，腹部上升鼓起，呼气时尽量将腹壁下降呈舟状，呼吸动作缓慢、均匀，每分钟8～12次。

（2）鼓励并指导病人早期活动并说明其意义。

（3）加强体育锻炼，提高肺活量，预防呼吸道感染。

（六）护理评价

病人自诉焦虑或恐惧是否减轻，情绪是否安定；病人自诉疼痛是否减轻或消失；病人气道是否通畅，呼吸是否平顺；病人循环功能是否改善，生命体征是否平稳；病人有无并发症发生，或发生并发症时是否得到及时发现与处理。

三、损伤性血胸

胸部损伤后导致的胸膜腔积血，称为损伤性血胸。血胸可与气胸同时存在，称为血气胸。

（一）概述

1. 病因　胸膜腔内积血多来自肺组织裂伤出血、肋间血管或胸廓内血管破裂出血和心脏大血管破裂出血。

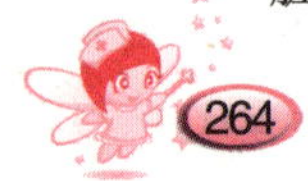

2. 病理生理 肺组织裂伤出血时，由于肺循环的压力较低，出血量小而缓慢，可自行停止；肋间血管、胸廓内动脉破裂出血时，常不易自行停止，常需手术止血；心脏和大血管受损破裂，出血量多且急，难于控制，常因造成严重的呼吸和循环功能障碍而死亡。

大量出血一方面造成血容量减少，另一方面使肺受压萎陷，纵隔移向健侧，从而阻碍腔静脉血液回流，严重影响呼吸和循环功能。由于心包、肺和膈肌的运动具有去纤维蛋白的作用，故积血不易凝固；若出血快而多时，去纤维蛋白作用不完全，血液即可凝固成血块成为凝固性血胸；凝血块机化后形成的纤维组织包裹肺和胸廓的运动，导致呼吸功能障碍，即形成机化性血胸；细菌侵入胸腔并发感染，最终形成脓胸。

考点： 胸膜腔内出血主要的来源及特点

（二）护理评估

1. 健康史 了解病人胸部受伤史，评估病人发生血胸的可能性。

2. 身心状况

（1）躯体表现

1）小量血胸（成人出血量在500ml以下）：症状不明显。

2）中量血胸（500～1000ml）和大量血胸（1000ml以上，图25-3）：特别是急性失血者，可出现面色苍白、脉搏快弱、血压下降等低血容量性休克表现，气管移向健侧、患侧胸部叩诊呈浊音、呼吸音减弱或消失等胸腔积液体征。

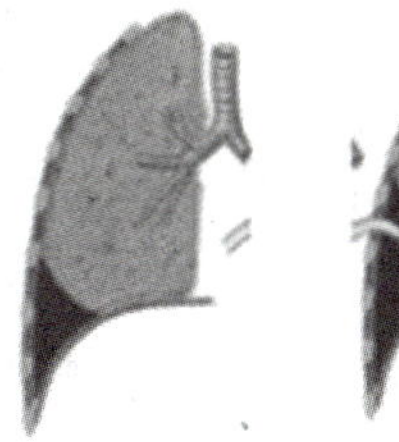

a.少量血胸

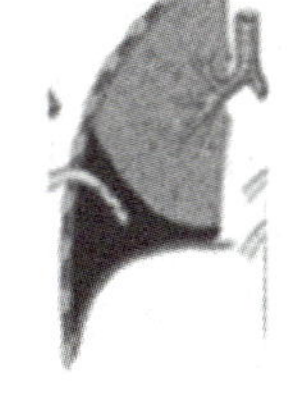

b.中量血胸

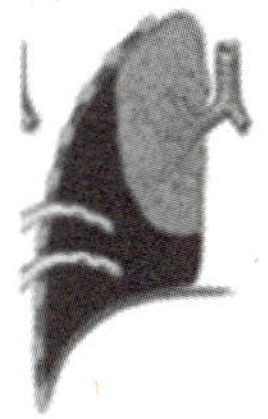

c.大量血胸

图25-3 血胸示意图

3）其他：感染中毒症状，如并发感染时，可表现为寒战、高热、乏力、头痛和出汗。水、电解质、酸碱平衡紊乱和感染性休克等。

（2）心理-社会状况：病人焦虑不安，大量血胸病人出现呼吸困难和休克表现时，病人往往产生濒死恐惧感。

3. 辅助检查

（1）实验室检查：血常规可见血液稀释改变；合并感染者，白细胞计数 $> 10 \times 10^9/L$ 和中性粒细胞 >0.80。

（2）影像学检查：①胸部X线检查：小量血胸者，胸部X线检查仅显示肋膈角消失；大量血胸时，显示胸膜腔有大片阴影，纵隔向健侧移位，合并气胸者可见液平面。②胸部B超检查：可见大片液性暗区；可明确位置和量。

考点： 血胸的X线特点

（3）胸膜腔穿刺：抽及不凝固血液即可确诊。

4. 治疗要点与反应

（1）非进行性血胸：可根据积血量多少行胸腔穿刺抽血或行胸腔闭式引流术。

（2）小量血胸：不需特殊治疗，可自行吸收。

（3）中、大量血胸：施行闭式胸膜腔引流术为宜。出现下列情况提示胸膜腔进行性出血，应立即剖胸探查止血：①脉搏逐渐增快，血压下降，或经补充血容量血压仍不稳定者。②闭式胸膜腔引流每小时超过200ml，连续3小时。③血红蛋白、红细胞计数、血细胞比容进行性下降者。④胸部X线检查示胸内阴影逐渐增大。

考点： 进行性血胸的判断依据及处理原则

（4）其他：凝固性血胸，应开胸取出血块；机化性血胸，应作纤维板剥脱术；血胸感染则按脓胸处理。

(三) 护理诊断与医护合作性问题

1. 焦虑/恐惧　与胸部损伤引起大出血、惧怕手术有关。

2. 气体交换受损　与损伤性血胸使肺组织萎陷等因素有关。

3. 心排血量减少　与损伤性血胸等有关。

4. 潜在并发症　肺炎、脓胸。

(四) 护理目标

病人焦虑或恐惧减轻,情绪安定;病人气道通畅,呼吸平顺;病人循环功能改善,生命体征平稳;病人无发并症发生,或发生并发症时得到及时发现和治疗。

(五) 护理措施

1. 一般护理　病人卧床休息,减少活动。病情稳定后取半卧位。

2. 病情观察　密切观察病人生命体征及一般情况的变化。病人出现烦躁、面色苍白、呼吸短促、脉搏快弱、血压下降等,应考虑病人已发生休克。有伤口者观察有无渗血等情况,动态观察红细胞计数、血红蛋白和血细胞比容的化验指标。

3. 配合治疗护理

(1) 维持呼吸功能:给予给氧,保持呼吸道通畅,必要时吸痰。

(2) 维持循环功能:建立静脉通道,输血、输液,维持充足的血容量。

(3) 协助医生做好胸膜胸穿刺和胸腔闭式引流术:按胸腔闭式引流护理。

(4) 术前准备:需要开胸止血者,做好备皮、配血等术前常规准备工作。

(5) 预防感染:充分引流,按医嘱合理使用抗生素。

4. 心理护理　加强与病人和家属的沟通,解释各种症状和不适的原因、持续时间和预后,说明各种诊疗、护理操作及手术的必要性和安全性,关心、理解、同情病人,帮助病人树立信心,配合治疗、护理。

5. 健康指导

(1) 解释吸氧、胸膜腔穿刺、胸膜腔闭式引流等操作的意义和注意事项,以取得合作。

(2) 解释半坐卧位的目的意义,指导病人练习腹式呼吸。

(3) 鼓励并指导病人早期活动并说明其意义。

(六) 护理评价

病人焦虑或恐惧是否减轻,情绪是否安定;病人气道是否通畅,呼吸是否平顺;病人循环功能是否改善,生命体征是否平稳;病人有无发并症发生,或发生并发症时是否得到及时发现和治疗。

第2节　脓胸病人的护理

一、概　　述

脓胸指胸膜腔感染积脓。根据感染受累范围,可分为局限性脓胸和全脓胸;按感染致病菌的不同,可分为化脓性、结核性和特异性脓胸;按病程长短可分为急性和慢性脓胸。临床上以发热、胸痛、食欲不振、咳嗽、咳脓痰为主要特征。

1. 急性脓胸 多为继发性感染,最常见的原发感染灶来自于肺。主要致病菌为金黄色葡萄球菌,其次是肺炎双球菌、链球菌、大肠埃希菌和厌氧菌。常见感染途径:肺部病灶(肺炎、肺脓肿)直接侵入胸膜或破溃至胸膜腔;邻近器官感染(膈下脓肿)侵入胸膜腔;全身化脓性感染时,致病菌随血流侵入胸膜腔;胸部开放性损伤或胸膜腔内手术时,致病菌直接经伤口侵入胸膜腔。

考点: 急性脓胸细菌来源及主要的致病菌

2. 慢性脓胸 主要是由急性脓胸治疗不及时、不恰当引起,其次为手术后合并有支气管胸膜瘘或食管瘘、胸腔内有慢性感染灶、肺结核灶破溃、胸腔内异物存留等所致。

二、护理评估

(一) 健康史

了解胸膜腔细菌感染来源、途径以及胸部创伤史或胸膜腔手术史。

(二) 身心状况

1. 躯体表现

(1) 急性脓胸:病人出现高热、脉快、呼吸急促、咳嗽、胸痛、乏力等全身中毒症状。胸膜腔积液较多时可有胸闷、咳嗽、咳痰症状,重者可出现发绀和休克。患侧呼吸运动减弱,肋间隙饱满,语颤减弱,气管移向健侧,叩诊浊音,听诊呼吸音减弱或消失。

(2) 慢性脓胸:病人常有长期低热、食欲不振、消瘦、贫血、低蛋白血症等慢性全身中毒症状,可伴有气促、咳嗽、咳脓痰。患侧胸廓内陷,肋间隙变窄,呼吸运动减弱,气管移向患侧,叩诊浊音,呼吸音减弱或消失。可有杵状指(趾),重者脊柱侧凸(表25-2)。

表25-2 急性脓胸与慢性脓胸比较

	急性脓胸	慢性脓胸
致病菌	金黄色葡萄球菌	往往为混合感染
病理	渗出性病变为主	纤维板形成
躯体表现	急性全身中毒症状重,肺部症状少,体征多	慢性中毒症状为主,咳痰、呼吸困难
X线辅助检查	患侧有积液影	胸廓内陷,肋间隙变窄,纵隔移向患侧
治疗	穿刺与引流	纤维板剥脱术、胸廓成形术、胸膜肺切除术

2. 心理-社会状况 急性脓胸病人因起病急,全身中毒症状明显,常有焦虑、不安等情绪。慢性脓胸病人因病情反复、时间长,常对疾病治疗丧失信心,产生悲观、抑郁等情绪。

(三) 辅助检查

1. 急性脓胸 X线显示患侧有积液影,合并气胸则有气液面。B超探及积液部位及积液量。胸腔穿刺可抽出脓液,可做细菌培养和药敏试验。

2. 慢性脓胸 X线显示胸廓内陷,肋间隙变窄,气管移向患侧。CT显示脓腔的位置和范围。

(四) 治疗要点与反应

1. 急性脓胸 为了控制感染及改善呼吸,应尽早行胸膜腔穿刺抽脓,可每日或隔日1次。抽脓后,胸膜腔注入抗生素。穿刺过程中及穿刺后应注意观察病人有无不良反应。

2. 慢性脓胸　主要是去除病因，常用纤维板剥脱术、胸廓成形术、胸膜肺切除术促使肺复张，恢复肺功能，做好手术前后护理。

三、护理诊断与医护合作性问题

1. 体温过高　与感染有关。
2. 清理呼吸道无效　与脓液引流不畅有关。
3. 营养失调　与长期感染发热有关。
4. 潜在并发症　感染性休克、慢性肺脓肿等。

四、护理目标

病人感染得到控制，体温逐渐恢复正常；病人引流通畅，呼吸功能改善，呼吸平稳；病人营养状况得到改善；病人无发生并发症，或并发症能得到及时发现和处理。

五、护理措施

（一）急性脓胸

1. 一般护理　取半卧位，鼓励并协助病人咳嗽、排痰，有利于呼吸和引流，必要时给予吸氧。加强营养，鼓励病人进食高蛋白、高热量和富含维生素的饮食。

2. 病情观察　严密观察病情变化，若出现高热、谵妄或意识不清，要警惕感染性休克发生。若经过抗感染治疗3个月以上，肺内病变无明显吸收，表明已转入慢性期。

3. 配合治疗护理　①遵医嘱使用抗生素。②协助医师及早进行胸膜腔穿刺抽脓，每日或隔日一次，抽脓后根据药物敏感试验注入合适的抗生素，若脓液较多，每次抽脓不超过1000ml。穿刺过程中注意观察病人有无不良反应。脓液稠厚、抽吸困难或伴有支气管胸膜瘘者应行胸腔闭式引流。

考点：急性脓胸穿刺抽脓的注意点

（二）慢性脓胸

1. 一般护理

（1）体位：无禁忌应取半卧位，有利于呼吸和引流。若病人行胸廓成形术后，应让病人采取术侧向下卧位，用厚棉垫、胸带加压包扎，并根据肋骨切除范围，在胸廓下垫一硬枕或加1～2kg沙袋压迫，以控制反常呼吸。

（2）加强营养：鼓励病人进食高蛋白、高热量和富含维生素的饮食，必要时给予胃肠外营养支持。

2. 病情观察　重点观察呼吸道症状，注意胸部包扎松紧适度，常检查，及时调整。若病人行胸膜纤维板剥脱术，术后易发生大量渗血，应严密观察生命体征及引流液的性状和量。若血压下降、脉搏增快、尿量减少、烦躁不安且呈贫血貌，或胸腔闭式引流术后3～5小时内每小时引流量大于200ml且呈鲜红色，应立即快速输血，酌情给予止血药，必要时准备再次开胸止血。

3. 配合治疗护理

（1）加强口腔卫生：咳脓痰时要每天用生理盐水漱口，减轻口臭。

（2）胸腔引流的护理：引流管不能太细，位置要恰当，勿插入过深，以免影响脓液的排除。

若脓腔明显缩小，脓液不多，纵隔已固定，可改为开放式引流。用氧化锌软膏涂抹引流口周围皮肤，防止发生皮炎。

(3) 功能锻炼：胸廓成形术后容易引起脊柱侧弯及手术侧肩关节活动障碍。故练习头部的回旋运动；上半身的前屈及左右弯曲运动，使之恢复到健康时的活动水平。

(三) 心理护理

关心、安慰病人，告知疾病治疗的相关知识，以减轻或消除病人的焦虑情绪，让病人积极配合治疗、护理工作。

(四) 健康指导

告知病人要多进食高热量、高蛋白及高维生素饮食，多进行深呼吸锻炼和吹气球训练。胸廓成形术后教会病人正确进行头部及上半身的功能锻炼。

六、护 理 评 价

病人感染是否得到控制，体温是否逐渐恢复正常；病人引流是否通畅，呼吸功能是否改善、平稳；病人营养状况是否得到改善；病人有无发生并发症，或并发症是否能得到及时发现和处理。

第3节 胸腔闭式引流病人的护理

案例25-2

病人，男性，30岁。因被汽车撞伤入院。查体：R 36次/分，急促，口唇发绀，神志不清，BP 90/60mmHg，左下肺呼吸音消失，左下胸壁有一伤口溢出血液及气泡。迅速封闭伤口后行X线检查，发现左侧第6、7肋骨单处骨折。诊断为开放性气血胸并立即手术。

问题：1. 病人术后留置胸腔闭式引流，应如何护理？

2. 如果引流气体，引流管放置应在哪个位置？引流液体呢？

一、目的与适应证

(一) 目的

1. 引流胸膜腔内渗液、血液及气体。
2. 重建胸膜腔内负压，维持纵隔的正常位置。
3. 促进肺的膨胀。

(二) 适应证

适应证包括气胸、血胸、脓胸及心胸手术后等。

二、置管位置和管径要求

置管位置和管径要求见表25-3。

考点：不同引流目的胸腔闭式引流管放置位置

表 25-3 胸腔引流管的安置

目的	位置	引流管径
排气	患侧锁骨中线第 2 肋间	管径为 1cm 的塑胶管
排液	患侧腋中线或腋后线第 6 ~ 8 肋间	1.5 ~ 2cm 的橡皮管
排脓	脓腔的最低点	1.5 ~ 2cm 的橡皮管

三、装　　置

传统的胸腔闭式引流有单瓶、双瓶和三瓶三种。目前临床广泛使用的是一次性的硅胶胸腔引流装置。

(一) 单瓶水封式系统

一个容量 2000 ~ 3000ml 的广口瓶，瓶内盛无菌生理盐水约 500ml，水封瓶橡胶瓶塞上有 2 个孔，分别插入长、短玻璃管。长管的下端插至水平面下 3 ~ 4cm，短管下口在水面以上(图 25-4)。胸腔引流管接水封瓶的长玻璃管，接通后即见管内水柱上升，高出水平面 8 ~ 10cm，并随呼吸上下波动。

(二) 双瓶水封式系统

双瓶水封式系统包括一个空瓶收集引流瓶，而另外一个是水封瓶。空引流瓶介于病人和水封瓶之间，引流瓶的橡皮塞上插入两根短管，一根管子与病人胸腔引流管连接，另一根管子用一短橡皮管连到水封瓶的长管上(图 25-5)。

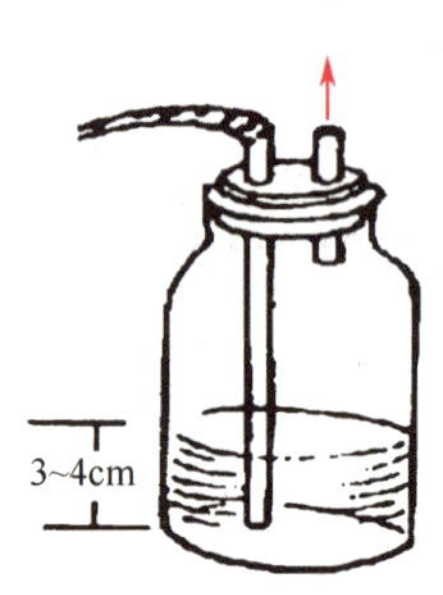

图 25-4　单瓶闭式胸膜腔引流

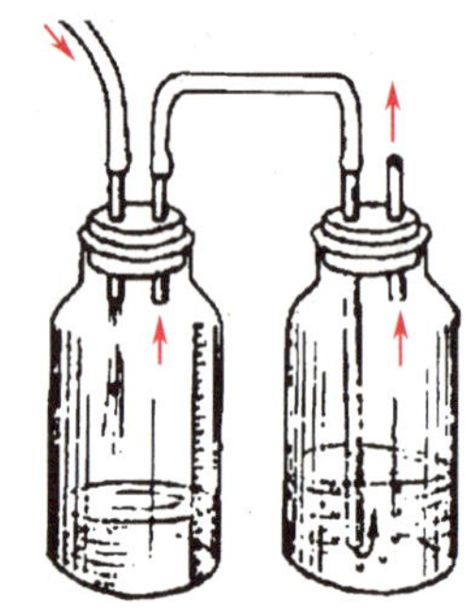

图 25-5　双瓶闭式胸膜腔引流

四、护 理 措 施

考点：水封瓶长管插管位置，引流管滑脱后的处理方法

(一) 保持管道的密闭

1. 保持管道的密闭、固定，随时检查。
2. 水封瓶的长玻璃管没入水中 3 ~ 4cm，并始终保持直立。
3. 引流管周围用油纱布包盖严密。
4. 搬动病人或更换引流瓶时，需用双重钳闭引流管。
5. 引流管连接处脱落或引流瓶损坏，应立即双钳夹闭胸壁引流导管。若引流管从胸腔滑

脱，立即用手捏闭伤口处皮肤，并协助医师做进一步处理。

（二）严格无菌操作

1. 保持装置无菌。胸壁引流口处敷料清洁干燥，渗湿及时更换。

2. 引流瓶应低于胸壁引流口平面60～100cm，防止逆流。

3. 按时更换引流瓶，严格无菌操作。

（三）保持引流管通畅

1. 病人取半坐卧位（图25-6）。

2. 定时挤压引流管，防止阻塞、扭曲、受压。

3. 鼓励病人咳嗽、深呼吸及变换体位，以促进肺扩张。

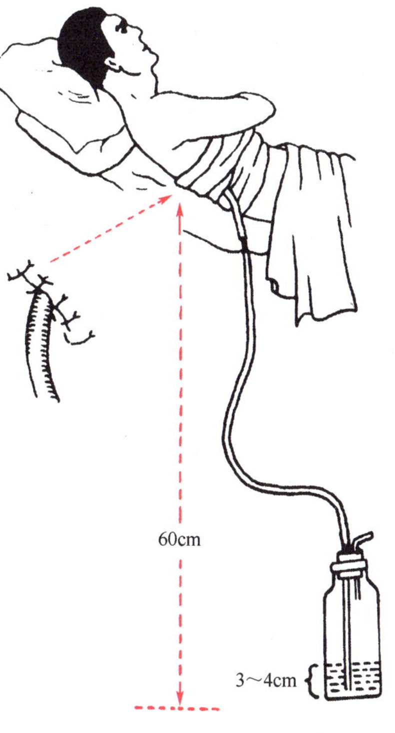

图25-6 胸腔闭式引流

考点：胸腔闭式引流管引流通畅的标志

（四）观察和记录

1. 观察长管的水柱波动 一般情况下水柱随呼吸上下波动为4～6cm，波动过高，可能肺不张；若无波动，则表示引流管不畅或肺已完全扩张；但若病人出现胸闷气促、气管向健侧移位等肺受压的症状，应疑为引流管被血块堵塞，挤压并立即通知医生处理。

2. 观察引流液体的量、性质、颜色，并准确记录。

（五）拔管指征、方法及注意事项

1. 拔管指征 引流管无气体逸出或引流量明显减少且颜色变淡，即24小时引流液 < 50ml，脓液 < 10ml，X线胸片示肺膨胀良好无漏气，病人无呼吸困难，即可拔出引流管。

2. 拔管方法 病人坐在床边缘或躺向健侧，嘱病人深吸气后屏气迅速拔管，并立即用凡士林纱布覆盖，再盖上纱布后用胶布固定。对于引流管放置时间长、放置粗引流管者，拔管前留置缝合线，去管后结扎，封闭引流管口。

3. 注意事项 拔管后观察病人有无呼吸困难，引流管口有无渗液、漏气，管口周围有无皮下气肿等，若发现异常应及时告知医生处理。

考点：胸腔闭式引流管拔管指征及方法

第4节 食管癌病人的护理

案例25-3

病人，男性，45岁，因进食时感觉食管内有异物感2个月就诊，无吞咽困难，平常喜热饮。查：一般情况良好，全身各处淋巴结不肿大，腹软、无压痛，心脏听诊无异常，食管吞钡X线片示食管中段充盈缺损。

问题：1. 此病人最可能的诊断是什么？

2. 下一步护士应配合医师行何种检查确定诊断？如何护理？

一、概　述

食管癌是常见的一种消化道癌肿，男多于女，发病年龄多在40岁以上。手术切除是根治食管癌的主要方法。

(一) 病因分类

引起食管癌的病因至今尚未明确，与其发生发展相关的因素有：①化学物质：如长期进食含亚硝胺量较高的食物。②生物因素：如某些真菌能促使亚硝胺及其前体形成。③缺乏某些微量元素：如钼、铁、锌、氟、硒等。④缺乏维生素：如维生素A、维生素B_2、维生素C。⑤烟、酒、热食、热饮、口腔不洁和慢性炎症等因素。⑥遗传易感因素。

(二) 病理分型

考点：食管癌的好发部位及最常见的病理类型

食管分为上、中、下三段，中段食管癌较为多见，下段次之，上段较少。90%以上的食管癌属鳞状上皮癌，其次是腺癌。食管癌起源于食管黏膜上皮，癌肿逐渐增大侵及肌层，并沿食管向上、下、全周及管腔内外方向发展，出现不同程度的食管阻塞。晚期癌肿穿透食管壁、侵入纵隔和心包。

二、护理评估

(一) 健康史

了解病人的饮食习惯、居住地生活习惯、有无长期酗酒、吸烟、进食过快、食物过硬、过热等生活史；了解病人的营养状况；有无慢性食管炎、食管良性狭窄、食管白斑病等食管疾病；注意询问病人是否生活在食管癌的高发区及有无家族史。

(二) 身心状况

1. 躯体表现　早期症状不明显，偶有吞咽食物哽噎感、停滞感或异物感，胸骨后烧灼样、针刺样疼痛。随着病情发展，出现典型的进行性吞咽困难症状。先是难咽干硬食物，继而半流质，最后水和唾液也不能咽下，病人逐渐出现消瘦、贫血、乏力、脱水及营养不良。当癌肿侵及喉返神经出现声音嘶哑；累及气管，形成食管气管瘘，出现呛咳和肺部感染；侵入主动脉，溃烂破裂时，可引起大量呕血；晚期出现恶病质。此外，还可出现锁骨上淋巴结肿大、肝大、胸水、腹水等转移体征。

考点：食管癌早期症状及典型症状

2. 心理-社会状况　当病人被诊断为食管癌，同时出现进行性加重的进食困难症状，并对家庭经济承受能力、治疗预后的担忧等因素，可使病人产生不同程度的焦虑、恐惧、悲哀或绝望感。

(三) 辅助检查

1. 影像学检查　①食管吞钡X线双重对比造影：可见食管黏膜皱襞紊乱、粗糙或有中断现象；局限性管壁僵硬；充盈缺损、龛影；食管不规则狭窄，狭窄以上食管有不同程度的扩张。②CT、超声内镜检查(EUS)等可用于判断食管癌的浸润层次、向外扩展程度以及有无纵隔、淋巴结或腹内脏器转移等。

考点：食管癌确诊方法

2. 脱落细胞学检查　用带网气囊食管细胞采集器作食管拉网检查脱落细胞，早期病变阳性率可达90%～95%，是一种简便易行的普查筛选诊断方法。

3. 纤维食管镜检查　可直视肿块部位、大小及钳取活组织作病理组织学检查。

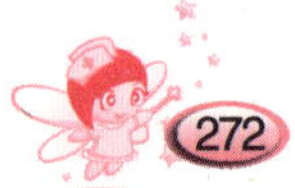

(四) 治疗要点与反应

以手术治疗为主,辅以放射、化学药物等综合治疗。手术可彻底切除肿瘤及周围受侵组织,以胃、结肠或空肠做食管重建术。放射治疗可用于手术前和手术后,增加手术切除率,也可单独用于上段食管癌或晚期癌的治疗。化学药物治疗,一般为手术后辅助治疗。食管癌手术后可出现吻合口瘘、乳糜胸等并发症。放疗和化疗可出现全身或局部反应。

三、护理诊断与医护合作性问题

1. 焦虑　与疾病进展不能进食及疾病的预后影响等有关。

2. 营养失调:低于机体需要量　与进食量减少或不能进食、消耗增加等有关。

3. 体液不足　与吞咽困难、水分摄入不足有关。

4. 潜在并发症　出血、肺不张、肺部感染、吻合口瘘、乳糜胸等。

四、护理目标

病人焦虑情绪减轻;病人的营养状况改善;病人的水、电解质维持平衡;病人无并发症发生,或发生并发症时能及时发现和处理。

五、护理措施

(一) 术前护理

术前常规做好营养支持、口腔护理、呼吸道准备及心理护理,并重点做好胃肠道准备:①术前一周遵医嘱口服抗生素溶液。②术前3天流质饮食,术前1天禁食。③对梗阻明显者冲洗食管,用庆大霉素、甲硝唑加生理盐水100ml经鼻胃管冲洗。④结肠代食管手术病人,术前3~5天口服新霉素、庆大霉素或甲硝唑,术前2天进无渣流质,术前晚清洁灌肠。⑤手术日晨放置胃管。

(二) 术后护理

1. 一般护理

(1) 饮食护理:是食管癌手术后护理重点。①由于食管血供差,又缺乏浆膜层,吻合口愈合较慢,故术后应严格禁饮禁食3 ~4日,在此期间行胃肠减压、静脉输液。②术后3~4日待肛门排气、胃肠减压引流量减少后、拔出胃管。拔管24小时后先试饮少量水,若无异常,术后5~6日可给全清流质,术后10日给半流质饮食,术后3周病人可进普通饮食。③注意少食多餐、由稀到干、逐渐增加食量的原则,防止进食过多、过快,避免坚硬、刺激性食物,以免导致后期吻合口瘘。④留置十二指肠营养管者,遵医嘱早期经营养管注入40℃左右的营养液。一般在手术后7~10日拔管。拔管后经口摄入流质和半流食。

(2) 体位与活动:病人餐后取半卧位,以防进食后反流、呕吐。活动时应注意掌握活动量,避免疲劳,保证充分睡眠。术后早期不宜下蹲大小便,以免引起体位性低血压或发生意外。

2. 病情观察　监测并记录生命体征,每30分钟1次,平稳后可1~2小时1次;注意是否发生吻合口瘘、乳糜胸等并发症;注意放疗和化疗是否出现全身或局部反应。

3. 配合治疗护理

(1) 呼吸道护理:应密切观察呼吸状态、频率和节律,听诊双肺呼吸音是否清晰,有无缺氧征兆。气管插管前，随时吸痰，保持气道通畅。

（2）维持胸腔闭式引流通畅：术后监测引流量，有无活动性出血、乳糜胸和吻合口瘘的发生，并认真记录。

（3）胃肠减压护理：食管癌术后留置胃肠减压管，目的是减轻腹胀，减少残胃胀气对吻合口的影响。

（4）手术后并发症的护理

考点：术后最严重的并发症及预防方法

1）吻合口瘘：是食管癌术后最严重的并发症。多发生在术后5～10日。发生的原因主要是与手术技巧有关，其次是吻合口周围感染、低蛋白血症、进食不当等。吻合口瘘发生后病人表现为呼吸困难、胸腔积气、积液、高热、严重时发生休克。护理时注意：①纠正低蛋白血症。②保持胃肠减压管通畅。③加强病人饮食护理及监控。吻合口瘘发生后，立即禁食，行胸腔闭式引流术，抗感染治疗及营养支持疗法。

2）乳糜胸：多发生于术后5～10日。乳糜液大量积聚于胸腔内，病人可出现胸闷、气急、心悸，甚至血压下降，若不及时处理，可在短时间内全身消耗衰竭而死亡。应及时配合医生处理：行胸腔闭式引流术、给予肠外营养支持、行胸导管结扎术。

（三）心理护理

加强护患沟通，建立良好的护患关系。密切观察病人心理反应及分期，给予相应的心理支持和疏导，关心、理解、同情病人，帮助病人树立信心，配合治疗。

（四）健康指导

1. 解释食管胃吻合术后，由于胃提拉入胸腔压迫肺，病人可能出现胸闷。
2. 告知病人进食后呼吸困难，一般经1～2个月可缓解。
3. 告诉病人定期到医院复诊，坚持后续治疗。术后3周仍有吞咽困难时，可能为吻合口狭窄，应及时复诊。

六、护理评价

病人焦虑是否减轻；病人营养状况是否改善；病人的水、电解质是否维持平衡；病人有无并发症发生，或发生并发症时能否得到及时发现和处理。

小　结

胸部损伤时，应优先处理致命伤，并确保呼吸道通畅，预防休克。多根多处肋骨骨折用厚敷料加压包扎控制反常呼吸；各种气胸的处理原则首先是变开放气胸为闭合性气胸，再穿刺放气、行胸腔闭式引流。护理的重点是加强病情的观察，确保胸腔闭式引流通畅。食管癌的早期症状是进食哽噎感或胸骨后刺痛，随着病情的发展出现典型症状，即进行性吞咽困难；手术是最有效的治疗措施。术后应注意加强观察，保持有效的胃肠减压，做好胸腔闭式引流管的护理等。

自测题

A_1/A_2 型题

1. 胸外伤后胸壁出现反常呼吸运动，产生于
   A. 单根肋骨单处骨折
   B. 单根肋骨多处骨折
   C. 多肋单处骨折
   D. 胸骨骨折

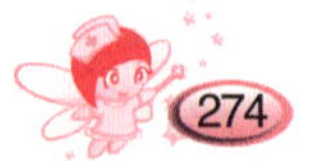

E. 多根肋骨多处骨折

2. 胸部外科最重要的术前准备是

A. 做好病人思想工作,减轻病人畏惧心理

B. 做好血、尿、粪三大常规和出凝血时间检查

C. 做好呼吸道的准备工作

D. 备皮和改善全身情况的支持疗法

E. 做好心肺、肝、肾等重要脏器的检查,了解其功能情况

3. 水封瓶长玻璃管浸入水面下适宜的深度是

A. 1~2cm　B. 3~4cm

C. 5~6cm　D. 7~8cm

E. 10cm 以上

4. 更换胸腔闭式引流瓶前应先用

A. 两把止血钳双重夹住胸腔闭式引流管

B. 一把止血钳夹住胸腔闭式引流管

C. 用手掐住胸腔闭式引流管

D. 用手折叠胸腔闭式引流管

E. 不用折叠直接更换引流瓶

5. 某一胸膜腔闭式引流病人,不慎引流管自胸壁伤口脱出,应立即

A. 呼唤医生处理

B. 将引流管重插入胸膜腔

C. 手指捏紧引流口周围的皮肤

D. 嘱病人暂停呼吸

E. 至换药室取凡士林纱布封闭引流口

6. 闭式胸膜腔引流护理,发现水封瓶长管内水柱无波动,让病人作深呼吸后仍无波动,提示

A. 胸膜腔内负压未恢复

B. 胸膜腔内负压已恢复

C. 胸膜腔内负压恢复,引流管不通畅

D. 胸膜腔负压未恢复,引流管阻塞

E. 引流管阻塞

7. 损伤性血胸病人胸腔内积血不凝固的原因是

A. 出血量太大

B. 胸腔内存在抗凝物质

C. 凝血因子减少

D. 肺及膈肌运动的去纤维化作用

E. 胸腔内渗出液的稀释作用

8. 食管癌好发于

A. 颈段食管　B. 胸上段食管

C. 胸中段食管　D. 胸下段食管

E. 腹段食管

9. 用于食管癌普查的检查方法是

A. 食管吞钡检查

B. 食管镜检查

C. 食管拉网脱落细胞学检查

D. CT

E. MRI

10. 食管癌的典型症状是

A. 胸骨后针刺样痛　B. 进食哽噎感

C. 胸痛、声音嘶哑　D. 进行性吞咽困难

E. 食管内异物感

11. 关于食管癌根治术后,病人发生吻合口瘘的原因,下列哪项是错误的

A. 感染

B. 食管血液供应呈节段性

C. 手术缝合时吻合口张力太大

D. 食管无浆膜覆盖

E. 高蛋白血症

(刘　毅)

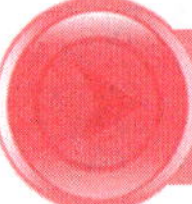

第26章 泌尿及男性生殖系统疾病病人的护理

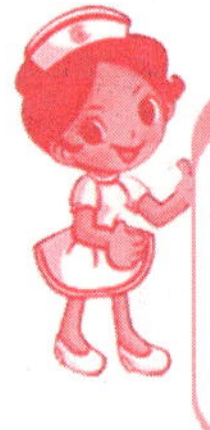

泌尿系统相当于人体内的体液净化器，该系统的各种病变均可直接或间接地改变体内的液体环境，从而造成对人体的各种危害。正确认识泌尿系统的各种异常表现，对于预防和及时发现、处理泌尿系统的常见病、多发病，保证机体健康至关重要。

第1节 常见诊疗操作的护理

案例26-1

病人，男性，38岁，有结石病史。自诉最近左侧腰部经常疼痛，能忍受。今天突然发生上腹部阵发性绞痛，伴恶心、呕吐，大汗淋漓，疼痛向会阴和大腿放射，无发热。体检：腹平软，无反跳痛和肌紧张，左肋脊角叩痛。尿液镜检红细胞10～15个/HP。门诊医生拟诊为肾结石/肾绞痛，入院治疗。

问题：1. 该病人若要确诊还需做哪些检查？首选哪些辅助检查方法？

2. 应如何配合医生做好病人有关检查前的护理？

一、行X线检查病人的护理

1. 尿路平片（KUB） 即普通腹部X线摄片，是泌尿系统疾病常用的初检方法。急症病人一般不作X线检查。

2. 静脉尿路造影（IVU） 又称排泄性尿路造影，过去曾称为静脉肾盂造影（IVP），是从静脉注入有机碘造影剂（常用60%泛影葡胺溶液20～40ml），造影剂经血液循环集中到肾并随尿液排泄，使尿路显影。一般在注药后5分钟、15分钟、30分钟分别摄片，不但能显示尿路形态，而且还可了解双侧肾功能。妊娠及肾功能严重损害为禁忌证。

3. 逆行肾盂造影（RGP、RP） 经膀胱尿道镜插入输尿管导管，将造影剂或空气经输尿管导管注入肾盂，使肾盂、肾盏及输尿管显影。

4. 肾血管造影 主要是经股动脉穿刺插管行选择性肾动脉造影，另外还有静脉造影、数字减影血管造影（DSA）等，常用造影剂为76%泛影葡胺溶液。

行X线检查病人的护理要点见表26-1。

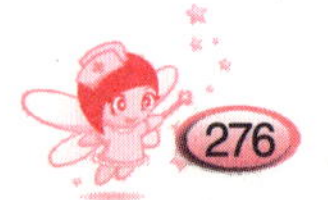

表 26-1 行 X 线检查病人的护理要点

X 线检查	护理要点
尿路平片	为提高 X 线片的清晰度，注意做好：①摄片前应常规作肠道准备。②摄片前 2～3 日禁用不透 X 线的药物，如铋剂、铁剂、钡剂等。③摄片前 1 日食少渣饮食并服缓泻剂，如番泻叶 10g 用开水冲泡后口服。④摄片日晨禁食并排便，若大便干硬或有肠腔内积气也可采用灌肠法排除肠腔内积气及粪块，但要低压灌肠；或待病人排出稀便后再摄片
静脉尿路造影	造影前除按摄尿路平片常规进行肠道准备外，还应做好：①造影前应做碘过敏试验，并准备好 0.1% 肾上腺素溶液。②造影前排空膀胱，防止尿液稀释造影剂而影响显影效果。③注射造影剂后，要密切观察病人的反应，如有异常，及时协助医生处理。④摄片后鼓励病人适当多饮水，促使尿路内的造影剂尽快排出，并注意休息
逆行肾盂造影	造影前常规作肠道准备，但不必严格禁饮食，因泌尿道黏膜对碘不吸收，除有过敏史的病人以外，一般不强调常规做碘过敏试验
肾血管造影	造影前应常规作肠道准备及碘过敏试验，检查或治疗后应注意观察生命体征、肢体动脉搏动、肢体温度及尿量变化等，以便及早发现有无血管损伤后的出血和血栓形成等

二、膀胱尿道镜的护理

膀胱尿道镜由外鞘、固定器和镜管组成，可直接窥视尿道及膀胱内有无病变（图 26-1）。有可疑病变时，可用活检钳取活体组织作病理学检查；可经膀胱镜钳取膀胱内异物和结石；还可观察双侧输尿管口的形态、排尿情况和尿液的性质；插入输尿管导管，可探测输尿管有无梗阻，还可作逆行肾盂造影或收集肾盂尿，也可进行输尿管套石术或安置输尿管支架作内引流。特殊的膀胱尿道镜包含电切镜等，可施行尿道、前列腺、膀胱、输尿管和肾等诊疗操作。如果有尿道狭窄、急性膀胱尿道炎症或膀胱容量小于 50ml 等情况，不能作此项检查。膀胱尿道镜护理要点如下。

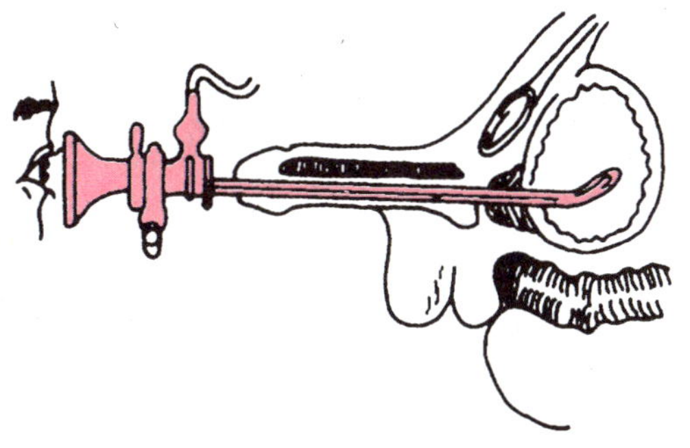

图 26-1 膀胱镜检查

1. 心理护理 膀胱镜检查或治疗属于有创性操作，检查前应做好解释和说明做此项检查或治疗的必要性和安全性，消除病人的恐惧和顾虑，使之主动配合，顺利完成各项操作。

2. 检查前护理 嘱病人在检查前排空膀胱内尿液；准备好器械、膀胱冲洗液及其他用品并进行灭菌或消毒；清洗病人会阴部。

3. 协助检查 将病人安置于膀胱截石位，协助医生消毒、铺巾，检查者应常规刷手并戴无菌手套；如需在镜下做膀胱、尿道手术或行输尿管插管，术者应穿无菌手术衣，护士应做好准备。在检查诊治过程中，护士还应保证电源、膀胱冲洗液不能中断；保证其他所需物品的供应，并做好配合工作等。

4. 检查后护理 膀胱尿道镜检查术后，病人常有肉眼血尿，嘱其适当多饮水，遵医嘱给予止血药物和抗生素，如果病人感觉尿道疼痛，可给予止痛处理。若发生严重损伤，出血较多，应留院观察、输液及应用抗菌药物，必要时留置尿管，按尿道损伤处理。

三、膀胱冲洗病人的护理

膀胱冲洗是通过留置尿管或耻骨上膀胱造瘘管，将冲洗液注入膀胱后再经导管排出，往往反复进行。多用于前列腺、膀胱手术后以及长期留置导尿的病人。常用的冲洗液有生理盐水、3% 硼酸溶液、0.02% 乳酸伊沙吖啶溶液（雷佛奴尔）、抗生素溶液等。水温最好保持在 35 ~ 37℃，但膀胱内出血时应使用 4℃左右的冷冲洗液。冲洗次数及注入液体量应根据病人具体情况而定，一般可每日 2 ~ 3 次，每次冲洗液量一般不应超过 100ml。膀胱手术后每次冲洗液量不应超过 50ml。

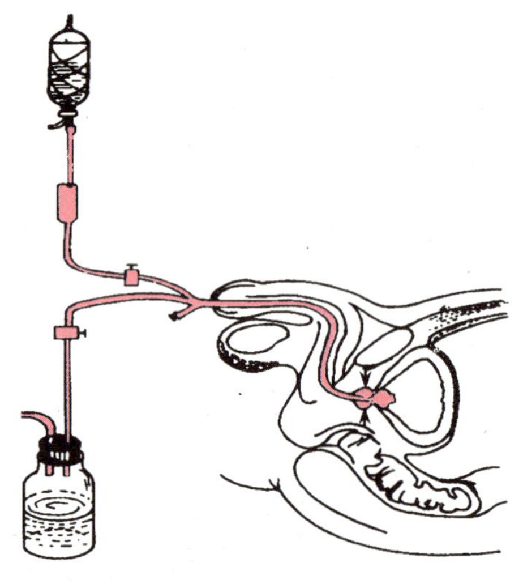

图 26-2　输液式冲洗法

考点：膀胱冲洗护理

常用的冲洗方法如下。

1. 密闭式冲洗法　分两种：①输液式冲洗法（图 26-2）。病人卧床，将装有冲洗液的输液袋悬吊于床旁输液架上，袋高应距病人骨盆 100cm 左右，经输液管连接三腔导尿管或膀胱造瘘管。接好引流袋，引流袋的位置应低于床面。冲洗前先引流尿液，使膀胱排空。然后夹闭引流管，开放冲洗管，以 80 滴/分左右的流速流入 200 ~ 300ml；或病人有尿意时，夹闭冲洗管，开放引流管，使冲洗液流入引流袋内。膀胱内的冲洗液排空后再重复以上步骤，每次反复冲洗 3 ~ 4 遍即可。②持续膀胱冲洗法，经三腔气囊尿管连接引流管，上接装有冲洗液的输液袋，下接引流袋，持续冲洗。此法目前已在多数医院普及推广。

2. 开放式冲洗法　就是用膀胱冲洗器（图 26-3）或大注射器进行冲洗的方法。冲洗时先将留置导尿管或膀胱造瘘管与引流管分开，远端引流管用无菌敷料包好置于一边，用 70% 乙醇棉球消毒导尿管或膀胱造瘘管与引流管接口处，一手持无菌敷料固定导管末端，另一手将吸有冲洗液的冲洗器插入导管，将冲洗液缓缓注入膀胱，然后缓缓吸出；或让膀胱内的液体自行流出。膀胱内液体排空后，再重复以上步骤，如此反复冲洗，直至流出液澄清为止。

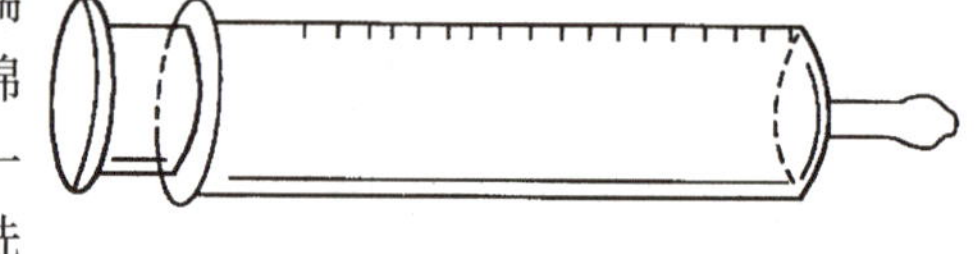

图 26-3　膀胱冲洗器

第 2 节　泌尿系统损伤病人的护理

考点：泌尿系统损伤最常见部位

泌尿系统损伤大多是胸、腹、腰部或骨盆严重损伤的合并伤，以男性尿道损伤最为多见，肾和膀胱损伤次之，输尿管损伤较少见。泌尿系统损伤的主要表现为出血和尿外渗。大出血可引起休克，血肿和尿外渗可继发感染，严重时导致脓毒血症、周围脓肿、尿瘘或尿道狭窄。因此，尽早诊断、正确及时的早期处理对泌尿系统损伤的预后极为重要。

一、肾 损 伤

(一) 概述

1. 病因

(1) 开放性损伤:可因弹片、刀刃等锐器所致,常伴其他胸腹脏器损伤。

(2) 闭合性损伤:可因直接暴力如撞击、跌打、挤压、肋骨骨折等引起,也可因间接暴力如对冲伤、坠跌、暴力扭转等所致。

2. 病理 根据肾损伤的程度不同,可分为以下四种类型。

(1) 肾挫伤:肾包膜及肾盂黏膜均完整,血尿较轻,常表现为镜下血尿。一般症状轻微,可自愈,大多数病人属此类。

(2) 肾裂伤:包括肾部分裂伤和肾全层裂伤。①肾部分裂伤:一种是部分肾实质与肾包膜同时破裂,血尿较轻,可有明显的尿外渗;另一种是肾盂肾盏黏膜破裂,则可以有明显的肉眼血尿。通常不需手术治疗可自愈。②肾全层裂伤:肾包膜、肾实质、肾盂肾盏黏膜均破裂,可引起明显的肉眼血尿和尿外渗。

(3) 肾蒂损伤:可分为肾蒂血管断裂和肾动脉内膜破裂血栓形成,肾蒂血管断裂可因大出血而迅速危及病人生命,肾动脉内膜破裂形成血栓可影响肾动脉供血。

(二) 护理评估

1. 健康史 病人多有肾区受直接暴力或间接暴力致伤的病史。有时也因肾穿刺、泌尿外科腔镜检查或治疗等医源性因素造成损伤。肾本身病变,如肾积水、肾肿瘤、肾结核或肾囊性疾病病人,有时遇到极轻微的创伤,也可能造成严重的自发性肾破裂。

2. 身心状况

(1) 躯体表现

1) 血尿:是肾损伤的主要症状,肾挫伤时血尿轻微,肾部分裂伤或肾全层裂伤时可出现大量肉眼血尿。当血块堵塞输尿管、肾盂或输尿管断裂、肾蒂血管断裂时,血尿可不明显,甚至无血尿。

2) 休克:严重的肾损伤,尤其是合并其他器官损伤时,易引起休克。

3) 疼痛:肾包膜张力增加、肾周围软组织损伤可引起患侧腰、腹部疼痛;血液、尿液渗入腹腔或伴有腹部器官损伤时可出现全腹痛和腹膜刺激征;血块通过输尿管时可发生肾绞痛。

4) 腰腹部包块:血液、尿液渗入肾周围组织可使局部肿胀形成包块,可有触痛。

5) 发热:肾损伤后,由于创伤性炎症反应、伤区血液、渗出液及其他损伤组织的分解产物吸收而产生发热,多为低热;由于血肿、尿外渗继发感染引起的发热多较重。

考点: 肾损伤重要的临床表现

(2) 心理-社会状况:由于突发的暴力致伤,或因损伤出现大量肉眼血尿、疼痛、腰腹部包块等表现时,病人常有恐惧、焦虑等心理反应。

3. 辅助检查

(1) 血、尿常规检查:判断血尿程度及有无尿路感染。若血液中血红蛋白、红细胞计数及血细胞比容持续降低表明有活动性出血,白细胞计数及中性分类增多提示有感染存在。

(2) 影像学检查:根据病情轻重,有选择地进行 B 超、CT 及排泄尿路造影等检查,其中首选 B 超,若病人血压不稳或伴有休克,行床旁 B 超检查。

4. 治疗要点与反应 轻微肾挫伤经短期休息即可康复;多数肾挫裂伤经非手术治疗,如应用止血药、抗感染药,绝对卧床休息 2~4 周,病情即可稳定而避免手术。只有少数肾挫裂伤需手术处理,一旦确定为严重的肾裂伤、肾蒂损伤及开放性肾损伤需及早手术。

护考链接 病人,男性,29 岁,右腰部撞伤 2 小时,局部疼痛、肿胀,有淡红色血尿,诊断为右肾挫裂伤,采用非手术治疗。

1. 能反映肾出血情况的是

   A. 面色、意识　B. 腰部疼痛　C. 血压、脉搏　D. 肢体温度　E. 尿量、尿色

2. 对该病人的护理,错误的是

   A. 绝对卧床休息　B. 输液、使用止血药　C. 按时使用抗生素

   D. 血尿消失后即可下床活动　E. 做好术前准备

点评:①血尿是肾损伤的主要表现。②肾损伤病人应绝对卧床休息 2~4 周。

(三)护理诊断与医护合作性问题

1. 组织灌注量改变　与严重肾损伤、出血有关。
2. 疼痛　与损伤后局部肿胀、尿外渗有关。
3. 焦虑　与对治疗效果及预后缺乏了解有关。
4. 自理缺陷　与损伤后活动受限、疼痛有关。
5. 潜在并发症　感染、压疮。

(四)护理目标

病人组织灌注充足;病人疼痛减轻或消失;病人焦虑减轻或消除;病人卧床期间生活需要得到满足;病人无并发症发生,或发生并发症时得到及时发现和处理。

(五)护理措施

1. 非手术治疗及手术前护理

(1)一般护理

考点:肾损伤病人绝对卧床休息时间

1)病人绝对卧床休息 2~4 周,直至血尿消失后 1 周方可离床活动。过早过多离床活动,有可能再度发生出血;危重者尽量少搬动,以免加重损伤和休克。

2)能进食的病人,多饮水,进食高蛋白、高热量、高维生素饮食。

3)休克者采用抗休克体位或平卧位。

(2)病情观察:伤后 2 日内应每 1~2 小时观察并记录生命体征一次,包括体温、血压、脉搏、呼吸和神志、皮肤黏膜的色泽,危重者每 15~30 分钟检查一次,直至生命体征稳定;严格监测并记录血尿的次数、量、类型及程度;病人疼痛的部位、性质及程度,腰、腹部肿块有无增大,有无邻近脏器损伤的表现;动态监测红细胞、血红蛋白和血细胞比容,以了解失血程度和趋势。

(3)配合治疗护理

1)防治休克:对有休克危险的病人,迅速建立静脉输液通路,遵医嘱止血、扩容,必要时输血。

2)镇静止痛:在诊断明确的情况下,可遵医嘱使用镇静、止痛剂,并适时调整体位,以缓解病人的不适和疼痛。

3)防治感染:遵医嘱应用对肾脏无毒性的广谱抗生素行抗感染治疗,护理过程应严格遵循无菌操作原则。

4)手术前护理:做好手术前各项检查及常规性准备工作。

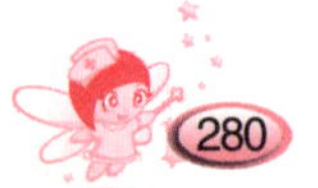

2. 手术后护理

（1）一般护理

1）卧床休息：肾切除术后需卧床休息2～3日，肾修补或肾部分切除术后需卧床休息2周，以防止手术后出血。搬动病人应平稳、轻巧，妥善安置病人，了解麻醉与手术过程是否顺利，有无大出血、有无手术部位邻近脏器损伤等情况。

2）饮食管理：肠蠕动未恢复前应禁食，通过静脉补液以维持体液平衡，但肾切除术后的病人输液速度不可过快；肠蠕动恢复后可进流质饮食，然后逐步过渡到普食；嘱病人多饮水，每日应饮水2500～3000ml；由于肾区手术后易出现腹胀，应避免进食牛奶、豆浆等易引起胀气的食物。

（2）病情观察：特别注意24～48小时内的生命体征变化，警惕术后内出血的发生；注意伤口渗血、渗尿情况及有无感染；行肾周引流术者，注意引流液的量和性质；注意尿量和性质的变化；检测血、尿常规及肾功能。

（3）治疗配合护理：配合医生做好感染的预防，保持伤口及引流部位敷料的清洁和干燥，严格执行无菌操作，遵医嘱使用抗生素等。

3. 心理护理　指导病人正确认识肾脏损伤和血尿的关系。对一侧肾切除的病人，应向其解释另一侧健康肾脏仍然可以完成人体代谢的正常需要，消除病人的顾虑。

4. 健康指导

（1）告诉病人绝对卧床2～4周以及观察血尿、腰部肿块、腹痛的重要性。卧床期间保护皮肤的意义。

考点：出院后避免重体力劳动的时间

（2）介绍疾病的转归情况和出院后2～3个月避免重体力劳动的意义。

（六）护理评价

病人组织灌注是否充足；病人疼痛是否减轻或消失；病人焦虑是否减轻或消除；病人卧床期间生活需要是否得到满足；病人是否发生并发症，或发生并发症时是否得到及时发现和处理。

二、膀胱损伤

（一）概述

膀胱空虚时位于骨盆深处，受骨盆和周围组织的保护，一般不易损伤。膀胱损伤主要发生在膀胱充盈状态下受到外力撞击所致，极少数由医源性因素引起。膀胱损伤分为开放性损伤和闭合性损伤，以闭合性损伤为多见。闭合性膀胱损伤根据膀胱损伤的程度，可分为以下两种类型。

1. 膀胱挫伤　仅伤及膀胱黏膜或肌层，局部出血或形成血肿，可出现血尿。

2. 膀胱破裂　根据腹膜是否破裂分为三种类型：①腹膜内型：膀胱壁与覆盖其上的腹膜一并破裂，尿液流入腹膜腔，可引起腹膜炎。②腹膜外型：膀胱壁破裂，但腹膜未破，尿液流至膀胱周围及耻骨后间隙，可引起盆腔感染（图26-4）。③混合型：膀胱破裂，腹膜内型和

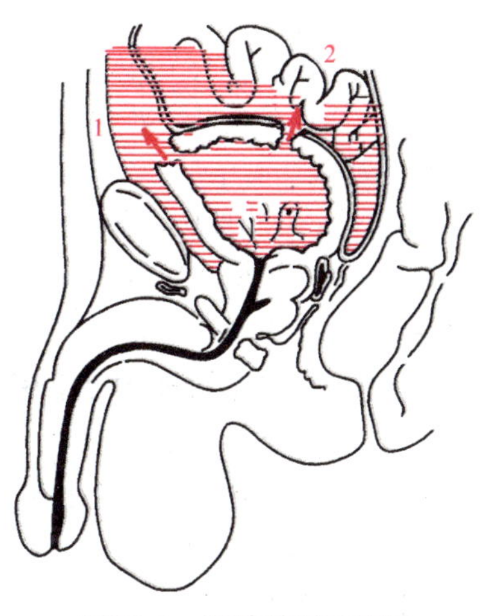

图26-4　膀胱破裂示意图

1. 腹膜外型；2. 腹膜内型

腹膜外型同时存在。

(二) 护理评估

1. 健康史

(1) 病人有无下腹部受到拳击、踢踏、碰撞等钝性暴力史;有无骨盆骨折或锐器、火器引起的下腹贯通伤史。

(2) 病人既往有无盆腔手术、膀胱镜检查、经尿道膀胱肿瘤电切术等手术史;有无膀胱结核、膀胱晚期肿瘤等疾病史。

2. 身心状况

(1) 躯体表现

1) 排尿困难和血尿:膀胱破裂,尿液渗漏至膀胱周围或腹腔,病人有尿意,但不能排尿或仅排出少量血尿。

2) 腹痛:腹膜外型膀胱破裂引起的疼痛限于下腹,并有压痛及肌紧张;腹膜内型破裂可引起急性腹膜炎而出现相应表现,可叩及移动性浊音。

3) 尿瘘:开放性膀胱损伤可引起体表伤口漏尿;若伤口与直肠或阴道相通,则形成膀胱直肠瘘或膀胱阴道瘘。

考点: 膀胱损伤的临床表现

4) 休克:骨盆骨折引起的大出血和剧烈疼痛,均可引起休克。膀胱破裂所致的尿外渗和腹膜炎如并发感染可引起感染性休克。

(2) 心理-社会状况:由于膀胱损伤多发生于车祸、坠落、坍塌等重大事故,故病人和亲属多有惊慌和恐惧;另外,病人可因骨盆骨折发生休克,腹膜炎引起剧痛,早期常表现为烦躁不安。

3. 辅助检查

(1) 影像学检查:骨盆平片可了解有无骨盆骨折,对判断膀胱破裂有参考价值。经膀胱造影摄片,可显示膀胱破裂位置与程度。B超检查可显示腹腔内液体的多少。

考点: 膀胱损伤的导尿及注水试验

(2) 导尿及注水试验:导尿管能够顺利插入膀胱,并引流出300ml以上尿液,基本可排除膀胱破裂;不能引流出尿液或仅导出少量血尿,则可能有膀胱破裂。然后经导尿管注入无菌生理盐水200~300ml,片刻后抽出,若出入液量差异较大,则提示膀胱破裂。

4. 治疗要点与反应

(1) 对膀胱破裂合并休克的病人,首先纠正休克。待休克纠正后,尽早手术,清除外渗血液和尿液,修补膀胱破裂处,修补后做耻骨上膀胱造瘘,充分引流膀胱周围尿液;同时应用抗生素防治感染。

(2) 对于膀胱挫伤、膀胱镜检或经尿道电切手术不慎引起的膀胱损伤,尿外渗量少,症状较轻者,可经尿道插入导尿管持续引流尿液7~10日,保持尿液引流通畅;同时使用抗生素预防感染,可避免手术而自愈。

(三) 护理诊断与医护合作性问题

1. 焦虑/恐惧　与膀胱损伤后出现血尿、排尿困难及担心预后等有关。

2. 疼痛　与膀胱破裂尿液外渗引起急性腹膜炎有关。

3. 潜在并发症　休克、感染。

(四) 护理目标

病人焦虑情绪减轻或消失;病人疼痛缓解或消失;病人无发生并发症,或发生并发症时能

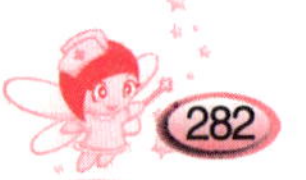

及时发现和处理。

(五) 护理措施

1. 一般护理

(1) 妥善安置体位。鼓励病人多饮水,以增加尿量,防止膀胱内凝血块形成。

(2) 对留置的导尿管,要妥善固定,保持引流通畅。

2. 病情观察 严密观察病人生命征和腹部症状、体征的变化;观察尿量和性状的变化、血尿的变化。术后观察引流及伤口情况。

3. 配合治疗护理

(1) 手术前:有休克者首先纠正休克,同时应用抗生素,防治感染;留置导尿管引流尿液,以减少尿外渗;迅速完成急诊术前常规护理。

(2) 手术后:除了按腹部手术后常规护理外,遵医嘱应用抗生素预防感染及适当应用止痛药,并做好耻骨上膀胱造瘘管及耻骨后引流的护理。

1) 耻骨上膀胱造瘘管的护理:造瘘管接引流袋,并妥善固定避免滑脱;保持引流通畅,使膀胱壁张力减轻,以利修补的裂口尽早愈合,如有阻塞,应用无菌等渗盐水定时冲洗;造瘘口周围皮肤用氧化锌软膏保护,敷料浸湿后应及时更换;遵医嘱定时用1:5000呋喃西林溶液行膀胱冲洗,每次注入量为20~50ml,反复低压冲洗至冲出液澄清为止;观察尿量和性状的变化,鼓励病人多饮水;造瘘管一般留置7~14日,拔管前先夹管,观察能否自行排尿。如排尿困难或造瘘口处漏尿,则需延期拔除。拔管后,造瘘口有少许漏尿为暂时现象,病人取仰卧位,局部换药,几日后即可自愈。

2) 耻骨后引流的护理:耻骨后橡皮引流管与负压吸引装置相连接,持续或间歇吸出膀胱周围残留的尿液及渗出物。一般于手术后2~3日拔除负压引流管,手术后3~5日拔除烟卷引流,改用凡士林纱布引流伤口至愈合。如果始终敞开引流不利于膀胱排尿功能的恢复,所以在导尿管拔前1~2日应定时夹管放管,以训练膀胱的排尿功能。

考点:各种引流管的拔管时间

4. 心理护理 安抚病人,稳定病人情绪,减轻焦虑或恐惧心理。

5. 健康指导

(1) 向病人解释腹痛的原因及卧位的意义。

(2) 告诉病人多饮水的作用。

(3) 宣讲导尿管及耻骨上造瘘管家庭护理的注意事项。

(4) 对骨盆骨折者解释需长时间卧床的必要性及注意事项。

(六) 护理评价

病人焦虑情绪是否减轻或消失;病人疼痛是否得到缓解;病人有无发生并发症,或发生并发症时能否及时发现和处理。

三、尿道损伤

(一) 概述

尿道损伤多发生于男性。男性尿道以尿生殖膈为界,分为前、后两段,前尿道包括球部和阴茎体部,后尿道包括前列腺部和膜部。

1. 病因分类

(1) 依据贯通关系可分为:①开放性损伤:常因弹片、锐器所致。②闭合性损伤:常因外

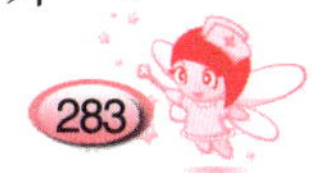

来暴力所引起。

考点：尿道损伤损伤部位分类

（2）依据损伤部位可分为：①前尿道损伤：常因骑跨伤所致，多位于球部。②后尿道损伤：常因骨盆骨折所致，多位于膜部；经尿道器械操作不当可引起球膜交界处损伤。

（3）根据尿道损伤的程度可分为：①尿道挫伤。②尿道裂伤：即尿道部分断裂。③尿道完全断裂：即尿道完全离断，断端退缩、分离。

2. 病理生理　尿道裂伤或断裂后，尿液及血液流至尿道周围，形成尿外渗。尿道球部损伤，尿液及血液流到会阴、阴囊、阴茎和下腹壁等部位，使该处肿胀和淤血（图26-5）。尿道膜部损伤，尿液及血液流到耻骨后间隙和膀胱周围，若同时有耻骨前列腺韧带撕裂，则前列腺可向后上方漂浮移位（图26-6）。

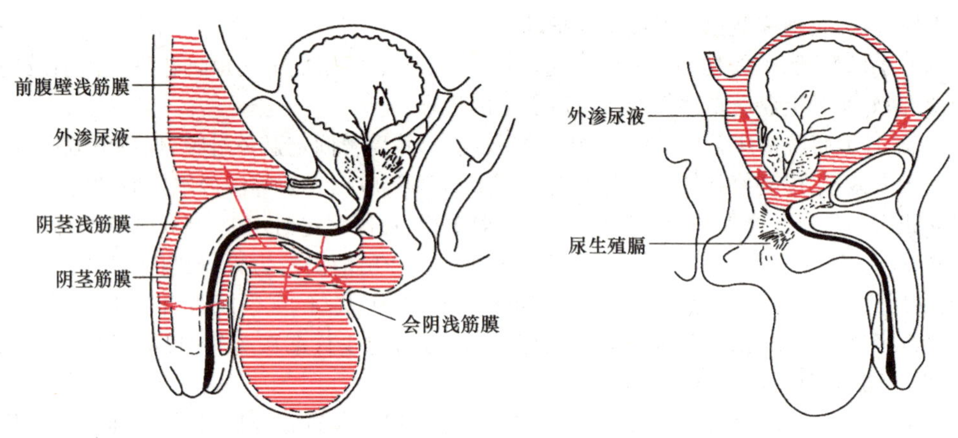

图26-5　尿道球部破裂的尿外渗　　图26-6　后尿道损伤的尿外渗

（二）护理评估

1. 健康史　了解病人有无骑跨伤、骨盆骨折等外伤史；既往有无接受各种尿道探子、金属导尿管、膀胱镜或尿道电切镜等医源性操作史。

2. 身心状况

（1）躯体表现

1）疼痛：尿道损伤处疼痛，排尿时加重，并可向尿道外口放射。后尿道损伤，因尿外渗至膀胱周围，故有下腹部疼痛、局部肌紧张和压痛。伴有骨盆骨折时，移动时疼痛可加重。

考点：尿道滴血和血尿与损伤部位的关系

2）尿道滴血和血尿：前尿道损伤后尿道口滴血，排尿时可表现为初血尿，即排尿开始时有血尿或血尿较重。后尿道损伤者，尿道口无滴血或有少量滴血，若能够排尿者为初血尿或终末血尿。终末血尿为排尿终末时出现血尿或血尿加重。

3）排尿困难与尿潴留：尿道挫裂伤，因疼痛引起尿道括约肌痉挛，可致排尿困难。尿道完全断裂时，可发生急性尿潴留。

4）局部血肿和瘀斑：骑跨伤引起的前尿道损伤，常会发生会阴部、阴囊、阴茎处肿胀、淤斑及血肿。尿道膜部损伤合并尿生殖膈撕裂，可出现会阴、阴囊部血肿及尿外渗；直肠指检可触及直肠前壁饱满，前列腺易推移。

5）尿外渗：尿道全层断裂后，用力排尿时，尿液可从裂口处渗入周围组织，形成尿外渗。尿外渗如不及时引流，易继发感染和组织坏死，严重者出现脓毒症。前尿道损伤时，尿外渗范围在阴茎、阴囊、会阴部及下腹壁，而后尿道损伤，尿外渗范围在前列腺及膀胱周围。

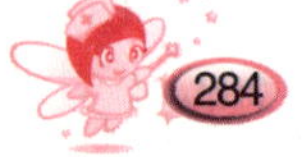

6）休克：前尿道损伤，一般不伴有休克，而骨盆骨折引起后尿道损伤时，因出血多及剧痛，可致休克。

（2）心理-社会状况：病人可因骨盆骨折、休克和疼痛而紧张、焦虑；也可由于病人排尿困难、尿潴留、血尿及担心以后尿道狭窄等问题，病人表现出情绪不稳定、烦躁不安、焦虑等。

3. 辅助检查

（1）X线骨盆平片可了解有无骨盆骨折；由尿道口注入造影剂行尿道造影时，可了解尿道损伤的部位和程度。

（2）试行导尿检查时，导尿管能顺利插入膀胱，说明尿道为挫伤或部分裂伤，插入导尿管应留置1周，以引流尿液和支撑尿道；若在受伤处受阻不能插入膀胱，表示损伤重，甚至完全断裂。

4. 治疗要点与反应　治疗尿道严重损伤合并休克者应首先抗休克；能够自行排尿者不需插导尿管，采用多饮水、使用抗生素预防感染等措施；排尿困难但能够插入导尿管者，留置导尿管7～14日；不能插入导尿管者，须手术治疗。手术方式有尿道修补术、断端吻合术、尿道会师术和耻骨上膀胱造瘘。手术后常规留置导尿管，对损伤尿道起固定和支架作用，同时采用止血、抗感染等措施。有尿外渗者，需局部多处切口引流。后期可能形成尿道狭窄，需定期扩张尿道。

（三）护理诊断与医护合作性问题

1. 疼痛　与组织损伤、排尿困难及尿外渗有关。

2. 排尿困难　与尿道括约肌痉挛、尿道部分断裂或完全断裂有关。

3. 潜在并发症　休克、感染、尿道狭窄。

（四）护理目标

病人疼痛缓解或消失；病人排尿恢复正常；病人无并发症发生，或发生并发症时能得到及时发现和处理。

（五）护理措施

1. 一般护理

（1）对有休克的病人，置平卧位。

（2）给予高蛋白、高热量和富含维生素饮食。鼓励病人多饮水。

2. 病情观察　密切观察病人血压、脉搏、体温、呼吸和神志变化。观察并记录各种引流性质、量、颜色及伤口情况。

3. 配合治疗护理

（1）遵医嘱正确用药：迅速建立静脉输液通道，必要时输血，防治休克。遵医嘱应用止血、镇静、止痛药物。

（2）积极处理排尿困难和尿潴留：应试插导尿管导尿，导尿失败，可协助医师行耻骨上膀胱穿刺或行耻骨上膀胱造瘘引流尿液。

（3）各种引流的护理：一般1～2周可拔除留置导尿管，如为尿道修补或吻合术后，需延长留置时间至2～3周；尿道会阴手术后留置的三腔气囊导尿管，需维持牵拉2周方可解除，解除牵拉后再留置1～2周；阴囊部的切口引流物在术后一般保持2～3日，遵医嘱按时拔除。

考点：尿道损伤留置各种引流管拔管时间

（4）防治感染：在各项护理操作中严格遵守无菌原则，保持床单整洁，遵医嘱使用抗生素，以防感染。

4. 心理护理　对病人进行心理疏导，消除焦虑、恐惧情绪，解释各种治疗、护理措施的必要性和注意事项，鼓励病人，树立治疗的信心。

5. 健康指导　告诉病人坚持按时进行尿道扩张，并解释后期尿道扩张的重要性，取得病人的理解和配合。

（六）护理评价

病人疼痛是否缓解或消失；病人排尿是否恢复正常；病人有否发生并发症，或并发症发生时能否及时发现和处理。

第3节　泌尿系统结石病人的护理

案例26-2

病人，男性，28岁。突发左上腹部、腰部剧痛，呈阵发性，向同侧下腹部、外生殖器及股内侧放射，伴恶心、呕吐、面色苍白、出冷汗。两小时后化验尿常规，每高倍镜下红细胞5～8个。

问题：1. 该病人最可能的诊断是什么？

2. 该病人现存有哪些护理诊断？如何护理？

泌尿系统结石即尿路结石或尿石症，是泌尿外科常见的疾病之一，男性多于女性，约3∶1。由于泌尿系统结石形成的原因目前尚未明了，所以对多数结石尚无十分理想的预防方法，因而尿石症复发率高。结石发作期病人十分痛苦，长期反复发作可导致严重的肾功能障碍，影响生活质量。

一、概　　述

泌尿系统结石又称为尿路结石或尿石症，可分为上尿路结石（肾结石、输尿管结石）和下尿路结石（膀胱结石、尿道结石）。泌尿系统结石形成的原因目前尚未明了，可能与下列因素有关。

（一）尿液因素

1. 尿液中形成结石的物质浓度过高　如钙、草酸、磷酸或尿酸排出增加，这往往与饮食习惯有关，如喜食菠菜、番茄等高草酸饮食、长期饮水过少、长期卧床、甲状旁腺功能亢进、痛风等；体内合成草酸增加或肠道吸收草酸增加；尿少和尿液浓缩，可造成尿液中盐类和有机质浓度增高而形成结晶。

2. 尿液中抑制晶体形成的物质不足　如枸橼酸、酸性黏多糖、镁等。

3. 尿pH改变　如大肠埃希菌分解尿素产生氨，使尿pH升高，易形成磷酸镁铵结石。

考点：引起结石的因素

（二）尿路因素

如尿路狭窄、梗阻、尿潴留、尿路异物等，导致晶体或基质在该部位沉积。

二、护理评估

（一）肾和输尿管结石

1. 健康史

（1）了解病人生活环境，平时饮食及饮水情况；有无泌尿系统梗阻、感染和异物史；有无

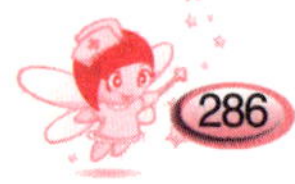

肾绞痛史、血尿史、排石史；有无甲状旁腺功能亢进、痛风或长期卧床等病史。

（2）既往有无长期用药史，如长期或大量使用维生素 C、维生素 D 及磺胺类等药物。

2. 身心状况

（1）躯体表现

1）疼痛：肾盂内的大结石和肾盏内结石比较固定，往往无明显症状，仅在病人活动后出现上腹或腰部钝痛。较小的肾盂结石及输尿管结石活动度大并易嵌顿于输尿管狭窄处，引起平滑肌痉挛以致发生剧烈的肾绞痛，表现为腰部或上腹部阵发性剧痛，可沿输尿管行径放射至同侧中下腹部、外生殖器及大腿内侧。疼痛持续的时间长短不等，可伴有面色苍白、出冷汗、恶心和呕吐等。发作期间肾区叩击痛明显，沿输尿管行径可有深压痛。

2）血尿：病人活动或绞痛发作后可出现血尿，血尿的多少与结石对尿路黏膜损伤程度有关，通常损伤轻微，多为镜下血尿。如果结石引起尿路完全梗阻或固定不活动，可以无血尿。疼痛呈放射性，并伴发血尿，是上尿路结石的特征性表现。

什么是肾绞痛　链接

肾盂输尿管连接处或上段输尿管急性梗阻时，输尿管平滑肌痉挛以及梗阻部位以上输尿管的扩张所引起的疼痛，称为肾绞痛。表现为突然发生的腰腹部绞痛，其特点是疼痛剧烈，难以忍受，可呈阵发性，发作时常大汗淋漓，辗转不安，多伴有恶心呕吐，一般持续几分钟至几十分钟，间歇期可无任何症状。上段输尿管的神经支配和肾的神经支配相类似，以致这两处疾病引起的疼痛所感觉到的部位类同，疼痛可沿输尿管放射至下腹、会阴及大腿内侧。下段输尿管疾病引起的疼痛通常表现为膀胱、阴茎或尿道的疼痛，而非肾绞痛。

3）其他表现：合并急性感染时，腰痛加重，并可出现寒战、高热、膀胱刺激征和脓尿等表现；肾积水严重时，可在上腹部扪及包块。

考点：尿路结石的躯体表现

（2）心理-社会状况：因疼痛和排尿异常引起病人烦躁不安，反复发作或面临手术时，病人可出现焦虑甚至恐惧等。结石复发率较高，开放性手术对机体损伤较大，体外冲击波碎石有时效果不理想，应了解病人及亲属的心理状况。

3. 辅助检查

（1）实验室检查：尿常规检查显示有无过多的红细胞、白细胞或结晶；当怀疑结石的形成与代谢有关时，应测定血、尿中的钙、磷、尿酸、草酸、肌酐水平等，另外还应做肾功能、甲状旁腺素等检查；有条件者还应做结石成分检查。

（2）影像学检查：X 线检查是评估泌尿系统结石最重要的方法。

1）泌尿系平片：可显示 95% 以上的泌尿系结石。

2）排泄性尿路造影：可进一步了解结石所处的位置，并可评价有无因结石所致的尿路形态和肾功能的改变及程度，了解平片上的阴影是否在泌尿系统内，还可查出透 X 线的结石。

考点：泌尿系结石的 X 线检查

3）逆行肾盂造影：仅在其他方法不能确定结石的部位或结石以下尿路病变不明时被采用。B 超检查能发现 X 线平片不能显示的小结石和透 X 线的结石，还能显示有无肾积水及肾积水引起的肾结构改变，如肾影增大、肾实质萎缩等。尤其是急症病人不能进行 X 线检查时首选 B 超检查。放射性核素检查可用于评价治疗前后肾功能改变情况，若双侧尿路梗阻，可了解哪一侧肾功能较好。膀胱镜、肾镜和输尿管镜等检查多在 X 线检查不能明确诊断时使用，通过内镜既可明确诊断又可进行逆行尿路造影及治疗。

4. 治疗要点与反应　肾和输尿管结石复杂多变，应实施个体化治疗。

（1）非手术治疗

1）肾绞痛治疗：以解痉止痛为主，如注射阿托品、哌替啶，也可以应用钙通道阻滞剂、吲哚美辛（消炎痛）、黄体酮等药物。

2）排石治疗：结石直径小于0.6cm，表面光滑，无尿路梗阻，肾功能基本正常，可试用排石治疗，给利尿、解痉、排石等药物，同时多饮水，适当活动，以促进排石。

3）体外冲击波碎石（ESWL）：在X线或B超定位下，将冲击波聚焦后作用于结石，使之碎裂、粉碎，然后随尿流排出。此法最适用于结石直径小于2.5cm，结石以下输尿管通畅、肾功能良好、未发生感染的肾、输尿管上段结石。结石远端尿路梗阻、妊娠、出血性疾病、严重心脑血管疾病、急性尿路感染、育龄妇女输尿管下段结石等为ESWL的禁忌证。过于肥胖、肾位置过高、骨关节严重畸形、结石定位不清等，不宜采用ESWL。碎石效果与结石部位、大小、性质、是否嵌顿等因素有关。

考点：体外冲击波碎石的适应证

（2）手术治疗：对较大的结石以及非手术治疗无效或合并严重梗阻、感染、肾功能有损害的病人，应及早手术。手术的方式目前分为两大类：一类为非开放性手术，即内镜下所进行的腔内手术，具有损伤小、恢复快的特点，如经皮肾镜取石或碎石术、经输尿管镜取石或套石、经腹腔镜输尿管取石术等，若结石较大，可经内镜采用超声、液电、激光或气压弹道碎石；另一类为开放性手术，即传统的直视手术，如肾盂切开取石术、输尿管切开取石术等。

考点：手术治疗的适应证

（二）膀胱尿道结石

1. 健康史

（1）对于疑有膀胱结石的儿童应了解是否存在营养不良、低蛋白饮食的经历。

（2）对成年病人，应了解有无上尿路结石病史，是否有膀胱异物存留或长期留置导尿经历，有无良性前列腺增生等病史。

2. 身心状况

（1）躯体表现

1）膀胱结石：主要表现是膀胱刺激征和排尿困难；典型表现是排尿突然中断，蹦跳或改变体位后又能继续排尿；表面粗糙的结石，可引起血尿；并发感染时，膀胱刺激征加重并可有脓尿；排尿时疼痛明显，并向会阴部和阴茎头部放射；结石嵌顿于膀胱颈部时可发生急性尿潴留。

2）尿道结石：主要表现为排尿困难，尿液可呈点滴状排出，常伴会阴部疼痛，排尿时疼痛加重，严重者可发生急性尿潴留以及会阴部剧痛。前尿道结石沿尿道可扪及硬结，后尿道结石经直肠指检可扪及。

（2）心理-社会状况：由于影响排尿，甚至出现剧痛及尿潴留，病人常烦躁不安、焦虑。反复发生泌尿系统结石的病人，对治疗效果可显示悲观情绪。

3. 辅助检查　X线和B超检查可显示大多数结石，金属探子可探知结石存在，膀胱镜可直接见到结石。

4. 治疗要点与反应

（1）膀胱结石：①经膀胱镜取石或碎石术，应用碎石钳夹碎结石后取出或排出，适用于结石直径小于2～3cm者；较大的结石，可采用液电、超声、激光、气压弹道等方法碎石，也可采用体外冲击波碎石（ESWL）。②耻骨上膀胱切开取石术，为传统的开放式手术，结石过大、过硬不宜碎石或合并膀胱、前列腺等其他病变时，应采用耻骨上膀胱切开取石术。

（2）尿道结石：前尿道结石可向尿道内注入润滑剂，将结石向尿道远端推挤，直至推挤出

体外。不易推挤时，可用细钢丝将结石套出。后尿道结石常用尿道探条将结石推入膀胱，再按膀胱结石处理。

三、护理诊断与医护合作性问题

1. 焦虑　与疼痛、排尿异常及担心手术或碎石预后等有关。
2. 疼痛　与结石梗阻、活动刺激、合并感染等有关。
3. 排尿障碍　与结石梗阻、感染有关。
4. 有感染的危险　与尿路梗阻、黏膜损伤、术后伤口及各种引流管的污染等有关。
5. 潜在并发症　术后出血等。

四、护理目标

病人焦虑情绪减轻或消失，情绪稳定；病人的疼痛减轻或消失；病人排尿恢复正常；病人未发生感染；病人未发生并发症，或发生并发症时得到及时发现和处理。

五、护理措施

（一）非手术治疗病人的护理

1. 一般护理

（1）嘱病人多饮水，保持尿量每日在2000ml以上，可减少泌尿系统结石形成的机会、促进小结石排出，并有助于防治泌尿系统感染。

考点： 结石病人每天保持尿量多少为宜

（2）指导病人适当运动，如在病人能承受的情况下做一些跳跃式或其他的体育活动，增强代谢、促进输尿管蠕动和结石下移。

（3）根据结石成分、饮食习惯和生活条件调整饮食，如草酸盐结石不宜进食马铃薯、菠菜等含草酸丰富的食物；尿酸盐结石不宜食用动物内脏及豆类等高嘌呤类食物；含钙结石应限制含钙丰富的食物，多食高纤维素食物。

2. 病情观察　观察尿液的量、颜色、性状；监测尿常规、尿液pH，便于指导不同结石类型病人调节尿液pH；注意有无泌尿系统出血、感染等。

3. 配合治疗护理

（1）疼痛病人的护理：肾绞痛发作期间应卧床休息，安排适当体位，可给予软枕支托，局部热敷，有利于缓解疼痛；疼痛较重者，可遵医嘱注射解痉止痛药，也可应用吲哚美辛栓剂塞入肛门内止痛；疼痛严重者，可给予静脉滴注解痉止痛药。膀胱结石病人排尿困难合并疼痛时，可指导病人变换体位排尿，如侧卧排尿，可减轻症状。

（2）促进排石的护理：除指导病人合理饮食、运动外，遵医嘱使用利尿、解痉、排石等药物；观察排石效果，告诉病人每次排尿时均要注意有无结石排出，若排尿于玻璃瓶或金属盆内，可看到或听到结石的排出。用纱布过滤尿液，若有结石排出应予以保留，以便与影像学检查资料对照，也可化验分析其成分。

（3）积极处理尿道结石：协助医生尽可能及时排除尿道结石，或解除嵌顿。

（4）预防或控制感染：遵医嘱正确使用抗生素，注意在各项护理操作中严格遵守无菌操作原则。

（5）体外震波碎石病人的护理

1）碎石前病人的护理：①心理护理：向病人介绍碎石过程，说明该方法简单、安全、有效、可重复治疗等优点，但在碎石过程中有一定的噪声，到时不必紧张和恐慌。②检查心、肝、肾等重要器官功能和测定出、凝血时间。③胃肠道准备：碎石前3日内禁食肉、蛋、奶、麦乳精等易产气的食物；碎石前1日服缓泻剂或灌肠；碎石日晨禁饮食。

考点：体外震波碎石前胃肠道准备

2）碎石后病人的护理：①一般护理：如病人无异常反应可正常饮食，鼓励病人多饮水，每日3000ml以上，以增加尿量，促进结石排出，必要时遵医嘱应用排石药物。病人碎石后可采取患侧在下的侧卧位。如果病人无异常情况，可适当活动，以增强输尿管蠕动，促进结石排出。②病情观察：观察并记录排尿情况，了解有无尿路梗阻、破碎后的结石排出情况，一般碎石颗粒需4～6周才能排完，坚持连续观察。做好碎石后并发症的观察，常见的有肾绞痛、血尿等并发症。定期进行X线或B超检查，以了解结石排出情况。

（二）手术病人的护理

1. 手术前病人的护理　①一般护理：同非手术治疗病人的护理。②术前准备：协助病人进行术前各项检查，做好术前常规准备。

2. 手术后病人的护理

（1）一般护理：①卧位：上尿路结石术后侧卧位或半卧位，以利引流；肾实质切开取石术后，应卧床2周，以免出血；经内镜取石或碎石术后，病人几乎都有血尿，应卧床休息，多饮水，遵医嘱适当应用止血药、抗生素等药物；经膀胱镜碎石后，适当变换体位，促进结石排出。②饮食和输液：肠蠕动恢复后，即可进饮食；适当输液，并鼓励病人多饮水，使摄水量维持每日3000～4000ml，以保证充足的体液量；血压稳定者可应用利尿剂，以增加尿量，达到冲刷尿路和改善肾功能的目的。

（2）病情观察：①观察尿量：术后每小时尿量应在50ml以上，如果小于30ml，注意是否发生了肾功能障碍，应及时向医生反映。②观察尿液的颜色：手术后早期病人的尿液可呈血性，但应逐渐变浅，若未变浅反而加深，甚至呈鲜红色血尿时，应及时向医生反映并协助处理。③观察呼吸：肾和上段输尿管手术常取第12肋缘下切口，应注意呼吸是否正常。术后可适当给予止痛剂，鼓励和指导病人做深呼吸运动和有效咳嗽，帮助病人翻身、拍背、早期离床活动等。④除了术后常规观察的项目外，还应注意有无出血、穿孔、感染、输尿管狭窄等并发症的发生。

（3）配合治疗护理：重点是做好引流管的护理。护士必须了解各引流管安放的部位及目的，保持各引流管的通畅和适当的固定。引流袋的放置要低于肾或膀胱，直立位时应低于髋部，以免逆流。肾盂造瘘管一般需置管10日以上，拔管前应先夹管1～2日，无异常表现后再经造瘘管行肾盂造影，证实上尿路通畅后方可拔管。拔管后，瘘口用凡士林纱条填塞外盖敷料并固定，病人应向健侧卧位，瘘口向上，以防漏尿。膀胱切开取石术后病人的护理基本上同膀胱损伤手术后病人的护理。

（三）心理护理

向病人介绍泌尿系统结石的相关知识，解释各种引流管的作用、拔管指征、护理要点等，消除病人的焦虑，使其情绪稳定，增强战胜疾病的信心，配合治疗及护理。

（四）健康指导

（1）向病人及其亲属讲解泌尿系结石的相关知识，增强病人康复的信心，在诊治和护理过程中得到病人的主动配合。

（2）鼓励和指导病人多饮水，以增加尿量，稀释尿液，预防结石形成或促进结石排出，应保持每日尿量在2000～3000ml以上。

（3）预防尿钙排出过多，有甲状旁腺功能亢进者应积极治疗；注意适当活动，长期卧床的病人可进行床上活动，以减少骨质脱钙。

（4）指导病人根据结石的成分合理安排饮食。

（5）告诉病人出院后还应定期到医院复查。

六、护理评价

病人焦虑情绪是否减轻或消失，情绪是否稳定；病人的疼痛是否减轻或消失；病人排尿是否恢复正常；病人是否发生感染；病人有否发生并发症，或发生并发症时是否得到及时发现和处理。

第4节　良性前列腺增生病人的护理

案例27-3

病人，男性，73岁。因小便不能自解10小时入院。追问病史得知，在此次发病之前，每隔1小时左右要解小便一次，10小时前因呃逆不止肌内注射阿托品0.5mg，之后出现尿意，但小便不能自解。

问题：1. 病人发生了什么状况？

2. 作为护士该做些什么？

一、概　　述

良性前列腺增生（BPH）常简称为前列腺增生，是老年男性常见病，主要临床特征为尿频和进行性排尿困难。随着人类平均寿命的延长，前列腺增生的发病率在逐年提高。

病因尚不完全清楚，目前多认为老龄和有功能的睾丸是前列腺增生两个主要的发病因素。性激素平衡失调如睾酮、双氢睾酮的变化为前列腺增生的重要因素。前列腺增生出现症状主要是由于尿道周围前列腺移行带的腺体、结缔组织和平滑肌的增生，增生的腺体逐渐压迫尿道造成梗阻。梗阻的程度与前列腺增生体积的大小不成正比，而与增生腺体的位置有关：如果增生的腺体突向尿道，使尿道受压、伸长，将导致进行性加重的梗阻；如果向外周增生，尤其外周带的增生，尿道梗阻往往不明显。尿道梗阻后，排尿阻力增大，膀胱逼尿肌代偿性增厚，膀胱壁出现小梁（图26-7），严重时形成假性憩室，残余尿量增加，膀胱内压力升高，可导致尿潴留及充盈性尿失禁，并可继发感染和形成结石，还可引起上尿路积水扩张（图26-8），肾功能受损。

考点：前列腺增生两个主要的发病因素

二、护理评估

（一）健康史

评估病人有无尿路梗阻病史；平时饮水习惯，是否有足够的液体摄入和尿量；是否有定时排尿或憋尿的习惯；近期有无因受凉、劳累、久坐、辛辣饮食、情绪变化、应用解痉药等而发生过尿潴留。

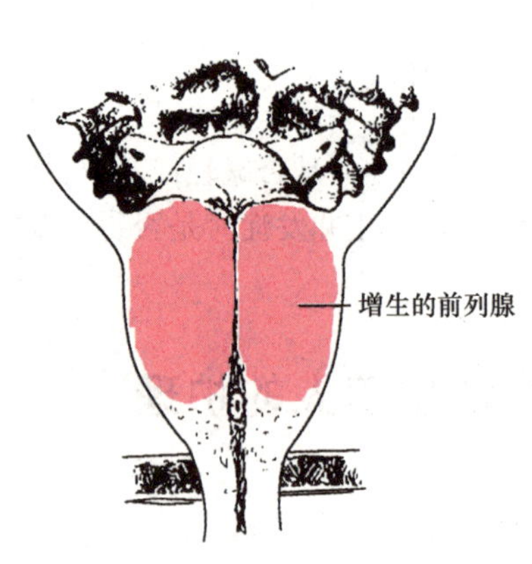

图 26-7 前列腺良性增生引起的膀胱和尿道的变化

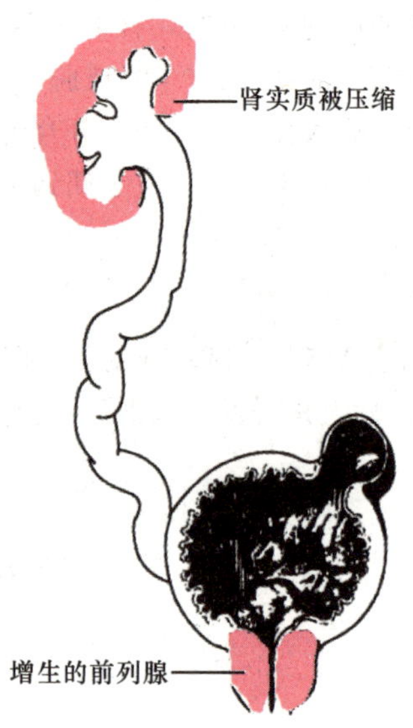

图 26-8 前列腺增生的病理改变

（二）身心状况

1. 躯体表现

考点：前列腺增生最早出现的症状、特点

（1）尿频：是最早出现的症状，尤以夜间为甚。早期是因为前列腺充血刺激引起；随着梗阻加重，残余尿量增多，膀胱有效容量减少，尿频更加明显，并可伴有尿急。

（2）排尿困难与尿潴留：进行性排尿困难是最主要的症状。当梗阻达一定程度时，残余尿逐渐增多，可使膀胱逼尿肌功能受损，收缩力减弱，导致慢性尿潴留。气候变化、饮酒、劳累等诱因可导致前列腺充血、水肿加重，病人突然不能排尿而发生急性尿潴留。

（3）尿失禁：在慢性尿潴留的基础上，当膀胱过度充盈时，少量尿液可从尿道口溢出，发生充盈性尿失禁。

考点：前列腺增生典型症状

（4）直肠指检：是最重要的体征，检查时可触及前列腺增大，表面光滑，质韧有弹性，中央沟变浅、消失甚至隆起，一般无压痛。

（5）其他状况：长期排尿困难引起腹压增高，还可出现腹股沟疝、痔、下肢静脉曲张等。

2. 心理-社会状况　发病早期，由于症状不明显，病人往往不重视；随着病情的发展，尤其夜尿次数明显增多，影响病人的休息、睡眠及其他日常生活时，即开始出现烦躁、焦虑；当需要手术治疗时，病人又担心手术会出现危险而产生恐惧。

（三）辅助检查

1. 实验室检查　血、尿常规及肾功能等检查。

2. B 超检查　主要是了解前列腺大小、结构、增生的腺体是否突入膀胱等，同时可以测定膀胱残余尿量，另外还可以了解有无泌尿系统结石、有无上尿路积水等。

3. 测定膀胱残余尿量　常用的方法有导尿法和超声法，正常成人残余尿量小于 10ml，当残余尿量超过 50ml 时即为手术指征。

(四) 治疗要点与反应

治疗原则:前列腺增生未引起尿道梗阻者,一般不需特殊处理;梗阻较轻,症状不明显或不能耐受手术者可采用非手术治疗;当尿路梗阻严重,残余尿量超过50ml、症状明显而药物治疗效果不好或曾经出现过急性尿潴留,可采取手术治疗。

1. 非手术治疗 主要措施有药物、记忆合金网状支架,经尿道热疗(如射频、微波等),经尿道球囊扩张术,超声聚焦、激光等。

2. 手术治疗 常用的手术方法有经尿道前列腺切除术(TURP)、开放性前列腺切除术、永久性膀胱造瘘术(属于姑息性手术)等。目前多采用经尿道前列腺电气化术(TUVP),其最大优点是出血少、恢复快。前列腺切除手术创伤大、出血多,术后可发生活动性出血。

三、护理诊断与医护合作性问题

1. 焦虑 与反复排尿困难、出现并发症及手术等有关。
2. 排尿障碍 与尿路梗阻、逼尿肌损害等有关。
3. 有感染的危险 与尿路梗阻或留置各种引流管有关。
4. 潜在并发症 术后出血、TUR综合征。

四、护理目标

病人焦虑减轻或消失,情绪稳定;病人排尿困难得到缓解;病人未发生感染;病人无并发症发生,或发生并发症时能被及时发现和处理。

五、护理措施

(一) 急症护理

对急性尿潴留病人,应及时配合医生施行导尿或行耻骨上膀胱造瘘术,并做好相应的护理工作。

(二) 非手术治疗护理

1. 一般护理

(1) 嘱病人进食易消化、高营养食物,辅以粗纤维食品以防便秘。忌饮酒及辛辣食物。鼓励病人多饮水。

(2) 指导病人适当起床活动或床上活动,练习深呼吸和咳嗽。

2. 病情观察 注意观察病人排尿情况和引流情况等变化。

3. 配合治疗护理

(1) 遵医嘱给病人服用特拉唑嗪、阿夫唑嗪等α-受体阻滞剂,以降低前列腺基质平滑肌的张力,减少尿道阻力;服用5α-还原酶抑制剂(如非那雄胺)以降低前列腺内双氢睾酮含量,使前列腺缩小,改善排尿功能。

(2) 遵医嘱适时使用抗生素,以防治感染。

(3) 前列腺增生病人大多是老年人,常有不同程度的高血压、冠心病、慢性支气管炎、肺气肿等老年病,应根据病情需要,遵医嘱使用药物。

（三）手术治疗护理

1. 手术前护理　术前应配合有关功能检查，了解病人全身情况，以便进行充分的手术前准备，提高手术耐受力。

2. 手术后护理

（1）一般护理：术后平卧位，6 小时后生命体征平稳、无特殊不适及活动性出血征象者改半卧位。

（2）病情观察：①注意病人意识和生命体征、重要器官功能状况、呼吸及泌尿等系统的感染征象、各引流管的引流情况，及时发现出血等不良征兆。②对经尿道前列腺切除术（TURP）者，手术临近结束时以及术后最初的几小时内，应注意观察有无心慌、气急、恶心、呕吐，甚至抽搐等 TUR 综合征表现。

考点：术后护理要点

（3）配合治疗护理：①留置尿管病人的护理：病人取平卧位，气囊尿管稍向外牵拉并固定在病人一侧大腿的内侧，告知病人不可自行松开。尿管外口与膀胱冲洗装置相连。一般牵引压迫时间为 8～10 小时。术后 1 周内禁止肛管排气或灌肠，以免诱发出血。②防治感染：除术后早期预防性使用抗生素外，应注意保持伤口和各引流管的清洁，避免污染。膀胱冲洗系统的外连接管、引流袋须每日更换，每日 2 次清洁、消毒尿道外口。③做好膀胱冲洗病人的护理：具体方法详见本章第 1 节。

（四）心理护理

前列腺增生病人其病情容易反复，应做好心理护理，稳定情绪。指导轻症病人坚持药物治疗与个人保健相结合。

（五）健康指导

1. 向病人介绍本病的一般知识，嘱其避免因久坐、劳累、受凉、饮酒等而引起急性尿潴留。
2. 解释各引流管的意义和注意事项。
3. 嘱病人出院后加强营养，多饮水、勤排尿，忌烟酒、辛辣等不良刺激。
4. 适度活动，术后 1～2 个月内避免剧烈活动和性生活，防止继发出血。
5. 指导永久性膀胱造瘘的病人学会造瘘管的自我护理。

六、护理评价

病人焦虑是否减轻或消失，情绪是否稳定；病人排尿困难是否得到缓解；病人是否发生感染；病人有无并发症发生，或发生并发症时能否被及时发现和处理。

第 5 节　泌尿系统肿瘤病人的护理

一、概　　述

考点：膀胱癌在成人泌尿系统肿瘤中最常见

泌尿系统肿瘤多为恶性，我国成人最常见的是膀胱癌，其次是肾癌，少数为肾盂癌；小儿最常见的是肾母细胞瘤，又称为肾胚胎瘤或 Wilms 瘤。泌尿系肿瘤的病因不明，主要临床特征为无痛间歇性肉眼血尿，但肾母细胞瘤最常见和最重要的表现是无意中发现的腹部肿块。

泌尿系统肿瘤病理分类如下。

1. 肾肿瘤　常见的有三类：①肾癌：发生于肾小管上皮细胞，多为单发。瘤体为类圆形实

质性肿瘤，外有假包膜。当肿瘤增大穿透假包膜后，向外侵犯邻近器官组织，产生相应表现，向内破坏肾盏肾盂可引起血尿。②肾盂癌：发生于肾盂黏膜，多为移行细胞乳头状癌，早期即可出现血尿。③肾母细胞瘤：是从胚胎性肾组织发生，由间质、上皮和胚芽三种成分组成的恶性混合瘤，增长迅速。

2. 膀胱肿瘤　95%以上为上皮性肿瘤，其中绝大多数为移行上皮细胞乳头状癌。

二、护理评估

(一) 健康史

了解病人年龄、性别、职业、既往史、家族史；有无长期接触致癌物质；有无诱发肿瘤的原因；有无其他疾病史等。

(二) 身心状况

1. 躯体表现

(1) 血尿：表现为间歇性、无痛、肉眼、全血尿。血尿可自行减轻或停止，易给病人造成"好转"或"痊愈"的错觉。

(2) 肿块：肿瘤较大或伴有肾积水时，在腹部或腰部可触及肿块。

(3) 疼痛：多为腰部钝痛或隐痛，早期不明显，当肿瘤较大牵拉肾包膜或侵犯邻近组织器官时可引起疼痛；当血凝块通过或堵塞输尿管时可引起肾绞痛。

(4) 膀胱刺激征：膀胱癌晚期或合并感染时可出现尿频、尿急、尿痛。

(5) 排尿困难或尿潴留：膀胱癌病人尿液内有时混有"腐肉"样坏死组织随尿流排出堵塞尿道内口，或肿瘤组织堵塞膀胱颈部，均可造成排尿困难，甚至尿潴留。

考点：泌尿系统肿瘤血尿特点

(6) 其他表现：可有发热、血压升高、消瘦、贫血、血沉增快，晚期可出现恶病质及肿瘤扩散的相应表现。

2. 心理-社会状况　由于早期仅有间歇性无痛性血尿的表现，病人往往不够重视，甚至产生错觉。随着病情逐渐加重，病人开始烦躁不安，一旦确诊，病人往往感到恐惧和绝望。当冷静下来后，又往往希望得到及时、有效的治疗。

(三) 辅助检查

1. 实验室检查　主要是尿常规和尿细胞学检查，以了解血尿及尿路感染情况。

2. 影像学检查　B超检查是最简便且无损伤性的检查方法；X线检查包括尿路平片和造影检查，动脉造影检查的同时还可以进行介入治疗；CT、MRI等检查能较早期显示肿瘤及其周围组织浸润情况。

3. 膀胱镜检查　能直接观察膀胱肿瘤所在的部位、数目、大小、形态、浸润范围等，必要时可取材做活组织检查，临床诊断价值较高；同时也可以进行治疗，如表浅的膀胱肿瘤可经膀胱镜施行电灼、电切、激光治疗等。

(四) 治疗要点与反应

考点：泌尿系统肿瘤首选的治疗方法

以手术为主的综合治疗效果最好。对肾癌、肾盂癌、肾母细胞瘤的手术治疗，目前最主要的方法是根治性肾切除术。对膀胱肿瘤的治疗方法较多，如经尿道的电切、激光治疗，膀胱部分切除等，可保留膀胱；膀胱全切加膀胱重建术；姑息性治疗等。另外，配合化学药物治疗、放射治疗、免疫治疗等以加强疗效。常用的膀胱内灌注治疗药物有丝裂霉素(MMC)、阿霉素

(ADM)、羟喜树碱及卡介苗(BCG)等。

三、护理诊断与医护合作性问题

1. 焦虑　与血尿、脓尿,担心肿瘤预后等有关。
2. 排尿障碍　与膀胱癌晚期膀胱颈部或后尿道梗阻以及合并感染等有关。
3. 营养失调:低于机体需要量　与肿瘤慢性消耗、化疗副作用等有关。
4. 自我形象紊乱　与膀胱全切除尿流改道、引流装置的存在、不能主动排尿等有关。
5. 潜在并发症　出血、感染等。

四、护理目标

病人的情绪稳定,焦虑减轻;病人保持正常排尿;病人营养状况得到改善;病人能面对现实,正确认识疾病及自我形象的改变;病人无并发症发生,或发生并发症时能及时发现和处理。

五、护理措施

(一) 非手术治疗护理

1. 一般护理　调节饮食,给予高蛋白、高热量、高维生素、易消化的食物,改善全身营养状况;指导病人适当多饮水以稀释尿液,既可减轻膀胱刺激征,又可减少血块对尿路的堵塞。

2. 病情观察　注意观察病人的一般情况及膀胱内药物灌注后的反应。

3. 配合治疗护理　重点做好膀胱内药物灌注病人的护理:准备好药物、稀释液、导尿包等物品,协助医生灌注。灌注时插入导尿管先排空膀胱内尿液,再将用生理盐水稀释的抗癌药经导尿管灌入膀胱,帮助病人每15分钟更换一次体位,平卧、俯卧、左侧卧、右侧卧,使药物与膀胱各壁充分接触,每次灌注的药液在膀胱内保留1~2小时后排出。每周灌注1次,8次为1个疗程。

(二) 手术治疗的护理

1. 手术前护理　做好手术前各项常规准备工作。

2. 手术后护理

考点:泌尿系统肿瘤术后卧床体位、时间

(1) 一般护理

1) 体位:病情稳定后可取半卧位。根治性肾切除术后,病人应卧床5~7日,避免过早下床活动引起手术部位出血。膀胱全切除术后,病人应卧床8~10日,以免引流管脱落而引起尿瘘。

2) 饮食:一般病人待肛门排气后进食,但涉及肠道手术(如肠代膀胱术)者则按肠吻合术后饮食,经尿道膀胱肿瘤电切术后6小时即可正常饮食。多饮水,可起到冲洗作用。

3) 预防感染:保持伤口清洁、干燥;定时翻身、拍背,指导病人正确咳嗽、咳痰及深呼吸;留置尿管者按要求做好护理。

(2) 病情观察

1) 观察生命体征、伤口及尿量、尿液的颜色及性质。

2) 观察各引流管引流情况,如肾癌手术后腹膜后广泛渗血,应注意观察负压引流管内引流液的质与量。

3) 观察腹壁造口肠管的颜色、光泽等,以了解肠管的血运情况。如有异常,应及时向医

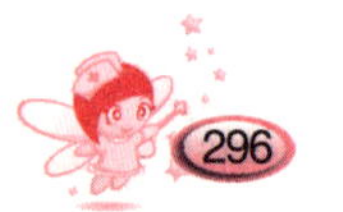

生反映并协助处理。

4）因尿液中的电解质易被肠黏膜吸收，所以肠代膀胱术后应定时测血电解质浓度和血 pH。

（3）配合治疗护理

1）引流管的护理：肾癌术后伤口引流管内若无引流物流出，2～3 日即可拔除。对膀胱癌术后留置气囊导尿管和耻骨上膀胱造瘘管的病人，做好膀胱冲洗及引流管相应的护理。对膀胱全切除肠代膀胱腹壁造口的病人，应辨明各种引流管在体内的位置和作用，并及时接通引流袋。耻骨后间隙（盆腔）引流管，一般术后 2～3 日无明显引流液流出即可拔除；代膀胱内的硅胶引流管一般于术后 1 周左右拔除；输尿管内的支架管一般于术后 2 周左右拔除。同时注意观察和记录各引流管的引流量及性质。

2）膀胱内药物灌注的护理：开始时每周灌注 1 次，共 6～8 次，以后每月 1 次，持续 2 年。

3）造口开放后，选用数个合适的造口集尿袋交替使用，及时清空集尿袋内的尿液，清洗干净，消毒后才能再用，也可用一次性集尿袋，应鼓励病人尽快养成定时排尿的习惯，最终达到不佩戴集尿袋。可控膀胱术后，开始每 2～3 小时放尿 1 次，逐渐延长间隔时间至每 3～4 小时 1 次。注意保护造口周围皮肤，及时更换敷料，保持清洁，涂抹氧化锌软膏等保护瘘口皮肤。

（三）心理护理

可表现为对癌症的否认、对预后的恐惧、不接受尿流改道等心理反应，护理人员应根据病人的具体情况，通俗地介绍治疗原则和预后，稳定病人情绪，尽可能消除其恐惧、焦虑、绝望的心理。

（四）健康指导

1. 向病人及其亲属介绍疾病的相关知识，术后继续免疫治疗、化疗或放疗及定期复查的意义。
2. 对尿路改道的病人，应教会其能自我护理。
3. 术后适当锻炼，加强营养，增强体质，提高免疫力。
4. 定期复查。

六、护理评价

病人的情绪是否稳定，焦虑是否减轻；病人是否保持正常排尿；病人营养状况是否得到改善；病人是否能面对现实，能否正确认识疾病及自我形象的改变；病人有无并发症发生，或发生并发症时能否及时发现和处理。

小　结

泌尿系统疾病包括发生于肾、输尿管、膀胱和尿道的损伤、感染、结石和肿瘤等疾病。应掌握各部位不同疾病的常见症状、体征，并且还要关注不同部位疾病的体征性表现，这对于明确疾病诊断和理解护理目标至关重要。需要指出的是，各部位疾病的症状、体征各不相同，但有共同表现，如血尿就可见于泌尿系统疾病的很多类型，所以要结合临床资料区别认识，详细分类。泌尿系统疾病容易发生感染，诊疗、护理操作时应注意严格无菌操作，如术前术后护理、膀胱冲洗护理等，并认真观察病情变化和做好详尽记录，以便为医生提供准确的资料，为治疗护理提供依据。

自测题

A_1/A_2 型题

1. 全程血尿提示病变部位在
   A. 膀胱颈部　B. 前尿道
   C. 后尿道　D. 膀胱三角区
   E. 膀胱或以上
2. 病人出现尿频、尿急、终末血尿，排尿突然中断，变换体位又能继续排尿，多见于
   A. 膀胱结石　B. 输尿管结石
   C. 肾结石　D. 肾盂结石
   E. 尿道结石
3. 结石活动或引起输尿管完全性梗阻时，会出现
   A. 肾绞痛　B. 腰部钝痛
   C. 肾胀痛　D. 腰部隐痛
   E. 牵引痛
4. 经导尿管向膀胱注入无菌生理盐水 200ml，液体进出量差异很大，提示
   A. 肾破裂　B. 输尿管破裂
   C. 阴道损伤　D. 肾盂破裂
   E. 膀胱破裂
5. 肾损伤非手术治疗的病人需卧床休息
   A. 绝对卧床休息 1 ~2 周
   B. 绝对卧床休息 3 ~4 周
   C. 绝对卧床休息 3 ~5 周
   D. 绝对卧床休息 2 ~3 周
   E. 绝对卧床休息 2 ~4 周
6. 病人，男性，70 岁，无不良嗜好，身体健康，无特殊不适，体检时发现有良性前列腺增生，与下列哪项有关
   A. 肿瘤　B. 结石
   C. 感染　D. 结核
   E. 老龄和有功能的睾丸

A_3/A_4 型题

（7、8 题共用题干）

病人，男性，38 岁。建筑工人，从支架跌下撞击会阴部，感到会阴疼痛伴尿道出血，不能排尿，随即出现会阴、阴囊、阴茎、下腹壁青紫、肿胀。

7. 其损伤部位最可能是
   A. 尿道阴茎部　B. 后尿道
   C. 尿道球部　D. 尿道膜部
   E. 尿道前列腺部
8. 该病人首选的治疗措施是
   A. 择期手术　B. 使用抗生素
   C. 吸氧　D. 试插导尿管
   E. 急诊手术

（魏雪峰）

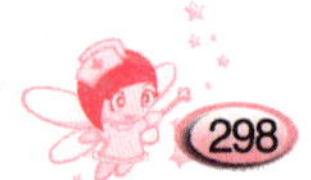

第27章　骨与关节疾病病人的护理

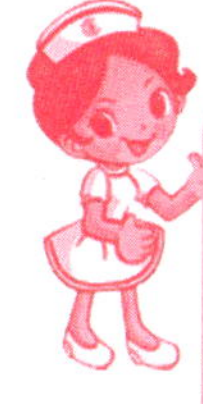

骨与关节损伤是非常常见的损伤，这类病人都存在不同程度的肢体功能障碍，影响日常生活，严重者甚至危及生命。骨与关节疾病病人的护理有明显的专业要求，护理人员要鼓励病人和家属共同参与，在注意损伤本身治疗和护理的同时，还要重视病人肢体功能的康复锻炼，促进肢体功能的康复，以最大限度地减少并发症，提高生活质量。

第1节　骨折病人的护理

案例27-1

病人，男性，26岁，建筑工人，因不慎从三楼脚手架上摔下，致右大腿剧烈疼痛，活动障碍急诊入院，入院时检查，T 36.6℃，P 110次/分，R 22次/分，BP 60/40mmHg。病人面色苍白，呻吟不止，右大腿明显肿胀，向内成角畸形，可异常活动，扪及骨擦感。

问题：1. 该病人怎么了？可能发生了什么并发症？

2. 在受伤现场应该如何处理病人？

一、概　　述

骨折指骨的完整性和连续性中断，常由创伤和骨骼疾病所致。

（一）病因

1. 直接暴力　暴力直接作用使受伤部位发生骨折，常伴有不同程度皮肤和软组织损伤（图27-1）。

2. 间接暴力　暴力通过传导、杠杆、旋转和肌收缩使肢体远处发生骨折（图27-2）。

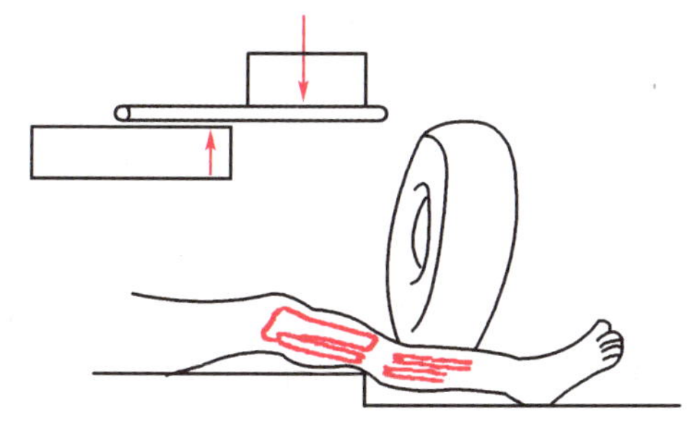

图27-1　直接暴力引起的骨折

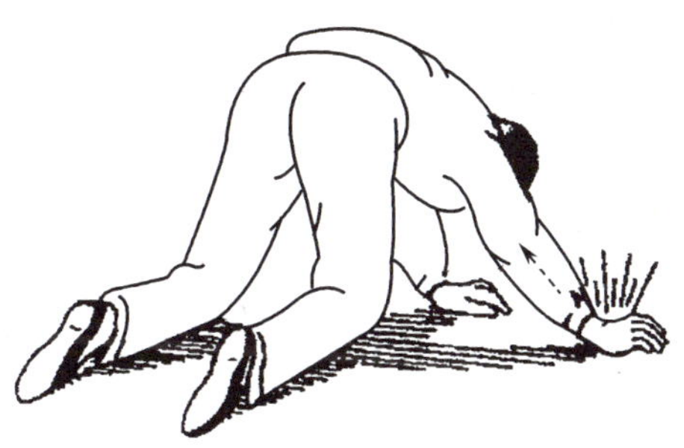

图27-2　间接暴力引起的骨折

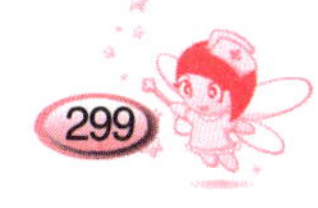

3. 积累性劳损　肢体某一特定部位受到长期、反复、轻微的直接或间接损伤所致骨折，如长距离行军易致第二、三跖骨骨折，称为疲劳性骨折。

考点：骨折的病因

4. 骨骼疾病　由于骨骼疾病，如骨质疏松、骨髓炎、骨结核和骨肿瘤等导致骨质破坏，在受到轻微外力时即发生骨折，称为病理性骨折。

（二）分类

1. 根据骨折处皮肤、黏膜的完整性分类

（1）开放性骨折：骨折附近的皮肤或黏膜破裂，骨折端与外界相通，如耻骨骨折伴膀胱或尿道破裂。

（2）闭合性骨折：骨折处皮肤或黏膜完整，骨折端与外界不相通。

2. 根据骨折的程度和形态分类

（1）不完全性骨折：骨的完整性和连续性部分中断，如裂缝骨折、青枝骨折（图27-3）。

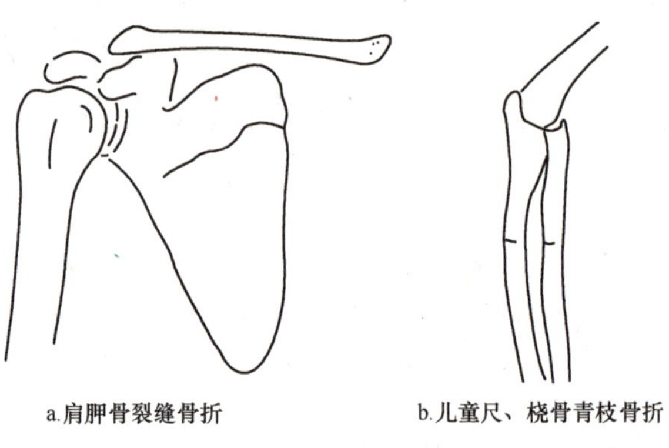

图27-3　不完全性骨折

（2）完全性骨折：骨的完整性和连续性全部中断，如横形骨折、斜形骨折、螺旋形骨折、粉碎性骨折（图27-4）、嵌插骨折（图27-5）、压缩性骨折（图27-6）、凹陷性骨折、骨骺分离。

3. 根据骨折端稳定程度分类

（1）稳定性骨折：骨折端不易移位或复位后不易再发生移位，如裂缝骨折、青枝骨折、横形骨折、压缩骨折、嵌插骨折等。

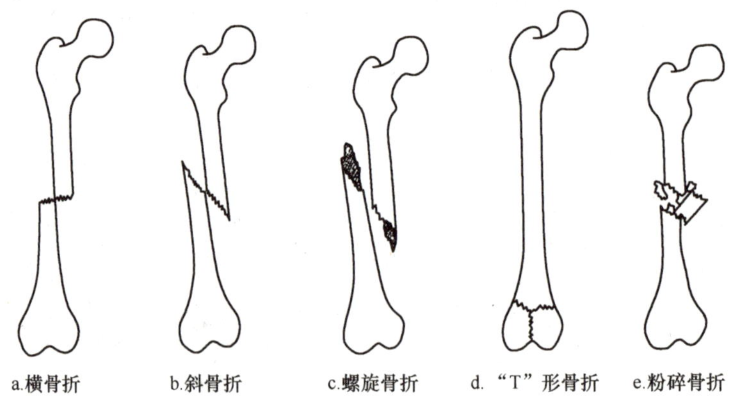

图27-4　完全性骨折

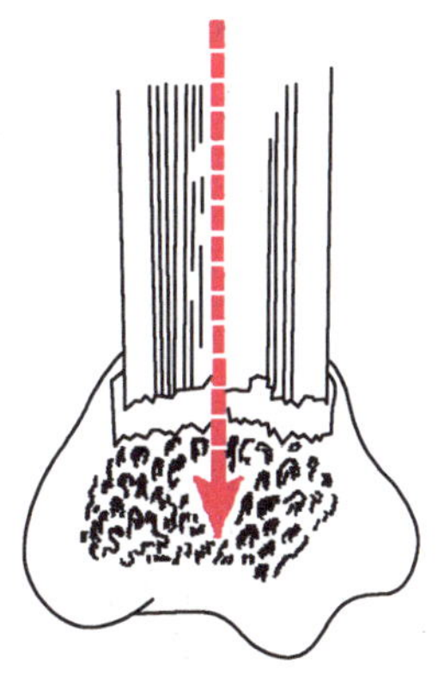
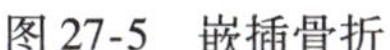

图 27-5 嵌插骨折

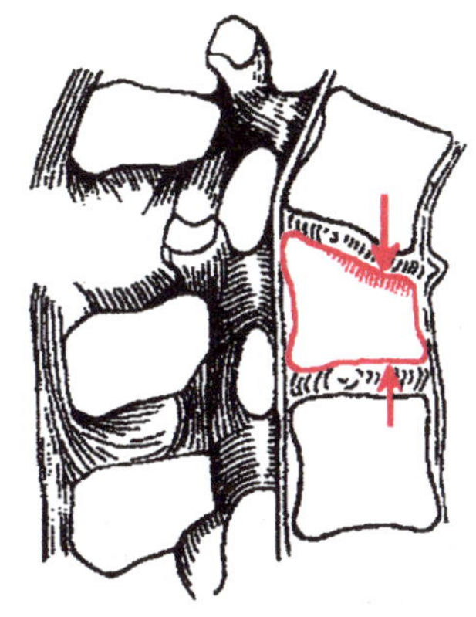

图 27-6 压缩性骨折

(2) 不稳定性骨折:指骨折端易移位或复位后易再移位,如斜形骨折、螺旋形骨折、粉碎性骨折等。骨折的移位情况分为成角移位、侧方移位、缩短移位、分离移位及旋转移位(图 27-7)。

考点:骨折的分类

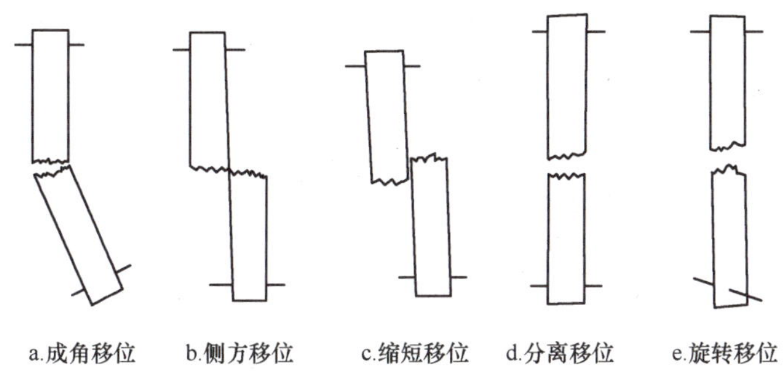

图 27-7 骨折端五种不同的移位

(三) 骨折的愈合过程及影响骨折愈合的因素

1. 骨折的愈合过程　骨折愈合是一个复杂而连续的过程,正常情况下需 3 ~4 个月。通常将其分为三个阶段。

(1) 血肿炎症机化期:伤后骨折端及其周围出血形成血肿并凝结成血块,进而血肿机化形成肉芽组织,肉芽组织进一步转化为纤维结缔组织,使骨折端连接起来,称为纤维连接。这一过程在骨折后 2 ~3 周完成(图 27-8)。

(2) 原始骨痂形成期:骨内、外膜增生,新生血管长入,成骨细胞大量增生,合成并分泌骨基质,使骨折端骨样组织逐渐骨化,形成新骨,分别称为内骨痂和外骨痂。此外由于软骨内成骨,形成环状骨痂和髓腔内骨痂,即为连接骨痂,连接骨痂与内、外骨痂相连,形成桥梁骨痂,标志着原

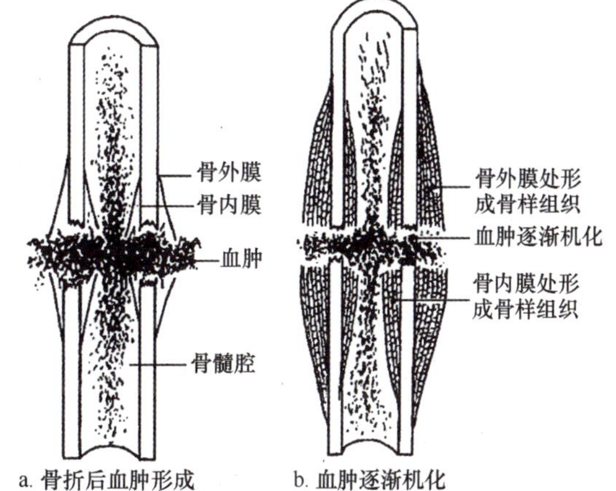

图 27-8 骨折愈合过程的血肿炎症机化期

始骨痂形成。此时骨折达到临床愈合，一般需 4～8 周。此时 X 线片上可见骨折处有梭形骨痂阴影，骨折线隐约可见（图 27-9）。

（3）骨板形成塑型期：原始骨痂中新生骨小梁逐渐增粗，排列逐渐规则和致密，骨折端的坏死骨经破骨和成骨细胞的侵入，完成死骨清除和新骨的爬行替代过程，原始骨痂被板层骨所替代，使骨折部位形成坚强的骨性连接，这一过程需 8～12 周（图 27-10）。

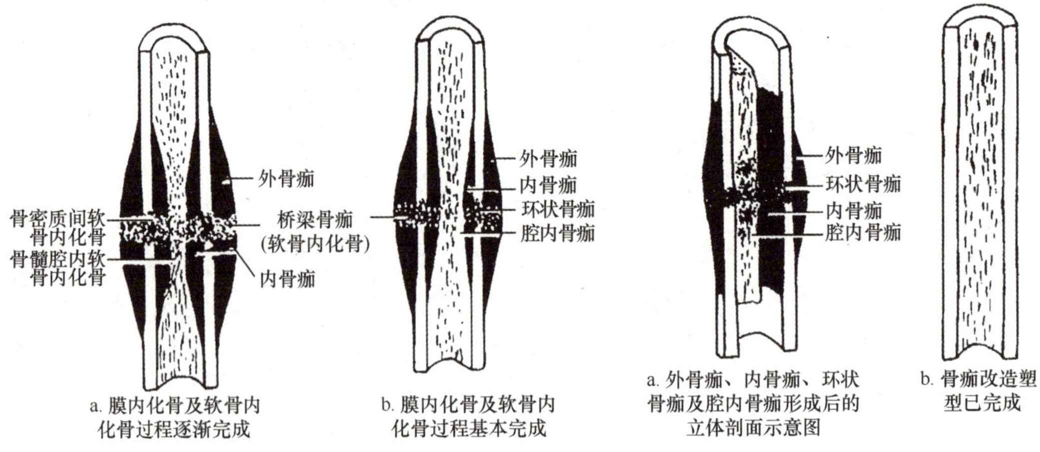

图 27-9　骨折愈合过程的原始骨痂形成期

图 27-10　骨折愈合过程的骨板形成塑型期

链接　骨折临床愈合的标准

临床愈合是骨折愈合的重要阶段，此时病人可拆除外固定，通过功能锻炼，逐渐恢复患肢功能。其标准是：①局部无压痛及纵向叩击痛；②局部无异常活动；③X 线片显示骨折处有连续性骨痂，骨折线已模糊；④拆除外固定后，如为上肢能平举 1kg 重物持续达 1 分钟；如为下肢不扶持能在平地连续步行 3 分钟，不少于 30 步；连续观察 2 周骨折处不变形。

2. 影响骨折愈合的因素

（1）全身因素

1）年龄：儿童骨折愈合较快，老年人则所需时间较长。

2）健康状况：欠佳，特别是患有慢性消耗性疾病者，如糖尿病、营养不良等，骨折愈合时间明显延长。

（2）局部因素：骨折断端成角大、错位及分离，骨折局部的血液供应差，局部感染等均可引起骨折延迟愈合或不愈合。

（3）治疗方法的影响：反复多次的手法复位、清创及手术不当、过早或不恰当的功能锻炼等，都会影响骨折的愈合。

二、护理评估

（一）健康史

了解病人的年龄、外伤经过，既往有无骨骼疾病史，如肿瘤、炎症等。明确外力作用的时间、方式、性质和程度，此外还要了解病人受伤时的体位和环境、伤后立即发生的功能障碍及其发展情况、急救处理的经过等。

（二）身心状况

1. 躯体表现　大多数骨折一般只引起局部症状，严重骨折和多发性骨折可产生全身反应。

（1）局部表现：骨折的局部表现为局部疼痛、肿胀与瘀斑、肢体功能障碍。

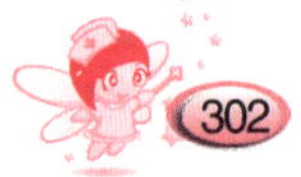

（2）全身表现

1）发热：骨折病人体温一般在正常范围。有大量内出血，血肿吸收，可出现低热，但一般不超过38 ℃。开放性骨折出现高热，多由感染引起。

2）休克：骨折所致的休克主要原因是出血。骨盆骨折、股骨骨折和多发性骨折，可引起大出血，导致休克。严重的开放性骨折或并发重要内脏器官损伤时亦可导致休克。

（3）骨折特有体征：①畸形：骨折段移位后，使受伤局部出现缩短、成角或旋转等特殊外形改变。②异常活动：肢体没有关节的部位出现类似关节样活动。③骨擦音或骨擦感：两骨折端相互摩擦时所产生的声音或感觉。

考点：骨折特有体征

具有以上三个骨折特有体征之一者，即可诊断为骨折。但三个骨折特有体征为阴性也不能排除骨折。评估骨折时，为防止加重骨折周围组织损伤，不能故意反复多次检查以求获得异常活动、骨擦音或骨擦感。

案例27-2

病人，男性，40岁。因左下肢挤压伤急诊入院，入院诊断为左胫腓骨骨折。现病人左小腿肿胀明显，剧烈疼痛，左足趾呈屈曲状，被动伸趾时疼痛加剧，左足背动脉搏动不明显。

问题：1. 该病人发生了什么并发症？

2. 如不及时处理将会导致什么结果？

（4）骨折的并发症：较多，早期并发症有休克、感染、脂肪栓塞综合征、重要内脏器官损伤、血管、神经损伤、骨筋膜室综合征等；晚期并发症有坠积性肺炎、压疮、损伤性骨化、创伤性关节炎、关节僵硬、缺血性骨坏死、缺血性肌挛缩等。护理工作中特别要注意以下并发症。

1）感染：开放性骨折，特别是污染较重或伴有较严重的软组织损伤者，若清创不彻底，坏死组织残留或软组织覆盖不佳，可能发生感染，处理不当可致化脓性骨髓炎。

2）脂肪栓塞综合征：发生于成人，是由于脂肪滴由骨髓腔中释出，进入破裂的静脉窦内，引起肺、脑脂肪栓塞。肺脂肪栓塞表现为呼吸功能不全、发绀，胸部摄片有广泛性肺实变。脑脂肪栓塞表现为烦躁、谵妄，很快进入昏迷或突然死亡。

3）重要内脏器官损伤：下胸壁的肋骨骨折可引起肝、脾破裂出血，肋骨骨折可致肺组织损伤而出现气胸、血胸或血气胸，骨盆骨折可致膀胱和尿道损伤，骶尾骨骨折可损伤直肠。

4）血管、神经损伤：如肱骨髁上骨折易损伤肱动脉（图27-11），腓骨颈骨折易致腓总神经损伤，脊柱骨折和脱位易伤及脊髓（图27-12）。

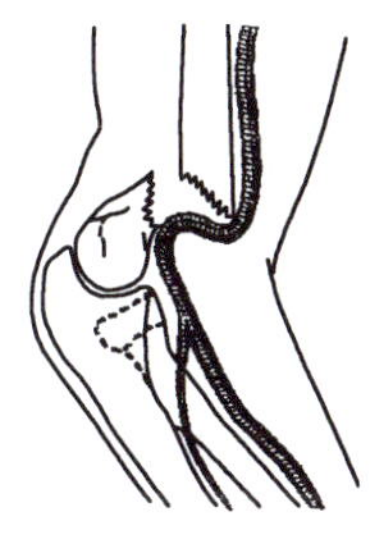

图27-11　肱骨髁上骨折易损伤肱动脉

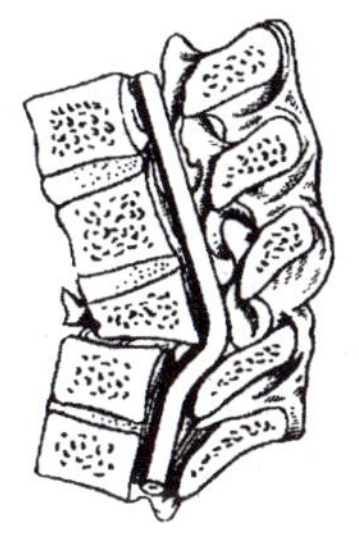

图27-12　脊柱骨折脱位时损伤脊髓

5）骨筋膜室综合征：即由骨、骨间膜、肌间隔和深筋膜形成的骨筋膜室内肌肉和神经因急性缺血而产生的一系列早期综合征。最多见于前臂掌侧和小腿，常由创伤骨折的血肿和组织水肿使骨筋膜室内容物体积增加或外包扎过紧、局部压迫使骨筋膜室容积减小而导致骨筋膜室内压力增高所致。当压力达到一定程度可使供应肌肉的小动脉关闭（图27-13），表现为濒临缺血性肌挛缩、缺血性肌挛缩、坏疽，如有大量毒素进入血循环，还可致休克、心律不齐和急性肾衰竭。

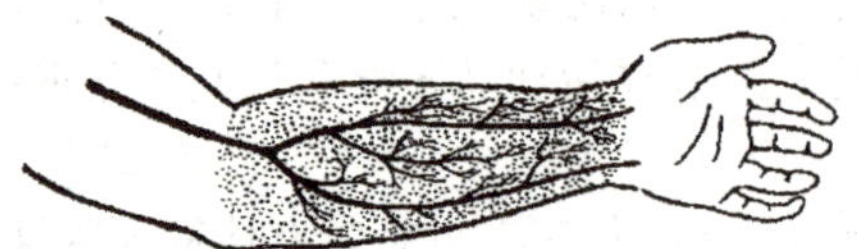

a.早期肌肉内的毛细血管血液循环开始受压

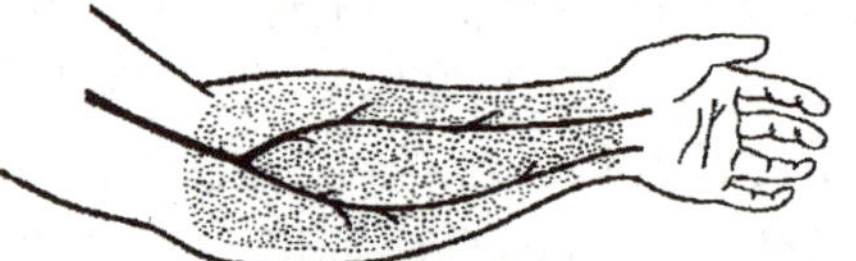

b.若骨筋膜室内张力继续增加，肌肉血液供应可以完全丧失，但远侧的动脉搏动还可以存在

图27-13　前臂骨筋膜室综合征发展过程

6）关节僵硬：患肢长时间固定，静脉和淋巴回流不畅，关节周围组织中浆液纤维性渗出和纤维蛋白沉积，发生纤维粘连，并伴有关节囊和周围肌挛缩，导致关节活动障碍。

7）缺血性骨坏死：骨折使某一骨折段的血液供应被破坏，而发生该骨折段缺血坏死。常见的有腕舟状骨骨折后近侧骨折段缺血坏死，股骨颈骨折后股骨头缺血性坏死（图27-14）。

8）缺血性肌挛缩：是骨折最严重的并发症之一，是骨筋膜室综合征处理不当的严重后果。也可由骨折和软组织损伤直接所致，更常见的是骨折处理不当所致，特别是外固定过紧。提高对骨筋膜室综合征的认识并及时予以正确处理是防止此并发症的关键。一旦发生，则治疗困难，效果极差，常致严重残废。典型的畸形是爪形手和爪形足（图27-15）。

考点：骨折的并发症

2. 心理-社会状况　骨折早期，急性创伤及治疗护理时的痛苦会使病人情绪剧烈变化，出现怨愤、烦躁、焦虑、易怒等心理。骨折中后期，由于长时间的治疗休养会使病人从盲目乐观而转变为疑虑、烦躁、委靡等心理，对治疗失去信心。当肢体发生暂时性或永久性功能丧失时，病人容易有悲观失望、孤独厌世，甚至轻生的心理。

（三）辅助检查

考点：骨折病人的辅助检查

X线检查对骨折的诊断和治疗具有重要价值。X线片可显示骨折的部位、类型及骨折端移位情况等，还能显示临床上难以发现的不完全性骨折、关节内的骨折、深部的骨折和小的撕脱性骨折等。X线摄片一般应包括邻近关节在内的正、侧位片，有时要加拍特殊位置片或健侧相应部位的对比片。

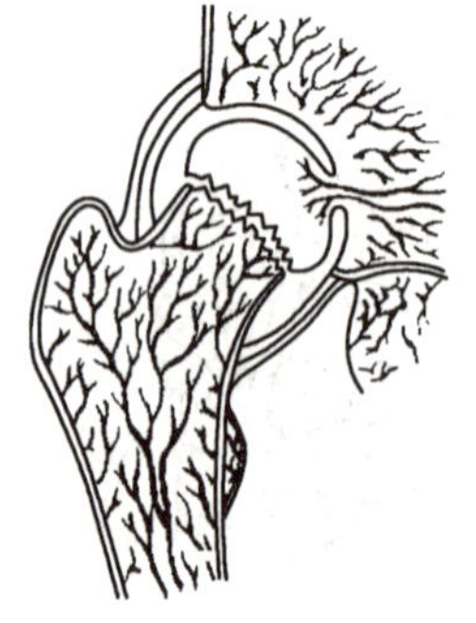

图27-14　关节囊内股骨颈骨折后，股骨头因缺乏血液供给而发生缺血性骨坏死

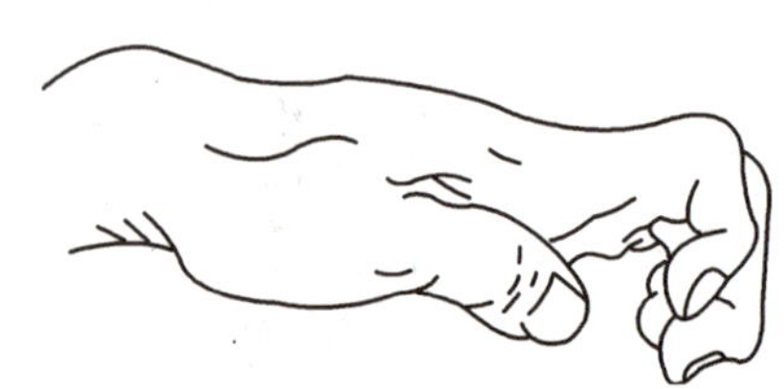

图27-15　前臂缺血性肌挛缩后的典型畸形——爪形手

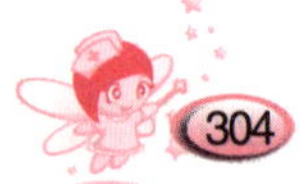

(四) 治疗要点与反应

骨折的治疗原则是复位、固定和功能锻炼。

1. 复位 是将移位的骨折段恢复正常或接近正常的解剖关系，重建骨的支架作用。骨折复位方法有手法复位和切开复位两类。完全恢复正常解剖学位置，对位对线良好时，称为解剖复位。虽未达到解剖关系的对合，但骨折愈合后对肢体功能无明显影响的，称为功能复位。

> **骨折的固定方法** 链接
>
> 外固定主要用于骨折经手法复位后的病人，也用于有些骨折经切开复位内固定后，需加用外固定者。目前常用外固定方法有小夹板固定、石膏绷带固定、外展架固定、持续牵引和外固定器等；内固定主要用于切开复位后，采用内固定物，如接骨板、螺丝钉、髓内钉或带锁髓内钉和加压钢板等，将骨折段于解剖复位的位置予以固定。

2. 固定 即将骨折维持在复位后的位置，使其在良好的对位情况下达到牢固愈合，是骨折愈合的关键。骨折的固定方法有两类，即外固定和内固定。

3. 功能锻炼 是在不影响固定情况下，尽快地恢复肌肉、肌腱、韧带等软组织的舒缩活动，促进骨折愈合，防止骨质疏松、肌肉萎缩、关节僵硬等并发症。

考点: 骨折的治疗原则

三、护理诊断与医护合作性问题

1. 疼痛 与损伤、固定或牵引不当、感染等因素有关。
2. 焦虑/恐惧 与害怕肢体残废、丧失劳动能力及生活不能自理等有关。
3. 有感染的危险 与皮肤受损、开放性骨折及内固定有关。
4. 躯体活动障碍 与肢体骨折、制动或石膏固定、牵引等有关。
5. 知识缺乏 缺乏骨折治疗、护理、手术、康复训练及预防并发症等知识。
6. 潜在并发症 脂肪栓塞、骨筋膜室综合征、损伤性骨化、创伤性关节炎等。

四、护理目标

病人疼痛减轻或缓解；病人焦虑程度减轻；病人感染得到控制或无感染发生；病人生活自理能力逐渐恢复；病人了解骨折治疗、护理、手术、康复治疗及预防并发症等知识；病人并发症得到预防或早期发现和及时处理。

五、护理措施

(一) 现场急救护理

骨折急救是用最为简单而有效的方法，抢救生命，保护患肢，固定骨折，迅速转运，以便尽快使病人得到妥善处理。

1. 迅速判断病情 询问受伤时间、原因、受伤部位及伤后情况。注意评估病人的生命体征，注意有无昏迷、呼吸困难、窒息、大出血及休克等。

2. 抢救生命 对休克病人，应注意保温，尽量减少搬动，有条件时应立即输液、输血。对合并颅脑损伤处于昏迷者，取仰卧位，头偏向一侧，以防呼吸道阻塞。心跳、呼吸停止者，应立即进行胸外心脏按压和人工呼吸。

3. 包扎伤口 伤口出血可采用加压包扎止血或止血带止血。伤口用无菌敷料或清洁布类进行包扎以免加重污染。若骨折端已戳出伤口并已污染而未压迫重要血管、神经，不应将其复位，以免将污染物带至伤口深处。若在包扎时，骨折端自行滑入伤口内，应做记录，以便在清创时进一步处理。

4. 妥善固定　凡骨折或疑有骨折者，均应妥善固定，以减轻疼痛，避免骨折端在搬运过程中再次损伤周围重要组织及便于运送。对肢体畸形明显或有血管神经受压者，可先行手法牵引后再固定。一般选用夹板或就地选用木棍、树枝等进行固定。如无固定材料可用时，也可将骨折上肢固定于胸部，骨折下肢固定于健侧下肢。

考点：骨折病人的现场急救护理

5. 迅速转运　经初步处理、妥善固定后，尽快地将病人转运到就近医院进行后续治疗。

（二）一般护理

1. 卧床护理　病人需卧硬板床，四肢骨折病人应抬高患肢并制动。卧床期间需做好生活护理、皮肤护理等。

2. 饮食护理　给予高蛋白、高热量、高钙、高维生素和粗纤维饮食，增加饮水量，防止泌尿系统结石形成。

（三）病情观察

1. 生命体征　对于创伤严重者应注意观察体温、脉搏、呼吸、血压。

2. 肢体远端末梢循环　骨折固定包扎后，肢体远端末梢循环应视为观察重点。严密观察肢端的颜色、温度、毛细血管回流试验和血管搏动，判断肢体血液循环状况，对血液循环不良的肢体，须立即查明原因，对症治疗，并将肢体抬高略高于心脏水平。严禁热敷、按摩、理疗，以免加重组织缺血、损伤。

（四）配合治疗护理

1. 做好骨折外固定病人的护理（见本章第2节）。

2. 预防感染

（1）现场急救时妥善处理并保护伤口，避免二次污染及细菌侵入深层组织，争取时间，早期实施清创术。

（2）伤口疼痛性质的改变常为最早期征象，注意观察伤口有无红肿、波动感，一旦发生感染应及时报告，并协助医师处理伤口。

（3）对伤口污染或感染严重者，应拆除缝线敞开伤口，并实施引流。

（4）遵医嘱使用有效抗生素积极控制感染。对开放性伤口，常规注射TAT 1500U，伤口污染严重者剂量加倍。

3. 并发症护理

（1）脂肪栓塞综合征的护理：脂肪栓塞综合征是骨折，特别是长管骨骨折引起的严重并发症，应注意预防其发生，一旦发现，及时处理。

1）在骨折的搬运和复位过程中，应操作轻柔，有效制动，抬高患肢，防止局部脂肪滴入血。

2）一经确诊，应及时转入ICU监护。置病人于半坐位，以利呼吸。给予高浓度氧气输入，尽早使用呼吸机辅助呼吸，以减轻和抑制肺水肿发生。

3）在纠正休克的基础上严格控制液体输入量，并适当应用利尿剂消除体内过多的水分和钠盐，以减轻肺间质水肿。

4）遵医嘱应用肾上腺皮质激素，减轻肺水肿。

5）早期应用抗生素防治感染。

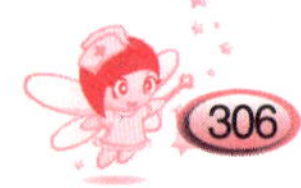

6）除严密监测 PaO_2 和 $PaCO_2$ 外，及时追踪复查血常规、白细胞计数、血小板计数、血沉等。

（2）骨筋膜室综合征的护理：对此并发症若处理不及时，可迅速发展为坏死或坏疽，造成肢体残废，甚至危及生命。

1）处理骨折时避免粗暴和反复多次的整复，以免加重软组织损伤。

2）使用各种外固定时，要注意观察，及时调整外固定的松紧度，防止因肢体肿胀而致固定物过紧。

3）对骨折病人，特别是前臂和小腿骨折，要密切注意局部情况，如出现患肢呈持续性剧烈疼痛，指或趾呈屈曲状态，被动伸指或趾时引起剧烈疼痛，患肢皮肤发红、温度升高，患肢肿胀压痛明显等情况，应立即报告医师，进行切开减压。

考点：骨筋膜室综合征的护理

4. 手术前后护理

（1）术前护理：除围手术期病人的一般术前准备外，还应注意以下几点。

1）皮肤准备：骨科手术由于常需手法牵引复位，改变体位或延长切口等原因，备皮范围较大。如手部手术，范围包括前臂与手部；前臂手术包括肩以下，手指末节以上的皮肤；足部手术包括小腿与足部；小腿或膝部手术包括髋关节以下的整个下肢。备皮方法：四肢手术病人要修剪指（趾）甲，手术前 3 日每日用温水清洗备皮范围内的皮肤、甲缝，然后用 70% 乙醇消毒，并用无菌巾包扎；术前 2 小时内剃除备皮范围内的毛发。

2）保护患肢；对脊柱损伤者，搬运时应采用三人平托法，以保持病人身体轴线平直。

（2）术后护理

1）体位：四肢手术后，抬高患肢，以利于血液回流，预防或减轻肿胀。对有石膏外固定者，应用枕头、沙袋衬垫妥当。

2）加强基础护理，定期为其擦浴、洗头、修剪指（趾）甲、更换衣服等。长期卧床病人，应协助定时翻身、按摩，以防压疮发生。鼓励病人参加文化活动，如读书、看电视、听广播等。

3）注意伤口有无渗血，观察患肢血液循环。随时观察患肢有无疼痛、肿胀、肢端麻木，检查局部皮肤的颜色、温度、活动度及感觉。

4）指导病人按计划进行功能锻炼，以预防长期固定带来的并发症。

（五）心理护理

及时了解病人的心理状况，生活上关心病人，鼓励病人从事力所能及的活动，尽可能早期恢复功能锻炼及康复治疗，使他们树立生活的信心和勇气。对于遗留残疾的病人，要注意保护他们的自尊心，使之既能敢于面对现实、承认残疾，又能树立战胜伤残的勇气。

（六）健康指导

1. 向病人及家属讲解有关骨折的知识，尤其是骨折发生的原因，如暴力、车祸、高处坠落、跌倒、骨病及骨质疏松等。提醒病人在开车、骑车、工作、运动、行走中应注意安全。加强锻炼，进食含钙丰富的食品或适当的补充钙剂，预防骨质疏松，以减少骨折发生的可能性。

2. 教育病人保持健康良好的心态，以利于骨折的愈合。告知病人出院后要坚持按计划进行肢体功能锻炼，预防骨折后期并发症，使关节功能得到最大程度的恢复。

3. 鼓励病人最大限度地自理，教会或协助病人寻找合理利用健侧肢体完成日常生活活动的方法。

4. 向病人交代清楚出院后有关注意事项、内固定去除时间及来院复诊的指征和时间等。

护考链接

病人，男性，26岁。因从高处坠落致左上肢及双下肢疼痛、肿胀、畸形、功能障碍1小时收住院。

1. 为明确诊断，首先应做哪项辅助检查

A. X线摄片　B. CT　C. MRI　D. SPECT　E. B超

2. 最有可能出现的全身表现或并发症

A. 发热　B. 异常活动　C. 休克

D. 骨擦音或骨擦感　E. 骨筋膜室综合征

3. 该病人经X线摄片示左肱骨髁上骨折、双股骨干骨折，于入院后24小时出现意识改变、烦躁、进行性呼吸困难，眼结膜下、胸部有瘀点，应高度警惕可能并发了

A. 脂肪栓塞综合征　B. 感染　C. 坠积性肺炎

D. 休克　E. 脑出血

点评：①该病人外伤致肢体畸形，怀疑有骨折，首选X线检查。②对于全身多处骨折的病人最可能出现的并发症就是休克。③从病人出现的表现看，是典型的脂肪栓塞综合征的表现。

六、护理评价

病人疼痛是否减轻或缓解；病人焦虑程度是否减轻；病人感染有没有得到控制或无感染发生；病人生活自理能力是否逐渐恢复；病人是否了解骨折治疗、护理、手术、功能锻炼及预防并发症等知识；病人并发症是否得到预防或早期发现和及时处理。

第2节　骨折常用治疗技术的护理

骨折病人并发症多，致残率高。治疗时主要采取复位、固定和功能锻炼的方法。骨折病人在治疗期间，护士如能对病人实施有效的护理并正确指导功能锻炼，对减少病人并发症的发生、促进早日康复十分重要。

一、牵引术与护理

（一）概述

牵引是骨科治疗中应用较广的治疗方法，是利用适当的持续牵引力与反牵引力的作用达到整复和维持复位。

1. 牵引的目的和作用

（1）骨折、脱位的复位和维持复位后的稳定。

（2）挛缩畸形肢体的矫正治疗。

（3）解除肌肉痉挛，改善静脉回流，消除肢体肿胀，为骨与关节的手法或手术治疗创造条件。

考点：牵引的目的和作用

（4）用于炎症肢体的制动，也便于患肢伤口的观察、冲洗和换药。

2. 牵引的种类

考点：皮肤牵引的优缺点

（1）皮肤牵引：借助胶布贴于伤肢皮肤上或用泡沫塑料布包压伤肢皮肤，利用肌肉在骨骼上的附着点，使牵引力传递到骨骼，故又称间接牵引。皮肤牵引的特点是操作简便，不需穿入骨组织，为无创性；缺点是不能承受过大拉力（重量一般不超过5kg）。

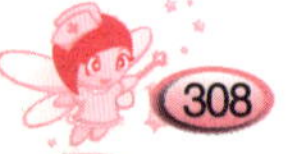

1）胶布牵引：多用于四肢牵引。胶布的宽度以患肢最细部位周径的1/2为宜(图27-16)。

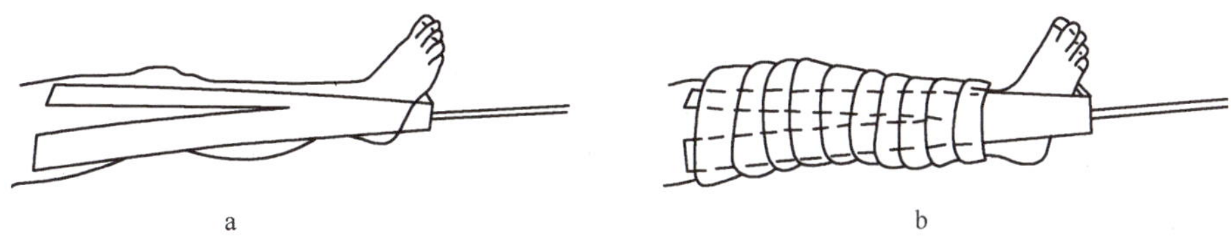

图27-16　下肢皮肤牵引的胶布粘贴及绷带包扎方法

2）海绵带牵引：利用市售泡沫塑料布包压于伤肢皮肤，远端置有扩张板，从中央穿一牵引绳进行牵引。

(2) 兜带牵引：利用布带或海绵兜带托住身体突出部位施加牵引力。

1）枕颌带牵引：用枕颌带托住下颌和枕骨突出部，向头顶方向牵引，牵引时使枕颌带两上端分开，保持比头稍宽的距离，重量3～10kg(图27-17)。

2）骨盆带牵引：用骨盆牵引带包托于骨盆，保证其宽度的2/3在髂嵴以上的腰部，两侧各一个牵引带，所牵重量相等，总重量为10kg，床脚抬高20～25cm，使人体重量作为对抗牵引。

3）骨盆悬吊牵引：使用骨盆悬吊带通过滑轮及牵引支架进行牵引的同时可进行两下肢的皮肤或骨牵引(图27-18)。

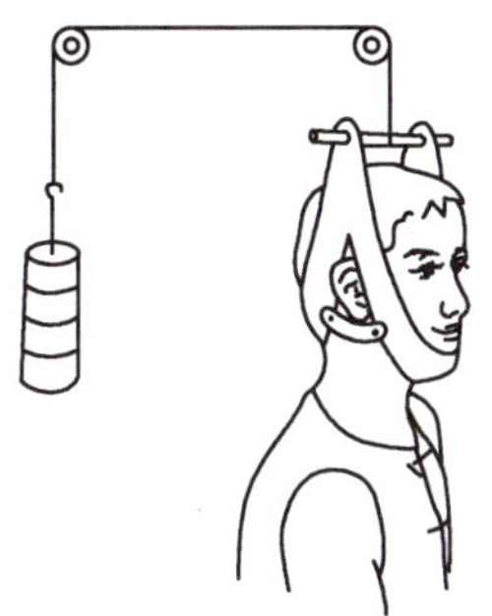

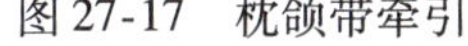

图27-17　枕颌带牵引

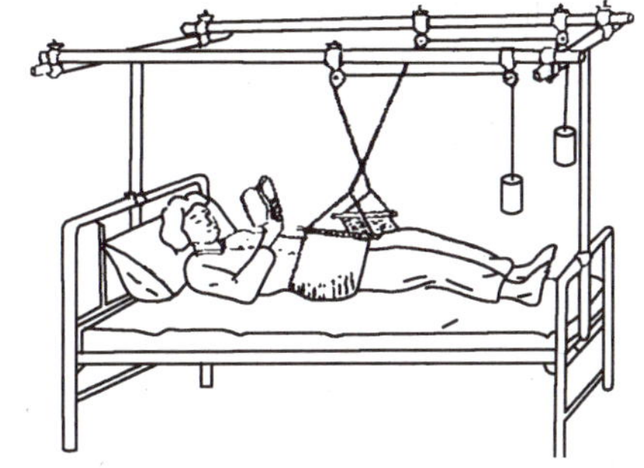

图27-18　骨盆悬吊牵引

(3) 骨牵引：把不锈钢针穿入骨骼的坚硬部位，通过牵引钢针直接牵拉骨骼，故又称直接牵引法。骨牵引力量较大，持续时间长，可达到有效调节，但牵引时必须有相应的对抗牵引。骨牵引常用的穿针部位是颅骨骨板、尺骨鹰嘴、胫骨结节、股骨髁上以及跟骨等处。

考点： 骨牵引的特点

3. 牵引用物

(1) 牵引床：一般采用骨科特制的硬板牵引床。

(2) 牵引架：有很多类型，常用的有布朗架(Braun frame)、托马斯架(Thomas splint)和双下肢悬吊牵引架等。

(3) 牵引器具：包括牵引绳、滑车、牵引砝码、牵引弓、牵引针和扩张板等。

(二) 护理评估

1. 健康史　病人年龄、体重、一般健康状况；有无糖尿病、高血压、心脏病等伴发疾病，以评估病人对牵引治疗的耐受性。

2. 身心状况

(1) 躯体表现

1) 局部情况:骨折的部位、程度及牵引的方法、方向、器具、重量和允许的体位等;皮肤牵引胶布的边缘有无皮肤溃破;骨牵引针处有无分泌物、痂皮等。

2) 全身情况:生命体征是否稳定;关节活动度及功能的改变程度;有无牵引治疗的常见并发症,如排尿、排便及肢端感觉、运动或血运异常等。

(2) 心理-社会状况:病人对牵引治疗有无充分认识,能否积极配合。亲属对牵引治疗的认知和支持程度。

3. 辅助检查　重要脏器功能状态的检查。

4. 治疗要点与反应

考点:不同的牵引各适用于什么情况

(1) 皮肤牵引:适用于少儿或老年病人;牵引时间不能过久,一般为2~4周。

(2) 枕颌带牵引:适用于颈椎骨折、脱位,颈椎间盘突出症和神经根型颈椎病等。

(3) 骨盆带牵引:适用于腰椎间盘突出症及腰神经根刺激症状者。

(4) 骨盆悬吊牵引:适用于骨盆骨折有明显分离移位或骨盆环骨折有向上移位和分离移位者。

(5) 骨牵引:常用于颈椎骨折、脱位,肢体开放性骨折及肌肉丰富处的骨折等。

(三) 护理诊断与医护合作性问题

1. 焦虑/恐惧　与担忧骨折的愈合、患肢功能和预后有关。

2. 有牵引无效的可能　与牵引设置不当有关。

3. 有周围神经血管功能障碍的危险　与牵引所致局部压迫有关。

4. 有皮肤完整性受损的危险　与长期卧床及对胶布过敏有关。

5. 潜在并发症　足下垂畸形、牵引针孔感染、呼吸和泌尿系统感染、关节僵硬等有关。

(四) 护理目标

病人情绪稳定,无焦虑或恐惧;病人达到有效牵引治疗;病人未出现周围神经血管功能障碍的临床表现;病人皮肤完整,未出现局部溃破、糜烂和压疮;病人潜在并发症得到有效预防。

(五) 护理措施

1. 一般护理　鼓励多饮水,加强营养,多摄入膳食纤维;在不影响治疗的前提下,鼓励和协助病人变换体位。

2. 病情观察　注意观察患肢血液循环,观察病人有无肢端疼痛、麻木伴皮温降低和色泽改变、动脉搏动减弱、毛细血管充盈缓慢、被动活动指(趾)时剧痛等,及时检查有无局部包扎过紧、牵引重量过大等所致的血液循环障碍等。

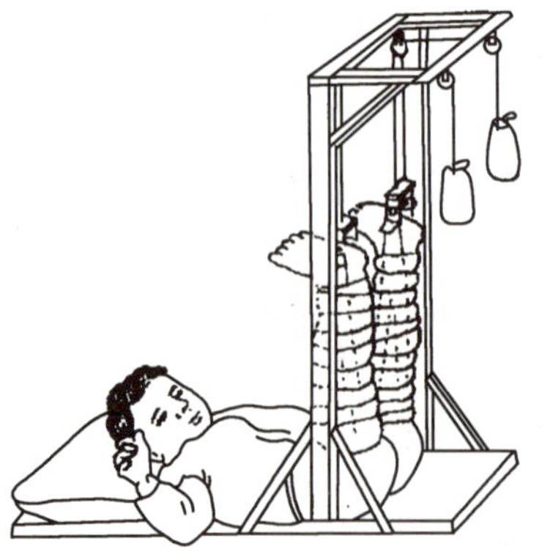

图27-19　小儿双下肢悬吊皮牵引

3. 配合治疗护理

(1) 保持有效牵引

考点:保持有效牵引护理要点

1) 皮肤牵引时,应注意防止胶布或绷带松散、脱落;颅骨牵引时,注意定期拧紧牵引弓的螺母,防止脱落;牵引时,应保持牵引锤悬空、滑车灵活;适当抬高病人的床头或床尾,小儿双下肢悬吊牵引时臀部必须离开床面,以设置对抗牵引(图27-19);牵引绳与患肢长轴平行。

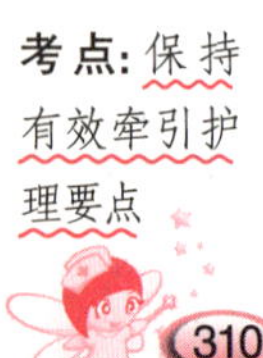

2）牵引治疗期间：病人必须保持正确的体位，躯干伸直，骨盆放正，两者中轴应在同一直线上，牵引方向与近端肢体成直线。告知病人及其亲属不能擅自改变体位，以达到有效牵引。

3）牵引重量：不可随意增减。重量过小可影响畸形的矫正和骨折的复位；重量过大可因过度牵引造成骨折不愈合。故应根据病情加减重量，并定期测量患肢长度并与健侧对比，以便及时调整。

4）不随意放松牵引绳，避免被盖压住牵引绳而影响牵引效果。

（2）并发症的预防和护理

1）皮肤水疱、溃疡和压疮：牵引重量不宜过大；胶布过敏或因粘贴不当出现水疱者应及时处理；胶布边缘溃疡，若面积大，须去除胶布暂停皮肤牵引，或改为骨牵引；长期卧床者应在骨隆突部位，如肩背部、尾骶部、双侧髂嵴、膝踝关节、足后跟等处放置棉圈、气垫等，并定时按摩，每日温水擦浴，保持床单位清洁、平整和干燥。

2）血管和神经损伤：骨牵引穿针时，如果进针部位定位不准、进针深浅、方向不合适及过度牵引均可导致相关血管、神经损伤，出现相应的临床征象。如颅骨牵引钻孔太深、钻透颅骨内板时，可损伤血管，甚至形成颅内血肿。故牵引期间应加强观察。

3）牵引针、牵引弓滑落：四肢骨牵引针若仅通过骨前方密质，牵引后可撕脱骨密质；若颅骨牵引钻孔太浅，未钻透颅骨外板，螺母未拧紧可引起颅骨牵引弓脱落。故应每日检查并拧紧颅骨牵引弓螺母，防止其松脱。

4）牵引针孔感染：①保持牵引针孔干燥、清洁：针孔处每日滴75%乙醇2次，无菌敷料覆盖。针孔处血痂不随意去除，针孔处有分泌物时应用棉签拭去。②避免牵引针滑动移位：骨牵引针两端套上木塞或胶盖小瓶，以防伤及人或挂破被褥。加强观察，发现牵引针偏移时，局部经消毒后再调整至对称位或及时通知医生，切不可随手将牵引针推回。③继发感染时：积极引流，严重者须拔去牵引针，换位牵引。

5）关节僵硬：牵引期间应鼓励和协助病人进行主动和被动活动，包括肌肉等长收缩、关节活动和按摩等，以促进血液循环，维持肌肉和关节的正常功能。

6）足下垂：下肢水平牵引时应在膝外侧垫棉垫，防止压迫腓总神经；应用足底托板，将足底垫起，置踝关节于功能位；加强足部的主动和被动活动。

考点：牵引并发症的预防和护理

7）坠积性肺炎：应鼓励病人利用牵引床上的拉手做抬臀运动；练习深呼吸，用力咳嗽；协助病人定期翻身，拍背，促进痰液排出。

4. 心理护理　牵引治疗前，护理人员应做好解释工作，详细说明牵引的目的、体位、持续时间及可能出现的不适等。了解病人思想和情绪的波动，及时沟通和疏导，使之积极配合治疗。

5. 健康指导

（1）指导病人维持正确的牵引体位。

（2）保持牵引有效，不随意减少或增加牵引重量，达到治疗目的。

（3）积极进行功能锻炼，早期进行肌肉等长收缩，2周后开始关节活动，逐步增加活动量和范围，循序渐进，以病人不出现疲劳、疼痛为宜。瘫痪肢体的肌肉、关节应进行被动活动，以防肌肉萎缩和关节僵硬。若病情许可，进行全身活动，如抬臀、扩胸、深呼吸、用力咳嗽等。

护考链接 2岁男童，因不慎从床上摔伤致左下肢活动障碍1小时抱送入院，X线示左股骨干骨折，拟行牵引治疗。

1. 该患儿最适宜行哪种牵引
   A. 股骨髁上牵引　B. 胫骨结节牵引　C. 跟骨牵引
   D. 骨盆牵引　E. 双下肢悬吊牵引
2. 该患儿牵引后应特别强调的是
   A. 生活护理　B. 保持有效牵引　C. 维持有效血循环
   D. 预防感染　E. 列入交接班项目并床旁交接
3. 为保持有效牵引，应指导患儿家属
   A. 患儿哭闹时可随意松开牵引套　B. 保持会阴部清洁　C. 保持患儿臀部离开牵引架垫板
   D. 患儿冬季穿包裹紧的厚袜　E. 抬高床尾

点评：①3岁以下小儿股骨干骨折多采用双下肢悬吊牵引。②凡新作牵引的病人，尤其是小儿，应列入交接班项目并床旁交接。③双下肢悬吊牵引不需抬高床尾，但必须保持患儿臀部离开牵引架垫板少许，以免失去对抗牵引力量。

（六）护理评价

病人焦虑/恐惧是否得到减轻或缓解；病人牵引是否有效达到治疗目的；病人有无周围神经血管功能障碍的表现，若有，是否得到及时发现和处理；病人皮肤是否完整，有无出现水疱、溃破或压疮；病人牵引治疗期间，并发症是否得到有效预防和及时处理。

二、石膏绷带技术与护理

（一）概述

石膏绷带卷遇水时软化，10～20分钟结晶而硬化，完全干燥、硬固需24～72小时。临床上可利用石膏此项特性，根据骨折的不同位置，制作各种形状的石膏，以达到固定骨折、制动肢体的目的。

1. 石膏绷带在骨科中的应用　石膏绷带在骨科主要用于骨折整复后的固定；关节损伤和关节脱位复位后的固定；周围神经、血管、肌腱断裂或损伤，手术修复后的制动；急慢性骨与关节炎症的局部制动；矫形手术后的固定等。

2. 石膏绷带包扎的类别　常用的石膏包扎类别有石膏托、石膏管型、石膏床、石膏背心、石膏围腰、石膏围领、肩人字石膏和髋人字石膏等。

3. 石膏绷带包扎技术

（1）包扎前准备

1）根据肢体的长度、周径预定石膏的长宽尺寸及数量，准备好各种衬垫以及其他必需用品，如绷带、剪刀、支撑木棍等。

2）向病人解释石膏固定的目的及注意事项，以取得病人合作。

3）洗净拟行固定的肢体，若有伤口，应先更换敷料，不用胶布固定，纱布、棉垫和胶布按纵行放置；摆好病人体位，注意病人的舒适、保暖，肢体应由专人扶持保护。

（2）包扎技术与配合

1）肢体取功能位：将病人肢体或关节取功能位或所需的特殊位置，并用支架悬吊或由专人扶持，以保持伤肢正确的位置。

2）放衬垫：用棉织套、棉花或棉纸作垫衬，包裹将要固定的区域，在骨隆突处适当加衬垫垫厚，以防石膏固定后造成局部压疮。

3）浸泡石膏绷带卷：将备好的石膏绷带卷轻轻放入盛有35～40℃热水的桶中，平置放入，浸透后取出并挤出过多的水分。

4）包石膏绷带：将石膏绷带卷围着肢体由近侧向远侧迅速向前滚动，下一圈石膏绷带应盖住上一圈石膏绷带的下1/3，并将包上肢体的石膏绷带抚平妥帖，使其凝合成整体。在石膏绷带的边缘、关节及骨折部要多包2～3层，以避免断裂。如需制造石膏条则按所需长度，将石膏绷带卷迅速摊开，在木板上来回折叠，6～8层为一条，用于需要加固的某一部位，尤其是关节周围。

5）石膏的塑形、修理、包边和记录：石膏绷带包成后，要进行塑形和修理，使边缘整齐、表面光滑。充分暴露不包括在固定范围内的关节。四肢石膏绷带应暴露手指、足趾，以便观察肢体血液循环、感觉和运动功能等，同时便于功能锻炼。石膏包边：通常可利用石膏内面的一层棉织筒套衬垫，从内面将其稍向外拉出包起石膏，并用石膏糊粘住。石膏干固后，在石膏表面用颜色笔注明打石膏的时间和预拆石膏的日期。

（3）石膏的剪开、开窗和拆除　剪开：先在预定的部位用笔标示切开路线，将石膏剪自石膏与衬垫之间插入，将石膏剪开。开窗：用笔标记后，用石膏刀或锯沿内斜方向切开石膏，边切边将切开的石膏边向上提拉。拆除：一般用石膏刀、剪、电锯等予以全层剖开，再用撑开器将石膏撑开，即可拆除。

考点：石膏绷带包扎技术

（二）护理措施

1. 一般护理

（1）体位：石膏固定肢体应处于功能位。

（2）饮食：摄入高热量、高蛋白、易消化的食物，并多饮水，多食蔬菜和水果，防止便秘、泌尿系统感染和结石等。

（3）石膏护理：保持石膏干燥清洁，避免大、小便污染；防止局部受压断裂；保持有效固定，以达到治疗目的。

2. 病情观察　石膏绷带固定期间，密切注意病人患肢肿胀程度及肢端血循环情况，皮肤温度、颜色及感觉的改变等。

3. 配合治疗护理

（1）石膏干固前的护理

1）适当支托：用手掌平托石膏固定的肢体，避免牵拉、手指压迫致石膏出现凹陷，压迫局部血管、神经和软组织致使患肢出现缺血性坏死或溃疡。

2）避免石膏折断、变形：未干透的石膏固定肢体不可直接放置于硬板床，可置于盖有防水布的软枕上；不可在石膏上放置重物。

3）加速石膏干固：可适当提高室温或用灯泡烘烤、红外线照射、吹风机吹干等。但烤灯的距离和温度应适宜，以免烫伤。

（2）保持石膏清洁：会阴及臀部附近的石膏易受大小便污染，故除保持局部清洁外，该部位石膏开窗大小要适宜，以便于排尿和排便。若石膏外面染有污垢，可用软毛巾蘸肥皂及清水擦洗干净，擦洗时，水不可过多，以免石膏软化。为石膏托固定病人换药时，伤口周围应覆盖厚敷料，并及时清除伤口分泌物；为石膏开窗病人换药时，需用足量纱布填塞石膏窗内四周，防止冲洗液和脓液流入石膏管内。已严重污染的石膏应及时更换。

> **链接　石膏固定后出血的护理**
>
> 石膏固定后，若发现石膏表面有血迹渗出，应在血迹边缘用笔画圈标记，并注明日期和时间。若血迹边界不断扩大，则为出血的征象，应通知医师紧急处理。

(3) 维持患肢血液循环：注意抬高石膏固定的患肢，以利静脉血液和淋巴液回流。寒冷季节更需注意石膏固定部位的保暖，以保障患肢远端的血液循环。观察和判断石膏固定肢体的远端血运、感觉和运动状况。若患肢有苍白、厥冷、发绀、疼痛、感觉减退或麻木时，应立即通知医师行石膏剪开减压、局部开窗减压、更换石膏，甚至即刻拆除石膏，探究病因对症处理。

(4) 并发症的预防及护理

1) 压疮：包扎石膏前，加好衬垫，尤其骨突起处加较厚棉垫。包扎石膏时严禁指尖按压，要用手掌托扶。协助病人翻身，更换体位。如出现局部持续疼痛，要警惕压疮。嘱病人和家属不可向石膏内塞垫，必要时更换石膏。

2) 失用性骨质疏松和关节僵硬：长期卧床、石膏制动，引起骨质脱钙、疏松。关节固定不动发生关节僵硬。预防办法是加强功能锻炼。

3) 化脓性皮炎：长期石膏固定，皮肤脱屑、出汗和石膏摩擦，都可使皮肤瘙痒，出现水疱，或用异物伸入抓痒，使局部感染。

4) 骨筋膜室综合征：两种原因可引起骨筋膜室综合征。一是骨筋膜内肿胀、出血，压力增高，此种常见于前臂或小腿骨折；另一种是肢体包扎过紧，尤其石膏包扎。预防方法是石膏包扎不要过紧，密切观察，及时发现，迅速减压。

5) 石膏综合征：大型石膏或包扎过紧，病人呼吸费力，进食困难，胸部发憋，腹部膨胀。预防方法是包扎石膏时适当留有余地，食量不要过多，上腹开窗等。

(5) 功能锻炼：为防止骨质脱钙、肌肉萎缩、关节僵硬，更重要的是恢复功能，要分阶段进行功能锻炼，固定范围外的部位加强锻炼，范围内的肌肉等长收缩，循序渐进，主动锻炼为主。

4. 心理护理　多和病人沟通，向病人解释石膏绷带固定的必要性和注意问题，解除病人顾虑，让病人安心接受治疗。

5. 健康指导

考点：石膏绷带包扎后的护理措施

(1) 功能锻炼：指导正确的功能锻炼方法，积极进行主动锻炼。

(2) 定期复查：固定期间定期到医院复查，发现异常及时就诊。

(3) 拆除石膏后护理：先用油脂涂抹石膏内皮肤，6~8 小时后再用肥皂液清洗，每日按摩局部肌肉 2~4 次，并加强功能锻炼。

三、功能锻炼

(一) 目的

考点：功能锻炼的目的

1. 保持和恢复关节运动的幅度，防止关节僵硬。
2. 保持和恢复肌肉力量及耐力，防止肌肉萎缩。
3. 防止骨质脱钙，预防骨质疏松。
4. 改善局部条件促进血液循环，促进骨折痊愈。
5. 早日恢复正常生活和工作。

（二）护理措施

1. 功能锻炼的任务和要求

（1）早期（伤后1～2周）：局部肿胀疼痛，主要任务是促血行，消肿胀，防止肌肉萎缩。运动重点是患肢肌肉舒缩锻炼，固定范围以外的部位在不影响患肢固定情况下进行锻炼。

（2）中期（伤后2～3周后）：此期患肢肿胀疼痛已消，骨折处已纤维性连接，主要任务是防止肌肉萎缩和关节粘连，运动重点是患肢骨折的远近关节运动为主。

（3）晚期（伤后6～8周后）：已达骨折的临床愈合，外固定已拆除，任务是促使功能全面恢复，运动方面进行以重点关节为主的全身锻炼，此期是功能锻炼的关键阶段，前两期的不足此期给予弥补。

考点：不同阶段的功能锻炼

2. 功能锻炼方法

（1）被动运动：完全靠自身以外的力量进行运动，适应于瘫痪严重的病人。主要依靠他人或健侧肢体带动。被动运动的方法有按摩、推拿、针灸、理疗、借助器械和被动活动。被动活动力量要柔和，不要过于用力，防止损伤，以病人不痛或轻痛为度。

（2）主动运动：依靠病人自身力量进行锻炼，是功能锻炼的主要方法，适应于有活动能力的病人。对主动运动的病人多指导、多鼓励。指导病人进行有利于骨折愈合的运动。

（3）助力运动：自身力量不足，需要外力协助，尤其在运动时需要帮助。外力可以是他人，也可是健侧肢体或运动器。护理时指导、鼓励和协助。运动器用前检查，确保安全。外力协助不能代替。

（4）手法治疗：此法虽然是被动运动，但并非一般的被动。适用于关节内粘连已完全机化，关节僵硬已成定型。为创造锻炼条件，采取一次性手法撕裂瘢痕组织。必须在麻醉下进行，手法柔和，特别注意术后尽早锻炼。

3. 功能锻炼原则　功能锻炼要遵循动静结合、主动与被动结合和循序渐进的原则。

第3节　常见骨折

一、肱骨髁上骨折

肱骨髁上骨折指肱骨干与肱骨髁的交界处发生的骨折。多发生于10岁以下儿童。

（一）概述

肱骨髁上骨折多由间接暴力引起。儿童多有手着地受伤史，应仔细了解受伤时情况：跌倒时肘关节呈半屈或全伸位，手掌着地，造成伸直型肱骨髁上骨折（图27-20）；跌倒时肘关节屈曲，肘后着地，造成屈曲型肱骨髁上骨折（图27-21）。

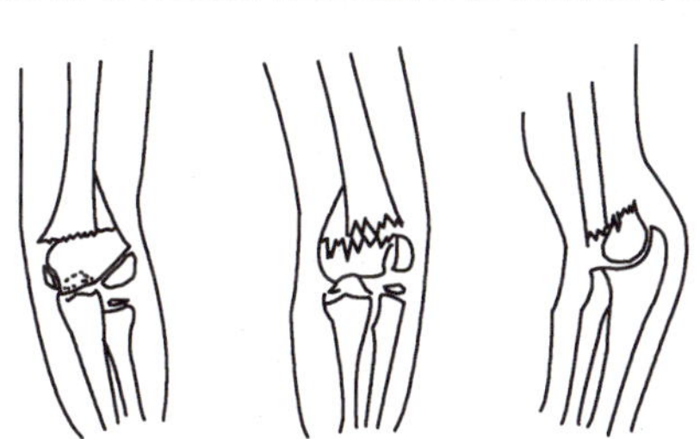

图27-20　伸直型肱骨髁上骨折

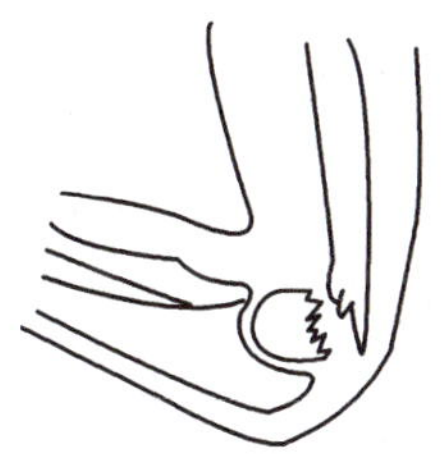

图27-21　屈曲型肱骨髁上骨折

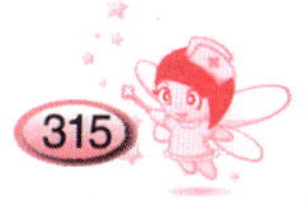

(二) 护理评估

考点:肱骨髁上骨折临床表现

1. 临床表现　肘部出现疼痛、肿胀、皮下瘀斑,肘部向后突出并处于半屈位;局部明显压痛,有骨摩擦音及假关节活动,肘前方可扪到骨折断端,肘后三角关系正常。若伴有血管神经损伤,则出现相应症状,如桡动脉无搏动,手的感觉功能障碍。

2. 辅助检查　X 线检查:肘部正、侧位片可明确诊断及骨折的类型。

3. 治疗要点与反应

(1) 手法复位外固定:肘部肿胀轻、桡动脉搏动正常者可行手法复位石膏托固定。

(2) 持续骨牵引:肘部肿胀严重、已有张力性水疱、受伤时间较长、末梢血供良好者,可进行尺骨鹰嘴悬吊牵引。肿胀消退后再行手法复位石膏托固定。

(3) 手术治疗:手法复位失败或伴有血管、神经损伤者可进行切开复位、加压螺钉或交叉钢针内固定,必要时进行神经、血管探查、松解或修复术。

(三) 护理要点

1. 上肢制动并抬高,减轻患肢肿胀和疼痛。
2. 观察上肢末端血运和神经损伤恢复情况。
3. 开放性骨折和手术病人应注意伤口有无红、肿、热、痛、分泌物等。
4. 后期进行上肢的功能锻炼。

二、桡骨远端骨折

桡骨远端骨折指距桡骨远端关节面 3cm 以内的骨折,以中年和老年人多见。

(一) 概述

多为间接暴力引起,跌倒时手部着地,暴力向上传到,发生桡骨远端骨折。根据受伤机制不同,可发生伸直型骨折(Colles 骨折)、屈曲型骨折、关节面骨折伴腕关节脱位。

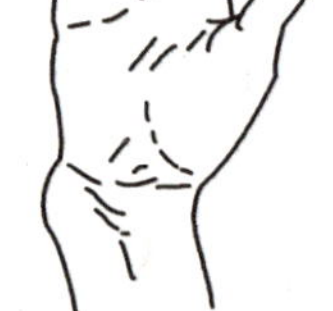

a. "餐叉"畸形　　b. "枪刺刀"畸形

图 27-22　Colles 骨折畸形

考点:Colles 骨折临床表现

(二) 护理评估

1. 临床表现　伸直型骨折最常见,其典型表现为伤侧腕关节局部疼痛、肿胀,侧面看呈"餐叉"样畸形,正面呈"枪刺刀"样畸形(图 27-22);局部压痛明显,腕关节活动障碍。

2. 辅助检查　X 线检查:通过腕关节在内的正、侧位片判断骨折移位的情况。

3. 治疗要点与反应　多采用手法复位,石膏或夹板外固定;较少采用切开复位内固定。

(三) 护理要点

1. 患侧前臂抬高,注意观察手指血液循环情况。
2. 门诊病人注意提醒 2 周后回医院复查。
3. 注意功能锻炼。

三、股骨骨折

(一) 股骨颈骨折

股骨颈骨折指由股骨头下至股骨颈基部之间的骨折。多发生于中、老年人。

1. 概述 股骨颈骨折与骨质疏松导致的骨质量下降有关。当遭受轻微扭转暴力即可发生骨折,多数情况下是在走路滑倒时,身体发生扭转倒地,间接暴力传导致股骨颈发生骨折。

2. 护理评估

(1) 临床表现:伤后感髋部疼痛,下肢活动受限,不能站立和行走,患肢呈缩短、外旋、屈曲畸形,髋部可有局部压痛及轴向叩击痛。

(2) 辅助检查:X 线摄片,需同时摄正、侧位片,明确骨折的部位、类型、移位情况。

(3) 治疗要点与反应

1) 非手术治疗:适用于无明显移位的骨折,外展型或嵌入型等稳定性骨折,年龄过大、全身情况差或合并有严重心、肺、肾、肝等功能障碍者。可穿"丁"字鞋,下肢皮牵引,卧床 6 ~ 8 周。

2) 手术治疗:适用于内收型骨折和有移位的骨折。手术方法有闭合复位内固定、切开复位内固定、人工关节置换术。

3. 护理要点

(1) 做好卧床病人的护理,防止并发症。

(2) 防止畸形愈合:保持肢体中立位,防止内旋、外旋、足下垂,必要时穿"丁"字鞋。

(3) 后期注意功能锻炼。

(二) 股骨干骨折

股骨干骨折指股骨小转子以下,股骨髁以上部位的骨折,多见于青壮年。

1. 概述 多由强大的直接暴力或间接暴力所致。直接暴力可引起股骨横断或粉碎性骨折,间接暴力可引起股骨的斜形或螺旋形骨折。

2. 护理评估

考点:股骨下 1/3 骨折可损伤哪些血管、神经

(1) 临床表现:受伤后出现大腿疼痛、肿胀、皮下瘀斑,局部出现成角、缩短、旋转等畸形(图 27-23),髋及膝关节不能活动,因出血较多可伴有休克。股骨下 1/3 骨折后远端向后移位,可能损伤腘动脉、腘静脉和腓神经、腓总神经。

(2) 辅助检查:X 线摄片可明确骨折的部位、类型及移位情况。

(3) 治疗要点与反应

1) 非手术治疗:对于比较稳定的股骨干骨折,软组织条件较差者,可通过牵引后再用手法复位,X 线证实对位对线良好,大腿用夹板固定,同时继续维持牵引。3 岁以下患儿可采用双下肢悬吊皮牵引;成人股骨干骨折一般需持续骨牵引 8 ~ 12 周。近年来有采用手法复位、外固定器固定方法治疗。

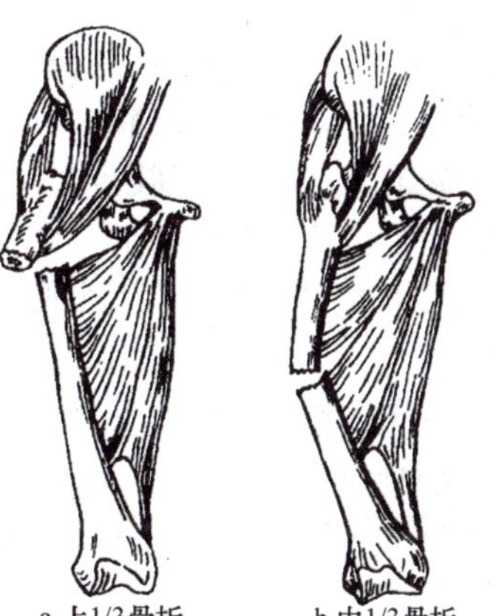
a.上1/3骨折

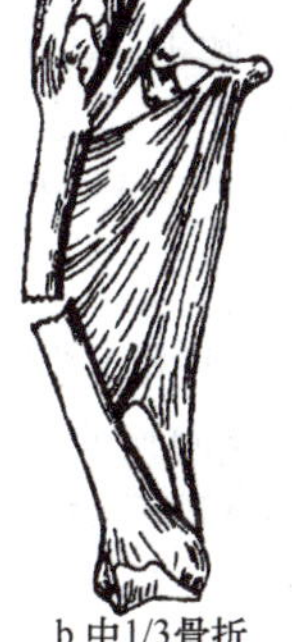
b.中1/3骨折

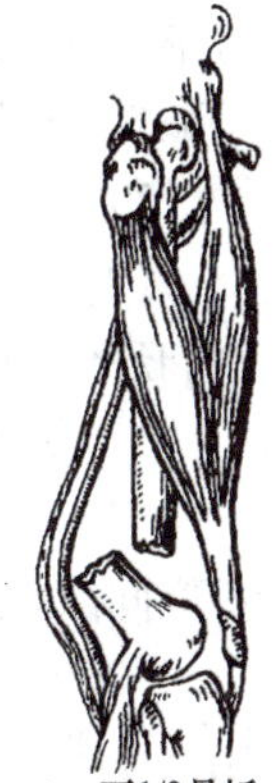
c.下1/3骨折

图 27-23 股骨干骨折的移位

2) 手术治疗:主要为切开复位内固定。适用于非手术治疗失败、伴有多处骨折或神经血

管损伤、老年人不宜长期卧床、陈旧性骨折不愈合或畸形愈合、无污染或污染轻的开放骨折。

3. 护理要点

(1) 防治休克,及时予以止痛、扩容等处理。

(2) 做好外固定病人的护理。

(3) 手术病人做好手术前后的护理。

第 4 节　脊椎骨折及脊髓损伤病人的护理

案例27-3

病人,男性,30 岁,因从高空坠落导致背部疼痛,不能活动 2 小时急诊入院。入院时体查:T_{10} 棘突处有明显压痛和叩击痛,脊椎活动受限,有后突畸形。

问题:1. 该病人可能是何损伤?

2. 在搬运这类病人时要注意什么?

一、脊 椎 骨 折

(一) 概述

脊椎骨折绝大多数由间接暴力引起,少数因直接暴力所致。如自高处坠落,头、肩或足、臀部着地,地面对身体的阻挡,使身体猛烈屈曲,所产生的垂直分力可导致椎体压缩性骨折;水平分力较大时则可同时发生脊椎脱位。脊椎骨折的伤情比较严重,胸、腰椎发病率最高,其次是颈椎,胸椎较少,常合并脊髓和马尾神经损伤。

(二) 护理评估

1. 健康史　了解病人的年龄、受伤经过,包括暴力大小、方向、作用部位、受伤当时病人姿势及处理经过。

2. 身心状况

(1) 躯体表现

1) 局部表现:受伤局部疼痛、肿胀、畸形、棘突间隙加宽及局部明显触痛、压痛和叩击痛,脊椎活动受限。胸腰段骨折时,有后突畸形,如形成腹膜后血肿,可刺激腹腔神经节,使肠蠕动减慢,出现腹痛、腹胀,甚至出现肠麻痹症状。

2) 合并脊髓损伤:可伴有四肢感觉、运动、肌张力、腱反射及括约肌功能异常。

(2) 心理-社会状况:脊椎骨折后,尤其是合并有脊髓损伤病人因担心致残常出现极度紧张和恐惧,此外可因长期卧床而产生悲观情绪。

3. 辅助检查

(1) X 线:可显示椎体损伤情况,如压缩、粉碎及移位;椎间孔变小,关节突骨折或交锁;棘突间隙增宽及附件骨折等。

(2) CT、MRI:可清楚地显示小关节的骨折及椎管内受压情况。MRI 可显示脊髓受损情况。

4. 治疗要点与反应

(1) 伴有严重并发伤,如颅脑、胸腹腔器官损伤或休克时,应优先抢救生命。

（2）脊椎骨折后，根据不同的骨折部位采取牵引、手术切开椎管减压、植骨、椎弓根钉内固定。

（3）胸腰椎骨折处理：①椎体压缩不到1/5或年老体弱者：仰卧于硬板床，骨折部垫厚枕，使脊椎过伸，3天后开始锻炼腰背肌，第3个月可下地稍许活动，3个月后逐渐增加下地活动时间。②椎体压缩超过1/5的青少年和中年：可采用两桌法或双踝悬吊法复位，复位后包过伸位石膏背心，固定3个月。

（4）颈椎骨折压缩或脱位轻者可用枕颌带悬吊牵引复位，有明显压缩脱位者采用持续颅骨牵引复位。

考点：脊椎骨折的治疗原则

（三）护理诊断与医护合作性问题

1. 躯体移动障碍　与疼痛及神经损伤有关。
2. 疼痛　与脊椎骨折、软组织损伤及手术有关。
3. 知识缺乏　缺乏有关功能锻炼的知识。
4. 恐惧　与担心疾病的预后可能致残有关。
5. 潜在并发症　压疮、肺部感染、泌尿系统感染、下肢静脉血栓形成。

（四）护理目标

病人最大限度恢复肢体功能，生活自理能力逐渐恢复；病人疼痛减轻或缓解；病人及家属了解有关功能锻炼的知识；病人情绪稳定，对未来充满信心；病人并发症得到预防或早期发现和及时处理。

（五）护理措施

1. 急救护理

（1）脊柱骨折伴有休克的病人不宜立即搬动，应就地抢救，待休克纠正后再搬动。

（2）搬运工具最好选用硬板担架或木板。搬动中必须保持脊柱伸直位。先将病人两上肢贴于躯干两侧，两下肢伸直并拢，担架放病人一侧，三人一齐沿纵轴方向使病人躯干及四肢成一整体滚动，把病人移至担架，或平托病人至担架（图27-24）。禁止一人背送或一人抬头、一人抬足的方法，这样可导致躯干扭曲，加重脊椎骨折和脊髓损伤的程度。

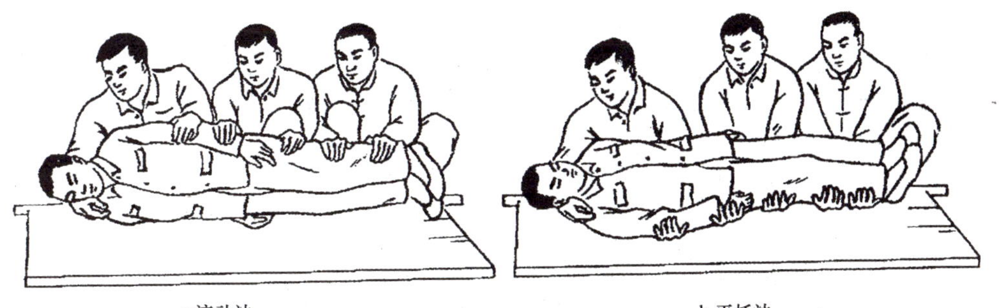

a.滚动法　　b.平托法

图27-24　脊椎骨折病人正确的搬动法

（3）对疑有颈椎损伤的病人，搬运时需有一人固定头部，沿纵轴向上略加牵引，使头、颈随躯干一起缓慢搬动。移至木板上后，头部应用沙袋或衣物加以固定。切记勿扭曲或旋转病人的头颈，以免加重神经损伤，引起呼吸肌麻痹而死亡。

2. 一般护理　给予高蛋白、高营养、易消化的食物，多饮水、多吃水果、蔬菜等，防止便秘。

3. 病情观察　注意观察生命体征、肢体活动及躯体麻痹平面的变化。

4. 配合治疗护理

(1) 预防并发症：指导和协助病人每2小时翻身1次，注意保护骨隆突处，勤擦洗、按摩受压部位，保持床单干燥、整洁。尽早进行功能锻炼。

(2) 指导或协助病人床上翻身

1) 对能自行翻身的病人，可告知病人及家属翻身的方法和注意事项。注意翻身时必须使肩部和骨盆一起翻，不可扭曲脊柱。

2) 对不能自行翻身的病人，护士要协助完成。具体方法为一手托肩，一手托臀，双手向上向外用力，将病人由仰卧位变为侧卧位，或由侧卧位变为仰卧位。

(3) 手术前后的护理

1) 术前：进行颈椎前路手术者，术前需指导协助病人行气管推移训练，以适应术中牵拉气管、食管操作。

2) 术后：①颈椎手术后的病人搬动时，应保护颈部，防止旋转及屈伸，减少搬动对内固定的影响；翻身时要保持头颅、躯干在同一平面上，如要侧卧位，一般侧卧30°~40°即可。腰椎术后的病人翻身时，应保持肩、髋在同一平面上。②颈椎手术后，颈部保持中立位，平卧2小时以压迫止血。腰椎术后的病人，需平卧8小时以压迫止血。对伤口引流管要注意观察引流量与引流液颜色，并保持引流管通畅，以防积血压迫脊髓。及时观察有无脑脊液漏。③密切观察生命体征，警惕窒息。出现声音嘶哑，呼吸表浅，提示有喉头水肿的可能，易并发窒息，需严密观察并妥善处理。出现呼吸困难、口唇发绀及鼻翼扇动，伴颈部肿胀，提示血肿压迫气管，应立即配合医师剪开缝线，清除积血。不伴颈部肿胀的呼吸困难，多系喉头水肿所致，应准备行气管插管或气管切开。④手术后可出现血肿压迫或水肿反应而至肢体感觉、运动及括约肌功能障碍，要密切观察。当出现瘫痪平面上升、肢体麻木、肌力减退或不能活动时，应立即报告医师及时处理。

3) 正确指导和督促病人早期进行功能锻炼。根据病人的具体情况选择仰卧位锻炼法或俯卧位锻炼法。

5. 心理护理　给予心理安慰，消除病人紧张恐惧情绪，使其配合治疗及护理。对有悲观抑郁情绪的病人做好心理疏导，使其面对现实。

6. 健康指导

(1) 继续功能锻炼，第1个月主要在床上进行四肢活动和腰背肌锻炼，2~3个月后逐渐下床进行步行及适度的活动。

(2) 定期复查，了解内固定有无移位及骨折愈合情况。

(六) 护理评价

病人是否最大限度恢复肢体功能，生活自理能力是否逐渐恢复；病人疼痛是否减轻或缓解；病人及家属是否了解有关功能锻炼的知识；病人情绪是否保持稳定，对未来充满信心；病人并发症是否得到预防或早期发现和及时处理。

二、脊髓损伤

脊髓损伤是脊椎骨折、脱位最严重的并发症，由于椎体的移位或碎骨片突出于椎管内，使

脊髓或马尾神经产生不同程度的损伤。胸腰段损伤使下肢的感觉与运动产生障碍，称为截瘫；如颈段脊髓损伤引起高位瘫痪，使双上肢出现神经功能障碍，为四肢瘫痪，简称“四瘫”。脊髓损伤可分为脊髓震荡、脊髓挫伤与出血、脊髓断裂、脊髓受压和马尾神经损伤五类。

（一）护理评估

1. 健康史　了解病人受伤的时间，暴力的性质、方向和大小、作用部位，受伤的体位，抢救措施，搬运方法及所用工具等。

2. 身心状况

（1）躯体表现

1）脊髓损伤：在脊髓休克期间表现为受伤平面以下出现弛缓性瘫痪，运动反射及括约肌功能丧失，有感觉丧失平面及大小便不能控制。2～4周后逐渐演变成痉挛性瘫痪，表现为肌张力增高、腱反射亢进，并出现病理性锥体征。①颈段脊髓损伤：表现为“四瘫”，上颈椎损伤四肢瘫痪均为痉挛性瘫痪；下颈椎损伤四肢瘫痪上肢表现为弛缓性瘫痪，下肢表现为痉挛性瘫痪；C_4以上颈髓损伤，膈肌和呼吸肌全部瘫痪，病人可出现呼吸困难而危及生命。此外，颈段脊髓损伤后可出现自主神经系统功能紊乱，受伤平面以下皮肤不能出汗，对气温的变化丧失调节和适应能力，常易产生高热。②胸段脊髓损伤：表现为截瘫。③脊髓半切征：损伤平面以下同侧肢体的运动及深感觉丧失，对侧肢体痛觉和温觉丧失。

2）脊髓圆锥损伤：第一腰椎骨折可发生脊髓圆锥损伤，表现为会阴部皮肤鞍状感觉缺失，括约肌功能丧失致大小便不能控制和性功能障碍，两下肢的感觉和运动仍保留正常。

3）常见并发症：①截瘫。②呼吸系统并发症，如坠积性肺炎等。③泌尿感染和结石。④其他：压疮、体温过高或过低、腹胀、便秘等。

4）脊髓损伤后各种功能丧失的程度可以用截瘫指数来表示。“0”代表功能完全正常或接近正常；“1”代表功能部分丧失；“2”代表功能完全丧失或接近完全丧失。一般记录肢体自主运动、感觉及大小便的功能情况，相加后即为该病人的截瘫指数。截瘫指数最大为6，最小为0。

考点：脊髓损伤躯体表现，截瘫指数的计算

（2）心理-社会状况：脊髓损伤病人由于发生肢体功能障碍或瘫痪，丧失生活工作能力，给病人及家属造成心理和生活上的沉重负担。病人常表现为绝望、焦虑、恐惧或愤怒等心理反应。

3. 辅助检查

（1）X线：可了解脊椎骨折或脱位的部位。

（2）CT、MRI：可清楚的显示脊髓受损情况。

4. 治疗要点与反应

（1）固定：一般先采用颌枕带牵引或持续颅骨牵引，防止损伤部位移位而产生脊髓的再次损伤。

（2）减轻脊髓水肿和继发性损害：可使用糖皮质激素、脱水剂及高压氧治疗等。

（3）手术治疗：目的是解除对脊髓的压迫和恢复脊椎的稳定性，目前无法使损伤的脊髓恢复功能。

考点：脊髓损伤的治疗

（二）护理诊断与医护合作性问题

1. 低效性呼吸型态　与呼吸肌神经损伤及活动受限有关。

2. 体温调节无效　与自主神经功能紊乱有关。

3. 躯体移动障碍　与疼痛及神经损伤有关。

4. 恐惧　与担心疾病可能致残有关。

5. 潜在并发症　压疮、肺部感染、泌尿系统感染及结石。

(三) 护理目标

病人能维持良好的通气状态;病人体温恢复正常;病人最大限度恢复肢体的功能;病人情绪稳定,对未来充满信心;病人并发症得到预防或早期发现和及时处理。

(四) 护理措施

1. 一般护理

(1) 做好生活护理:尿潴留的护理、预防便秘及压疮等。

(2) 维持正常体温:颈髓损伤病人丧失了对环境温度变化的调节和适应能力,常发生高热或低温,体温可达40℃以上或35℃以下,应做好相应的护理工作。对高热病人,使用物理方法降温,如乙醇或温水擦浴、冰袋冷敷等;同时通风散热、调节室温等。对低温病人应注意保暖,如加盖毛毯、调节室温等。

2. 病情观察　严密观察病人的生命体征的变化,尤其对高位截瘫的病人要注意呼吸的观察。

3. 配合治疗护理

(1) 维持有效的通气功能:①维持有效的呼吸:脊髓损伤后48小时内因脊髓水肿可造成呼吸抑制,需密切观察病人的呼吸情况,做好抢救准备。无自主呼吸或呼吸微弱的病人应立即行气管插管或气管切开,用呼吸机维持呼吸,并做好气管插管或切开术后的护理。②吸氧:遵医嘱持续或间断给氧。③减轻脊髓水肿:遵医嘱应用地塞米松等激素治疗,以减轻脊髓水肿。④保持呼吸道畅通:指导病人练习深呼吸,通过翻身拍背、辅助咳嗽排痰等措施防止肺部并发症。每2~4小时用呼吸锻炼器进行一次呼吸锻炼。

(2) 功能锻炼:截瘫病人易产生肌肉萎缩、关节僵硬或足下垂等畸形,应指导病人进行功能锻炼,包括已瘫和未瘫痪的肌肉、关节的活动。①截瘫肢体被动活动:髋关节练习伸直、外展活动,防止发生屈曲、内收、内旋畸形;膝关节练习伸屈活动,防止膝关节强直;踝关节练习背屈活动,防止发生足下垂,影响行走功能。以上功能锻炼应每日3~4次,每次15~20分钟。②肌肉按摩:促进血液循环,有利于功能恢复。③健肢主动运动:可用哑铃或拉弹簧锻炼上肢和胸、背部肌肉。④病情允许时可在床上练习坐起,逐渐过渡到借用辅助工具下地站立、行走。指导病人独立完成翻身、穿脱衣裤、自己放便器大小便等,通过锻炼使病人逐渐恢复生活自理能力。

4. 心理护理　多与病人沟通,注意观察病人心理反应,给予病人心理支持和疏导,使其面对现实,配合治疗和护理,达到最好的功能恢复。同时要鼓励病人家属、亲友多关心及照顾病人,使其树立生活的信心。

5. 健康指导

(1) 指导病人、家属及亲友注意病人的安全,保证家庭环境中无有害物体存在,并能满足病人特殊需要。

(2) 鼓励病人继续按计划进行功能锻炼。

(3) 指导病人培养自理生活的能力,尽可能自行完成日常生活活动。

(4) 告知病人需定期返院检查及进行康复理疗的意义。

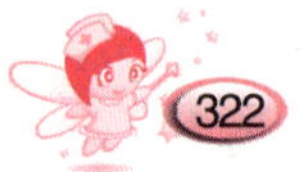

（五）护理评价

病人是否能维持良好的通气状态；病人体温是否恢复正常；病人的肢体功能是否得到最大限度得到恢复；病人是否情绪稳定，对未来是否充满信心；病人并发症是否得到预防或早期发现和及时处理。

第5节 骨盆骨折病人的护理

骨盆骨折多由直接暴力挤压骨盆所致，多伴有合并症和多发伤。常见于交通事故、意外摔伤或高处坠落。

一、护理评估

1. 身心状况

（1）躯体表现：伤处局部肿胀、畸形，骨盆反常活动，会阴部淤血，肢体不对称，可合并膀胱、尿道及其他腹腔内脏器的损伤。严重的可伴有大量出血而导致失血性休克。

（2）心理-社会状况：急性创伤及治疗护理时的痛苦会使病人出现怨愤、烦躁、焦虑、易怒等心理。

2. 辅助检查　X线和CT检查可显示有无骨盆骨折及骨折类型。

3. 治疗要点与反应

（1）非手术治疗：骨盆边缘骨折、骶尾骨骨折应根据损伤程度卧硬板床休息3～4周，不稳定骨折可用骨盆兜悬吊牵引、髋人字石膏、骨牵引等方法进行复位和固定。

（2）手术治疗：骨盆两处骨折者可用骨盆外固定架固定，两处以上骨折者需行切开复位钢板内固定术。

二、护理要点

1. 扩充血容量，及时止血和处理腹腔内脏器损伤。

2. 做好病人皮肤护理，保持排尿、排便通畅。

3. 指导病人合理活动与功能锻炼。行牵引的病人需12周以后才能持重；对长时间卧床的病人，指导其练习深呼吸、进行肢体的等长收缩，每天多次，每次5～20分钟。

第6节 关节脱位病人的护理

案例27-4

病人，男性，23岁。曾于2年前因打篮球时跌倒导致左肩关节脱位，当时立即给予手法复位，未做其他处理，病人几天后恢复患肢功能。但两年来，病人曾因剧烈活动3次发生左肩关节脱位。

问题：1. 该病人属于哪一种类型的关节脱位？

2. 造成这种情况的原因是什么？

一、概　　述

组成关节的骨面间失去正常的对合关系称关节半脱位,俗称脱臼。以肩关节脱位最为常见,其次为踝、肘、髋关节等。

1. 按发生的原因分类

(1) 创伤性脱位:外来暴力作用导致的脱位。

(2) 先天性脱位:外界因素或内在原因影响胚胎期发育而导致关节先天发育不良,出生后即出现脱位,而且逐渐加重,如先天性髋关节脱位。

(3) 病理性脱位:关节结构发生病变,骨端遭受病变破坏而引起脱位。如关节结核、类风湿性关节炎等引起的脱位。

(4) 习惯性脱位:创伤性关节脱位后造成关节囊、韧带松弛或在骨附着处被撕脱,使关节存在不稳定因素,轻微外力可导致再脱位,反复发生,称为习惯性脱位,多见于肩关节。

2. 按脱位后时间分类

考点: 关节脱位的病因与分类

(1) 新鲜脱位:脱位时间少于 3 周。

(2) 陈旧性脱位:脱位时间超过 3 周,一般闭合复位困难,常需切开复位。

3. 按脱位后关节腔是否与外界相通可分为闭合性脱位和开放性脱位。

二、护理评估

(一) 健康史

了解病人受伤的经过,有无关节和骨端的肿瘤及炎症等病变,有无反复脱位等病史。

(二) 身心状况

1. 躯体表现

(1) 一般症状:关节疼痛、肿胀、瘀斑、局部压痛及关节功能障碍。

(2) 特有体征

1) 畸形:脱位关节处有明显畸形,如关节变粗大、患肢缩短或变长。

考点: 关节脱位的特有体征

2) 弹性固定:脱位关节周围肌肉痉挛,关节囊与韧带牵拉,使肢体固定在异常位置,被动运动时感到有弹性阻力。

3) 关节盂空虚:脱位后可在体表摸到关节所在部位有空虚感。

2. 心理-社会状况　无论哪种类型的关节脱位,病人都会产生不同程度的焦虑、不安、恐惧等不良心理反应。病人往往担心是否能完全恢复,有无后遗症发生;担心家庭生活和工作是否会受到影响等。

(三) 辅助检查

X 线检查可确定脱位的方向、程度、有无合并骨折等。

(四) 治疗要点与反应

1. 复位　包括手法复位和切开复位,以手法复位为主。切开复位指征包括有关节内骨折、经手法复位失败者;有软组织嵌入、手法难以复位者;陈旧性脱位手法复位失败者。

考点: 关节脱位治疗原则

2. 固定　复位后将关节固定于稳定位置 2 ~ 3 周,使损伤的关节囊、韧带、肌肉等软组织得以修复。

3. 功能锻炼 在固定期间要经常进行关节周围肌肉的伸缩活动和患肢其他关节的主动活动。固定解除后，逐步进行患肢关节的主动功能锻炼，并辅以理疗、中药等治疗，促进关节功能早日恢复。

三、护理诊断与医护合作性问题

1. 疼痛 与局部损伤及神经受压有关。

2. 有皮肤完整性受损的危险 与外固定有关。

3. 焦虑 与害怕肢体残疾、丧失劳动及生活不能自理等有关。

4. 知识缺乏 与缺乏关节脱位治疗、护理及功能锻炼等知识有关。

四、护理目标

病人疼痛缓解；病人皮肤完整，无损伤；病人焦虑减轻；病人及家属能正确认识疾病，掌握与疾病相关的治疗和康复知识。

五、护理措施

（一）一般护理

协助病人做好生活和皮肤护理。肩、肘关节脱位复位术后，取功能位石膏固定并稍抬高，以利于静脉回流，减轻肿胀。髋关节复位术后，石膏固定于外展位稍抬高，防止髋关节屈曲、内收和旋转。

（二）病情观察

1. 观察患肢的血液循环状况，若发现患肢苍白、冰冷、大动脉搏动消失，提示有大动脉损伤可能，应及时通知医师处理。

2. 观察患肢的感觉、运动，了解神经的损伤和恢复情况。

（三）配合治疗护理

1. 减轻疼痛和肿胀

（1）早期局部冷敷，减轻损伤部位的出血和水肿。24小时后热敷，促进血肿、水肿的吸收。

（2）改善血液循环，促进渗出液的吸收。常用的方法有超声波疗法、电疗法、激光疗法和蜡疗等。

（3）采用中药烫洗，活血化瘀，减轻肿胀。

2. 协助医师尽早复位 做好复位前的身体及心理准备，向病人说明复位的目的和方法，以取得病人的合作。复位前给予适当的麻醉，同时使肌肉松弛，利于复位。

3. 维持有效的固定

（1）向病人及家属说明复位后固定的目的、方法和重要意义及注意事项。

（2）注意观察患肢的血液循环，发现有循环不良的表现时，应及时报告医师。

（3）维持固定的姿势和时间

1）肩关节脱位：单纯脱位，复位后用三角巾悬吊上肢，肘关节屈曲90°，腋窝处垫棉垫。一般固定3周。关节囊破损明显或仍有肩关节半脱位的，应将患侧手置于对侧肩部，肘部贴靠胸壁，腋下垫棉垫，用绷带将患肢固定在胸壁，并托住肘部。

2）肘关节脱位：复位后，用长臂石膏托或超关节夹板固定肘关节于屈肘90°位，再用三角巾悬吊胸前2～3周。

3）髋关节脱位：复位后，患肢皮肤牵引或穿“丁”字鞋2～3周。

4. 指导功能锻炼

（1）病人及家属讲述功能锻炼的重要性和必要性，消除病人关节复位就是治疗结束的错误认识，使病人能自觉地按计划进行功能锻炼。

（2）在固定期间，应进行固定关节周围肌肉的舒缩运动和其他未固定关节的主动活动。

（3）功能锻炼时，应注意以主动锻炼为主，切忌被动强力拉伸关节，以防加重关节损伤。

（四）心理护理

对病人表示理解和同情，给予安慰和鼓励，耐心做好解释工作，以减轻紧张心理，配合治疗和护理。合理安排病人周围环境，将日常生活用物放置于病人能自行取用之处，以利于减少由于活动受限带来的心理问题。鼓励病人尽其所能，参与一些家庭及社会活动。

（五）健康指导

1. 向病人及家属宣教有关疾病治疗、护理和康复的知识，尤其要注意保持有效固定和坚持功能锻炼，预防习惯性关节脱位发生。

2. 根据发生脱位的原因，教育病人平时生活中注意安全，减少或避免事故发生。

3. 教会病人有关外固定护理及功能锻炼的方法。

六、护理评价

病人疼痛是否得到缓解；病人皮肤是否完整，有无损伤；病人焦虑是否减轻；病人及家属是否能正确认识疾病，掌握与疾病相关的治疗和康复知识。

第7节　常见关节脱位

一、肩关节脱位

（一）概述

多由间接暴力引起，当身体侧位倒地时，手掌着地，肩关节外展、外旋，使肩关节前方关节囊破裂，肱骨头滑出肩胛盂而出现脱位。也可发生于病人向后跌倒时，肱骨后方撞击硬物上，肱骨头受到肩峰的阻挡，成为杠杆的支点，迫使肱骨头向前下方脱出。

肩关节脱位分为前脱位、后脱位、下脱位、盂上脱位等，以前脱位最多见。

（二）护理评估

考点：肩关节脱位的临床表现

1. 临床表现　病人不敢活动肩关节，以健手托住患侧前臂，头部倾斜，患肩三角肌塌陷；肩部失去正常轮廓成方肩畸形（图27-25），关节盂空虚，关节盂外可触及肱骨头；搭肩实验（Dugas征）阳性，表现为患侧手掌搭于健侧肩部时，肘部不能紧贴胸壁。

2. 辅助检查　X线可明确脱位的类型及有无合并骨折。

3. 治疗要点

（1）复位：以手法复位为主，目前大多采用Hippocrates法，或称手牵足蹬法（图27-26）。

（2）固定：单纯肩关节脱位时，复位后用三角巾悬吊上肢，肘关节屈曲90°，固定于胸前3周。

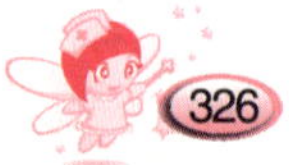

（3）功能锻炼：固定期间需活动腕部和手指，解除固定后，鼓励病人主动向肩关节各个方向活动，锻炼需循序渐进。配合理疗，效果更好。

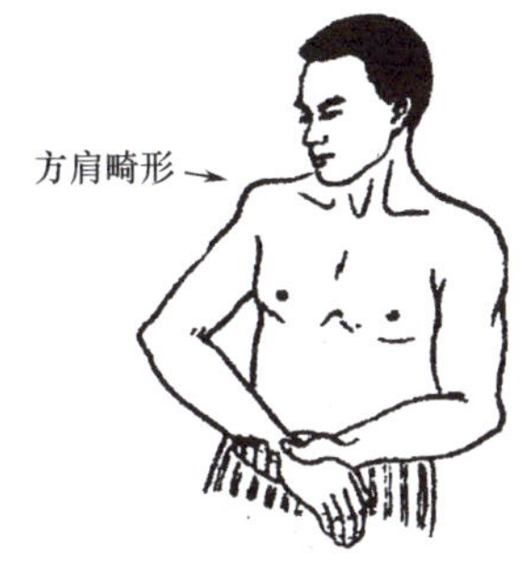

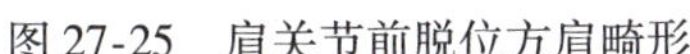

图 27-25　肩关节前脱位方肩畸形

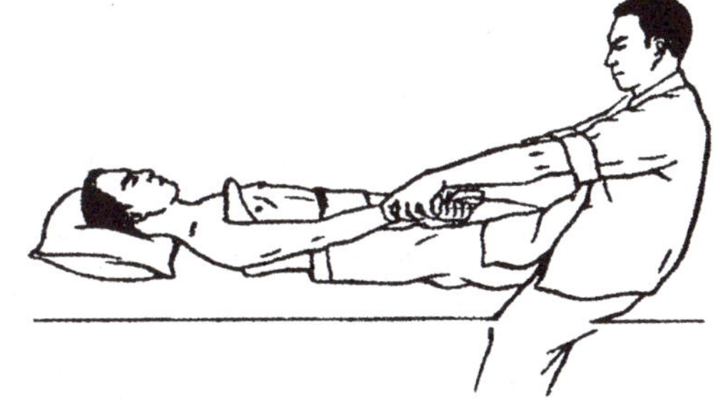

图 27-26　肩关节前脱位 Hippocrates 法复位

二、肘关节脱位

（一）概述

大多由间接暴力引起，病人跌倒时，上臂伸直手掌着地，暴力传递至尺、桡骨上端，尺骨鹰嘴突产生杠杆作用，使尺、桡骨近端脱向肱骨远端后方。

肘关节脱位可分为后脱位、外侧方脱位、内侧方脱位和前脱位，以后脱位最为常见。

（二）护理评估

1. 患处肿痛，不能活动，病人以健手托住患侧前臂，肘关节处于半伸直位，被动运动时不能伸直肘部。肘后空虚感，可摸到凹陷处，肘后三角失去正常关系。

考点：肘关节脱位临床表现

2. 辅助检查　X 线可了解脱位情况及有无合并骨折。

3. 治疗要点

（1）复位：大多数采用手法复位，对于手法复位失败的可采用切开复位。

（2）固定：复位后用长臂石膏托固定肘关节于屈曲 90°位，再用三角巾悬吊胸前 2～3 周。

（3）功能锻炼：固定期间可做肱二头肌收缩活动及伸指握拳等练习，同时在外固定保护下做肩、腕关节的活动。外固定去除后，练习肘关节的屈、伸及前臂旋转活动。

第 8 节　急性血源性骨髓炎病人的护理

案例27-5

患儿，男性，7 岁。因寒战、高热伴右下肢疼痛、不愿活动 3 天入院。入院时体查：T 39.3℃，右下肢呈半屈曲状，胫骨上段处压痛，周围肌痉挛，因疼痛抗拒作主动与被动运动，局部皮温增高。血常规检查：白细胞 $18\times10^9/L$，中性粒细胞 0.89，X 线检查未见异常。2 周前曾患化脓性扁桃体炎，经治疗后已经好转。

问题：1. 该患儿可能患什么病？

2. 为了进一步明确诊断需做何检查？

3. 如何防止发生病理性骨折？

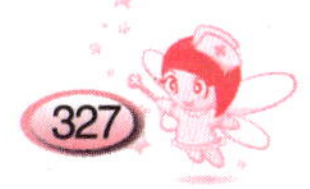

一、概　　述

考点：急性血源性骨髓炎的常见致病菌、好发人群及部位

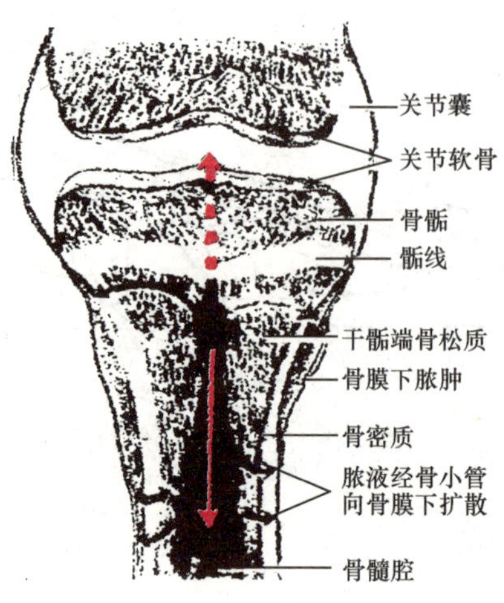

图 27-27　急性血源性骨髓炎的扩散途径

急性血源性骨髓炎指身体其他部位的化脓性病灶中的细菌经血液循环播散至骨骼而引起的化脓性细菌感染。最常见的致病菌是金黄色葡萄球菌,其次为乙型溶血性链球菌。儿童长骨干骺端为好发部位。

化脓性致病菌侵入血循环,菌栓进入骨营养动脉,停滞于长骨干骺端的毛细血管内生长、繁殖,阻塞小血管,迅速发生骨坏死,并形成局限性骨脓肿。脓液沿哈佛管蔓延进入骨膜下间隙成为骨膜下脓肿,致骨密质外层缺血坏死。脓液穿破骨膜流向软组织筋膜间隙而成为深部脓肿。脓肿亦可穿破皮肤排出体外,形成窦道。脓液进入骨髓腔,破坏骨髓组织、骨松质及内层骨密质的血液供应,形成大片死骨(图 27-27)。儿童骨骺板具有屏障作用,脓液一般不易进入邻近关节。

二、护 理 评 估

(一) 健康史

了解病人有无其他部位的化脓性感染病灶,如疖、痈、扁桃体炎、中耳炎等;有无感冒等全身抵抗力下降史。

(二) 身心状况

1. 躯体表现

(1) 症状:起病急骤,全身不适,有寒战、高热,体温可达 39℃以上。患肢有持续、进行性加重的疼痛。儿童可表现为烦躁不安、呕吐与惊厥,重者可发生昏迷及感染性休克。

(2) 体征:局部皮肤温度增高、发红、肿胀,干骺处有局限性深压痛。3~4 天后若肿胀、疼痛加剧,提示该处形成骨膜下脓肿。当脓肿穿破骨膜、形成软组织深部脓肿时,疼痛反而减轻,但局部红、肿、热、压痛更为明显。当脓肿穿破皮肤时,体温可逐渐下降,但局部可经久不愈而形成窦道。1~2 周后,有发生病理性骨折的可能。

2. 心理-社会状况　由于起病急,病情发展快,病人及家属存在着不同程度的焦虑、恐惧心理。

(三) 辅助检查

1. 实验室检查　血白细胞计数和中性粒细胞比例增高;红细胞沉降率加快;血细菌培养为阳性。

考点：急性血源性骨髓炎的辅助检查

2. 局部分层穿刺　作涂片检查、细菌培养及药物敏感试验有助于明确诊断和选择用药。

3. 影像学检查

(1) X 线检查:早期 X 线摄片无特殊表现。发病 2 周后,可见干骺区散在性虫蛀样骨破坏,并向髓腔扩散,骨密质变薄,可有死骨形成。

(2) CT 检查:可较早发现骨膜下脓肿。

(3) 核素骨显像:发病48小时后可有阳性结果。

(四) 治疗要点与反应

1. 非手术治疗

(1) 抗生素:早期、联合、大剂量应用有效抗生素。体温下降后再连续应用至少3周,以巩固疗效。

(2) 支持疗法:高热时降温、补液、补充维生素;纠正水、电解质和酸碱平衡紊乱;必要时给予少量多次输新鲜血液。

(3) 局部制动:患肢作持续性皮肤牵引或石膏托固定于功能位,以减轻疼痛、防止关节挛缩畸形及病理性骨折或关节脱位。

2. 手术治疗 局部钻孔引流或开窗减压术,于骨腔内放置2根引流管作持续冲洗引流(图27-28)。

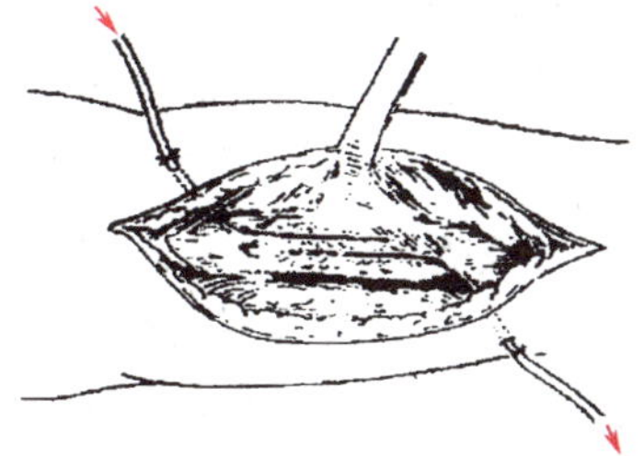

图27-28 骨腔内闭合冲洗引流

考点:急性血源性骨髓炎的治疗

三、护理诊断与医护合作性问题

1. 疼痛 与炎性刺激及骨髓腔内压力增高有关。
2. 体温过高 与急性感染有关。
3. 有外伤的危险 与病理性骨折有关。

四、护理目标

病人疼痛得到有效缓解;病人体温维持在正常范围;病人未发生外伤。

五、护理措施

(一) 一般护理

1. 病人应卧床休息,鼓励多饮水,给予高蛋白高维生素高糖饮食。
2. 抬高患肢以利静脉血回流,减轻肿胀或疼痛。
3. 预防压疮,有窦道形成时,加强局部皮肤的护理。

(二) 病情观察

1. 观察生命体征的变化,高热时给予物理降温,并给予补液,维持水、电解质和酸碱平衡。
2. 注意邻近关节有无红、肿、热、痛或积液出现。
3. 观察伤口引流情况,保持引流通畅,记录引流液的量及性状。

(三) 配合治疗护理

1. 控制感染 遵医嘱应用抗生素。抗生素现配现用,按计划滴入,以保持血液中抗生素的浓度,一般在体温、白细胞正常后继续用药2~3周。加强全身支持治疗,遵医嘱少量多次输入新鲜血。

2. 疼痛护理

(1) 限制患肢活动,必要时用石膏托或皮牵引固定于功能位,以缓解肌痉挛,解除疼痛;

防止炎症扩散;防止患肢畸形;防止发生病理性骨折。

(2)搬动患肢时动作要轻。保护好患肢,以防发生继发损伤。

3. 闭式冲洗引流的护理　按医嘱做好引流管持续冲洗及负压引流,保持引流通畅。应每日24小时连续滴入含有抗生素的溶液1500~2000ml,持续到体温正常,引出液清亮,或连续3次细菌培养结果阴性,即可拔管。

(四)心理护理

护士应亲切和蔼地对待病人,耐心细致地做好护理,动作轻柔,安慰和稳定病人及家属情绪。

(五)健康指导

1. 向病人和家属告知急性血源性骨髓炎治疗不彻底或机体抵抗力低下时,易转为慢性骨髓炎,因此,必须坚持使用抗生素至体温正常后2周。

2. 保持患肢功能位,防止过早负重而致病理性骨折。

3. 改善卫生条件,加强营养,增强机体抵抗力。

4. 若伤口愈合后又出现红、肿、热、痛、流脓等,提示转为慢性,需及时复诊。

六、护理评价

病人疼痛是否得到有效缓解;病人体温是否维持在正常范围;病人是否发生外伤。

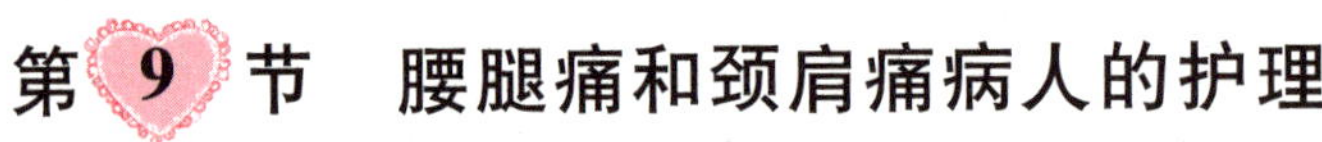

第9节　腰腿痛和颈肩痛病人的护理

颈肩痛指颈、肩、肩胛等处疼痛,可伴有上肢痛或脊髓损伤等症状,以颈椎病多见。腰腿痛指发生在下腰、腰骶、骶髂和臀部等处的疼痛,以椎间盘突出症多见。

一、颈　椎　病

颈椎病指颈椎间盘退行性变及其继发性椎间关节退行性变所致脊髓、神经、椎动脉损害而表现的相应症状和体征。引起颈椎病最常见的原因是颈椎间盘退行性变,颈椎先天性椎管狭窄也可引起,损伤为颈椎病的主要诱因。发病年龄多在中年以上,好发部位依次为颈5~6、颈4~5、颈6~7。

(一)护理评估

1. 健康史　了解是否有颈椎慢性劳损或外伤病史;是否长时间低头伏案工作;发作及治疗情况;病程长短等。由于该病多为中老年人,要询问既往健康状况,有无高血压、心脏病、糖尿病等病史。

2. 身心状况

(1)躯体表现:由于颈椎退行性变的程度、部位不同,压迫或刺激脊髓、神经、血管的表现也多种多样,根据受压或刺激的组织不同,临床上将颈椎病分为以下几种类型。

1)神经根型颈椎病:此型最常见,占50%~60%。颈肩痛,当用力咳嗽、打喷嚏、颈部活动时疼痛加重,并向上肢放射。当头部或上肢姿势不当,或突然牵撞患肢即可发生剧烈的闪电样锐痛;皮肤可有麻木、过敏等感觉异常;上肢肌力可下降,手指动作不灵活。患侧颈部肌

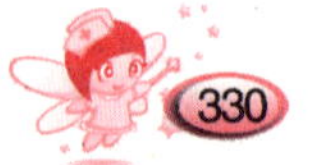

肉痉挛,头部歪向患侧,且患侧肩部上耸,以减轻疼痛不适;肩部有局限性压痛;颈部、肩关节可有不同程度的活动受限;上肢牵拉试验及压头试验阳性。

2)脊髓型颈椎病:占10% ~15%,早期以侧束、锥体束损害表现突出,以四肢乏力、行走、持物不稳为最先症状;随病情加重发生自下而上的运动神经原性瘫痪;有时也有其他不同类型的脊髓损害。

3)交感神经型颈椎病:表现为一系列的交感神经症状。①兴奋性症状:头痛、头晕、头部活动时加重,可伴有恶心、呕吐等消化道反应;眼后部感到胀痛,视力下降,瞳孔扩大或缩小;耳鸣,听力减退,发音障碍;心率加快,心律不齐,血压升高,有时感心前区疼痛不适;头颈及四肢异常出汗等。②抑制性症状:头晕、眼花、流泪、鼻塞、心率过缓、血压下降、胃肠道胀气等。

4)椎动脉型颈椎病:主要表现为椎动脉供血不足的症状:①眩晕:是本型的主要症状,表现为旋转性或摇晃性,当头部活动时可诱发或加重。②头痛:多为发作性胀痛,主要是枕部、顶部或颞部痛。③视觉改变:可发生突发性弱视、复视、失明,在短期内自动恢复。④猝倒:多在头部突然旋转或伸屈时发生,倒地后再站立可恢复正常活动。⑤其他:还有不同程度的运动、感觉障碍,以及精神症状。

除上述四种常见类型外,临床上也有同时兼有两种或多种类型颈椎病表现的病人,被称为复合型颈椎病,其特点是以某种类型为主,伴有其他类型的部分表现。少数病人可因椎体前缘增生的较大骨赘压迫了前方的食管,引起吞咽不适或困难,称为食管型颈椎病。

(2)心理-社会状况:颈椎病多发生于中老年人,症状复杂多样,早期往往不典型而难以确诊,加重病人心理负担。严重者造成生理上的痛苦,影响工作、生活。颈椎病手术风险较大,病人及家属担心预后,恐惧手术。

3. 辅助检查

(1)X线检查:正、侧位显示颈椎生理前凸变小或消失,椎间隙变窄,骨质增生,钩椎关节增生;斜位见椎间孔变形、缩小;过伸及过屈位片可见颈椎节段性不稳定。

(2)CT或MRI检查:可见椎间盘突出、椎管及神经管狭窄、脊神经受压、脊髓受压。

(3)椎动脉造影:可显示椎动脉局部受压、梗阻、血流不畅迹象。

4. 治疗要点与反应　早期均采用非手术疗法,颌枕带牵引是治疗颈椎病常用的方法;推拿按摩疗法在医院、家庭都可进行,但脊髓型颈椎病不宜采用此法,以免加重脊髓的损伤;还可采用理疗、药物治疗、自我保健等方法治疗。诊断明确的颈椎病经非手术疗法无效,反复发作,压迫症状进行性加重,尤其是脊髓型颈椎病,考虑手术治疗。根据手术的入路途径不同,可分为前路手术、前外侧手术及后路手术。

(二)护理诊断与医护合作性问题

1. 疼痛　与神经根受刺激或压迫、交感神经兴奋、椎基底动脉供血不足而使侧支循环血管代偿性扩张有关。

2. 躯体移动障碍　与神经根受压、牵引或手术有关。

3. 焦虑/恐惧　与影响学习、工作、生活或担心手术预后有关。

4. 知识缺乏　缺乏疾病的防治知识和手术后康复知识。

5. 潜在并发症　手术后呼吸困难、失用性肌萎缩、呼吸和泌尿系统感染等。

(三)护理目标

病人疼痛减轻或缓解;病人最大限度恢复肢体功能;病人情绪稳定、焦虑程度减轻;病人能了解有关的预防、保健和术后的康复知识;病人并发症得到预防或早期发现和及时处理。

(四) 护理措施

1. 非手术治疗的护理

(1) 一般护理:①注意休息,避免劳累,即避免诱发症状发作。如眩晕症状明显,应卧床休息、颈部制动。②纠正不良的工作体位和睡眠姿势,避免长时间头颈部固定在一种位置状态下工作,定时活动颈部。睡眠时选用合适的枕头,要求平卧时颈椎不前屈,侧卧时枕头高度以肩部的高度为宜,以保持颈肌处于松弛状态。

(2) 配合治疗护理:颌枕带牵引可采用间断牵引或持续牵引,间断牵引时,每日数次,每次0.5~1小时,重量2~6kg;持续牵引时,一般取卧位牵引,每日牵引6~8小时,2周为一疗程。

2. 手术治疗的护理

(1) 术前护理:做好术前常规准备。需植骨者,备皮时注意供骨部位的皮肤准备。对决定行前路手术的病人进行气管推移训练。颈椎后路手术者,术前应俯卧位练习,以适应术中体位。备好合适的颈围或颈托。

(2)术后护理

1) 一般护理:①卧位与活动:根据手术方式决定卧床时限。颈椎内固定术只要固定牢固、稳定,术后第2日采取半卧位并逐渐下床活动。上颈椎单纯植骨融合术则卧石膏床3个月。下颈椎前路减压植骨术未给予内固定或内固定不牢固时,必须卧床,且尽可能减少颈部活动。②颈部制动:术后返回病房时应保护颈部,勿使旋转且轻搬轻放,以减少对内固定的影响;颈部两侧置沙袋或佩戴颈围制动,但颈围松紧要适宜,过松不能固定,过紧则致呼吸不畅,还可形成压疮;翻身时,也不能扭曲颈部。

2) 病情观察:①密切观察呼吸状态和伤口出血情况:呼吸困难是前路手术后最危急的并发症,多发生在术后1~3日内。原因有切口内出血压迫气管;喉头水肿;术中脊髓损伤;移植骨块松动、移动、脱落而压迫气管。当病人出现呼吸困难、呈张口状、应答迟缓、发绀等症状时,应立刻通知医生,做好气管切开术和手术处理准备。②观察肢体感觉、运动功能:由于手术创伤刺激脊髓易出现水肿反应而致肢体感觉、运动功能障碍。术后48小时内为水肿高峰期,应严密观察四肢感觉、运动每小时1次。当出现肢体麻木、肌力减弱时,应立即报告医师给予脱水、营养神经等治疗,必要时行手术探查。

3) 配合治疗护理:①防治喉头水肿:前路手术因术中反复牵拉气管,可使气管黏膜受损发生水肿。术后2~3天常规进行雾化吸入,鼓励病人深呼吸和有效地咳嗽。②鼓励早期进行四肢功能锻炼,防止肌肉萎缩和静脉血栓形成。③手术后头颈胸石膏固定者,按石膏固定病人常规护理。截瘫病人则按截瘫病人常规护理。

4) 心理护理:由于术后恢复期较长,要耐心指导病人调整好心理状态,增强耐心和信心。

3. 健康指导

(1) 养成良好的坐、站、行及工作姿势,睡眠调整枕高,平时转头动作要轻而慢。

(2) 坚持四肢肌肉锻炼,一年内避免负重劳动、便秘、受凉及颈部的过度活动。

(3) 定期来医院复查。

(五) 护理评价

病人疼痛是否减轻或缓解;病人是否最大限度恢复肢体功能;病人情绪是否稳定、焦虑程

度是否减轻；病人是否能了解有关的预防、保健和术后的康复知识；病人并发症是否得到预防或早期发现和及时处理。

二、肩关节周围炎

肩关节周围炎是肩关节囊、滑囊、肌腱及肩周肌的慢性损伤性炎症，简称肩周炎，俗称冻结肩。多发生于50岁左右人群，女性多于男性。

(一) 护理评估

1. 健康史　了解中老年人有无软组织退行性变及对外承受力减弱的病史，此外有无急、慢性损伤或上肢外伤、手术或其他原因长期固定肩关节等病史。

2. 躯体表现

(1) 早期：肩部疼痛，逐渐加重，可放射至颈部和上臂中部，以夜间明显。

(2) 后期：肩关节僵硬，逐渐发展至各个方向均不能活动。

(3) 体格检查：肩关节活动受限，以外展、外旋和后伸受限最明显。三角肌有轻度萎缩，斜方肌痉挛。

3. 辅助检查

(1) X线检查：可见颈肩部骨质疏松征象。

(2) 肩关节造影：可见关节囊体积明显缩小。

4. 治疗要点与反应　以非手术治疗为主，急性期肩部制动，局部热敷。慢性期坚持锻炼并配合理疗、针灸、推拿等。疼痛明显者可口服或外用非甾体类消炎药。

(二) 护理要点

1. 坚持肩关节功能锻炼　早期被动做肩关节牵拉训练，后期坚持按计划自我锻炼，常用的方法包括爬墙外展、爬墙上举、弯腰垂臂旋转及滑车带臂上举等。

2. 日常生活能力训练　指导病人进行日常生活能力训练，如穿衣、梳头、洗脸等。

三、腰椎间盘突出症

腰椎间盘突出症指腰椎间盘变性、纤维环破裂，髓核组织突出、刺激和压迫马尾神经根所引起的一种综合征。以20～50岁为多发年龄，男性多于女性。腰椎间盘突出症多发生在脊柱活动度大、承重较大或活动较多的腰4～5、腰5～骶1椎间盘。椎间盘退行性变是基本因素；积累损伤，如反复弯腰、扭腰等是椎间盘变性的主要原因，也是椎间盘突出的诱因；另外，与遗传因素、妊娠等因素有关。

(一) 护理评估

1. 健康史　询问是否有腰椎慢性劳损或外伤病史；病程长短；发作及治疗情况：包括疼痛性质、部位以及加重和减轻的因素，曾做过何种治疗，其效果如何等。

2. 身心状况

(1) 身体状况

1) 腰痛：是最常见的症状，也是最早期的症状。早期仅有腰痛，常表现为急性剧痛或慢性隐痛；病程长的病人仅能短距离行走，且行走时疼痛不能忍受；病人在弯腰、咳嗽、排便等用力时均可使疼痛加剧。

2）坐骨神经痛：绝大多数病人表现为从下腰部向臀部、大腿后方、小腿外侧直到足部的放射痛。在喷嚏或咳嗽时疼痛加剧。早期为痛觉过敏，病情较重者出现感觉迟钝或麻木。少数病人可有双侧坐骨神经痛。

3）马尾神经受压表现：出现大小便障碍，鞍区感觉异常。

4）可出现腰椎侧突，腰部活动受限，病变部位压痛及骶棘肌痉挛，下肢感觉、反射异常，肌力下降。

5）直腿抬高试验及加强试验阳性：病人取平卧位，膝伸直，被动直腿抬高患侧下肢20°～40°时即发生坐骨神经痛，称为直腿抬高试验阳性。在直腿抬高试验阳性的基础上，缓慢降低患肢高度到疼痛缓解，再将踝关节被动背屈，如又出现坐骨神经痛，则为加强试验阳性。绝大多数腰椎间盘突出症此两项试验为阳性。

（2）心理-社会状况：长时间的急慢性腰腿疼痛、下肢感觉异常往往给病人带来很大的痛苦。严重时导致生活能力下降，影响病人正常生活与工作，可有一系列不良的情绪反应，如抑郁、焦虑等。

3. 辅助检查

（1）X 线检查：可显示椎体边缘增生及椎间隙变窄等退行性变，但不能直接反映椎间盘突出。

（2）CT 和 MRI：可显示椎管形态、椎间盘突出的大小和方向等，MRI 还能显示脊髓、髓核、马尾神经、脊神经根的情况。

4. 治疗要点与反应　年轻、初次发作或病程较短病人，休息后症状可自行缓解和 X 线检查无椎管狭窄者采用非手术疗法，80% 的病人可获缓解或治愈。其方法有绝对卧床休息，持续牵引，理疗、按摩和推拿，皮质激素硬膜外注射髓核化学溶解法。经严格非手术治疗无效或马尾神经受压者可考虑髓核摘除术。近年来采用微创外科技术使手术损伤减少，取得良好效果。

（二）护理诊断与医护合作性问题

1. 疼痛　与椎间盘突出、肌肉痉挛、不舒适的体位有关。

2. 焦虑　与担心预后及害怕手术有关。

3. 知识缺乏　缺乏疾病治疗和预防知识。

4. 潜在并发症　血管或神经根损伤、神经根粘连、椎间盘感染。

（三）护理目标

病人疼痛得到有效的缓解；病人情绪稳定；病人了解疾病治疗与预防知识；病人无并发症发生。

（四）护理措施

1. 非手术治疗的护理

（1）一般护理：①休息与饮食：给予高热量、高蛋白、丰富维生素与果胶及粗纤维食物，多饮水，以解马尾神经受压出现的便秘。②体位：平时可采用抬高床头 20°，膝关节屈曲体位，放松背部肌肉，增加舒适感。初次发作时，绝对卧硬板床休息 4 周，以减轻负重和体重对椎间盘的压力。然后带围腰下床活动，3 个月内不做弯腰持物活动。床上翻身时，应协助或指导家属帮助病人进行，同时嘱病人张口呼吸，以便放松肌肉。卧床期间，协助病人在床上排大小便，加强皮肤护理，预防压疮。指导病人采用正确的起床方法。

（2）病情观察：注意观察病人疼痛的程度、范围等，卧床病人还需观察有无压疮。

（3）配合治疗护理

1）减轻疼痛：①绝对卧硬板床休息、持续正确的骨盆牵引可使椎间隙增宽，减少椎间盘内压，同时减轻肌肉痉挛所引起的疼痛。②遵医嘱适当给予镇痛剂等药物，观察并记录用药的效果；对应用皮质类固醇及麻醉类药行硬膜外注射者，注意观察疗效。③理疗、推拿和按摩可减轻肌肉痉挛及疼痛，但禁止暴力推拿按摩；教会病人在坐、立、行时应采取的正确姿势，避免可能会诱发或增加疼痛的活动。

2）持续骨盆牵引的护理：根据个体差异，牵引重量在7～15kg，抬高床尾15～30cm，持续2周。亦可采用间断牵引法，每日2次，每次1～2小时。但孕妇、高血压、心脏病病人禁用骨盆牵引治疗。

（4）心理护理：多与病人沟通交流，倾听病人的意见，了解病人的心理状况。介绍治疗成功的病友与病人交流，将病人病情缓解情况及时告知其本人，以实际疗效鼓励病人增强信心，减少顾虑及担忧，坚持治疗。

2. 手术治疗的护理

（1）一般护理：术后24小时平卧，以压迫伤口，利于止血。

（2）病情观察：观察切口敷料有无渗出，渗出液的量、颜色、性质，渗湿后应及时更换敷料，以防感染；注意观察下肢的运动、感觉、反射情况，发现异常，及时报医生处理。

（3）配合治疗护理：①术后恢复期不宜久坐，腰部不能负重。保持大便通畅，防止排便时间过长所致腰肌疲劳。②指导病人功能锻炼：术后1日开始协助病人做直腿抬高运动，每次活动2～3分钟，每日活动3～5次，预防神经根粘连。7～10日开始帮助病人锻炼腰背肌，以防止肌肉萎缩，增强脊柱稳定性。制定活动计划，指导病人按时下床活动：坐起前，先抬起床头，再将病人两腿放到床边，使其上身竖直；行走时有人在旁，直至病人无眩晕和感觉体力可承受后，方可使其独立行走并注意安全。

3. 健康指导

（1）督促病人使用硬床垫或木板床，防止加重椎间盘的突出。指导病人进行腰背肌肉的锻炼，以增加腰背肌的支撑能力。有脊髓受压的病人，佩戴围腰3～6个月，直至神经压迫解除，并适当活动腰部。

（2）指导病人及家属平时坐、卧、立、行和劳动时采取正确的姿势，以减少急慢性损伤发生的机会。

（3）积极参加适当体育锻炼，尤其是注意腰背肌功能锻炼，以增加脊柱的稳定性。同时加强营养，减缓机体组织和器官的退行性变。

（五）护理评价

病人疼痛是否得到有效的缓解；病人情绪是否稳定；病人是否了解疾病治疗与预防知识；病人有无并发症发生。

四、腰椎管狭窄症

腰椎管狭窄症指腰椎管因某种因素产生骨性或纤维性结构异常，发生一处或多处管腔狭窄，致马尾神经或神经根受压所引起的一种综合征。多见于40岁以上人群。

（一）护理评估

1. 健康史

（1）先天性：先天性骨发育不良致椎管狭窄。

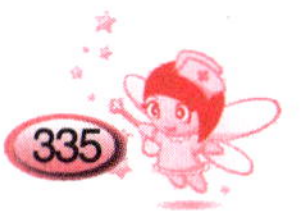

(2) 后天性:常见于椎管退行性变。

2. 躯体表现

(1) 神经源性马尾间歇性跛行:病人在行走数百米或更短的距离后,出现下肢疼痛、麻木和无力,需蹲下、弯腰或休息数分钟后方可继续行走,但行走后又出现上述症状。

(2) 腰腿痛:可有腰背痛、腰骶部痛和下肢痛。

(3) 马尾神经受压症状:表现为双侧大小腿、足跟后侧及会阴部感觉迟钝,大小便功能障碍。

(4) 体查:腰部后伸受限及下腰椎棘突旁有压痛,可有感觉、运动和反射改变。

3. 辅助检查

(1) X线检查:可显示椎体、椎间关节和椎板的退行性变,亦可测量腰椎管的矢径和横径。

(2) CT检查:可显示中央椎管和侧隐窝狭窄、黄韧带肥厚和椎间盘突出。

(3) 椎管造影:有较高的诊断价值,但有一定的不良反应。

4. 治疗要点与反应

(1) 非手术治疗:基本同腰椎间盘突出症,多数病人能缓解症状。

(2) 手术治疗:适用于症状较重、经非手术治疗无效者,神经功能障碍明显的及混合性椎管狭窄的病人,方法包括半椎板切除、上关节突、椎板切除、神经根管扩大和神经根粘连松解术等。

(二) 护理要点

1. 减轻疼痛　保持正确的体位,减少活动。活动时可带腰围。必要时遵医嘱给予镇痛药。

2. 指导功能锻炼　指导病人进行日常生活自理能力和功能训练,以提高生活自理能力。

第10节　骨质疏松症病人的护理

骨质疏松症是以骨量减少、骨钙溶出、骨的强度下降、骨的微观结构退化为特征,致使骨的脆性增加以及易于发生骨折的一种全身性骨骼疾病。根据病因可分为原发性骨质疏松、继发性骨质疏松和特发性骨质疏松三种。

一、护理评估

(一) 健康史

评估病人有无退行性病变、其他可能导致骨质疏松症的疾病或服用药物所致,有无家族遗传史等。

(二) 身心状况

1. 躯体表现

(1) 疼痛:是骨质疏松症最常见、最主要的症状,以腰背痛多见,疼痛沿脊柱向两侧扩散。仰卧或坐位时减轻,直立时后伸或久站久坐时疼痛加剧。日间疼痛轻,夜间和清晨醒来时加重,弯腰、肌肉运动、咳嗽、用力大便时加重。

(2) 身长缩短、驼背:是继腰背痛后出现的重要体征之一。随着年龄增长,骨质疏松加

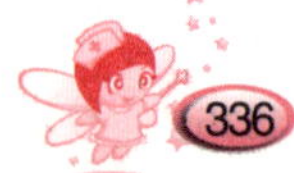

重，驼背曲度加大，致使膝关节挛缩显著。老年人身长平均缩短3～6cm。

（3）骨折：在扭转身体、持物、开窗等日常活动中，即使没有较大的外力作用也可发生骨折。常常发生在胸腰椎、桡骨远端、股骨上段及踝关节等部位。

（4）呼吸系统症状：胸腰椎压缩性骨折导致脊椎后弯、胸廓畸形，可使肺活量和最大换气量显著减少，病人可出现胸闷、气短、呼吸困难等症状。

2. 心理-社会状况　因长时间的急慢性腰腿疼痛、身体形象改变等问题，往往给病人带来沉重的负担，也影响正常生活与工作，病人可有一系列不良的情绪反应，如焦虑、抑郁等。

（三）辅助检查

1. 生化检查　测血、尿的矿物质及某些生化指标有助于判断骨代谢状态及骨更新率的快慢，对骨质疏松症的鉴别诊断有重要意义。

2. X线检查　仍不失为一种较容易的检查骨质疏松症的方法。

3. 骨矿密度测量　包括单光子吸收测定法、双能X线吸收法、定量CT、超声波等。

（四）治疗要点与反应

1. 病因治疗　针对不同的病因给予相应处理。

2. 药物治疗　包括骨吸收抑制药物、促进骨形成药物、改善骨质量药物。

二、护理诊断与医护合作性问题

1. 疼痛　与骨质疏松症有关。

2. 躯体移动障碍　与疼痛有关。

3. 知识缺乏　与对疾病进程不理解、不熟悉医治方案有关。

4. 营养失调：低于机体需要量　与钙摄入量少、激素程度改变、不良饮食习惯有关。

三、护理目标

病人疼痛明显改善；病人生活能自理；病人能理解疾病进程、熟悉医治方案；病人能摄入足够的钙，营养状况好转。

四、护理措施

（一）一般护理

1. 饮食护理　应进食高蛋白、高热量、高纤维素、高维生素饮食，摄入足够的钙，老年人每天不少于850mg，如已发生骨质疏松症，则每天摄钙1000～2000mg。食物中钙磷比例要高于2∶1。

2. 生活护理　注意保暖，避免风寒侵袭；多走平地，勿持重物；睡硬板床，鼓励多进行户外活动，多晒太阳等。

（二）配合治疗护理

1. 减轻疼痛

（1）卧硬板床，仰卧或侧卧休息数天到1周，可缓解疼痛。

（2）使用骨科辅助物，如背架、紧身衣等。

(3) 物理疗法:热敷、超短波、微波疗法、低频及中频电疗法等。

2. 用药护理

(1) 服用钙剂时注意增加饮水量,同时加用维生素 D。

(2) 服用二磷酸盐时,应指导病人空腹服用,同时饮清水 200 ~ 300ml,至少半小时内不能进食或喝饮料,也不能平卧,以减少对食管的刺激。

(3) 服用性激素必须在医生指导下使用。

3. 指导病人进行功能锻炼　因疼痛卧床的病人,应尽可能进行四肢和腹背肌肉的主动或被动活动,防止发生失用性肌萎缩和骨质疏松进一步加重,疼痛改善后,应尽早争取起床锻炼。

(三) 心理护理

针对病人的具体情况,给予必要安慰,适当说明,耐心解释,以解除疾病带来的精神痛苦和顾虑,帮助病人正确认识和对待疾病,并争取亲属配合,增加治疗效果。

(四) 健康教育

1. 养成良好的生活习惯,避免吸烟、酗酒、饮浓茶和咖啡等可能导致发生骨质疏松的危险因素,多吃含钙、蛋白质丰富的食物。

2. 加强体育锻炼,运动时肌肉收缩是增加骨质的重要因素,负重运动对发展和维持骨质量和骨密度很重要。

3. 增加户外活动,多晒太阳促进体内钙的吸收,防止骨质疏松症。

五、护理评价

病人疼痛是否改善;病人生活是否能自理;病人是否能理解疾病进程、熟悉医治方案;病人是否能摄入足够的钙,营养状况好转。

第 11 节　骨肉瘤病人的护理

骨肉瘤是最常见的原发性恶性骨肿瘤。恶性程度高,预后差。发病年龄以 10 ~ 20 岁青少年多见。好发于长管状骨干骺端,股骨远端、胫骨和肱骨近端是常见发病部位。其组织学特点是瘤细胞直接形成骨样组织或未成熟骨,故又称成骨肉瘤。近年来由于早期诊断和化疗的发展,使骨肉瘤的 5 年存活率大大提高。

一、护理评估

(一) 健康史

评估职业、工作环境、生活习惯、既往史和家族史。

(二) 身心状况

1. 躯体表现　早期症状为疼痛,可发生在肿瘤出现以前,起初为间断性疼痛,逐渐转为持续性剧烈疼痛,尤以夜间为甚。骨端近关节处可见肿块,触之硬度不一,有压痛,局部皮温高,静脉怒张,可伴有病理性骨折。肺转移发生率较高。

2. 心理-社会状况　因病人备受疾病疼痛的折磨,常表现为焦虑、恐惧、绝望或愤怒等心理反应。

(三) 辅助检查

X线检查示骨质表现为成骨性、溶骨性或混合性破坏,病变多起于干骺端。因肿瘤生长及骨膜反应可见三角状新骨,称Codman三角,或垂直呈放射样排列,称日光射线现象。

(四) 治疗要点与反应

常采用综合治疗。术前大剂量化疗,然后做根治性瘤段切除、灭活再植或置入假体的保肢手术;无保肢条件者行截肢术,术后仍需做大剂量化疗。

二、护理诊断与医护合作性问题

1. 恐惧　与担心肢体功能丧失及预后有关。
2. 疼痛　与肿瘤浸润压迫周围组织、截肢术后幻肢痛等有关。
3. 躯体移动障碍　与疼痛、病理性骨折、脱位有关。

三、护理目标

病人情绪稳定,能积极配合治疗;病人疼痛减轻或缓解;病人最大限度恢复肢体功能,生活自理能力增强。

四、护理措施

(一) 术前护理

1. 应嘱咐病人下地时患肢不要负重,以免发生病理性骨折和关节脱位意外损伤。对于允许下床活动而不能走动的病人,利用轮椅帮助病人每天保持一定的室外活动时间。

2. 鼓励病人定时进餐,多食高蛋白、高热量、高维生素、易消化的食物,增加纤维素的摄入,多饮水,预防便秘。避免进食易胀气的食物(牛奶、高糖等),必要时静脉营养支持。

3. 疼痛护理　疼痛可影响机体正常生理活动,要及时解除或缓解。可按照"三级止痛"方案用药,但要注意:①按时给药,尽可能在未痛之前用药。②指导病人保持舒适体位并经常变换体位。③适当配合应用镇静剂,增强止痛药的作用。④转移病人注意力,如看电视、听音乐及其他消遣活动,消除紧张情绪。

(二) 术后护理

1. 一般护理　术后24~48小时应抬高患肢,下肢截肢者每3~4小时俯卧20~30分钟,并将残肢以枕头支托,压迫向下;仰卧位时,不可抬高患肢,避免造成膝关节屈曲挛缩。

2. 病情观察　注意观察残肢端创口情况,注意有无出血、水肿、水疱、皮肤坏死及感染。

3. 配合治疗护理

(1) 幻肢痛护理:幻肢痛指截肢病人在术后相当一段时间内对已经切除部分的肢体存在着一种虚幻的疼痛感觉。多为持续性疼痛,且以夜间为甚。护理上可采取心理诱导和心理治疗预防:①在生活上给予帮助和照顾,通过交往、暗示、说服、诱导等方法,使其放松转移注意力,消除不良的心理因素。②可轻轻叩击神经残端,配合多种理疗。③早期装配义肢,经常穿戴加压刺激。一般1~3个月装上正规义肢后,幻肢痛可逐渐消失。④为防止形成药物依赖,对幻肢痛多不主张使用镇痛药物治疗,对顽固性幻肢痛除心理治疗外,可行普鲁卡因局部封闭、交感神经阻滞或切除术。

(2) 防止关节挛缩：指导病人进行残肢锻炼，以增强肌力，保持关节活动的正常功能，鼓励病人使用辅助工具(拐杖)，早期下床活动。

(3) 遵医嘱及时应用抗生素：预防感染。

(4) 放疗和化疗护理：参见第10章肿瘤病人的护理。

(三) 心理护理

向病人讲解骨肉瘤综合性治疗的发展，树立战胜疾病的信心，稳定情绪，促进身心健康。

(四) 健康指导

1. 告诉病人要坚持按计划接受综合治疗。
2. 指导病人正确使用各种助行器，尽快适应新的行走方式。
3. 指导病人进行各种形式的功能锻炼，最大限度地提高病人的生活自理能力。
4. 告知病人定期复查，如出现异常情况如局部肿胀、疼痛等应及时就诊。

五、护理评价

病人情绪是否稳定，能否积极配合治疗；病人疼痛是否得到减轻或缓解；病人是否最大限度恢复肢体功能，生活自理能力是否逐渐恢复。

小 结

骨与关节损伤往往会造成病人肢体的畸形、功能障碍以及损伤周围组织器官，给病人身心带来极大的损害，治疗的原则是复位、固定和功能锻炼。在护理此类病人的时候，首先应该考虑抢救生命，其次是保全肢体的健全，最后才是最大限度地恢复肢体的功能。骨髓炎由细菌经血液循环播散至骨骼而引起感染，主要采取治疗原发病灶、对症处理，严重者手术治疗；护理的重点是加强营养支持，密切观察病情，配合医生及时有效使用抗生素等。腰腿痛与颈肩痛病人重在平时做好预防保健和加强健康教育工作。

自测题

A_1/A_2 型题

1. 不稳定骨折指
   A. 青枝骨折　B. 压缩性骨折
   C. 嵌插骨折
   D. 骨折端易移位或复位后易再移位
   E. 骨折端不易移位或复位后不再发生移位
2. 下述哪项不是骨折的早期并发症
   A. 缺血性肌挛缩　B. 脂肪栓塞综合征
   C. 内脏器官损伤　D. 血管神经损伤
   E. 骨筋膜室综合征
3. 骨折急救时应注意防止进一步损伤或污染，下述哪项措施是不妥的
   A. 凡有骨折或疑有骨折的病人应予以临时固定
   B. 对可疑脊柱骨折者采用背驮、抱持等方法运送
   C. 对可疑脊柱骨折者，保持脊柱中立位，平稳置于脊柱固定架或硬板上抬送
   D. 外露骨折现场不能将其送回伤口内
   E. 疑有颈椎骨折或脱位时，专人保护头部
4. 有关桡骨远端伸直型骨折的描述下列哪项不妥
   A. 又名Colles骨折
   B. 常见于骨质疏松的中老年
   C. 不提倡早期锻炼
   D. 以手法复位外固定治疗为主
   E. 伤后局部可出现典型畸形姿势
5. 股骨干下1/3段骨折易引起
   A. 股动脉损伤　B. 股神经损伤
   C. 坐骨神经损伤　D. 股静脉损伤
   E. 腘动脉、腘静脉、胫神经及腓总神经损伤

6. 股骨颈骨折最常见的并发症是
A. 缺血性骨坏死　B. 关节僵硬
C. 骨化性肌炎　D. 缺血性肌挛缩
E. 创伤性关节炎
7. 脊柱骨折最常发生的部位是
A. 颈椎　B. 胸椎
C. 腰椎　D. 骶尾段
E. 胸腰段(T_{10} ~ L_2)
8. 下述哪项是脊椎骨折、脱位最严重并发症
A. 压疮　B. 坠积性肺炎
C. 泌尿系感染　D. 脊髓损伤
E. 下肢深静脉栓塞
9. 病人,男性,32 岁。因从高处坠落致背部疼痛不能活动 3 小时入院,评估:腹胀,肠蠕动减慢,BP 80/50mmHg,P 110 次/分,意识淡漠,应首先处理
A. 疼痛　B. 休克
C. 腹胀　D. 脊柱骨折
E. 肠蠕动减慢
10. 下述哪项是关节脱位的特有体征
A. 疼痛　B. 肿胀
C. 压痛　D. 弹性固定
E. 关节功能障碍
11. 急性血源性骨髓炎最多见的致病菌是
A. 乙型溶血性链球菌
B. 产气荚膜杆菌
C. 金黄色葡萄球菌
D. 肺炎球菌
E. 白色葡萄球菌
12. 急性血源性骨髓炎好发部位是
A. 松质骨　B. 密质骨
C. 扁骨　D. 短骨
E. 长骨的干骺端
13. 病人,男性,28 岁。车祸致股骨干骨折,行骨牵引治疗。护理中防止过度牵引的措施是
A. 床尾抬高 15 ~ 30cm
B. 定时测量肢体长度
C. 牵引重量不可随意增减
D. 保持有效牵引
E. 牵引力与反牵引力应保持在一条线上
14. 病人,男性,75 岁。股骨颈骨折,既往体弱多病,拟行持续牵引治疗,宜选择哪种牵引方法合适
A. 骨牵引　B. 皮牵引
C. 兜带牵引　D. 骨盆牵引
E. 跟骨牵引
15. 病人,男性,34 岁。右胫骨骨折行石膏管型固定后 5 小时,诉石膏型内非骨折部位疼痛难忍,不正确的护理措施是
A. 抬高患肢
B. 继续观察病情变化
C. 鼓励病人功能锻炼
D. 在疼痛部位石膏开窗
E. 向石膏型内填棉花
16. 石膏干固前错误的护理措施
A. 创造条件,加快干固
B. 妥善搬运
C. 维持石膏固定的位置直至石膏完全干固
D. 卧硬板床、抬高患肢,用硬枕垫好石膏
E. 行石膏背心及人字形石膏,勿在病人头及肩下垫枕,以免胸腹部受压
17. 下列哪种方法具有复位和固定双重作用
A. 石膏固定　B. 小夹板固定
C. 内固定　D. 外固定架
E. 持续牵引
18. 病人,女性,63 岁。因左桡骨远端伸直型骨折已行手法复位石膏夹板外固定术,在骨折后 1 ~ 2周内,要以何种锻炼方式为主
A. 骨折上下关节活动
B. 患肢肌肉主动舒缩活动
C. 全身活动
D. 肘关节活动
E. 腕关节活动

A_3/A_4 型题

(19 ~ 21 题共用题干)

病人,男性,7 岁。右髋关节结核拟行病灶清除石膏外固定术。

19. 该病人适宜行何种石膏外固定
A. 石膏床
B. 髋人字石膏
C. 躯干石膏
D. 下肢长腿石膏管型
E. 下肢长腿石膏夹板
20. 为便于观察该病人的伤口与换药,需对石膏
A. 剪开
B. 标记
C. 开窗
D. 开窗后将石膏片丢弃

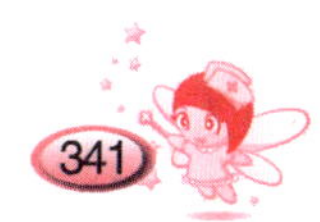

E. 开窗并将开窗下来的石膏片盖上窗口

21. 由于该病人石膏固定时间较长,需要向其家属强调

A. 多食水果、蔬菜

B. 避免污染

C. 可对石膏内抓痒

D. 加强功能锻炼

E. 多饮水

(22、23 题共用题干)

病人,男性,65 岁。行走时不慎滑倒,左臀部着地后左髋部疼痛,不能站立、行走。查体:左髋部有压痛,左下肢短缩、外旋、屈曲畸形。

22. 该病人最可能的诊断是

A. 左股骨颈骨折　B. 左股骨干骨折

C. 左胫腓骨骨折　D. 骨盆骨折

E. 尾骨骨折

23. 最有诊断意义的表现是

A. 左髋部疼痛　B. 局部肿胀

C. 局部压痛　D. 不能行走

E. 患侧肢体短缩、外旋、屈曲畸形

(佘金文)

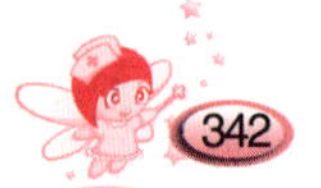

第28章 皮肤病与性传播疾病病人的护理

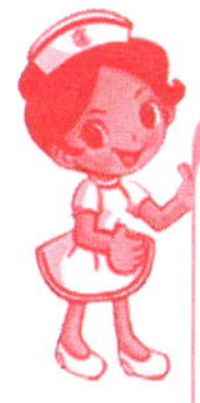

皮肤作为人体的第一道生理防线，它时刻参与机体的功能活动。在医学角度上，皮肤病是皮肤（包括毛发和指甲）受到多种因素的影响后，其形态、结构和功能均发生变化，产生病理变化的过程，并出现各种临床表现。皮肤病是严重影响人体健康的常见病、多发病之一，如麻风、疥疮、真菌病、皮肤细菌感染等。有关皮肤病的文字记载，在我国有3000多年的历史。我国人口多，皮肤病发病率也高，多数病情较轻，常不影响健康，但少数较重有的甚至危及生命。

第1节 概 述

案例28-1

病人，女性，22岁。近期两前臂患瘙痒性皮肤病。因常搔抓，皮肤受损渗出，糜烂并延及手背，因汗液浸渍，瘙痒，夜间难以入睡，曾用消炎药外涂，未能奏效，故担心难以治愈。

问题：1. 该病例的护理诊断是什么？

2. 对该病人应如何进行护理？

一、皮肤的结构和功能

皮肤位于人体体表，在口、鼻等各腔、孔处与体内管腔黏膜相移行，是人体最大的器官。成人皮肤总面积1.5～2m^2，约占体重的16%。

（一）皮肤的结构

皮肤由表皮、真皮和皮下组织三部分构成，除本身的结构和丰富的血管、淋巴管、神经、肌肉外，尚有毛发、毛囊、皮脂腺、汗腺、指（趾）甲等附属器官。

1. 表皮　属于复层鳞状上皮，由内向外依次分为基底层、棘层、颗粒层、透明层和角质层。

2. 真皮　属于不规则致密结缔组织，从上向下分为乳头层和网状层，两层之间并无明确界限。乳头层为凸向表皮底部的乳头状隆起，内含有丰富的毛细血管、毛细淋巴管、游离的神经末梢与触觉小体。网状层较厚，在乳头层下方有较大的血管、淋巴管、汗腺、皮脂腺以及交织成网的胶原纤维束和弹性纤维，使皮肤具有较强的韧性和弹性。

3. 皮下组织　又称浅筋膜，位于真皮下方，由疏松结缔组织和脂肪小叶构成，含有血管、淋巴管、神经、汗腺、毛囊等，具有保温、缓冲、贮能等作用。

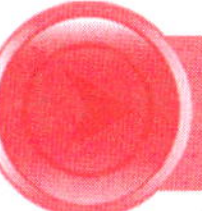

4. 皮肤的附属器　包括毛发、毛囊、皮脂腺、汗腺和指(趾)甲等。

(1) 毛发与毛囊:毛发分为毛干和毛根,在毛发与皮肤表面呈钝角的一侧,有一束起自真皮乳头层,插入毛囊中部结缔组织鞘内的平滑肌称立毛肌,该肌收缩时可使毛发竖立。

(2) 皮脂腺:位于毛囊和立毛肌的夹角之间,能分泌和排泄皮脂。立毛肌收缩有利于皮脂的排出。青春期面部皮脂腺分泌旺盛且导管阻塞时,可形成粉刺。

(3) 汗腺:分大汗腺(顶泌汗腺)和小汗腺。大汗腺主要分布于腋窝、乳晕、脐周、会阴和肛周等处。小汗腺遍布全身,经汗管开口于汗孔。

(4) 指(趾)甲:由多层致密的角化细胞构成,外露部分称为甲板,伸入近端皮肤内的称为甲根,甲板下方的皮肤为甲床,甲根下的甲床为甲母质,是甲的生长区。

5. 皮肤的神经、血管、淋巴管和肌肉

(1) 神经:皮肤中含有丰富的感觉神经和运动神经。感觉神经有游离神经末梢和神经小体,能感受痛觉、触觉、压觉和温度觉;运动神经来自交感神经的节后纤维,支配皮肤血管、汗腺和立毛肌。

(2) 血管:主要有皮下、真皮下、乳头下三个血管丛,具有营养皮肤组织和调节体温的功能。

(3) 淋巴管:起源于真皮乳头层毛细淋巴管,形成乳头下浅淋巴网和真皮淋巴网,经皮下组织通向淋巴结。

考点: 皮肤的组织结构

(4) 肌肉:主要是由平滑肌和横纹肌组成。

(二) 皮肤的生理功能

1. 保护作用　皮肤完整地覆盖于体表,形成一道天然屏障,不仅可使机体免受机械性、物理性、化学性和生物性等因素的侵袭,还可防止体内水分、电解质和营养物质的丧失,对机体具有重要的保护作用。

2. 感觉作用　皮肤中有丰富的、功能不同的神经末梢,能感受外界各种不同的刺激,使人体产生痛觉、触觉、压觉、温度觉和痒觉等感觉,并做出相应反应。

3. 分泌、排泄作用　主要通过汗腺和皮脂腺来完成。小汗腺的分泌受体内、外温度的影响,通过汗液分泌来调节体温,同时通过汗液排泄代谢部分废物。皮脂腺排出的皮脂有润泽皮肤、抑制微生物生长的作用。

4. 体温调节作用　在体温调节中枢的控制下,皮肤通过热辐射、空气对流、传导、汗液蒸发等方式散热或保温。

考点: 皮肤的生理功能

5. 吸收作用　正常皮肤由于角质层的屏障作用,吸收能力很弱,但仍有一定吸收外界物质的能力。其吸收作用的强弱与皮损范围、药物性质、浓度、剂型、使用范围、部位、年龄等有关。

二、皮肤病的病因与分类

(一) 病因

皮肤病的病因较为复杂,影响皮肤病发生的因素主要归纳为以下三类。

1. 一般因素

(1) 年龄:婴儿和儿童易患湿疹,青年人易患痤疮,而老年人则常患脂溢性角化症和瘙痒症。

(2) 性别:黄褐斑、红斑性狼疮多见于女性;脂溢性脱发和痤疮多见于男性。

(3) 职业:化工人员易发生过敏反应;矿工人员易发生癣菌感染;户外作业者易发生冻疮

和皲裂。

(4) 季节:夏季容易发生癣菌感染和化脓性皮肤病;秋季常见多形红斑、玫瑰糠疹;银屑病多见于冬季加重或发病。

(5) 个人卫生:个人卫生不良者易发生细菌、癣菌及寄生虫感染。

(6) 社会因素。

2. 内因

(1) 精神因素:精神紧张或焦虑可加重银屑病;大脑皮质兴奋与抑制功能失调可诱发神经性皮炎。

(2) 内分泌紊乱:见于皮肤黏液性水肿、痤疮、黄褐斑。

(3) 代谢障碍:如皮肤淀粉样变、黄色瘤、肠病性肢端皮炎。

(4) 全身性疾病:消化道肿瘤可伴发黑棘皮病;皮肌炎常伴发肿瘤;感染可引起发疹性皮肤病。

(5) 遗传因素:常见于鱼鳞病、异位性皮炎、先天性大疱性表皮松解症。

3. 外因

(1) 物理因素:放射线可引起急、慢性放射性皮炎和肿瘤;压力或摩擦引起胼胝、鸡眼;寒冷可造成冻伤;强烈日晒可引起晒伤。

(2) 化学物质:染发剂或化妆品诱发接触性皮炎。

(3) 生物因素:疥螨引起疥疮;病毒引起疣、水痘、带状疱疹;淋球菌引起淋病;螺旋体引起梅毒等。

(二) 分类

皮肤病种类繁多,按照病因及发生机制可分为以下四类。

1. 感染性皮肤病　常见的有以下三类。

(1) 真菌性皮肤病:如皮肤癣菌病、糠秕孢子菌性毛囊炎、念珠菌病等。

(2) 细菌性皮肤病:如由球菌引起的脓疱疮、丹毒、毛囊炎、疖病、痈等;由杆菌引起的寻常狼疮、麻风等。

(3) 病毒性皮肤病:如单纯疱疹、带状疱疹、水痘、传染性软疣、麻疹等。

2. 变态反应性皮肤病　如接触性皮炎、湿疹、药疹、荨麻疹等。

3. 性传播疾病　如梅毒、淋病、尖锐湿疣、生殖器疱疹、艾滋病等。

4. 其他皮肤病

(1) 动物性皮肤病:如疥疮、虱病、螨虫皮炎、谷痒疹等。

(2) 物理性皮肤病:常见的有痱子、冻疮、尿布皮炎、多形性日光疹、手足皲裂及鸡眼。

(3) 神经功能障碍性皮肤病:常见的有瘙痒症、神经性皮炎。

(4) 红斑丘疹鳞屑性皮肤病:常见的有银屑病、单纯糠疹及玫瑰糠疹。

(5) 结缔组织疾病:常见的有盘状红斑狼疮、局限性硬皮病及皮肌炎。

(6) 皮肤附属器疾病:常见的有脂溢性皮炎、寻常性痤疮、酒渣鼻、斑秃。

(7) 色素障碍性皮肤病:常见的有黄褐斑、白癜风、雀斑。

(8) 皮肤肿瘤:如良性的血管瘤、瘢痕疙瘩、皮肤纤维瘤、皮脂腺囊肿;恶性的基底细胞癌、鳞状细胞癌、恶性黑素瘤等。

三、皮肤病病人的护理

（一）护理评估

1. 健康史　详细询问病人发病以来的全过程，包括始发病部位、初发皮损的性质、数目、扩展顺序、病情变化及其规律、局部及全身症状、曾接受的治疗方案及疗效、各种环境因素（季节、气候、饮食、药物、接触物等）与疾病发生、发展的关系等，有无加重或减轻的因素。同时收集病人过去曾罹患的疾病、治疗方案及其疗效，特别是与现有皮肤病相关的疾病，应注意有无药物过敏史和其他过敏史，家族中有无类似疾患与变态反应性疾患。

2. 身心状况

（1）躯体表现：自然光线下充分暴露皮损，对皮损进行视诊，注意皮损的性质、部位、分布与排列、大小和数目、颜色、边缘与界限、形态、表面、基底，对水疱、脓疱和囊肿者要观察其内容物是否为血液、浆液、黏液、脓液、皮脂、角化物或其他异物等。同时应注意病人有无全身的改变等。

1）自觉症状：亦称主观症状，是病人主观的感觉，如瘙痒、疼痛、烧灼、麻木等，其轻重与皮肤病的性质、严重程度、病人的特异性有关。瘙痒是皮肤病最常见的症状，可轻可重，可为持续性、阵发性或间断性发作，可为局限性或泛发性，常见于神经性皮炎、荨麻疹、湿疹、疥疮等瘙痒剧烈，一些系统性疾病如恶性淋巴瘤、糖尿病、黄疸、肾功能不全等均可引起痒感；疼痛常见于带状疱疹、皮肤化脓性感染、结节性红斑、淋病和生殖器疱疹等，其性质可为刀割样、针刺样、烧灼样和电击样等，范围多为患处局部；接触性皮炎除有瘙痒、疼痛外还可出现局部烧灼感；麻风病人有麻木感。某些皮肤病还可伴发寒战、发热、乏力、食欲不振及关节痛等全身自觉症状。

考点：皮肤病的自觉症状

2）他觉症状：即皮损或皮疹，指可看到或触及皮肤黏膜损害等。其性质和特点常是诊断皮肤病的基础。一般分原发性和继发性两种：①原发性皮损：为皮肤病病理变化直接产生的最早的损害，对皮肤病的诊断和鉴别诊断非常重要。常见的原发性皮损有斑疹（红斑、出血斑、色素沉着斑、色素减退斑）、丘疹、斑丘疹、风团、结节、水疱、血疱、脓疱、囊肿等。②继发性皮损：可由原发性皮损演变而来，也可因治疗不当、感染及搔抓等引起。常见的继发性皮损有鳞屑、浸渍、糜烂、溃疡、皲裂、抓痕、痂、瘢痕、萎缩、苔藓样变等。

考点：原发性皮损与继发性皮损的常见类型

（2）心理-社会状况：通过与病人接触和交谈，评估病人对疾病的认识，了解病人有无烦躁、焦虑等心理特点。

3. 辅助检查　部分皮肤病需进行实验室检查，同时某些实验室检查可作为指导治疗和预测病情发展的参考，如皮肤组织病理学检查、病原学检查、免疫学检查、皮肤试验等。

4. 治疗要点与反应

（1）全身疗法：即内服药物治疗，常用的药物有抗组胺类药、糖皮质激素、抗生素、抗真菌药、抗病毒药、维生素和免疫抑制剂等。

（2）局部疗法：即外用药物治疗，通过局部应用不同剂型的有效药物以发挥镇静、止痒、安抚、收敛、润滑、腐蚀等作用而使皮损消退。其作用取决于药物的性能和剂型，应根据病因、皮损特点，正确合理地选用外用药物。

（3）物理疗法：可用电疗（电烙、电凝）、光疗（红外线、紫外线、激光）、冷冻疗法、放射治疗等方法。

(4)手术治疗。

(二)护理诊断与医护合作性问题

1. 皮肤完整性受损 与皮疹发生、剧痒有关。
2. 有感染的危险 与皮肤损害有关。
3. 睡眠型态紊乱 与皮肤瘙痒有关。
4. 焦虑 与突然发病、疾病顽固及皮损有关。
5. 知识缺乏 与不了解疾病的相关知识有关。

(三)护理目标

病人局部皮损炎症反应减轻或消失;病人无感染发生;病人能得到充足的休息;病人的焦虑、烦躁感减轻或消除,情绪稳定;病人能说出预防皮肤病的基本保健知识。

(四)护理措施

1. 一般护理

(1)饮食护理:指导病人多吃新鲜的瓜果蔬菜,食物宜清淡富含营养,忌辛辣等刺激性饮食。变态反应性皮肤病病人应避免鱼、虾、蟹等动物蛋白,可进食植物性蛋白供给营养。

(2)生活护理:注意病人的卫生,保持皮肤清洁、干燥、完整,对长期卧床病人要定时翻身,预防压疮,预防感染和交叉感染。

2. 病情观察 观察皮损的发生、发展变化,对伴全身中毒症状较重的病人,要定时监测生命体征变化。

3. 配合治疗护理

(1)瘙痒的护理:应注意瘙痒的部位和性质,分散病人的注意力。劝告病人不要搔抓、揉搓、摩擦,遵医嘱使用止痒的药水、乳霜、油膏,遵医嘱给予抗组胺药和镇静剂,使瘙痒不适症状减轻。

考点: 瘙痒的护理

(2)皮损护理:及时清洁创面,遵医嘱选择外用药物涂敷。

1)皮损的清洁:①渗液性及糜烂性皮损可用各种溶液做湿敷或清洗,以达到皮损清洁、消毒、杀菌的目的。②特殊部位的皮损如口腔、眼睑、鼻腔、外耳道周围的分泌物、痂皮可用棉球擦拭;会阴、肛门周围的皮损可行坐浴;头皮或毛发部位皮损应将毛发剪短或剃除。

2)换药前清洁:应将陈旧的糊剂、油膏等外用药物轻轻擦掉,并将附着在皮肤上由分泌物和污物结成的硬痂软化后剥除。

(3)外用药物的使用方法

1)涂药法:根据不同的皮损选择不同的剂型。①粉剂:可用干棉球蘸粉或纱布包粉后撒布,每日3~4次。②洗剂:使用前先摇匀,用药刷蘸药外涂,每日3~4次。③酊剂:用棉签蘸药外涂,每日2~3次。④乳剂:用干净的手指将药物涂抹于皮损处,轻轻用力按摩直至其消失,每日2~3次。⑤糊剂或软膏:将药物均匀涂于纱布上,贴敷于患处包扎固定,每日2次。

2)湿敷法:用4~6层纱布或2层小毛巾放于药液中浸透,取出拧至不滴水为度,平整地紧贴于皮损上。每日4~6次,每次1~2小时,10~20分钟更换一次。湿敷药物温度与室温(18~22℃)相当,一次湿敷不宜超过体表面积的1/3,以防着凉或药物中毒。

4. 心理护理 热情接诊病人,注意病人和家属的心理反应,随时提供针对性的心理支持,同情、关心病人,同时主动介绍疾病的有关预防保健知识,解释精神因素对治疗的直接影响,消除病人的各种顾虑和烦躁,鼓励病人树立信心,积极配合治疗。

5. 健康指导

(1) 嘱咐病人在治疗期间,尽量避免各种不良刺激,如搔抓、烫洗等。忌辛辣、腥膻等刺激性饮食。

(2) 对病因不明的病人,应协助寻找病因,注意饮食、药物、接触物等致敏因素。

(3) 指导病人外用药的正确使用方法,按时正规用药。

(五) 护理评价

病人皮肤是否清洁完整;病人有无继发感染发生;病人睡眠有无改善;病人焦虑是否减轻或消除;病人能否说出几项皮肤病的预防、保健知识。

第2节　变态反应性皮肤病病人的护理

案例28-2

病人,女性,19岁。两小腿应用脱毛霜后,在涂抹皮肤处出现红斑及丘疹,自觉瘙痒剧烈,夜间难以入睡,曾用消炎药外涂,未能奏效。

问题:1. 该病人发生了什么状况?

2. 该病人主要的护理诊断是什么?如何护理?

一、概　　述

(一) 接触性皮炎

接触性皮炎是由于接触某种物质在皮肤、黏膜接触部位发生的急性或慢性炎症反应。

1. 病因分类　按接触物可分为动物性、植物性、化学性三类,其中化学性是主要原因。

2. 发病机制

考点:接触性皮炎属典型的迟发型Ⅳ型变态反应

(1) 原发性刺激反应:接触物本身具有强烈的刺激性或毒性,任何人接触该物质都可发生皮炎。

(2) 接触性致敏反应:属典型的迟发型Ⅳ型变态反应。接触物为致敏因子,本身无刺激性或毒性,大多数人在接触后不发病,仅少数有过敏体质者发生皮炎。

(二) 湿疹

湿疹是由于多种内、外因素引起的表皮及真皮浅层炎症。病因较复杂,一般认为与变态反应有关。

考点:湿疹的发生原因

1. 内部因素　如体内慢性感染病灶、内分泌及代谢改变、血液循环障碍、神经精神因素、遗传因素等。

2. 外部因素　接触变态反应过敏原,如食物、吸入物、化学物品等。

(三) 药疹

考点:药疹的主要发病机制是变态反应

药疹是药物通过内服、注射、吸入、灌肠、栓剂使用,甚至通过皮损等途径进入人体后,在皮肤黏膜上引起的炎症性皮疹,严重者尚可累及机体的其他系统。变态反应是药疹的主要发病机制,过敏性体质是产生药疹最重要的原因。常见药物有抗生素类、解热镇痛类、镇静催眠药及抗癫痫药、异种血清制剂及疫苗、中药等。

（四）荨麻疹

荨麻疹是由于皮肤、黏膜小血管反应性扩张及渗透性增加而产生的一种局限性水肿反应。

1. 病因　较为复杂，除致敏原、个体因素外，常见的诱因如食物、药物、感染、动物及植物因素、物理性刺激、精神因素、内脏和全身性疾病。

2. 发病机制　以变态反应为主，多数属Ⅰ型变态反应，少数为Ⅱ型或Ⅲ型。

二、护理评估

（一）健康史

应详细询问皮损发生的时间、部位、先后顺序，有无全身症状，治疗过程及疗效。病人是否有可疑致敏物质接触史，既往有无类似症状发生，疑为药疹者要了解病人近期内的药物应用史。

（二）身心状况

1. 躯体表现

（1）接触性皮炎：起病较急，易发现刺激物或过敏原，在接触部位可见境界清楚的红斑、丘疹、丘疱疹（图28-1），严重时红肿明显并出现水疱或大疱，甚至发生组织坏死，可继发感染。患部常有瘙痒、烧灼或疼痛，严重者可有全身反应。

（2）湿疹：①急性湿疹：多见于面、耳、手、足、前臂、小腿等处，常为对称分布。起病急，表现为原发性和多形性皮疹，常在红斑基础上有丘疹、丘疱疹，严重时有小水疱、糜烂、结痂，融合成片（图28-2），瘙痒剧烈。如继发感染则形成脓疱，可伴局部淋巴结肿大，甚至有发热等全身症状。②亚急性湿疹：急性湿疹的红肿、渗出减轻后，仍有丘疹、丘疱疹，皮疹呈暗红色，可有少许鳞屑及轻度浸润，自觉瘙痒仍较明显，可因刺激再次急性发作或发展成慢性湿疹。③慢性湿疹：多由急性或亚急性湿疹迁延而成，少数可直接表现为慢性湿疹，皮疹为暗红色，有浸润肥厚、色素沉着或减退，表面粗糙呈苔藓样变。瘙痒更为剧烈，病情时轻时重，可因刺激而急性发作。

考点： 急性湿疹的主要表现

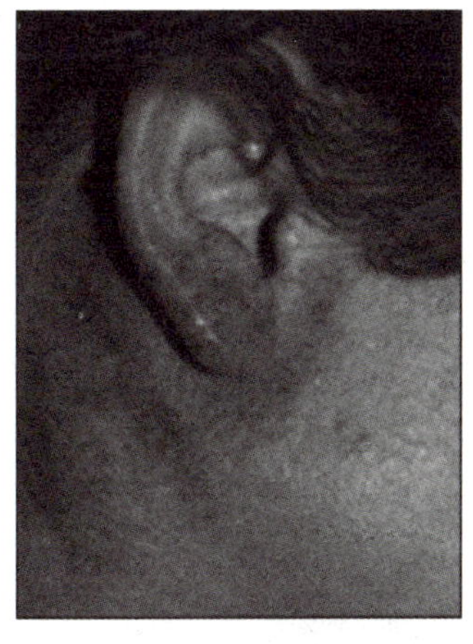

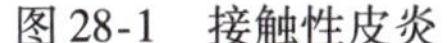

图28-1　接触性皮炎

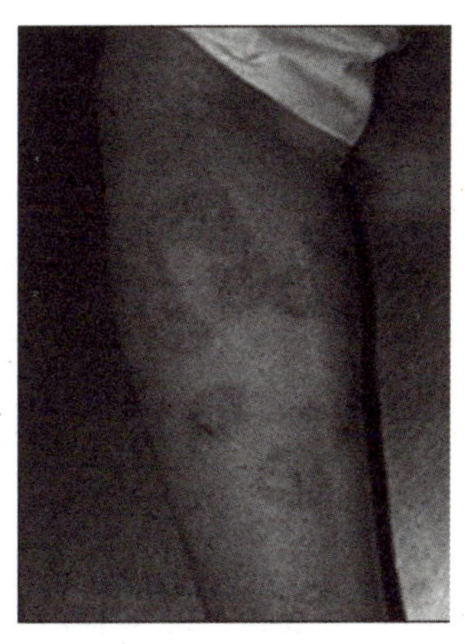

图28-2　湿疹

考点： 药疹的重症表现、常见类型

（3）药疹：一般特征是发病急骤，皮疹多样，伴有发热、瘙痒，停用致敏药物后症状很快消退（图28-3）。严重者可伴有高热及心、肝、肺、肾、造血系统功能损害，甚至可出现过敏性休

克。常见的药疹类型有:①固定型药疹:最常见。②荨麻疹型药疹。③麻疹样或猩红热样药疹。④大疱性表皮松解型药疹:最严重。⑤剥脱性皮炎型药疹。

(4) 荨麻疹:①急性荨麻疹:起病急,皮肤突然发痒,很快出现大小不等的鲜红或苍白色风团,形状不一,持续数分钟至数小时,新的风团此起彼伏、不断出现,消退后不留痕迹(图 28-4)。自觉剧痒,病情严重者可出现过敏性休克症状,甚至危及生命。②慢性荨麻疹:全身症状一般较轻,风团时多时少,时轻时重,反复发生,病情迁延常达数月或数年之久。大多数病人不能找到病因。

考点:荨麻疹的皮损特征为风团

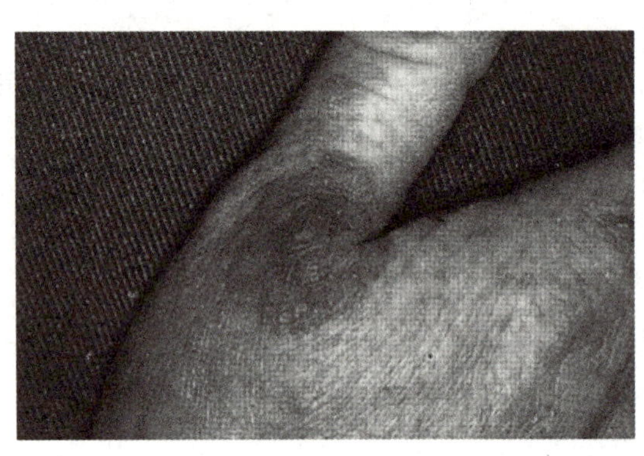

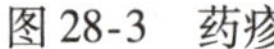

图 28-3 药疹

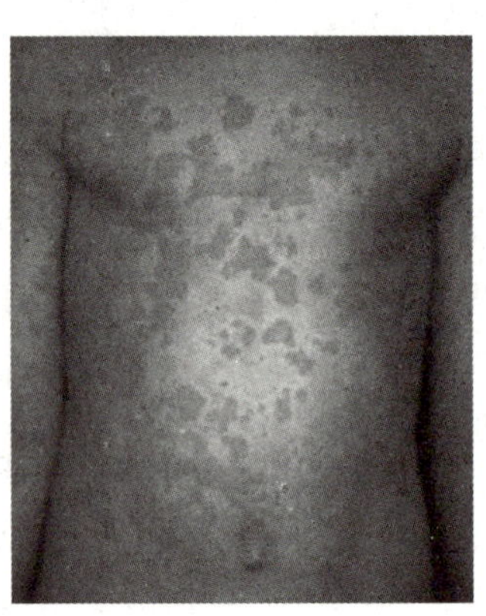

图 28-4 荨麻疹

2. 心理-社会状况 了解病人的情绪,对疾病的认识和态度,有无焦虑、顾虑、恐慌等异常心理。评估病人家属对病人的态度及对疾病的认识。

(三) 辅助检查

1. 斑贴试验 是寻找接触性皮炎病因的最简单可靠的办法。

2. 药疹 一般采用皮肤过敏试验、药物激发试验和体外过敏试验。

(四) 治疗要点与反应

1. 接触性皮炎 查找病因、脱离接触、对症处理、避免再次接触。

2. 湿疹 去除病因,消炎、止痒,避免过度搔抓、烫洗。

3. 荨麻疹 抗过敏和对症治疗,急性荨麻疹发生喉头水肿、呼吸困难及休克的病人,必须立即抢救。

4. 药疹 停用可疑致敏药,促进体内致敏药排泄,应用抗过敏药或解毒药,预防和控制继发感染,加强全身支持。

三、护理诊断与医护合作性问题

1. 皮肤完整性受损 与皮疹发生、瘙痒搔抓有关。

2. 睡眠型态紊乱 与夜间皮肤剧痒有关。

3. 恐惧/焦虑 与突然发病、皮损广泛、瘙痒明显、症状反复发作有关。

4. 知识缺乏 与不了解疾病的相关知识有关。

5. 潜在并发症 窒息、休克、感染、肝肾功能障碍。

四、护理目标

病人局部皮损炎症反应减轻或消失；病人能得到充足的休息；病人的恐惧、焦虑感减轻或消除，情绪稳定；病人能说出几项预防皮肤病的保健知识；病人的并发症可被及时发现并处理。

五、护理措施

（一）一般护理

1. 饮食护理　应注意清淡易消化富含营养，多食瓜果蔬菜，多饮水，避免易致敏和刺激性食物。

2. 皮肤护理　保持皮肤清洁干燥，可用清水、温水清洗，避免搔抓等不良刺激，皮疹处防止摩擦、压迫、光照等刺激，避免再接触刺激物或致敏物质。

3. 口腔护理　口腔黏膜有破溃或感染者，每日用2% $NaHCO_3$ 溶液漱口。

4. 消毒隔离　严格遵循无菌原则和消毒隔离制度，如病人单独安排病房，病房内每天紫外线消毒1次，接触病人时穿隔离衣等。

（二）病情观察

及时观察皮损的发生、进展情况、轻重程度，特别是对于病情急、泛发性荨麻疹和重症药疹，要密切观察病情变化，每天定时监测生命体征变化，记录24小时液体出入量，对心、肝、肾等器官和造血系统的功能异常，应及时报告医生。

（三）配合治疗护理

1. 急症护理

（1）泛发性荨麻疹出现过敏性休克的征象时，应立即让病人平卧，保持呼吸道通畅，遵医嘱可首选肾上腺素0.5mg皮下注射，并迅速建立静脉通道，遵医嘱肌内注射盐酸异丙嗪25～50mg，并以氢化可的松0.2～0.3g、维生素C 2g加入5%～10%葡萄糖溶液快速静脉滴注，同时密切观察生命体征和皮疹的变化。伴有喉头水肿、呼吸困难者，应立即吸氧，必要时配合医生行气管插管或气管切开。

考点： 荨麻疹过敏性休克的急救与护理措施

（2）重症药疹应遵医嘱立即停用一切可疑致敏药物，及早使用糖皮质激素，同时进行补液，必要时输血，防治感染及并发症的发生。护理时严格执行消毒隔离制度，及时观察皮损的变化，保持创面清洁干燥，及时清除坏死上皮，抽尽大疱内液体。

2. 瘙痒的护理

（1）解释瘙痒的原因和搔抓的弊端，避免皮肤直接接触羊毛或化纤织物。

（2）做好生活指导，给予温水或凉水浴，局部使用冷湿敷等措施。

（3）指导病人观察引起瘙痒的因素及排除方法，分散病人的注意力。

（4）必要时可应用止痒的药水、乳霜或油膏，施行治疗性药浴，以减轻瘙痒，同时可口服抗组胺类药物及镇静剂，晚间睡眠前可嘱病人戴手套，避免无意搔抓。

（四）心理护理

热情接诊病人，注意病人和家属的心理反应，随时提供支持和鼓励。了解病人的感受和要求，主动介绍疾病的有关预防保健知识，解释精神因素对治疗的直接影响，消除病人各种恐惧、焦虑和烦躁，鼓励病人树立信心，积极配合治疗。

(五) 健康指导

1. 教会病人预防发病的措施，避免诱发因素。药疹者应记入病历并嘱病人牢记致敏药物。
2. 指导病人多吃新鲜的瓜果蔬菜，清淡饮食，避免刺激性饮食。
3. 嘱咐病人在治疗期间，尽量避免各种不良刺激，同时指导瘙痒时的自护。
4. 注意个人卫生，经常保持皮肤清洁与干燥。
5. 疾病后期表皮有大片脱落时，告诫病人勿强行剥脱。

六、护理评价

病人皮肤是否清洁完整；病人睡眠有无改善；病人恐惧、焦虑是否减轻或消除；病人能否说出几项疾病的预防、保健知识；病人有无并发症发生或是否得到及时发现和处理。

第3节 感染性皮肤病病人的护理

一、概述

(一) 浅部真菌病

浅部真菌病又称皮肤癣菌病，是真菌侵犯表皮、毛发、甲板而引起的一种皮肤病。

考点：皮肤癣菌病的致病菌

1. 病因 皮肤癣菌主要有红色毛癣菌等20余种致病癣菌。通过直接或间接接触而导致传染。

2. 分类 根据感染部位不同，分为头癣、体癣、股癣、手足癣、甲癣及花斑癣、叠瓦癣等。

(二) 带状疱疹

带状疱疹指由水痘-带状疱疹病毒感染引起的一种沿周围神经分布的群集疱疹和以神经痛为特征的急性炎症性皮肤病。

考点：带状疱疹的定义

1. 病因 病原体为水痘-带状疱疹病毒，具有嗜神经和皮肤的特性，成年人多见，好发于春秋季节。

2. 病理机制 病毒经呼吸道黏膜侵入体内，通过血行传播，当宿主的免疫功能减退时，可侵犯的神经节发生炎症反应及坏死，产生神经痛，发生节段性水疱疹。愈后可获得终身免疫。

> 链接
>
> **水痘的发病特点**
>
> 水痘和带状疱疹是由同一病毒即水痘-带状疱疹病毒引起的以散在分布为特征、传染性很强的疾病，多见于儿童，潜伏期为14~17日。起病较急，少数病人在出疹前有1~2日的前驱期，表现为发热、乏力等。皮疹相继分批出现，同时可见红斑、丘疹、疱疹、结痂等不同时期的皮疹。常始发于头皮或躯干受压部位，呈向心性分布，头面部及躯干皮疹密集，四肢皮疹稀疏散在，口咽部及阴部黏膜也可出现损害，病程约两周。痂皮脱落后不留瘢痕。水痘如发生于成人，症状较儿童重，前驱期长，高热，全身症状明显，皮疹数目多。

(三) 疥疮

疥疮是由疥螨引起的接触传染性皮肤病。

1. 病因　病原体为人型疥螨，疥虫通过直接或间接接触传染。

2. 病理机制　疥螨掘凿隧道引起的机械刺激、其分泌物及排泄物引起的变态反应、雌疥螨滞留在皮肤内引起的异物反应均可引起皮肤剧烈瘙痒。

考点：疥疮的传播方式

二、护理评估

(一) 健康史

评估病人的个人卫生习惯、家庭生活环境和工作环境，详细询问有无瘙痒性皮肤病，皮损出现的时间、部位和先后顺序，有无发热、疼痛、局部淋巴结肿大等。

(二) 身心状况

1. 躯体表现

(1) 浅部真菌病：①头癣：可分为黄癣、白癣、黑点癣三种。黄癣，俗称“癞痢头”，以黄癣痂、永久性脱发和萎缩性瘢痕为特点。白癣，城市儿童多见，以白色鳞屑斑和病发周围有白色菌鞘为特征（图28-5）。黑点癣，典型的损害为头皮散在性斑片，不融合，表面有灰白色鳞屑斑，炎症明显。②体、股癣：原发损害为丘疹、丘疱疹，逐渐向四周离心性扩展，形成环形或多环形。③手、足癣：俗称“鹅掌风”和“脚气”。依皮损表现可分鳞屑水疱、浸渍糜烂型、角化过度三型。④甲癣：俗称“灰指甲”。⑤花斑癣：好发于青壮年男性多汗者前胸、腋窝和背部。

考点：浅部真菌病的表现要点

(2) 带状疱疹：①前驱症状：多数病人出现皮疹前1～4日有全身乏力、低热及患部皮肤感觉过敏或神经痛等全身症状。②皮损：好发于肋间神经、三叉神经、颈部神经及腰骶神经的分布区分，皮肤发生红斑，继之出现群集而不融合的粟粒至绿豆大丘疱疹群，迅速转变为水疱，常沿一侧的周围神经呈带状分布，一般不超过体表正中线（图28-6）。数天后水疱干涸，结痂，脱屑痊愈后遗留暂时性色素沉着，病程2～3周。③自觉症状：神经痛为本病的特征之一。疼痛的程度与部位和年龄有关，发生于三叉神经第一支的疼痛最重，而且皮损消退后仍可遗留顽固性神经痛。

考点：带状疱疹皮损的好发部位

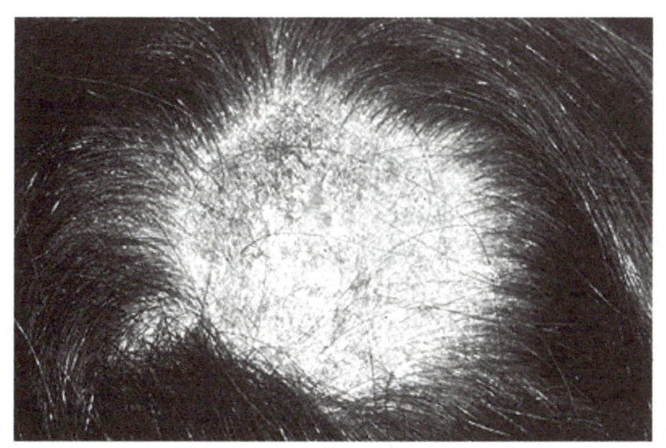

图28-5　头癣

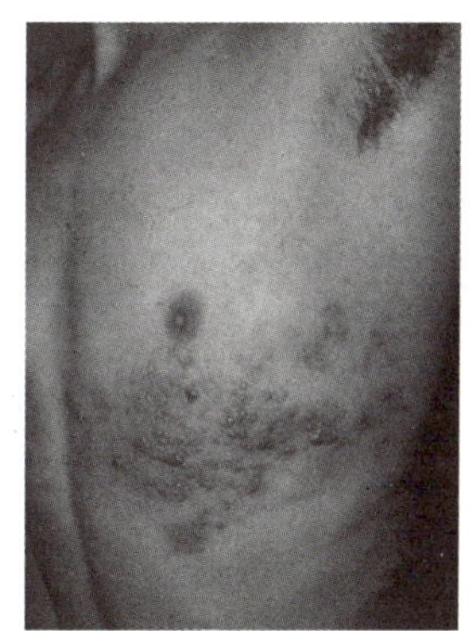

图28-6　带状疱疹

(3) 疥疮：皮肤薄嫩处如指缝出现米粒大小的丘疹、丘疱疹及灰白色线状隧道，自觉奇痒，夜间尤甚（图28-7）。反应剧烈者其顶端可有脓疱，搔抓过度可出现湿疹样变或继发脓皮病、淋巴结炎。

考点：疥疮的好发部位、皮损特征

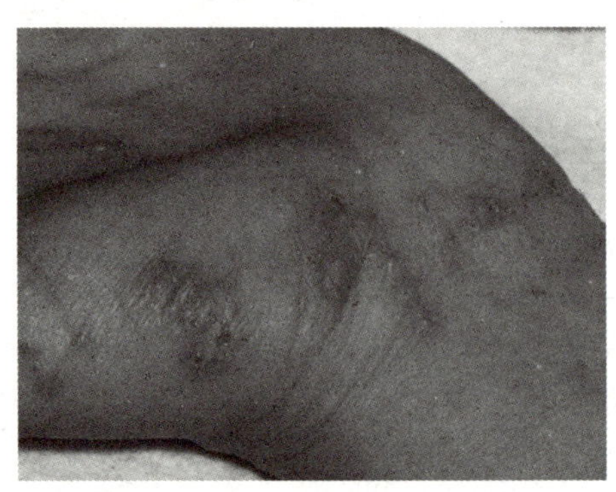

图 28-7　疥疮

2. 心理-社会状况　了解病人的精神状态,有无焦虑、恐慌等异常心理,评估家属及周围人群对病人的态度和对疾病的认识。

(三) 辅助检查

1. 取病发、鳞屑或甲屑在显微镜下检验,可发现真菌的菌丝和孢子。取病发或脓液接种于培养基上25℃培养可鉴定菌种。

2. 带状疱疹底部刮取物涂片可找到多核巨细胞和包涵体,疱液可分离出病毒。

3. 用蓝墨水滴在可疑隧道皮损上,再用棉签揉擦1分钟,然后用酒精棉球清洗皮损表面,可见到染成淡蓝色的隧道痕迹。

(四) 治疗要点与反应

根据不同的病因选择有效的抗生素、抗真菌药物、抗病毒药物、杀虫剂,保持局部清洁、干燥,防止并发症。

三、护理诊断与医护合作性问题

1. 皮肤完整性受损　与皮肤感染有关。
2. 睡眠形态紊乱　与夜间剧烈瘙痒有关。
3. 疼痛　与感觉神经受损有关。
4. 焦虑　与瘙痒明显、症状反复发作有关。
5. 知识缺乏　与不了解疾病的相关知识有关。
6. 潜在并发症　感染、脓毒血症。

四、护理目标

病人局部皮损炎症反应减轻或消失,皮肤恢复清洁完整;病人能得到充足的休息;病人主诉疼痛减轻或缓解;病人的焦虑、烦躁感减轻或消除,情绪稳定;病人能说出几项预防皮肤病的保健知识;病人的并发症被及时发现并处理。

五、护理措施

(一) 一般护理

1. 饮食护理　高热量、高蛋白、高维生素饮食,多食新鲜的蔬菜和水果。

2. 隔离消毒　做好床边隔离,接触病人时要穿隔离衣,换下的敷料应灭菌或焚烧,病人用过的被服要高压灭菌后清洗,处理病人后要洗手。

3. 保护皮肤黏膜　避免搔抓、烫洗,保护裸露创面,及时更换敷料。

(二) 病情观察

密切观察皮损的发生发展和变化,根据病情监测体温、血压、外周血象、尿液的变化,及时发现可能出现的并发症。

(三) 配合治疗护理

1. 瘙痒病人的护理　向病人解释瘙痒的原因和搔抓的危害,指导病人如何避免和排除瘙痒,如调整衣着、改善居住环境等,遵医嘱应用抗组胺药及镇静剂,晚间睡眠戴手套。

2. 头癣病人的护理　对头癣病人必须强调“服、搽、洗、剃、煮”同时进行,连续2个月。遵医嘱应用灰黄霉素及酮康唑;用10%硫黄软膏或3%碘酊涂搽患处,每日一次;每天用热水、硫黄皂洗头一次;在治疗开始时即剃光头发,以后每周剃发一次;病人用物应煮沸消毒。

3. 手足癣病人的护理　在治疗的同时,应将与皮损接触的物品进行开水浸泡、清洗、日晒等处理。同时遵医嘱外用抗真菌药物。

4. 带状疱疹病人的护理　用转移注意力的方法来减轻疼痛;对老年病人应耐心说明病情,必要时可用0.5%普鲁卡因行神经阻断封闭。

5. 疥疮病人的护理　遵医嘱外用10%～20%硫黄软膏(小儿用5%)。先用热水及肥皂洗澡,然后搽药,先搽皮损部位,再涂布全身(除头面部),每天早、晚各1次,连用4日,第4天晚上彻底洗澡,并更换衣被。两周后如发现新疹需重复治疗。

(四) 心理护理

热情接诊病人,耐心向病人解释皮损的发生及转归,消除病人各种顾虑,积极配合治疗。指导病人根据当前身体状况,暂时调整生活、社交及工作方式。同时向病人强调要进行耐心、系统的治疗,增强病人彻底治愈疾病的信心。

(五) 健康指导

1. 养成良好的生活习惯,注意个人卫生,勤洗澡,勤换衣,保持皮肤清洁与干燥。
2. 指导病人在治疗的同时,应将衣物等用开水浸泡、清洗、日晒等处理。
3. 内服抗真菌药物时,告诉病人应注意消化道症状等副作用,每月需检查肝功能及血常规一次。
4. 向手足癣病人强调治疗应遵医嘱进行系统治疗,在皮损消退后仍需继续用药两周,以防复发。
5. 向病人及家属宣讲疾病的发病原因、传染途径,不与其他人共用浴巾、拖鞋、擦脚巾。

六、护理评价

病人皮肤是否清洁完整;病人睡眠有无改善;病人疼痛有无减轻或缓解;病人焦虑是否减轻或消除;病人能否说出几项疾病的预防、保健知识;病人有无感染、脓毒症等并发症发生。

第4节　其他皮肤病病人的护理

一、概　述

(一) 银屑病

银屑病俗称“牛皮癣”,是一种常见的慢性复发性炎症性皮肤病。基本损害为具有特征性银白色成层鳞屑的丘疹或斑丘疹,慢性病程,易于复发。目前认为是由多种因素引起的表皮细胞增殖加速、角化不全及炎症反应。

(二) 神经性皮炎

神经性皮炎又名慢性单纯性苔藓,是一种主要由精神障碍引起的慢性炎症性皮肤病。以阵发性剧痒和皮肤苔藓样变为特征。病程慢性,易于反复。其发生与精神神经因素有密切相关,一般认为系大脑皮质兴奋和抑制功能失调所致。

(三) 稻田皮炎

稻田皮炎为接触水田后发生的一种皮炎,根据致病原因可分为两种类型。

考点:尾蚴皮炎的病原体

1. 浸渍糜烂型皮炎　主要因长期浸泡于高温水田中,皮肤浸渍,田泥、秧苗等机械性摩擦所致。

2. 尾蚴皮炎　俗称“鸭怪”,由禽畜类血吸虫的尾蚴侵入皮肤引起的局部炎症反应。

二、护理评估

(一) 健康史

了解病人的生活环境和工作环境,详细询问皮损出现的时间、部位,有无瘙痒及加重或诱发的因素等。

(二) 身心状况

1. 躯体表现

(1) 银屑病:①寻常型银屑病:最多见。皮损好发于头皮、四肢伸侧,尤其在肘、膝伸侧及腰骶部,广泛对称分布。其基本损害为鳞屑性斑丘疹,呈点滴状、钱币状、地图状、花瓣状等,界限清楚。表面有多层银白色鳞屑,炎症明显(图28-8)。具有三大临床特征:蜡滴现象,即轻轻搔刮可出现层状鳞屑,犹如轻刮桌面上的蜡滴;薄膜现象,即刮去表面鳞屑后,可见一层淡红发亮的半透明薄膜;点状出血现象(Auspitz征),再刮去此薄膜则可见小的出血点。②脓疱型银屑病:较少见,分为泛发性及局限性脓疱型两种。泛发性脓疱型银屑病为最重的一型,发病急骤,可在数周内泛发全身,常伴弛张性高热、关节肿痛及白细胞增高等全身症状;局限性脓疱型银屑病:皮损局限于掌跖部,对称分布。③关节病型银屑病:又称银屑病关节炎。一般发生类风湿关节炎样症状,以指、腕、趾关节为多见,慢性病程。④红皮病型银屑病:又称银屑病性剥脱性皮炎,较少见,皮损表现为全身皮肤弥漫性潮红,伴大量糠秕样的鳞屑不断脱落。病情顽固,病程慢性,易反复发作。

考点:银屑病中最常见、最严重的类型及寻常型银屑病的皮损特点

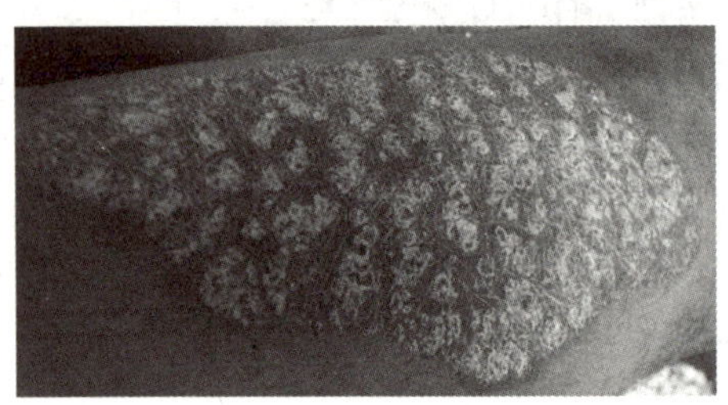

图28-8　银屑病

(2) 神经性皮炎:①局限性神经性皮炎:中青年多见。好发于小腿、腕、踝、颈后侧、肘部、腰骶、眼睑、外耳、外阴等部位。皮损初为成群粟粒至米粒大小的圆形或多角形扁平丘疹,并迅速融合成境界清楚的损害,表面有少量鳞屑,干燥粗厚,呈典型的苔藓样变(图28-9)。由于搔抓,表面可有轻度糜烂、血痂、抓痕,自觉阵发性剧痒,夜间加重。病程慢性,常迁延不愈或反复发作。②播散性神经性皮炎:少见,好发于成人及老人。皮肤肥厚粗糙,呈苔藓样变及色素沉着,皮损广泛分布于全身多处,奇痒难忍,严重影响睡眠和工作。

考点:神经性皮炎的好发部位、皮损特点

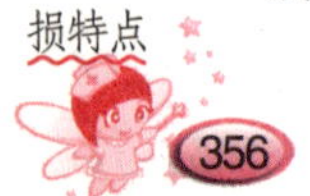

（3）稻田皮炎：①浸渍糜烂型皮炎：多发生在水田中连续劳动1～3天后，手、脚特别是指（趾）间皮肤浸渍、发白、起皱，表皮剥脱，露出鲜红的糜烂面，掌跖部因皮肤后可呈蜂窝状表皮剥蚀，自觉痒、痛。②尾蚴皮炎：皮疹一般在接近水面的部位，如小腿、踝部、前臂等处皮肤。在受到尾蚴侵袭后10～30分钟即可出现粟粒大红斑和丘疹，继而可形成丘疱疹、风团及瘀斑（尾蚴入侵的痕迹）等（图28-10）。自觉剧痒难忍。病程1周左右，可自行消退。

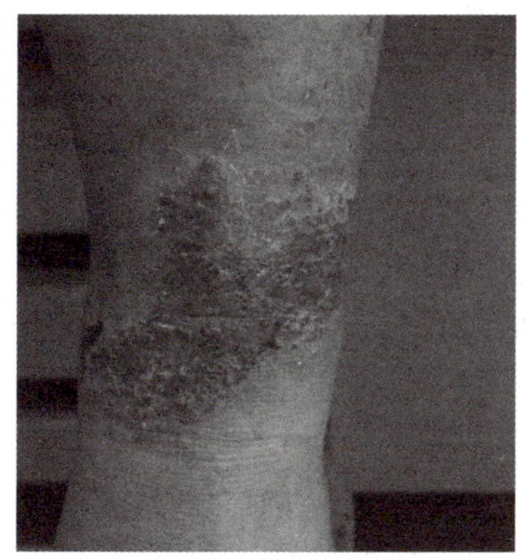

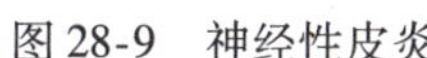

图28-9 神经性皮炎

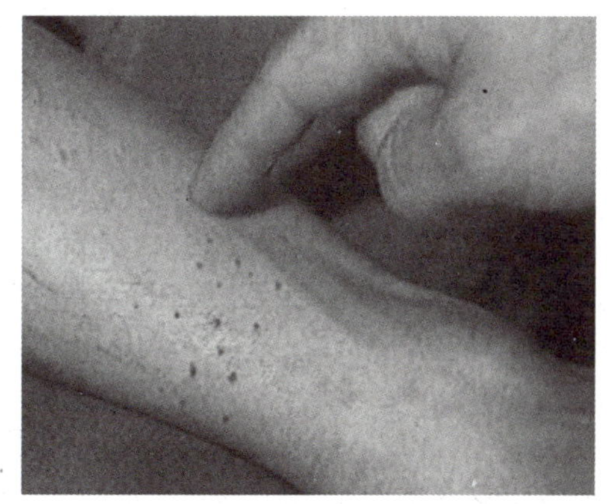

图28-10 尾蚴皮炎

2. 心理-社会状况 因慢性病程，易于复发，有不同程度的瘙痒、皮损等引起身体不适和自我形象紊乱，皮损难以根治，病人易出现焦虑、烦躁、悲观、抑郁等心理。

（三）辅助检查

银屑病可进行X线检查、类风湿因子检验等。

（四）治疗要点与反应

1. 银屑病 尚无特效疗法。解除病人精神负担，避免各种诱发因素。一般不系统使用糖皮质激素、免疫抑制剂等。急性期避免外用刺激性强的药物。局限性银屑病以外用药物治疗为主，皮损广泛严重时给予综合治疗。

2. 神经性皮炎 解除精神紧张、避免各种刺激，瘙痒剧烈或外用药效果欠佳者可联合应用抗组胺药，睡前加用镇静催眠类药物。局部可用各种糖皮质激素软膏或维A酸（维甲酸）软膏，封包疗效更佳。

3. 稻田皮炎 消炎、止痒及防止感染为原则。外用炉甘石洗剂或皮质激素霜剂。酌情内服抗组胺药物。

三、护理诊断与医护合作性问题

1. 皮肤完整性受损 与皮损、搔抓、皮肤出现鳞屑改变等有关。
2. 睡眠型态紊乱 与瘙痒难忍有关。
3. 自理能力下降 与关节活动障碍有关。
4. 焦虑 与疾病反复、病损难治、病人缺乏信心有关。
5. 知识缺乏 与不了解疾病的相关知识有关。

四、护理目标

病人局部皮损炎症反应减轻或消失，皮肤恢复清洁完整；病人能得到充足的休息；病人的关节活动度增强，自理能力恢复正常；病人的焦虑、烦躁感减轻或消除，情绪稳定；病人能说出几项预防皮肤病的保健知识。

五、护理措施

（一）一般护理

1. 饮食护理　清淡饮食，多食新鲜的蔬菜和水果，禁忌刺激性饮食。

2. 生活护理　冬季适当保暖，避免寒冷刺激。规律生活，避免过度疲劳、精神紧张、情绪激动。如发生在关节部位，影响到关节的屈伸活动，应制订关节活动计划。

3. 保护皮肤黏膜　避免搔抓及各种外界刺激，减少沐浴次数，并在洗澡水中加入少许油脂，以润滑皮肤。

（二）配合治疗护理

1. 银屑病　遵医嘱用药，进行期用3% ~5% 硼酸软膏；稳定期或消退期可采用浓度较高的外用药；皮质激素霜剂对各期皮损均可应用。对泛发性银屑病，其他治疗方法效果不满意者遵医嘱可用免疫抑制剂，注意毒性反应和副作用。若瘙痒严重，则遵医嘱使用止痒药物。

2. 神经性皮炎　遵医嘱睡前应用抗组胺药及镇静药。早期局部可外用糖皮质激素类制剂；苔藓样变的皮损可采用局部封闭或贴敷肤疾宁膏；对泛发性者亦可用矿泉浴、淀粉浴等。

3. 稻田皮炎　加强个人防护，下水前外搽20% ~25% 松香软膏，或其他皮肤防护剂，或戴手套。遵医嘱皮损可外用炉甘石洗剂或皮质激素类霜剂。酌情内服抗组胺药物。

（三）心理护理

银屑病顽固难治，病人常有急躁、悲观、抑郁等各种不良心理状态，护士应关心和体贴病人，向病人介绍疾病及其相关知识，让病人了解疗效，及时给予鼓励，恢复病人信心。神经性皮炎在护理时应解释病因与病情的相互影响，告诫病人搔抓形成的恶性循环，应保持乐观向上稳定的情绪，树立信心，配合治疗。

（四）健康指导

1. 耐心教会病人涂药方法，宜从低浓度、小面积用起，注意观察，发现皮肤不良反应立即停用，糖皮质激素类药宜选择两种交替使用，每日2次，涂药前宜洗热水浴，尽量去除鳞屑。皮损广泛时应分区涂药，防止吸收中毒。

考点：神经性皮炎的护理措施

2. 指导病人去除诱发因素，生活、饮食规律，防止过度疲劳和外伤。

3. 选择透气良好的棉制品衣服，治疗期间尽量避免不良的刺激。

4. 保持皮肤清洁，注意个人卫生，养成规律的生活习惯。

六、护理评价

病人皮肤是否保持清洁完整；病人睡眠状态是否得到改善；病人关节活动度有无改善；病人焦虑是否减轻或消失；病人能否说几项出疾病的预防、保健知识。

第5节 性病病人的护理

案例28-3

病人，男性，36岁，某单位经理。5日前有不洁性交史，2日前感尿频、尿急，且尿道有脓性分泌物，现来就诊。

问题：1. 病人最可能发生了什么状况？

2. 主要护理诊断有哪些？如何护理？

一、概　　述

性传播疾病是由性接触、类似性行为及间接接触所感染的一组传染性疾病，简称性病。

链接

经典性病与新一代性传播疾病的区别

传统的性病（经典性病）指梅毒、淋病、软下疳、性病性淋巴肉芽肿和腹股沟淋巴肉芽肿。1975年世界卫生组织把与性行为有关的各种传染病如尖锐湿疣、生殖器疱疹、生殖器念珠菌病、非淋菌性尿道炎、细菌性阴道炎、阴道毛滴虫病、阴虱、乙型肝炎、艾滋病等20多种疾病也归入性病的范畴。性病属于世界范围的传染病，病原体（细菌、真菌、螺旋体、衣原体、支原体、病毒、寄生虫等）多，传染性强（可通过性接触而直接传染，也可通过间接接触传染侵入人体），流行性广，危害性大。

（一）淋病

由革兰染色阴性的淋病双球菌引起的泌尿生殖系统化脓性感染。发病率最高。淋病病人是主要的传染源，多由不洁性交直接传染，极少数可通过被淋病病人分泌物污染物品间接感染，新生儿可通过患淋病孕妇的产道感染引起淋菌性结膜炎。

考点：淋病的主要传播途径

（二）尖锐湿疣

由人类乳头瘤病毒（HPV）感染引起的增生性疾病，发病率仅次于淋病。主要通过性接触而传播，少数可通过日常生活用品间接接触感染。

（三）梅毒

由梅毒螺旋体（苍白螺旋体）引起的一种慢性全身性传染病。主要通过性接触传染，早期梅毒病人最具传染性，也可通过胎盘感染胎儿。少数可因接吻、哺乳、接触病人污染物及输血而受到传染。

考点：梅毒的病原体是梅毒螺旋体

二、护 理 评 估

（一）健康史

应详细询问病人有无不洁性交史以及应用过血液制品，了解病人的发病经过、诊治过程及疗效，同时了解病人家属的发病情况。

（二）身心状况

1. 躯体表现

考点：淋病的主要表现

（1）淋病：潜伏期1～10日，平均3～5日。临床上有20％男性和60%的女性感染后无

明显症状。①男性淋病：以尿道炎为主，初起尿道口红肿、瘙痒、刺痛，并有稀薄透明黏液排出，2 日后分泌物变为黄色黏稠的脓性或脓血性（图 28-11），清晨时分泌物可糊住尿道口，称“糊口现象”，并有尿道刺激症状。如不及时治疗可引起前列腺炎、精囊炎、附睾炎、膀胱炎等并发症。严重时出现腹股沟淋巴结肿大及发热、头痛、乏力等全身症状。②女性淋病：尿道炎症状较轻，但却是主要的传染源。以宫颈炎表现为主，阴道分泌物增多，白带呈脓性，常伴外阴刺痒和烧灼感。宫颈充血、水肿甚至糜烂，严重时可上行感染引起盆腔炎，并出现下腹痛、寒战、高热、白细胞增多等。

（2）尖锐湿疣：潜伏期 1 ~ 8 个月，平均 3 个月。男性好发于龟头、冠状沟、包皮系带；同性恋者好发于肛周及直肠。女性多见于大小阴唇、阴蒂、宫颈、阴道和肛门，偶有生殖器以外的部位感染，如腹股沟区、口腔、乳房等。皮肤损害初起为小而柔软的淡红色小丘疹，逐渐增大增多，融合成乳头状、菜花状或鸡冠状增生物，根部可有蒂（图 28-12）。表面渗出糜烂甚至继发感染可有恶臭。

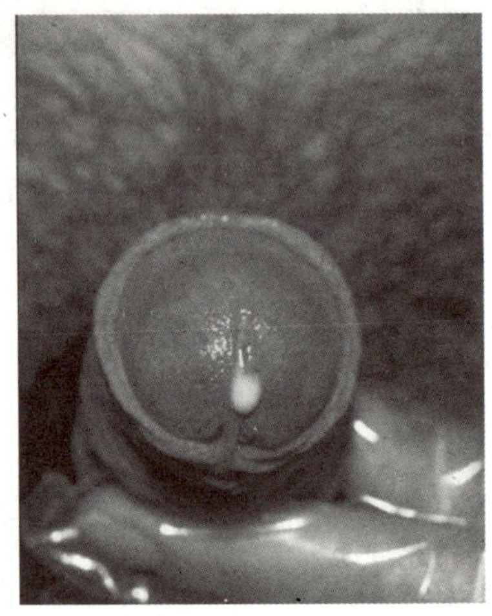
图 28-11　淋病

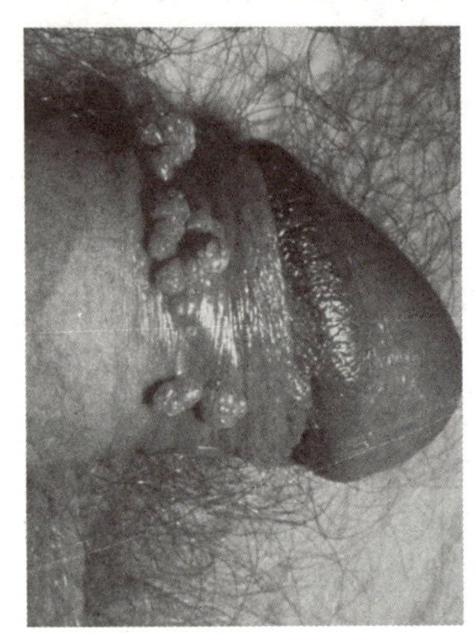
图 28-12　尖锐湿疣

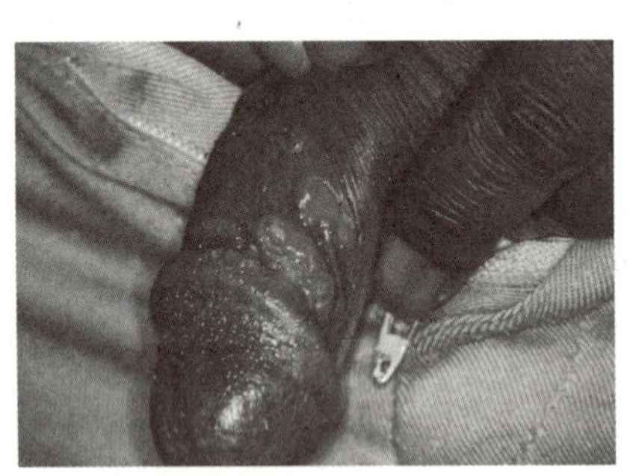
图 28-13　梅毒

（3）梅毒：①后天（获得性）梅毒：一期梅毒主要表现为硬下疳及附近淋巴结肿大，发生于不洁性交后 2 ~ 4 周。初起为暗红色斑疹，2 ~ 3 日内扩大及隆起成丘疹，并形成糜烂或浅溃疡，成为硬下疳，1 周后发生腹股沟淋巴结肿大。男性损害多发生于阴茎的冠状沟、包皮、龟头、系带上，女性则发生于大小阴唇、阴唇系带、子宫颈及会阴等处。二期梅毒主要表现为梅毒疹，一般发生在感染后 7 ~ 10 周。早期有流感样综合征，全身淋巴结肿大等全身症状。皮肤损害为多形皮疹，分布广泛对称，传染性强，破坏性小（图 28-13）。病期在 2 年以上者称为晚期梅毒或三期梅毒，如不充分治疗，可延长至 5 ~ 10 年或更长。损害局限不对称，传染性小，但破坏性大，可侵犯内脏。②先天（胎传）梅毒：孕妇体内的梅毒螺旋体经胎盘及脐静脉进入胎儿体内所致。早期先天梅毒，发病年龄小于 2 岁，往往早产，营养不良，消瘦，皮肤干燥脱水，呈老人貌，哭声低弱嘶哑，重者可有贫血及发热。淋巴结肿大和梅毒性鼻炎是早期症状，

考点：各期梅毒的发病时间和典型表现

水疱、大疱是其特征，肛门、口周线状皲裂及糜烂呈放射状。晚期先天梅毒，发病年龄大于2岁，皮疹与后天三期梅毒疹相似，以结节性梅毒疹和树胶样肿常见，基质性角膜炎、神经性耳聋、半月形门齿有诊断意义。

2. 心理-社会状况　性病涉及病人的私生活，病人不愿就医或就医时隐瞒有关病史；同时各项检查也涉及病人的隐私部位，病人可出现不合作态度；疾病可使病人的性功能受到影响而影响病人与家人的关系；病人与家人、朋友、社会的疏远使其出现退缩、不易沟通等社交孤立的表现。

(三) 辅助检查

1. 直接涂片　淋病病人急性期取脓性分泌物涂片检查，在多形核白细胞内可发现革兰染色阴性双球菌。

2. 细菌培养　取淋病病人尿道或宫颈分泌物在选择培养基上培养，可出现典型菌落，镜检可查到淋病双球菌，必要时可做血清荧光抗体检查。

3. 梅毒螺旋体检查　适用于早期梅毒皮肤黏膜损害。①暗视野检查为最常见的螺旋体检查方法。②直接荧光抗体检查。③涂片染色检查法。

4. 血清学检查　为诊断梅毒必需的检查方法，对无症状梅毒尤为重要。

5. 脑脊液检查　以排除神经梅毒，包括细胞计数、总蛋白测定、VDRL 试验。

(四) 治疗要点与反应

1. 淋病　及时、足量、规则、全程使用对淋病双球菌敏感的抗生素。对淋菌性眼结膜炎在治疗的同时，用生理盐水每隔1小时冲洗1次，再用1%四环素眼膏涂眼。治疗结束2周后，无性病接触史的情况下，符合下列标准者可视为治愈：①症状体征全部消失。②尿常规检查阴性。③治疗结束后第4日和第8日，男性由后尿道(或前列腺)、女性由宫颈和尿道取材，做分泌物涂片和培养，两次均为阴性。

2. 尖锐湿疣　以外用药物治疗为主，有较高临床复发率。可酌情选用激光、冷冻、电灼、微波等物理治疗。

3. 梅毒　首选青霉素类药物，过敏者可用红霉素类药物。给予及早、足量、规范的治疗，尽可能避免心血管梅毒、神经梅毒及严重并发症的发生。

三、护理诊断与医护合作性问题

1. 排尿障碍　与尿道淋球菌感染有关。
2. 皮肤或组织完整性受损　与皮损引起的溃疡有关。
3. 社交孤立　与病灶部位、社会对此类病人的歧视和压力有关。
4. 知识缺乏　对性病危害性认识不足。

四、护理目标

病人排尿异常得到改善；病人局部皮损炎症反应减轻或消失，皮肤恢复清洁完整；病人能参与正常的社会活动；病人对性病的危害有正确的认识。

五、护理措施

(一)一般护理

1. 鼓励病人多饮水,并及时排尿。

2. 严格消毒隔离制度,病人使用过的物品应进行消毒,避免与他人混用。

3. 保持皮肤黏膜清洁。

(二)病情观察

1. 治疗前　密切观察病情变化,询问病人有无药物过敏史,并做药物皮肤过敏试验。性伴侣也需及时就医诊治。

2. 治疗中　制订护理方案,密切观察病人对治疗的反应,出现药物反应及时报告医师,以便及时处理。如病人初次注射青霉素或其他有效抗梅毒药物4小时内,部分病人出现不同程度的发热、寒战、头痛、乏力等流感样症状,并伴有梅毒症状和体征的加剧,这种现象称吉海反应。采用青霉素治疗前一日或同时,加服小量泼尼松可减轻吉海反应的严重程度,但抗组胺药对吉海反应无效。

3. 治疗后　①早期梅毒治疗后第一年每3个月复查一次,以后每半年复查一次,连续2～3年。②一期或二期梅毒治疗后6个月,RPR试验滴度未有4倍下降,可能为治疗失败,应检查有无HIV感染,并复治一疗程,必要时作脑脊液检查。③潜伏期梅毒治疗后12～24个月,RPR试验未有4倍下降或滴度升高,应作HIV检查及脑脊液检查并复治。

(三)配合治疗护理

遵医嘱应用有效的抗生素如青霉素、红霉素等,做到早期、足量、规则用药。对尖锐湿疣病人遵医嘱全身应用抗病毒药物,局部可外用药物,如5%的氟尿嘧啶软膏等,同时做好局部冷冻、CO_2激光、电灼、手术切除等疗法的护理。

(四)心理护理

提供宽松的医疗环境,及时发现病人,给病人以方便、安静、有序的诊疗场所,注意维护病人的隐私权。主动关心、尊重病人,消除病人的恐惧及羞愧心理,解除思想顾虑,取得病人的信任和合作,树立治病信心,鼓励病人勇敢地面对生活,积极参与各项社会活动。

(五)健康指导

1. 消除传染源　要早期发现病人,性伴侣须同时接受治疗。治疗期间应避免性生活。同时注意消毒隔离,防止污染物间接传染。

2. 阻断传播蔓延　告知病人要有良好的性道德观,洁身自爱,杜绝性乱,注意个人卫生与防护等,并推广使用安全套。

3. 保护健康人群,保护第二代　加强宣传,让病人、家属及全社会了解性病的危害性。梅毒病人治愈后才能结婚或怀孕,梅毒孕妇应接受系统的治疗,为了保护下一代的健康,在有条件的地区,需作HIV检测。

六、护理评价

病人能否维持正常的排尿型态;病人皮肤是否保持清洁完整;病人能否参与正常的社会活动;病人对性病是否有正确的认识,是否能积极配合治疗。

小　结

皮肤作为人体的第一道生理防线和最大的器官，时刻参与机体的功能活动，维持着机体和自然环境的对立统一，机体的任何异常情况也可以在皮肤表面反映出来。常见的有感染性皮肤病、变态反应性皮肤病、性传播疾病及其他皮肤病四种类型。可产生如瘙痒等自觉症状，并出皮肤损害的他觉症状，一般分原发性皮损和继发性皮损两种。其性质和特点常是诊断皮肤病的基础。在护理时主要通过对皮损和瘙痒的护理以及使用外用药配合治疗护理，防止继发性感染和并发症，密切观察病情变化，严格隔离消毒，认真做好一般护理、心理护理和健康指导等护理措施。

自 测 题

A_1/A_2 型题

1. 外用药物治疗皮肤病是利用了皮肤的哪种生理功能
A. 防护作用　B. 代谢作用
C. 吸收作用　D. 免疫作用
E. 分泌和排泄作用

2. 下列哪项不是皮肤病的自觉症状
A. 皮疹　B. 瘙痒
C. 疼痛　D. 麻木
E. 烧灼感

3. 属于原发性皮损的是
A. 溃疡　B. 鳞屑
C. 糜烂　D. 斑疹
E. 痂

4. 下列哪项是皮肤病最常见的症状
A. 乏力　B. 瘙痒
C. 疼痛　D. 麻木
E. 烧灼感

5. 药物与油脂基质混匀而成，具有保护、润滑、软化痂皮作用的是
A. 乳剂　B. 软膏
C. 油剂　D. 粉剂
E. 酊剂

6. 急性湿疹的主要表现是
A. 局限性皮肤粗糙　B. 苔藓样变
C. 多形性皮疹　D. 少量丘疱疹
E. 色素沉着

7. 荨麻疹皮损特征是
A. 斑疹　B. 丘疹
C. 风团　D. 疱疹
E. 结节

8. 股癣的病原体是
A. 真菌　B. 细菌
C. 病毒　D. 疥螨
E. 寄生虫

9. 皮疹沿神经分布的疾病是
A. 接触性皮炎　B. 湿疹
C. 药疹　D. 带状疱疹
E. 荨麻疹

10. 下列哪项不是带状疱疹的好发部位
A. 肋间神经　B. 面神经
C. 三叉神经　D. 颈部神经
E. 腰骶神经

11. 疥疮的皮疹特征是
A. 斑疹　B. 隧道
C. 水疱　D. 丘疹
E. 结节

12. 神经性皮炎的好发部位是
A. 面部　B. 项部
C. 胸部　D. 腹部
E. 四肢

13. 梅毒的病原体是
A. 淋球菌　B. 苍白螺旋体
C. 人类乳头瘤病毒　D. 衣原体
E. 真菌

14. 淋病主要的传染途径是
A. 污染的衣裤　B. 污染的毛巾
C. 性接触　D. 血液
E. 胎盘传染

15. 治疗梅毒的首选药物是
   A. 青霉素　B. 苄星青霉素
   C. 红霉素　D. 先锋霉素Ⅵ
   E. 四环素
16. 梅毒皮肤损害常遗留具有特征性放射状瘢痕的是
   A. 先天梅毒　B. 潜伏梅毒
   C. 晚期梅毒　D. 一期梅毒
   E. 二期梅毒
17. 女性淋病的表现应除外
   A. 阴道脓性分泌物增多
   B. 宫颈充血、水肿甚至糜烂
   C. 常伴外阴刺痒
   D. 尿道炎症重
   E. 可上行感染引起盆腔炎
18. 病人，女性，28岁。患急性荨麻疹就诊。全身泛发风团，呼吸急促，脉搏细速，BP 60/40mmHg，急救措施首先应
   A. 补液　B. 注射肾上腺素
   C. 注射抗组胺药　D. 注射糖皮质激素
   E. 加强支持疗法
19. 病人，男性，60岁，急性湿疹病人。以下护理正确的是
   A. 热水烫洗　B. 轻轻搔抓
   C. 肥皂水洗涤　D. 衣、褥宜用纯毛制品
   E. 内衣宽松，勿过暖
20. 病人，男性，36岁。5日前有不洁性交史，2日前感尿频、尿急，且尿道有脓性分泌物，现来就诊。该病人最可能是
   A. 膀胱炎　B. 肾炎
   C. 淋病　D. 非淋菌性尿道炎
   E. 梅毒

A_3/A_4 型题

（21、22题共用题干）

病人，女性，35岁。近期右下肢患皮肤病，瘙痒剧烈，日夜搔抓，影响休息。

21. 该病人当前最恰当的护理诊断是
   A. 焦虑　B. 睡眠型态紊乱
   C. 皮肤完整性受损　D. 有感染的危险
   E. 舒适的改变：瘙痒
22. 对该病人的护理，下列哪项是错误的
   A. 轻轻搓揉　B. 内服抗组胺药
   C. 睡前服安眠药　D. 内服镇静药
   E. 外用止痒剂

（张栊刈）

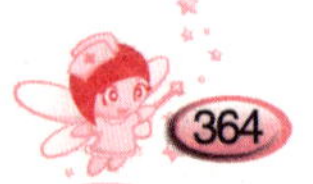

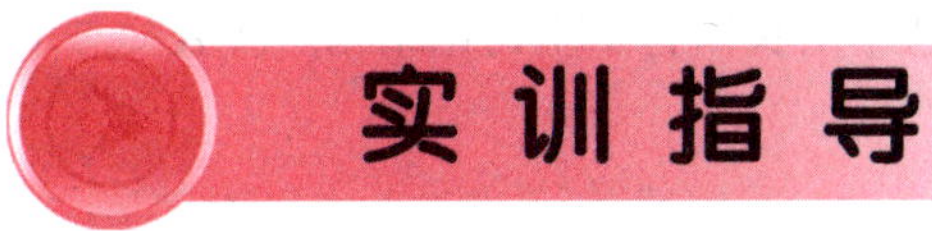

实训指导

实训1 各种液体的性质和用途

【实训目的和要求】 学会常用液体的性质和用途，针对不同体液失衡的病人能够正确选用液体种类。

【实训内容】 常用液体的性质和用途。

【实训准备】

1. 根据学生分组数，准备相应组数的常用液体（5%葡萄糖溶液、10%葡萄糖溶液、5%葡萄糖氯化钠溶液、0.9%氯化钠溶液、林格液、乳酸钠林格液、碳酸氢钠等渗氯化钠溶液、3%氯化钠溶液、5%碳酸氢钠溶液、10%氯化钾溶液、血浆）。
2. 准备相应组数的体液失调病历。

【实训方法】 本实习安排在实训室进行。学生按组坐好（每组6～8人）。采用教师先情景教学再病例讨论的方法完成。

1. 教师结合实物，讲解常用液体的性质和用途。学生结合实物听课。
2. 病例讨论 ①教师向每组同学发放体液失调病历，并向学生提出讨论问题。②学生按组讨论教师提出的问题。③每组推出一名代表回答本组讨论结果。④教师总结评价，指出存在的问题，并给予纠正。

【考核方式与评定】

1. 听取学生病例讨论及结果汇报。
2. 批改实训报告。

（解国成）

实训2 休克病人的护理

【实训目的和要求】

1. 了解中心静脉压的测定。
2. 学会休克病人病情观察与监测的方法。

【实训内容】

1. 中心静脉压的测定。
2. 休克病人病情观察与监测。

【实训准备】 VCD片、典型案例。

【实训方法】 本实习安排在实训室。采用病例讨论的方法，可配合录像辅助完成，也可穿插到其他疾病病人护理时到病房实习进行。

1. 观看录像 中心静脉压的测定、休克病人的病情观察与监测。

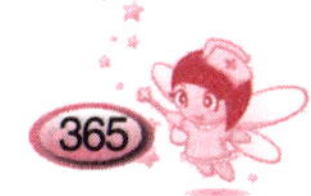

2. 病例讨论　①教师展示典型病例,并向学生提出讨论问题。②学生分组(每组6~8人)讨论教师提出的问题。③小组长回答本组讨论结果。④教师总结评价,指出存在问题,并给予纠正。

【考核方式与评定】

1. 听取学生病例讨论及结果汇报。
2. 批改实训报告。

(唐少兰)

实训3　麻醉病人的护理

【实训目的和要求】

1. 了解全身麻醉、椎管内麻醉、局部麻醉的方法。
2. 学会麻醉病人病情观察与监测的方法。

【实训内容】　麻醉病人病情观察与监测。

【实训准备】　VCD片、典型案例。

【实训方法】　本实习安排在实训室。采用观看麻醉录像、病例讨论配合完成,也可穿插到其他疾病病人护理时到病房实习进行。

1. 观看录像　麻醉与监测。

2. 病例讨论　①教师展示典型病例,并向学生提出讨论问题。②学生分组(每组6~8人)讨论教师提出的问题。③小组长回答本组讨论结果。④教师总结评价,指出存在问题,并给予纠正。

【考核方式与评定】

1. 听取学生病例讨论及结果汇报。
2. 批改实训报告。

(林　坚)

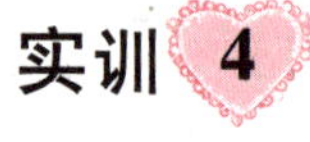

实训4　心肺脑复苏病人的护理

【实训目的和要求】

1. 掌握心跳、呼吸骤停的判断,培养争分夺秒的急救意识和受伤观念。
2. 学会心肺复苏术(CPR),在复苏模拟人上进行规范的口对口人工呼吸和胸外心脏按压。

【实训内容】　心肺复苏术。

【实训准备】　CPR视频、复苏模拟人。

【实训方法】　本实习安排在实训室。采用观看视频、操作演示、操作练习、讨论的方法。①观看视频:心跳、呼吸骤停病人的现场急救。②教师操作演示,讲解操作要点。③学生分组练习(每组4~5人),相互评价。④教师点评,指出存在问题,并给予纠正。⑤学生书写实训报告。

【考核方式与评定】

1. CPR 操作考核。

2. 批改实训报告。

（杨建芬）

实训 5 常用器械的使用与识别、传递

【实训目的和要求】

1. 认识各种常用手术器械。

2. 学会手术器械的使用和传递方法。

【实训内容】 识别常用手术器械，练习其使用和传递方法。

【实训准备】 常用手术器械（刀刃类、钳镊类、牵拉类、探针和吸引类、缝线与缝针、引流管等）、VCD 片。

【实训方法】 本实习安排在实训室。可配合录像辅导完成。

1. 观看录像 常用手术器械、手术器械的使用和传递方法。

2. 实训练习 ①教师示教：常用手术器械，手术器械的使用和传递方法。②学生分组：每组 6～8 人，练习实训内容。③小组学生展示练习的结果。④教师总结评价，指出存在问题，并给予纠正。

【考核方式与评定】

1. 让学生展示练习的操作。

2. 抽查学生对器械的识别、传递。

3. 批改实训报告。

（马红蕊）

实训 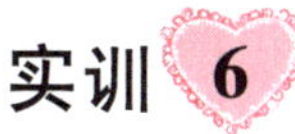 手术人员无菌准备

【实训目的和要求】

1. 学会手术人员无菌准备，如肥皂水刷手法、穿无菌手术衣、戴无菌手套法。

2. 熟练掌握外科无菌原则。

3. 了解聚维酮碘、灭菌王洗手法，连台手术处理方法。

【实训内容】 手术刷手，穿无菌手术衣，戴无菌手套。

【实训准备】

1. 用物准备 肥皂、消毒肥皂液、无菌毛刷、无菌小毛巾、盛放 70% 乙醇溶液桶若干；无菌手术衣、无菌手套；VCD 片。

2. 学生准备 穿洗手衣裤、清洁鞋，上衣扎入裤中；戴口罩、帽子；剪平指甲。

【实训方法】 本实习安排在实训室，可配合录像辅导完成。

1. 观看录像 肥皂水刷手法、穿无菌手术衣、戴无菌手套法；聚维酮碘、灭菌王洗手法，连台手术处理方法。

2. 实训练习　①教师示教:肥皂水刷手法、穿无菌手术衣、戴无菌手套法。②学生分组:每组6~8人,练习实训内容。③小组学生展示练习的结果。④教师总结评价,指出存在问题并给予纠正。

【考核方式与评定】

1. 让学生展示练习的操作。

2. 批改实训报告。

（马红蕊）

实训7　手术区皮肤准备、常用手术体位的安置、手术野皮肤消毒、铺巾及器械台的铺置与管理

【实训目的和要求】

1. 学会手术区皮肤准备。

2. 了解手术野皮肤消毒和铺巾的方法及配合。

3. 学会器械台的铺置与管理。

4. 学会常用手术体位的安置。

【实训内容】　手术区皮肤准备;安置手术体位;手术野皮肤消毒和铺巾;器械台的铺置与管理。

【实训准备】　用物准备如下。

(1) 皮肤准备:治疗盘内有剃毛刀架及刀片、纱布、橡胶单及治疗巾、毛巾、汽油、棉签、手电筒、弯盘,治疗碗内盛肥皂水及软毛刷,脸盆盛热水。骨科手术备皮另备70%乙醇溶液、无菌巾、绷带。

(2) 手术体位安置准备:手术台、各种支架、衬垫、绑缚带、模拟人。

(3) 皮肤消毒、器械台铺巾准备:器械台、手术台、无菌持物钳、0.5%聚维酮碘溶液的纱球或棉球若干、汽油、棉签、模拟人、无菌手术包内有无菌巾4块、无菌中单3~4块、剖腹大单1块、布巾钳4把和无菌塑料薄膜。

【实训方法】　本实习安排在实训室,可配合录像辅导完成。

1. 观看录像　手术区皮肤准备;手术野皮肤消毒和铺巾的方法及配合;器械台的铺置与管理;常用手术体位的安置。

2. 实训练习　①教师示教手术区皮肤准备;手术野皮肤消毒和铺巾的方法及配合;器械台的铺置与管理;常用手术体位的安置。②学生分组(每组6~8人)练习实训内容。③小组学生展示练习的结果。④教师总结评价,指出存在问题,并给予纠正。

【考核方式与评定】

1. 让学生展示练习的操作。

2. 批改实训报告。

（马红蕊）

实训 8 缝合与打结

【实训目的和要求】

1. 了解手术基本操作缝合。
2. 了解双手、钳子打结法。
3. 学会认针方法、持针器夹针方法。

【实训内容】 手术切口的缝合，双手、钳子打结法，认针和持针器夹针方法。

【实训准备】 缝合模型、打结器、手术器械（持针器、缝针和缝线）、VCD 片。

【实训方法】 本实习安排在实训室，可配合录像辅导完成。

1. 观看录像 缝合，双手、钳子打结法，认针和持针器夹针方法。

2. 实训练习 ①教师示教：缝合，双手、钳子打结法，认针和持针器夹针方法。②学生分组（每组 2～4 人）练习实训内容。③小组学生总结练习的结果。④教师总结评价，指出存在问题，并给予纠正。

【考核方式与评定】

1. 观察学生操作练习。
2. 抽查学生操作。
3. 批改实训报告。

（马红蕊）

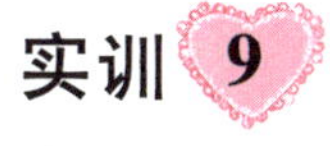 实训 9 外科感染病人的护理

【实训目的和要求】

1. 了解外科化脓性感染、特异性感染的护理评估。
2. 会列出外科化脓性感染和特异性感染的病人的护理问题。
3. 掌握外科化脓性感染、特异性感染的护理措施。

【实训内容】

1. 外科化脓性感染病人的护理。
2. 特异性感染病人的护理。

【实训准备】 VCD、录像、教学图片、典型案例或病案。

【实训方法】 本次实训可安排在实训室或外科感染病房进行。可采用典型病例讨论的方法，并配合 VCD、录像、教学图片等辅助方法完成，也可安排到外科感染病房进行护理见习。

1. 观看录像或 VCD 化脓性感染和特异性感染病人的临床表现、治疗原则和护理措施。

2. 病例讨论 ①教师选取典型外科感染病例，并提出需要讨论的问题。②学生分组（每组 5～8 人）讨论教师提出的问题。③每组指派 1 名同学汇报本组讨论结果，并进行小组间交流。④教师最后总结、评价，指出存在不足，并给予矫正，并提出改进措施。

3. 临床护理见习 在带教老师的指导下，首先由 1～2 名同学负责收集外科感染病人的病史资料，其他同学进行必要的补充，然后由 1 名同学负责护理查体，查看病人辅助检查资

料；再由同学归纳总结病人的病情特点，并针对病人的这些特点进行护理评估，提出相应护理诊断与医护合性问题，并制订护理计划和实施护理措施，最后教师进行讲评、分析、总结。

【考核方式与评定】

1. 参与学生病例讨论，评价讨论结果。
2. 批改实训报告或护理见习报告。
3. 做实训自测练习题。

（张　德）

实训 10 清创术、绷带包扎及止血带使用方法

一、换药管理与清创换药技术

【实训目的和要求】

1. 熟悉常用换药用品名称、用途。
2. 熟悉换药用品的管理与换药原则。
3. 熟悉清创术的基本步骤和方法。
4. 学会一般换药的操作技术。

【实训准备】

1. 病人准备　准备清创和换药的人体模型。
2. 用物准备　常用换药设备、器械类、药品类、敷料类等基本用物、兔子等。
3. 护生准备　穿好工作服、戴好帽子和口罩；携带笔记本和笔。

【实训内容】

1. 换药及管理原则。
2. 清创术。

【实训方法】

1. 示教

（1）换药管理：讲解换药目的→介绍常用换药用品名称、用途→讲解换药及换药室的管理要求→讲解换药的原则→讲解清创术的目的要求、手术时机、术前准备、基本步骤和方法。

（2）示教换药：换药准备→揭除伤口敷料→皮肤消毒→处理伤口→创面用药→置引流物→覆盖无菌敷料并固定→换药后整理。

（3）示教清创：清创前准备→清洗创面→伤口清创→缝合伤口→清创后处理。

2. 练习

（1）换药练习：两人一组→取好模拟伤口手臂、基本换药用品→按要求练习换药。

（2）练习清创：两人一组→取好模拟清创伤口手臂、清创包→按要求练习清创缝合。

【考核方式与评定】　根据学生学习态度、回答问题情况及掌握操作要领程度，对每位上课学生给予综合评价。

二、绷带包扎与止血带使用方法

【实训目的和要求】

1. 初步掌握卷轴绷带基本包扎方法。

2. 学会腹带、胸带包扎方法。

3. 学会止血带缚扎法。

【实训准备】

1. 病人准备　学生模拟病人、人体模型。

2. 用物准备　卷轴绷带每位学生1卷,腹带、胸带及橡皮管止血带每两人1套。

3. 护生准备　穿好工作服、戴好帽子和口罩;携带笔记本和笔。

【实训内容】

1. 绷带包扎　①环形→腕部。②蛇形→前臂。③螺旋形→上臂。④螺旋反折形→小腿。⑤"8"字形→肘、膝部。⑥回返形→头部。

2. 腹带、胸带包扎方法。

3. 止血带缚扎法。

【实训方法】

1. 示教方法　准备人体模型、绷带、腹带、胸带及橡皮管→讲解包扎注意事项→示教包扎方法及要点。

2. 练习　两人一组→取好包扎所用物品→学生互为病人→按要求练习包扎及止血带缚扎。

【考核方式与评定】　根据学生学习态度、回答问题情况及掌握操作要领程度,对每位上课学生给予综合评价。

(赖　青)

实训 11　颈部疾病病人的护理

【实训目的和要求】

1. 了解甲状腺大部切除术的安置体位。

2. 学会对甲状腺功能亢进症病人进行护理评估、作出护理诊断和制订护理措施。

【实训内容】　甲状腺功能亢进症病人的护理。

【实训准备】　VCD片、典型案例(见案例12-1)等。

【实训方法】　本实训课可安排在实训室或在医院病房中进行,采用病历讨论的方法或配合录像片辅导完成。

1. 观看录像　地方性甲状腺肿。

2. 病例讨论　①教师展示典型病例,并向学生提出讨论问题。②学生分组(每组6~8人)讨论教师提出的问题。③小组长回答本组讨论的结果。④教师总结评价,指出存在问题,并给予纠正。

【考核方式与评定】

1. 听取学生病例讨论及结果汇报。

2. 教师批改实训报告。

(刘雪萍)

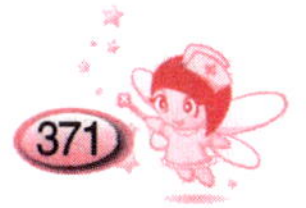

实训12 乳房疾病病人的护理、乳房自我检查

【实训目的和要求】

1. 掌握乳房疾病的临床特点与护理要点。
2. 学会乳房自我检查的方法。

【实训内容】

1. 结合乳房疾病具体病例,见习有关疾病特点和护理过程。
2. 乳房自我检查的方法。

【实训准备】 典型案例、乳房模型等。

【实训方法】 本实训安排在实训室。采用病例讨论和平时练习的方法,也可到病房见习进行。

1. 病房见习或病例讨论

(1) 若在病房实习,带教老师应提前选好病例。

1)学生分成小组,先查看指定病人的病例资料,再接触病人。

2)选一名同学与病人或亲属交谈。

3)收集、整理和分析资料,教师根据见习情况,提出讨论问题。

4)进行小组间交流。

(2) 病例讨论:学生阅读病例资料后,分组讨论,进行小组间交流。

(3) 教师总结评价,指出存在问题,并给予纠正。

2. 乳房自我检查的方法

(1) 在乳房模型上演示操作。

(2) 学生回示。

(3) 建议女同学利用平时的时间,对自己先进行自查练习。

【考核方式与评定】

1. 听取学生病例讨论及结果汇报。
2. 抽考学生乳房自我检查的操作方法。
3. 批改实训报告。

(刘雪萍)

实训13 腹外疝病人的护理

【实训目的和要求】

1. 了解常见的腹外疝。
2. 掌握腹外疝的护理评估、护理诊断、护理措施和健康指导方法。

【实训内容】 腹外疝病人的护理。

【实训准备】 VCD片、典型案例。

【实训方法】 本实习安排在实训室。采用病例讨论的方法,可配合录像辅导完成,也可穿插到其他疾病病人护理时到病房实习进行。

1. 观看录像 常见腹外疝。

2. 病例讨论 ①教师展示典型病例,并向学生提出讨论问题。②学生分组(每组6~8

人)讨论教师提出的问题。③小组长回答本组讨论结果。④教师总结评价,指出存在问题,并给予纠正。

【考核方式与评定】

1. 教师听取学生病例讨论及结果汇报。

2. 教师批改实训报告。

(康　萍)

实训 14 胃肠减压术护理、腹腔引流术护理

【实训目的和要求】

1. 了解胃肠减压种类与装置,理解胃肠减压的原理。

2. 掌握胃肠减压的护理操作及护理措施。

3. 了解腹腔引流护理的原理和方法。

4. 掌握腹腔引流的护理操作及护理措施。

【实训内容】

1. 胃肠减压病人的护理。

2. 腹腔引流病人的护理。

【实训准备】 ①VCD、录像、教学图片、置有胃肠减压和腹腔引流的外科病人或模拟人。②碘酊、70%乙醇溶液、棉签、胶布、无菌乳胶引流管、纱布、止血钳、一次性无菌引流袋等。③一次性胃肠减压器、液状石蜡、棉签、胶布、纱布等。

【实训方法】 本次实训可安排在实训室或普通外科病房进行。可采用在模拟人身上进行模拟操作的方法,并配合 VCD、录像、教学图片等辅助方法完成,也可安排到普通外科病房进行护理见习。

1. 观看录像或 VCD　观看胃肠减压和腹腔引流病人的护理操作及护理措施。

2. 技能实训　①教师在模拟人身上演示胃肠减压和腹腔引流的护理操作及护理措施。②学生分组(每组 5～8 人)进行练习。③每组指派一名同学进行演练展示,并进行小组间交流。④教师最后总结、评价,指出存在不足并给予矫正,提出改进措施。

3. 临床护理见习　在带教老师的指导下,进行胃肠减压的护理操作及腹腔引流袋的更换等,并总结其护理措施。

【考核方式与评定】

1. 参与学生操作练习及临床护理见习过程,并对学生操作过程进行评价、操作考核。

2. 批改实训报告或临床护理见习报告。

3. 做实训自测练习题。

(张　德)

实训 15 胃、十二指肠疾病病人的护理

【实训目的和要求】

1. 学会对胃、十二指肠疾病病人进行护理评估,并对评估资料进行分析,提出护理诊断与

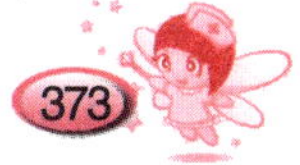

医护合性问题，制订相应的护理措施。

2. 能对胃、十二指肠疾病病人进行健康指导。

3. 在实训过程中尊重、关心、爱护和同情病人。

【实训内容】

1. 胃、十二指肠疾病病人的护理。

2. 胃大部切除术后，病人饮食的护理。

【实训准备】 VCD、录像、教学图片、典型案例或病案，医院普通外科病房及本病病人。

【实训方法】 本次实训可安排在实训室或普通外科病房进行。可采用典型病例讨论的方法，并配合VCD、录像、教学图片等辅助方法完成，也可安排到普通外科病房进行护理见习。

1. 观看录像或VCD 观看胃、十二指肠疾病病人的临床表现、治疗原则和护理措施。

2. 病例讨论 ①教师选取典型胃、十二指肠疾病外科病例，并提出需要讨论的问题。②学生分组（每组5～8人）讨论教师提出的问题。③每组指派一名同学汇报本组讨论结果，并进行小组间交流。④教师最后总结、评价，指出存在不足并给予矫正，提出改进措施。

3. 临床护理见习 在带教老师的指导下，首先由1～2名同学负责收集胃、十二指肠疾病病人的病史资料，其他同学补充，然后由1名同学负责护理查体，并查看病人的辅助检查资料；再由同学归纳总结病人的病情特点，分析评估资料，提出护理诊断与医护合性问题，制订护理计划和实施护理措施，最后教师进行讲评、分析、总结。

【考核方式与评定】

1. 参与学生病例讨论及临床护理见习，评价讨论结果及总结临床护理见习。

2. 批改实训报告或护理见习报告。

（张　德）

实训16 结肠造口病人的护理

【实训目的和要求】

1. 学会护理结肠造口病人的方法。

2. 训练护患沟通和健康教育的能力。

【实训内容】 结肠造口病人的护理。

【实训准备】

1. 用物准备 结肠造口护理用换药车、器械、氧化锌软膏、纱布、液状石蜡、肛袋等。

2. VCD片、典型案例。

【实训方法】 本实习教师可根据实际情况，选择或组合以下实践教学方案。

1. 观看录像 重点围绕结肠造口术后情况的观察、治疗和护理过程。

2. 技能训练 在实训室借助人工肛门模型，训练结肠造口的护理操作，口述结肠造口术后不同阶段护理步骤，并采用模拟病人或角色扮演的方式训练护理过程中的护士、病人及其家属之间的良好沟通技能，进行相关教育。

3. 临床见习 临床观察直结肠癌术后的病人，观察术后生命体征、结肠造口情况、心理状况，学习结肠造口的护理。

4. 结合案例，适当拓展，让学生熟悉结直肠癌病人手术前后的护理。

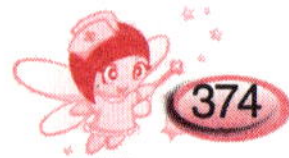

【考核方式与评定】

1. 听取学生病例讨论及结果汇报，小组成员间互评和教师讲评。

2. 评价内容　护理过程中护患沟通是否有效，实施结肠造口护理的思路是否清晰，操作是否规范，是否能正确指导病人使用人工肛门袋。

3. 批改实训报告。

（李　坤）

实训 17　胆道疾病病人的护理

【实训目的和要求】

1. 学会对胆道疾病病人进行护理评估，根据护理评估，能够提出主要的护理诊断和合作性问题，并制订相应的护理计划。

2. 学会“T”管引流的护理。

3. 护理过程中能体现出关心、接纳病人的态度。

【实训内容】　胆道疾病病人的护理。

【实训准备】

1. 用物准备　腹部手术模型、“T”管、一次性引流袋、无菌消毒物品、无菌纱布、胶布等。

2. 案例资源（见第 20 章案例）。

3. VCD、视频教学资源。

【实训方法】　本实习安排在实训室。采用病例讨论的方法，可配合录像辅导完成，也可穿插到其他疾病病人护理时到病房实习进行。

1. 观看录像　“T”管引流护理。

2. 病例讨论　①教师展示典型病例，并向学生提出讨论问题。②学生分组（每组 6 ~ 8 人）讨论教师提出的问题。③小组长回答本组讨论结果。④教师总结评价，指出存在问题，并给予纠正。

3. 技能训练　教师示教“T”管护理后，学生分组练习，规范操作。

【考核方式与评定】

1. 听取学生病例讨论及结果汇报。

2. 学生回复示教。

3. 教师批改实训报告。

（吴慧琼）

实训 18　外科急腹症病人的护理

【实训目的和要求】

1. 了解腹腔穿刺术。

2. 学会外科急腹症病人病情观察与监测的方法。

【实训内容】　外科急腹症病人病情观察与监测。

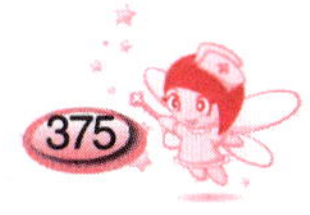

【实训准备】 VCD片、典型案例。

【实训方法】 本实训安排在实训室。采用病例讨论的方法,可配合录像辅助完成,也可穿插到其他疾病病人护理时到病房实习进行。

1. 观看录像 外科急腹症病人病情的观察与监测。

2. 病例讨论 ①教师展示典型病例,并向学生提出讨论问题。②学生分组(每组6~8人)讨论教师提出的问题。③小组长回答本组讨论结果。④教师总结评价,指出存在问题,并给予纠正。

【考核方式与评定】

1. 教师听取学生病例讨论及结果汇报。

2. 教师批改实训报告。

(牛子劲)

实训19 颅脑损伤病人的护理

【实训目的和要求】

1. 通过病例讨论,熟悉对颅脑损伤病人进行护理评估的方法。

2. 能对资料进行分析,列出护理诊断和护理措施

3. 培养关爱病人的良好素质和团队合作精神。

【实训内容】 颅脑损伤病人的护理。

【实训准备】 VCD片、典型案例。

【实训方法】 本实训安排在实训室。采用病例讨论的方法,可配合录像辅助完成,也可到病房实习进行。

1. 观看录像 颅脑损伤病人的护理。

2. 病例讨论 ①教师展示典型病例,并向学生提出讨论问题。如该例病人为何种颅脑损伤,并制订该病人的护理计划。②学生分组(每组6~8人)讨论教师提出的问题。③小组长回答本组讨论结果。④教师总结评价,指出存在问题,并给予纠正。

【考核方式与评定】

1. 教师听取学生病例讨论及结果汇报。

2. 教师批改实训报告。

(魏雪峰)

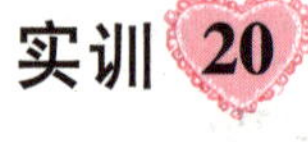

实训20 胸膜腔闭式引流的护理、胸部术后常见并发症的观察

【实训目的和要求】

1. 了解胸腔闭式引流的置管方法。

2. 学会胸腔闭式引流的观察及护理。

3. 掌握胸部术后常见并发症的观察及护理。

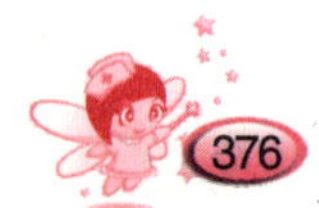

【实训内容】

1. 胸腔闭式引流的常规护理。

2. 胸部手术后并发症的观察及护理。

【实训准备】 VCD 片、典型案例、胸腔引流管、一次性胸腔闭式引流瓶、血管钳。

【实训方法】

1. 观看录像 胸腔闭式引流的常规护理。

2. 示教胸腔闭式引流装瓶、卸瓶、换瓶等操作步骤，并说明注意事项。学会使用一次性胸腔闭式引流装置。

3. 分组练习(每组 6 ~ 8 人)。

4. 巡回指导。

5. 案例讨论 ①教师展示典型案例，并向学生提出讨论问题。②学生分组(每组 6 ~ 8 人)讨论教师提出的问题。③小组长回答本组讨论结果。④教师总结评价，指出存在的问题，并给予纠正。

【考核方式与评定】

1. 在外科护理实训室进行胸腔闭式引流操作要点考核并听取学生的病例讨论。

2. 批改实训报告。

(刘 毅)

实训 21 膀胱冲洗护理、留置尿管护理

【实训目的和要求】

1. 掌握膀胱冲洗护理的方法。

2. 掌握留置尿管护理的方法。

【实训内容】 膀胱冲洗护理、留置尿管护理。

【实训准备】

1. 案例资源 VCD 片、典型案例。

2. 用物准备 模拟人、膀胱冲洗装置及用品、气囊导尿管、注射器、消毒及固定用品、弯盘、纱布盛尿瓶、引流袋、绒毯、屏风等。

【实训方法】 本实习安排在实训室。采用病例讨论及在模拟人上进行模拟技能实训的方法，并配合录像辅导完成。

1. 观看录像 膀胱冲洗护理、留置尿管护理。

2. 病例讨论

(1)教师展示典型病例，并向学生提出讨论问题。

1)膀胱冲洗护理要点有哪些?

2)留置尿管护理的步骤有哪些?

(2)学生分组(每组 6 ~ 8 人)讨论教师提出的问题，教师总结。

3. 技能实训 学生分组(如上)利用模拟人进行膀胱冲洗和留置导尿管护理操作。

4. 教师总结评价，指出存在问题，并给予纠正。

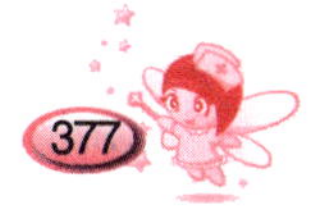

【考核方式与评定】

1. 听取学生病例讨论及结果汇报。
2. 技能实训操作步骤、方法及熟练程度。
3. 批改实训报告。

（魏雪峰）

实训22 骨关节疾病病人的护理

【实训目的和要求】

1. 熟悉对骨关节损伤病人的评估。
2. 掌握骨关节损伤病人的护理。

【实训内容】 骨关节损伤病人的护理。

【实训准备】 VCD片、典型病例。

【实训方法】 本实训安排在骨科病房进行，采用病例讨论的方法，配合录像辅导完成。

1. 观看录像 骨关节损伤。

2. 病例讨论 ①在骨科病房由带教教师选定骨折、脱位病人案例若干。②学生每组8～10人，在带教教师指导下，对病人进行护理评估。③各组将收集的资料整理后，讨论护理诊断及护理措施，并由组长汇报讨论结果。④教师总结，指出存在问题，并给予纠正。

【考核方式与评定】

1. 教师听取学生病例讨论及结果汇报。
2. 教师批改实训报告。

（佘金文）

实训23 牵引术和石膏绷带包扎病人的护理

【实训目的和要求】

1. 了解牵引术、石膏绷带包扎操作。
2. 能制订牵引术、石膏绷带包扎病人的护理措施。

【实训内容】 牵引术和石膏绷带包扎病人的护理。

【实训准备】 VCD片、典型病例。

【实训方法】 本实训安排在骨科病房进行，通过观看录像和参观实际操作完成。

1. 观看录像 牵引术和石膏绷带包扎。
2. 见习牵引术和石膏绷带包扎实际操作。
3. 每位学生制订一份牵引术和石膏绷带包扎病人的护理措施。

【考核方式与评定】 教师批改实训报告。

（佘金文）

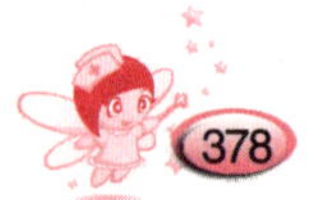

实训24 常见皮肤、性病病人的护理

【实训目的和要求】

1. 能辨认皮肤病外用药物的各种剂型，熟悉常用外用药的性能，掌握外用药的使用原则和注意事项。

2. 能熟练进行皮肤湿敷的操作。

3. 能辨认常见皮肤、性病的临床特征，学会对病人进行整体护理。

【实训内容】

1. 教师利用幻灯片、录像或真实病例示教各种皮肤病外用药物的剂型，并介绍其用途，包括溶液、粉剂、洗剂、酊剂、乳剂、糊剂和软膏。

2. 教师利用幻灯片、录像或真实病例示教湿敷操作，说明注意点，学生能作出示教操作。

3. 教师利用幻灯片、录像、病案资源或真实病例示教常见皮肤、性病病人的护理，教师说明其表现特征，同时讲授常见皮肤病和性病的疾病概要。

【实训准备】

1. 皮肤病外用药物准备或教学媒体资源如幻灯片、录像的准备。

2. 皮肤、性病病案资源准备或真实病例准备

（1）病案资源准备：如在校内进行，可准备多媒体、录像等病案资源。

（2）真实病例准备：病房或门诊见习，事先联系安排。

【实训方法】

1. 多媒体、录像演示　组织学生观看并及时归纳皮肤病外用药物的剂型、性能、用药原则、使用方法和注意事项。

2. 案例分析　学生小组课前分析、讨论常见皮肤病和性病身体状况评估及相关配合治疗护理，课上汇报、展示学习成果。

3. 临床见习　临床或门诊见习者选择常见典型的皮肤病，如接触性皮炎、药疹、手足癣、疥疮、银屑病、尖锐湿疣等。学生可以在老师的指导下，直接采集病史、观察皮损特点，提出主要护理诊断及医护合作性问题，了解已采取的主要护理措施。

4. 技能实训　识别外用药的剂型；分组进行皮肤湿敷的操作。

【考核方式与评定】

1. 观察学生操作和讨论。

2. 学生自评、小组成员评分。

3. 教师批改实训报告。

（张栊刈）

参考文献

曹伟新,李乐之.2002. 外科护理学. 第3版. 北京:人民卫生出版社

曹伟新,李乐之.2006. 外科护理学. 第4版. 北京:人民卫生出版社

曹伟新.2004. 外科护理学. 北京:人民卫生出版社

陈伏林.2005. 中西医外科护理学. 北京:人民卫生出版社

陈孝平.2005. 外科学. 北京:人民卫生出版社

陈月琴.2009. 外科护理学. 北京:中国医药科技出版社

党世民.2001. 外科护理学学习指导及试题. 北京:人民卫生出版社

党世民.2006. 外科护理学. 北京:人民卫生出版社

傅一明.2008. 急救护理技术. 第2版. 北京:人民卫生出版社

基础生命支持编译组.2004. 基础生命支持. 广州:中山大学出版社

江景芝.2000. 外科护理学题库. 北京:北京科学技术出版社

李国芳.2007. 外科护理学. 西安:第四军医大学出版社

李军改,杨玉南.2010. 外科护理学. 北京:科学出版社

李燕京.2010. 外科护理学. 北京:人民军医出版社

梁力建.2009. 外科学. 第6版. 北京:人民卫生出版社

刘振铮.2006. 外科护理学. 上海:上海科学技术出版社

路潜,李健民.2006. 外科护理学. 北京:北京大学医学出版社

路潜,王兴华.2008. 外科护理学. 第2版. 北京:人民卫生出版社

全国护士执业资格考试用书编写专家委员会.2011. 全国护士执业资格考试指导. 北京:人民卫生出版社

全国卫生专业技术资格考试专家委员会.2009. 2010全国卫生专业技术资格考试指导——护理学(执业护士含护士). 北京:人民卫生出版社

唐少兰,阴俊.2007. 外科护理. 北京:科学出版社

王平,徐朝艳.2010. 护理学与护士执业护考急救包(上). 北京:人民军医出版社

王前新,2004. 外科护理学. 北京:高等教育出版社

吴阶平,裘法祖.2003. 外科学. 第6版. 北京:人民卫生出版社

吴在德,吴肇汉.2010. 外科学. 第7版. 北京:人民卫生出版社

夏泉源.2002. 临床护理. 北京:人民卫生出版社

熊云新.2010. 外科护理学. 第2版. 北京:人民卫生出版社

严鹏宵,王玉升.2009. 外科护理. 第2版. 北京:人民卫生出版社

杨丽丽.2002. 急救护理学. 南京:东南大学出版社

杨玉南.2009. 外科护理学笔记. 北京:科学出版社

张信江.2006. 皮肤性病学. 第5版. 北京:人民卫生出版社

张学军.2002. 皮肤性病学. 第5版. 北京:人民卫生出版社

赵德伟.2005. 外科护理学. 北京:高等教育出版社

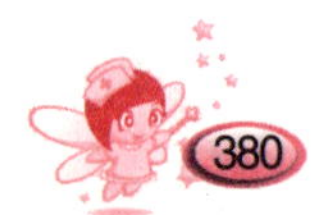